DIFERENÇAS FÍSICAS ENTRE CRIANÇAS E ADULTOS

1. Sinais Vitais

	Bebê	Criança em Idade Pré-escolar	Criança em Idade Escolar	Adolescente	Adulto
Pulso ou freqüência cardíaca	160	120	100	80	60–80
Pressão sangüínea sistólica	80	90	92	100	120
Freqüência respiratória	40	30	18	12	12

2. Esqueleto

	Criança	*Adulto*
Total de ossos no corpo	330	206
Ossos cranianos	Não-fundidos	Fundem-se na puberdade
Taxa de crescimento ósseo	Rápido	Lento
Desenvolvimento esquelético	Cartilagem não-ossificada ao nascer	Ossificação completa
Densidade óssea	Poroso, propenso a fraturas	Denso, menos propenso a fraturas
Centro de gravidade	No processo xifóide	Na margem anterior superior da primeira vértebra sacral

3. Tecidos Moles

Comparados com tecido mole adulto:

- O periósteo pediátrico é mais denso, mais forte e mais ativo do ponto de vista biológico, apresentando maior suprimento sangüíneo.
- As articulações pediátricas têm maior amplitude de movimento, pois os tendões e ligamentos são menos rígidos.
- Os músculos pediátricos são menos rígidos, menos densos e menos comprimidos.
- A pele pediátrica apresenta menor espessura, porém, maiores maciez e mobilidade.

4. Diversos

Em comparação com adultos:

- Crianças têm uma proporção maior de área cutânea superficial em relação ao tamanho corporal a partir da qual perdem calor, de modo que estão mais suscetíveis ao frio.
- Bebês e crianças pequenas estão mais propensos a desidratar-se em razão do metabolismo rápido, do tamanho reduzido e da área de superfície relativamente ampla.
- As crianças têm menor capacidade para suar, especialmente antes da puberdade.

MASSOTERAPIA PEDIÁTRICA

SEGUNDA EDIÇÃO

MASSOTERAPIA PEDIÁTRICA

SEGUNDA EDIÇÃO

MARYBETTS SINCLAIR, LMT

Corvallis, Oregon

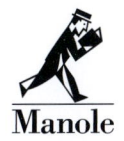

Manole

Título do original em inglês: *Pediatric Massage Therapy*
Copyright © 2001 Lippincott Williams & Wilkins. Todos os direitos reservados.

Tradução: Dayse Batista

Revisão científica: Ronaldo Luis da Silva
          Fisioterapeuta formado pela Faculdade de Medicina da USP (FMUSP)
          Aprimoramento em RPG pelo Centro Científico Cultural Brasileiro de Fisioterapia (CBF)
          Mestrando em Ciências da Reabilitação pela Faculdade de Medicina da USP (FMUSP)

Preparação e revisão: Depto. editorial da Editora Manole

Editoração eletrônica: Luargraf Serviços Gráficos Ltda. - ME

Capa: Depto. de arte da Editora Manole

Dados Internacionais de Catalogação na Publicação (CIP)
(Câmara Brasileira do Livro, SP, Brasil)

Sinclair, Marybetts
    Massoterapia pediátrica / Marybetts Sinclair ;
tradução Dayse Batista. -- 2. ed. atual. e ampl. --
Barueri, SP : Manole, 2008.

    Título original: Pediatric massage theraphy
    Bibliografia
    ISBN 978-85-204-2704-0

    1. Massagem para crianças 2. Massagem para
crianças - Métodos 3. Massagem terapêutica
I. Título.

08-02234   CDD-615.822083

    Índices para catálogo sistemático:
        1. Massagem para crianças : Terapêutica 615.822083
        2. Massoterapia pediátrica : Terapêutica 615.822083

1ª edição brasileira – 2008

Direitos em língua portuguesa adquiridos pela:
Editora Manole Ltda.
Av. Ceci, 672 - Tamboré
06460-120 - Barueri - SP - Brasil
Fone: (011) 4196-6000
Fax: (011) 4196-6021
www.manole.com.br
info@manole.com.br

Impresso no Brasil
Printed in Brazil

Dedico este livro a dois grupos de pessoas.

Primeiro, para aqueles gigantes sobre cujos ombros esta obra se apóia:
Judith Bluestone, Moshe Feldenkrais, Tiffany Field, Karen Olness,
Meir Schneider, Agatha Thrash e Janet Travell.

e

Em segundo lugar, aos meus filhos, Rachel e Daniel. Amo vocês, de todo o coração.

INTRODUÇÃO

Talvez o último lugar do mundo onde pensaríamos em encontrar evidências dos poderosos efeitos do toque e do contato humano sobre a saúde física seria no isolamento social de uma câmara pavloviana à prova de som. Ainda assim, foi precisamente em uma dessas câmaras que testemunhei pela primeira vez a notável capacidade do toque humano de alterar a freqüência cardíaca, a pressão sangüínea e o fluxo sangüíneo coronariano em cães, na Johns Hopkins Medical School, em 1962. Foi lá que tive o privilégio de conhecer meu professor de graduação, W. Horsley Gantt, M.D., um médico que estudou com Ivan P. Pavlov durante sete anos e traduziu suas pesquisas para o inglês, e aprendi com seus estudos o que ele chamava de "O Efeito da Pessoa". Ele teria reconhecido facilmente o texto de Marybetts Sinclair, *Massoterapia Pediátrica*, como um componente elementar de seu "Efeito da Pessoa", e teria sentido enorme prazer ao vê-lo emergir como uma parte integral do atendimento pediátrico.

Ironicamente, 1962 foi parte de uma era em que a medicina mecanicista alcançou seu ápice. O dr. Christian Barnard eletrificou o mundo ao realizar sua primeira cirurgia de transplante cardíaco na África do Sul, em 1969, ajudando a solidificar a impressão de que o coração humano nada mais era que uma simples bomba. Alguns anos antes, o código genético havia sido desvendado e a dupla hélice havia sido descoberta, ajudando a reforçar a percepção de que qualquer doença poderia ser resolvida e controlada em questão de anos. Naquele tempo, era difícil gerar grande animação na comunidade científica com achados de pesquisas que demonstrassem que acariciar um cão podia proporcionar uma redução imediata de 50% na freqüência cardíaca ou pressão sangüínea, ou que o contato humano podia propiciar aumentos maiores no fluxo sangüíneo coronariano que exercícios vigorosos. Parecia haver pouco espaço dentro das moléculas de proteína da dupla hélice, ou dentro de compressores de ar que ajudam a manter os batimentos de um coração mecânico, para uma plena apreciação da importância vital do toque ou do contato humano em nossa saúde física. Nessa época, teria sido imensamente difícil encontrar uma platéia receptiva para o texto sobre massagem pediátrica de Marybetts.

Felizmente, muita coisa mudou nos últimos quarenta anos. Um grande número de estudos demonstrou que até

mesmo as formas mais elementares de toque humano podem ter efeitos notáveis sobre a freqüência e o ritmo cardíaco, e sobre a pressão sangüínea de pacientes em unidades de cuidados coronários e de trauma por choque. Nesse período, uma literatura crescente tem demonstrado que o isolamento social, a ausência de apoio social e a solidão humana são importantes contribuições para aumentar imensamente o risco de doenças e morte prematura. Também começamos a entender que o diálogo, tanto verbal quanto não-verbal, tem efeitos altamente importantes sobre o sistema cardiovascular humano e exerce um papel crucial sobre a saúde física. Nosso entendimento também completou um círculo nesse aspecto. Atualmente há um amplo reconhecimento de que os seres humanos não apenas podem promover grandes alterações na freqüência cardíaca e pressão sangüínea de um cão, mas também que o simples ato de acariciá-lo pode ter uma influência recíproca e igualmente profunda sobre a saúde cardiovascular humana. Nós alcançamos o reconhecimento de que o diálogo é o elixir da vida.

O componente mais elementar do diálogo começa ao nascer e envolve o contato tátil. Felizmente, poucos profissionais da saúde ainda se atreveriam a argumentar que a massagem pediátrica não tem resultados importantes, na verdade cruciais, para a saúde de bebês e crianças. O texto revisado e lindamente ilustrado de Marybetts Sinclair, *Massoterapia Pediátrica*, é um presente para todos os profissionais da saúde. É uma enorme satisfação reconhecer que seu livro encontrou abrigo duradouro, dentro da comunidade de profissionais da saúde. É especialmente gratificante reconhecer que legiões de bebês e crianças, que ainda não conseguem ler seu livro, serão as principais beneficiadas.

James J. Lynch, Ph.D.
Baltimore, Maryland
Professor Emeritus, Johns Hopkins Medical School
Autor de: (1) The Broken Heart:
The Medical Consequences of Loneliness;
(2) The Language of the Heart:
The Body's Response to Human Dialogue;
(3) A Cry Unheard: New Insights into the Medical
Consequences of Loneliness

PREFÁCIO

OBJETIVO

Em virtude do aumento da aceitação da massagem pelo público em geral e pelas exigências educacionais imensamente aumentadas para os massoterapeutas, o campo da massoterapia profissional expandiu-se significativamente nas últimas décadas. Além de pessoas saudáveis e normais, muitas populações especiais que podem beneficiar-se especialmente da massagem têm sido identificadas, como atletas, idosos e vítimas de abuso. Entretanto, quase toda a ênfase está sobre a massagem para adultos. Não temos muitas informações sobre por que e como aplicar o conhecimento prático de massoterapia às crianças. *Massoterapia Pediátrica* foi escrito para preencher essa lacuna nas informações. Ele oferece a estudantes e profissionais da massagem as informações e ferramentas necessárias para a sua aplicação em crianças. Este livro contém informações sobre o uso de massagem para: (1) melhorar o desenvolvimento e a qualidade de vida de crianças normais, (2) tratar uma ampla variedade de dores, aflições e lesões pediátricas e (3) melhorar a vida de crianças com deficiências, de inúmeras maneiras.

ABORDAGEM

Massoterapia Pediátrica baseia-se em meus trinta anos de experiência em massoterapia para bebês, crianças e adultos, em uma variedade de contextos, incluindo *spas*, residências, centros de terapia, aulas de massagem infantil, clínicas médicas para populações carentes, consultórios quiropráticos e clínicas médicas de países em desenvolvimento. Durante esse período, aprendi que a massagem pode ajudar no alívio do sofrimento causado por muitos tipos de lesões e de estresse, e por diversos problemas crônicos. Entretanto, minha observação atenta de adultos e crianças também gerou muitas indagações, tais como:

- Como as crianças desenvolvem tensão crônica em vários pontos de seus corpos em idades tão precoces?
- De que maneira as crianças desenvolvem áreas de hipersensibilidade e tensão profunda, da qual podem não ter absolutamente qualquer consciência?
- Como o estresse emocional manifesta-se em tantos pontos diferentes de seus corpos, em diferentes momentos e de formas tão variadas?

- Por que tantos adultos têm padrões profundamente entranhados de tensão muscular, cujos efeitos podem ser aliviados com massagem, mas que nunca desaparecem realmente?

Essas perguntas sem respostas levaram-me ao estudo do processo do desenvolvimento infantil normal, a uma investigação das pesquisas sobre o toque e a massagem, e a aprender sobre muitos campos específicos do conhecimento que, de algum modo, têm relação com a massagem e o trabalho corporal; esses incluem a psicologia, a história da medicina, biologia, antropologia médica e física, e medicina naturopática. Encontrei casos de referência clássicos detalhando o uso de massagem para diversos problemas pediátricos. Escutei atentamente as experiências de uma imensa variedade de profissionais da saúde que trabalham com crianças e as experiências dos pais, que conhecem seus filhos melhor que ninguém. Suas histórias muitas vezes serviram-me como inspiração e me proporcionaram um *insight* sobre os variados efeitos da massagem e do toque afetuoso, além de revelações sobre as questões mencionadas acima. Esses casos informais bem documentados não me forneceram regras rígidas e claras, mas, em vez disso, suscitaram em mim a idéia das possibilidades da massagem para crianças e da importância de trabalhar com esses pequenos pacientes enquanto suas mentes, corações e corpos tão receptivos permitem mudanças.

Além disso, uma vez que atualmente não existe um número suficiente de estudos científicos rigorosos e de ampla escala que possam documentar os efeitos da massagem sobre crianças, o uso dessas informações obtidas com profissionais da saúde provavelmente gera o melhor quadro sobre as possibilidades da massoterapia em crianças. Naturalmente, nem todo efeito positivo visto por esses profissionais será repetido por todos os outros profissionais treinados, mas isso não deve impedir que consideremos a possibilidade da massoterapia ser benéfica para uma gama de diferentes condições. Desde que não se façam asserções infundadas e as contra-indicações sejam observadas, a massagem é segura para crianças; no mínimo, elas receberão a oportunidade de experimentar contato físico seguro e enriquecedor. É bem possível que essas crianças se beneficiem de muitas outras formas ao receberem massagem.

Portanto, incorporo neste livro os resultados de investigações e estudos de casos de minha própria prática.

Também incluí relatos clínicos de até duas gerações atrás, que demonstram claramente que o toque sadio durante a infância já chamava a atenção dos profissionais há muito tempo.

ORGANIZAÇÃO E APRESENTAÇÃO

Como mencionado anteriormente, o objetivo deste livro é orientar o leitor sobre a massagem em crianças saudáveis que apresentam desconfortos ou lesões comuns ou, ainda, em crianças com deficiências. Portanto, os três primeiros capítulos do livro, "Os benefícios da massoterapia em crianças", "Crianças não são adultos em miniatura: a dinâmica única da massoterapia pediátrica" e "Técnicas de massoterapia pediátrica e termoterapia", cobrem princípios e técnicas gerais da massoterapia pediátrica úteis para o trabalho com todas as crianças. O capítulo 4, "Massoterapia e termoterapia para lesões pediátricas" e o capítulo 5, "Massoterapia e termoterapia para desconfortos comuns da infância", abordam o tratamento de lesões e incômodos comuns da infância. O capítulo 6, "Massoterapia e termoterapia para crianças com deficiências", trata das diversas deficiências e doenças pediátricas comuns, bem como da forma de usar a massagem e a termoterapia para o tratamento das crianças afligidas por elas. Finalmente, o apêndice A oferece diretrizes para instruirmos os pais quanto ao uso de massagem em seus filhos.

Os itens a seguir estão incluídos no livro como auxílio ao aprendizado:

- Os *Pontos-chave* no início de cada capítulo oferecem objetivos de aprendizagem críticos para os estudantes.
- Os Quadros *Ponto de Interesse* salientam fatos interessantes e conceitos relacionados ao conteúdo.
- Os *Estudos de Caso* colocam os conceitos apresentados no texto no contexto da vida real.
- Os Quadros *Checklist* resumem protocolos específicos de massagem em listas de consulta rápida.
- As *Questões de Revisão* no final de cada capítulo permitem que os estudantes revisem sozinhos as informações que acabaram de ler.

OBSERVAÇÃO SOBRE GÊNEROS

Foram feitos todos os esforços para manter uma linguagem neutra quanto ao gênero neste livro, exceto em trechos relacionados exclusivamente a meninos ou meninas. Entretanto, quando uma criança é apresentada, especialmente nos trechos *Estudo de Caso,* o gênero é mencionado.

OBSERVAÇÃO SOBRE TERAPIAS NÃO COMPROVADAS POR EVIDÊNCIAS CIENTÍFICAS

Atualmente, terapias nas quais os profissionais usam as mãos, como terapia craniossacral, acupressão e terapia de polaridade, não são aceitas como válidas pela comunidade científica. Entretanto, uma vez que muitos profissionais experientes e seus pacientes vêem benefícios importantes nessas formas de terapia, incluímos nesta obra informações sobre elas. Esperamos que no futuro essas terapias sejam investigadas e que, à medida que nosso entendimento sobre a mente e o corpo humano se torne mais sofisticado, possamos entender os mecanismos pelos quais operam (é possível até que as explicações oferecidas atualmente para seus efeitos terapêuticos mostrem-se inválidas).

COMENTÁRIO FINAL

É importante entendermos que, uma vez que as crianças dependem tanto dos adultos para a obtenção de apoio, a qualidade do ambiente em que vivem exerce uma influência ainda maior sobre elas que sobre os adultos. Para um bom desenvolvimento infantil, a família imediata, a sociedade em que as crianças vivem, o tipo de escola em que estudam, o ambiente em suas comunidades e a situação política de seus países devem ser saudáveis. Trabalhemos para melhorar esta situação geral, a fim de apoiarmos a saúde física e emocional de nossas crianças.

Marybetts Sinclair, LMT

AGRADECIMENTOS

Um livro como este jamais seria obra de uma só pessoa, dessa forma, devo agradecimentos a muitas pessoas. Em primeiro lugar, agradeço à editora Lippincott Williams & Wilkins por reconhecer o desejo de muitos massoterapeutas por um livro como este e por ter me ajudado tanto para a sua concretização. Um agradecimento especial ao meu esforçado e dedicado editor, David Payne. A editora de projetos em desenvolvimento, Laura Bonazzoli, um gênio capaz de transformar palha em ouro, merece agradecimentos vigorosos por sua excelente ajuda, baseada em sua ampla experiência com redação médica, ótimas habilidades organizacionais e editoriais, e em sua natureza misericordiosa. Este livro deve a ela, mais que a qualquer pessoa, as melhorias feitas em seu formato. Ruth Werner ofereceu-me críticas sensatas, bem informadas e francas – obrigada, Ruth! Agradeço também ao meu bom amigo, Robert Baldwin, por um esforço editorial heróico e por aquelas apostilas das aulas de redação que ele guardava desde o ensino médio; tenho certeza de que eu deveria ter freqüentado suas aulas mais de uma vez!

Sou muito grata àqueles que consentiram em ser entrevistados para o capítulo sobre necessidades especiais: Brian Athorp, Diane Keene, Mary Polk, Eugenio Bruni, Lyse Lussier, Pamela Marshalla, Kathy Knowles, Pamela Yeaton, Meir Schneider, Diane Charmley, Renee Weaver, Helen Campbell, Marty Folin, Larry Burns-Vidlak, Deborah Bowes, Ann Perrault e Kathleen Weber. Um agradecimento especial à experiente mioterapeuta Bonnie Prudden, por consentir em compartilhar comigo sua longa experiência.

Os bibliotecários da seção de obras de referência da Corvallis Public Library levaram adiante sua tradição como profissionais competentes, animados e eficientes; durante todo o processo de escrita deste livro, eles foram uma grande ajuda para mim e para a nossa família durante nossos anos de escolarização em casa. As bibliotecárias do Good Samaritan Hospital, Dorothy O'Brien e Anna Mihok, socor-reram-me em cima da hora diversas vezes com artigos de difícil acesso que eu precisava. Agradeço também o "Querido Diedrich" Dasenbrock, pelas maravilhosas fotos que serviram como originais para os desenhos. Sou grata também aos meus encantadores modelos e seus pais. As fotografias adicionais foram gentilmente tiradas por Michael McWilliams. David Rini e Kim Battista enriqueceram meu livro de forma incomensurável com suas habilidades artísticas, ao transformarem fotos e outras ilustrações em desenhos incríveis.

Minha comunidade pessoal de Corvallis proporcionou-me um imenso apoio emocional durante alguns momentos críticos, incluindo meus vizinhos de Poplar Place (Darrylann e Bill Peterson, Margaret e Joaquim Kummerow, Rolland Roberts, Lea Lutz e Mauren Beezhold), Ann Huster, Karan Fairchild, Judi e Peter, minha querida Mary Orr, Sharon Rose, Scott Gentry, Diana Artemis, Mark Giblin, os adoráveis Rolfettes e o grupo sempre encorajador de amigos da minha mãe. Agradeço especialmente a Dean e Lila McQueen, cujo apoio foi generoso e delicado, e que me deram as ferramentas para usar meu cérebro de modo mais pleno. Também sou profundamente grata a Michael McWilliams, cujo apoio ao meu trabalho veio de muitas formas. Sem Michael, *Massoterapia Pediátrica* jamais teria sido escrito. Devo um muito obrigada aos meus filhos maravilhosos, Rachel e Daniel, que me ensinam como ser mãe e o que significa amar uma criança desde o dia em que nasceram. Certamente, eles me ensinaram mais sobre o crescimento e desenvolvimento de crianças que todos os livros do mundo. Que seus próprios filhos possam enriquecer suas vidas de tantas maneiras quanto eles enriquecem a minha. E, finalmente, obrigada, mãe – meu afeto por você só cresce, a cada dia.

Marybetts Sinclair, LMT

REVISORES

Diane Charmley, RN, LMT
Portland, OR

Terry Graham, PT
Performance Physical Therapy
Seattle, WA

Kimberlee Hoover, CMT
SPARTA, Inc.
Orlando, FL

Dawn Tierno, LMT
New Milford, CT

Ruth Werner, LMT, NCTMB
Myotherapy College of Utah
Layton, UT

SUMÁRIO

A P Ê N D I C E

ENSINANDO TÉCNICAS DE MASSAGEM AOS PAIS   201

OS BENEFÍCIOS DA MASSOTERAPIA EM CRIANÇAS

1

Após a leitura deste capítulo, o aluno poderá:

1. Explicar os efeitos fisiológicos da massagem em crianças.
2. Explicar os benefícios emocionais da massagem em crianças.
3. Explicar a importância do toque no desenvolvimento emocional das crianças.
4. Identificar os principais estressores nas vida das crianças modernas.
5. Descrever os sinais de estresse nas crianças modernas.
6. Descrever a reação de luta ou fuga em crianças.
7. Explicar como as crianças podem reagir quando confrontadas com níveis maciços de estresse.
8. Descrever os efeitos em longo prazo do estresse físico local e da dor em crianças.
9. Descrever abordagens de mente-corpo para problemas de saúde relacionados ao estresse em crianças.
10. Explicar como se desenvolve a imagem corporal individual.
11. Explicar como o toque e a massagem ajudam no desenvolvimento de uma imagem corporal saudável em crianças.

Todos os massoterapeutas já passaram pela triste experiência de atender adultos que chegavam para tratamento e, ainda assim, tinham medo de ser tocados. Esses adultos temerosos podem ter sido criados em famílias que não tinham o hábito de se tocar ou que tinham sofrido traumas físicos, tratamentos médicos dolorosos ou, até mesmo, abuso físico ou sexual. Com essas experiências, as crianças muitas vezes aprendem a evitar e negar sua necessidade de serem tocadas. Como resultado, essas pessoas podem ter sido privadas de toque, sentindo-se socialmente isoladas e com dificuldades para formar e manter relacionamentos íntimos, na idade adulta. Uma vez que os cuidados de saúde são recebidos – especialmente massoterapia – quase sempre envolvendo toque, essas pessoas podem ter dificuldade para aceitá-los. Em comparação, quando expostas a massagem sensível e afetuosa na infância, as pessoas aprendem a ter uma atitude adulta saudável em relação ao toque. Dar e receber massagem é parte normal de suas vidas – uma ferramenta que as ajuda a relaxar, auxilia na recuperação de lesões e melhora sua saúde.

A massoterapia pode ser igualmente importante como uma forma de melhorar a qualidade da vida de uma criança. Este capítulo demonstrará que a massagem possui benefícios fisiológicos comprovados, reduz o estresse e oferece *feedback* perceptivo crucial para ajudar as crianças a formarem uma imagem corporal forte e positiva. O Capítulo 4 demonstrará como a massagem pode tratar lesões pediátricas comuns, o Capítulo 5 explorará as muitas formas de a massagem aliviar incômodos pediátricos comuns e, no Capítulo 6, o leitor aprenderá que crianças com deficiências e problemas musculoesqueléticos crônicos podem beneficiar-se imensamente com massagens regulares. A massagem pode ajudar as crianças de um modo impressionante, desde auxiliar na cura do trauma de parto até o alívio do estresse de um adolescente. Muitos adultos com dores físicas e disfunções crônicas que tiveram início com uma grave lesão ou trauma na infância poderiam ter se afastado dos efeitos em longo prazo, caso tivessem recebido massoterapia na época do ferimento (ver Fig. 1.1).

BENEFÍCIOS FISIOLÓGICOS DA MASSAGEM

Embora, em termos comparativos, poucos estudos tenham avaliado os efeitos da massagem sobre as crianças,

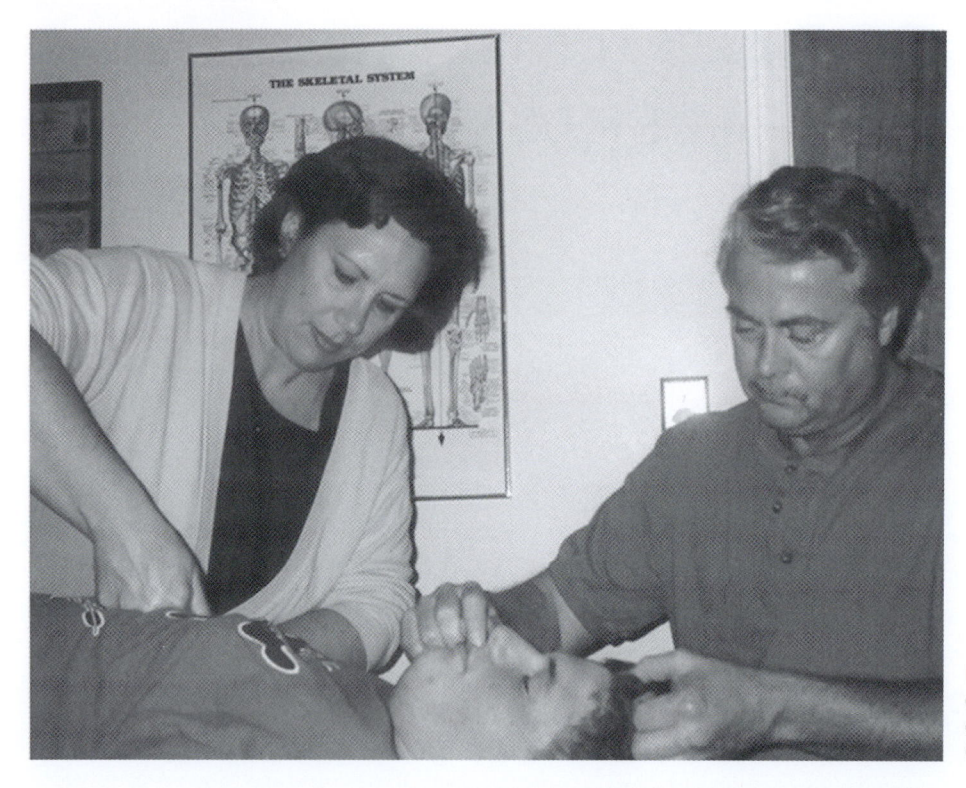

FIGURA 1.1 Os massoterapeutas Dianne e Rich Keene usam a massagem para ajudar o filho, Tim. Foto cedida por Theresa George, Warren, MI.

pesquisas confirmam que a massagem tem os seguintes efeitos sobre adultos:

- Previne problemas musculoesqueléticos crônicos pelo tratamento precoce da restrição fascial e pontos-gatilho miofasciais.
- Relaxa os músculos.
- Alonga os músculos e o tecido conjuntivo.
- Aumenta o fluxo de sangue venoso e linfático.
- Alivia a dor.
- Reduz a freqüência cardíaca e a pressão arterial (temporariamente).
- Promove relaxamento profundo.
- Altera a produção de certos hormônios.
- Promove uma respiração mais profunda.
- Estimula o fluxo de líquido cerebroespinal.
- Melhora a função imune.
- Reduz ansiedade, insônia e depressão.[1-4]

Esta é uma discussão corrente dos efeitos fisiológicos da massagem sobre as crianças; entretanto, espera-se que, à medida que mais estudos sejam completados em um futuro próximo, tenhamos um volume bem maior de informações disponíveis. Com pouca ou nenhuma documentação específica disponível quanto à massoterapia em crianças, observações em primeira mão podem ajudar-nos a entender os efeitos da massagem.

Antes de começarmos, note que dividir a experiência do toque em diferentes "efeitos" é uma supersimplificação de um processo realmente complexo. Quando bebês, todos os mamíferos, incluindo os humanos, dependem do contato físico com suas mães para a obtenção de calor e alimento; sem esse contato, a morte é certa. Nosso anseio mamífero pelo toque é, originalmente, uma questão de pura sobrevivência; nossa reação ao toque é primitiva, e os efeitos que ele tem sobre nós são profundos. Quando um ser humano nos toca, respondemos com todo o nosso ser. Na verdade, os efeitos fisiológicos não podem ser separados dos efeitos emocionais. Os efeitos fisiológicos, emocionais e até mesmo espirituais ocorrem todos ao mesmo tempo. Nosso conhecimento sobre os efeitos do contato humano ainda é primitivo e, certamente, mudará à medida que aprendermos mais. O estudo descrito no Quadro Ponto de Interesse 1.1 demonstra que, apenas quatro décadas atrás, a ciência ainda pensava que os efeitos do toque podiam ser separados dos efeitos de uma pessoa sobre outra. Embora esse estudo possa parecer risível e primitivo para o leitor atual, nosso entendimento sobre o toque e seus efeitos também pode estar defasado.

PREVENÇÃO DE PROBLEMAS MUSCULOESQUELÉTICOS CRÔNICOS

Observação: para mais informações sobre o encurtamento da fáscia e sobre pontos-gatilho, ver capítulo 2, página 39.

Técnicas de liberação miofascial têm sido bem-sucedidas na liberação da restrição fascial e alteração da postura em crianças (ver Fig. 1.2). A restrição da fáscia pode ocorrer no útero e estar presente ao nascer. Por exemplo, autóp-

(texto continua na p. 4)

QUADRO PONTO DE INTERESSE 1.1
O problema de ignorar os efeitos do toque

Em um estudo já clássico, Temerlin et al. tentaram separar os efeitos dos cuidados da mãe daqueles que recebiam estimulação tátil. Trinta e dois meninos institucionalizados e com deficiências de desenvolvimento receberam cuidados especiais por mães durante 10 minutos por dia, 5 dias por semana, durante 8 semanas. O primeiro grupo recebeu abraços, aconchego e embalo, juntamente com fricções cutâneas suaves e contínuas, de suas "mães". O segundo grupo recebeu o mesmo tratamento, exceto pelo fato de que as mães usavam capas de chuva plásticas com mangas compridas e luvas cirúrgicas. O terceiro grupo recebeu cuidados passivos; as mães sentavam-se completamente imóveis, com os braços pendendo nas laterais do corpo, olhando reto à frente, e se mantinham absolutamente silenciosas. O quarto grupo também recebeu cuidados passivos, exceto pelo fato de que as mães não apenas sentavam-se imóveis, mas também usavam capas plásticas e luvas cirúrgicas.

Os meninos que receberam cuidados maternos ativos, com contato real de pele contra pele, ganharam significativamente mais peso que qualquer outro grupo durante o período do experimento. Dois meninos que anteriormente aparentavam mudez começaram a dizer "ma-ma", para suas "mães". O achado mais notável desse estudo é que as crianças realmente respondiam, em termos fisiológicos e emocionais, ao que era apenas uma pequena fração da interação carinhosa normal que ocorre entre mãe e filho. Atualmente, sabemos que não é possível separar os efeitos do toque da interação entre a pessoa que toca e aquela que é tocada, e esse estudo parece ridículo em sua tentativa de fazê-lo. Como nosso entendimento sobre o toque e seus efeitos ainda está evoluindo, nosso conhecimento atual talvez também parecerá primitivo no futuro. Esse estudo mencionado também era claramente antiético ao sujeitar os meninos a um provável trauma emocional, e jamais teria permissão para ser realizado atualmente.[5]

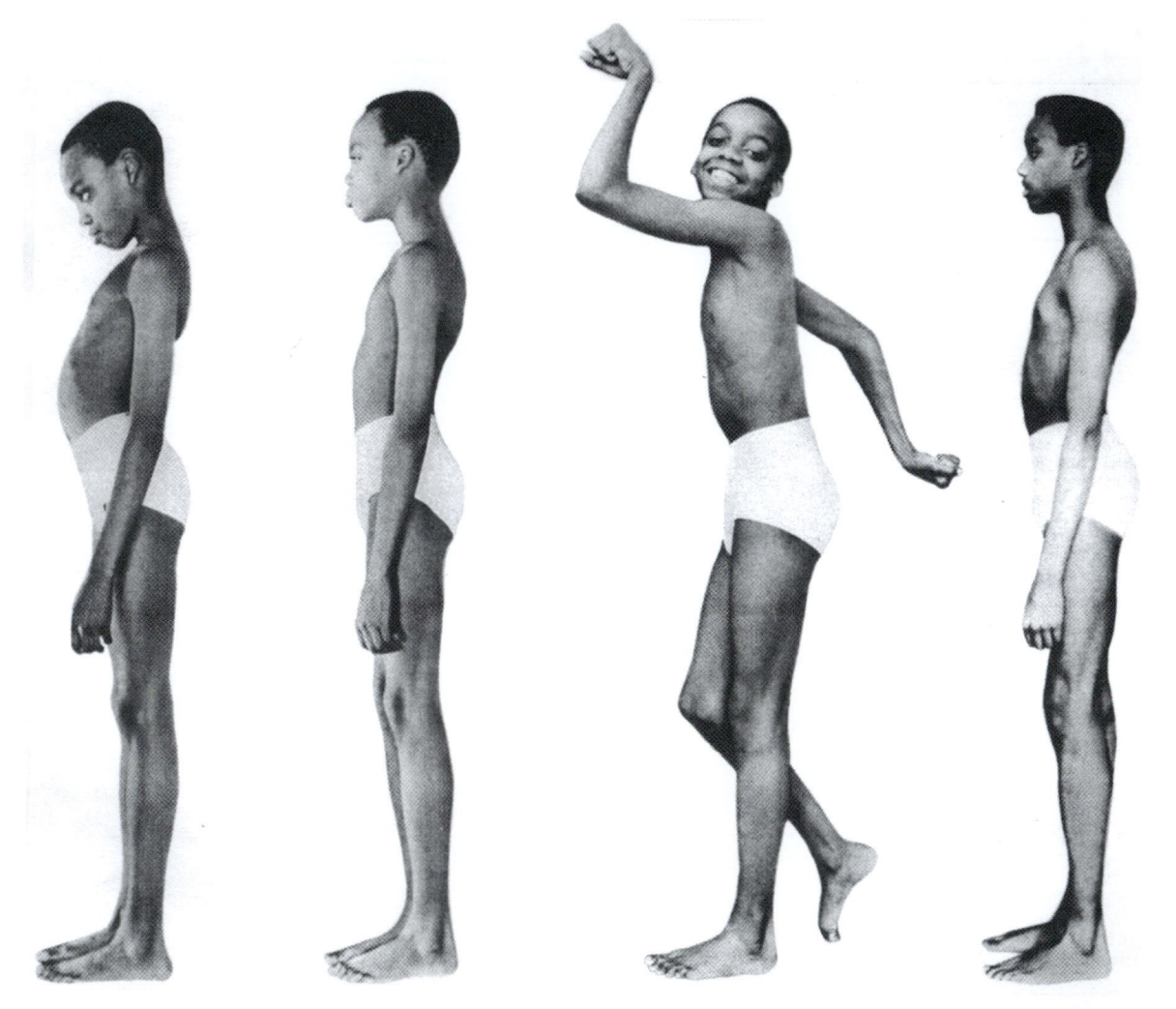

FIGURA 1.2 Um menino de 11 anos, antes e depois de dez sessões de rolfing. O rolfing melhorou imensamente o alinhamento corporal do garoto. Reimpresso com permissão de Toporek R: *The Promise of Rolfing Children* (monografia). Philadelphia, PA: Transformation Network, 1981.

sias de bebês que morreram no parto revelaram encurtamento da fáscia ao longo de amplas áreas funcionais, como a região lombar inferior ou lateral da coxa, e aderência muscular aos envoltórios da fáscia. Tais restrições são causadas, provavelmente, pela posição do bebê no útero.[6] Embora possamos ter a impressão de que as crianças superam algumas deformidades à medida que adquirem maior mobilidade, o encurtamento da fáscia pode permanecer por toda a vida e ter efeitos profundos sobre o movimento e a postura. O encurtamento fibroso do esternocleidomastóideo adquirido por torção do pescoço no útero, por exemplo, pode não apenas permanecer, mas também causar desconforto e dor, além de afetar a postura da cabeça, a mobilidade da coluna cervical e até mesmo o crescimento dos ossos cranianos da criança (ver Torcicolo, p. 147).

(texto continua na p. 7)

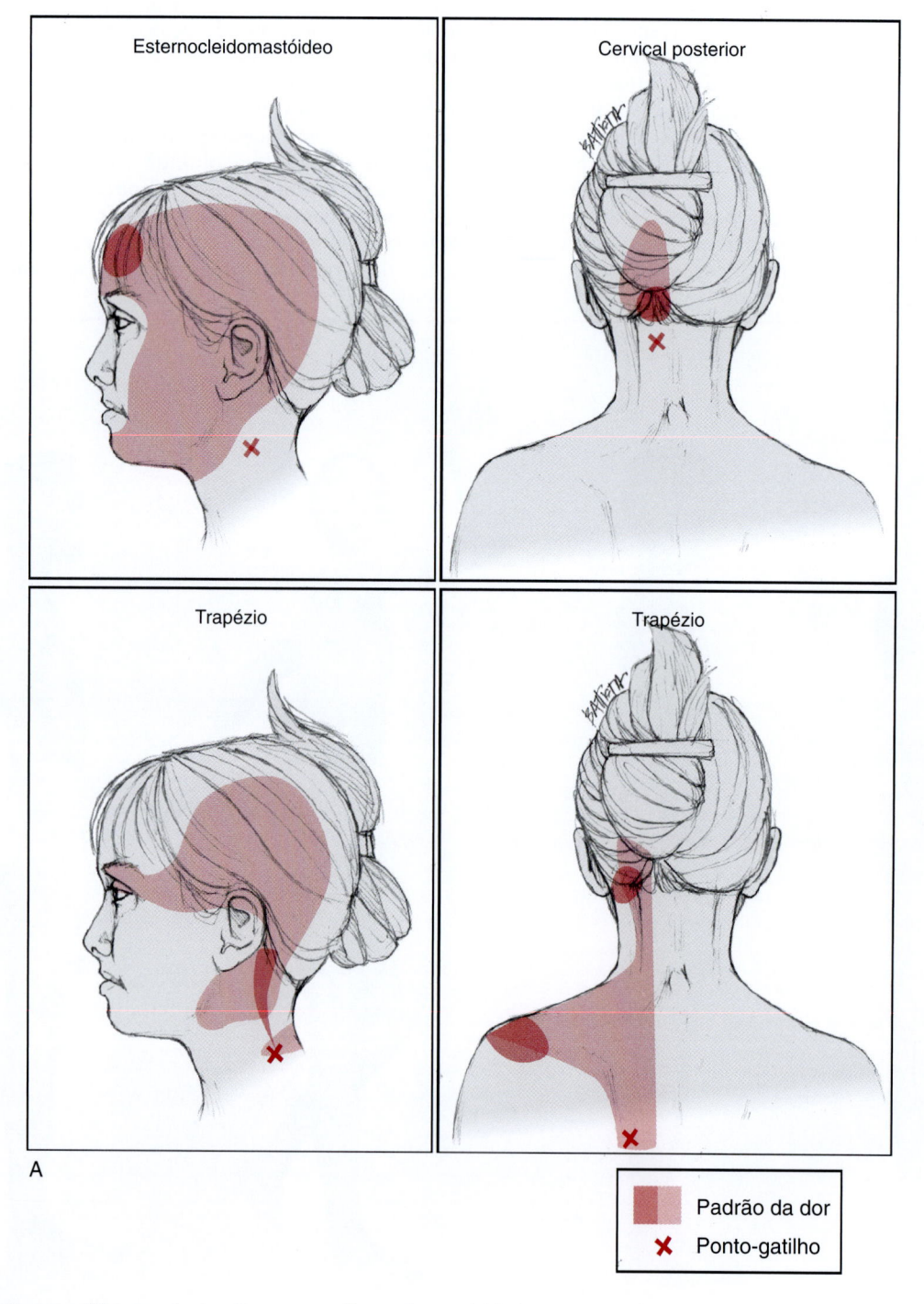

FIGURA 1.3 Pontos-gatilho em crianças. Os pontos-gatilho podem ser iniciados por muitos fatores, incluindo trauma ou lesão física, contração muscular prolongada e má postura prolongada.

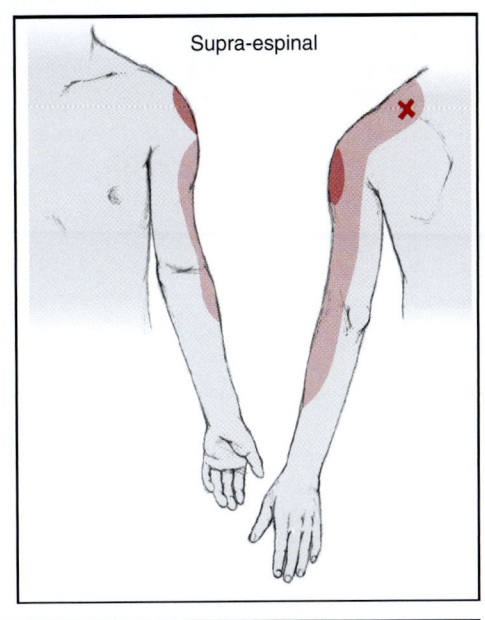
Supra-espinal

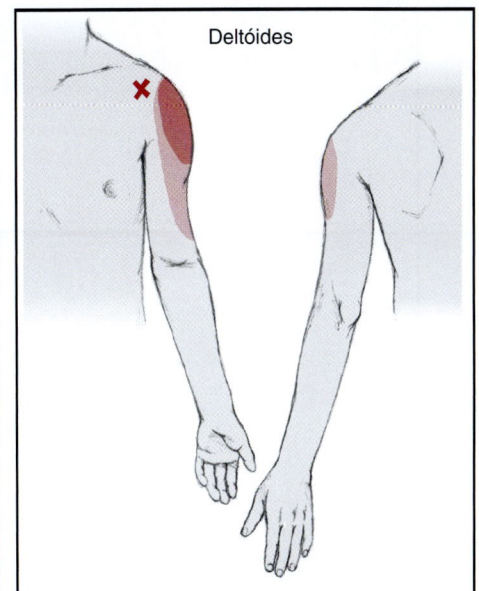
Deltóides

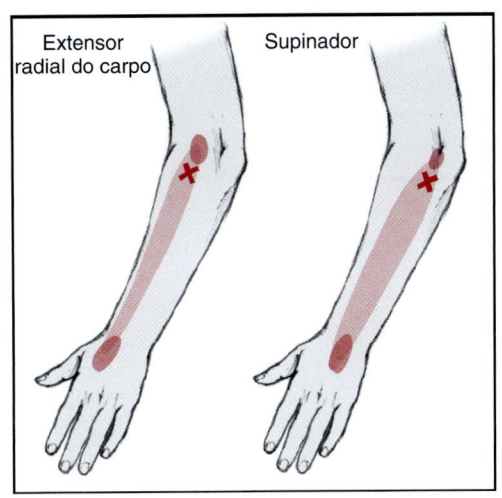
Extensor radial do carpo — Supinador

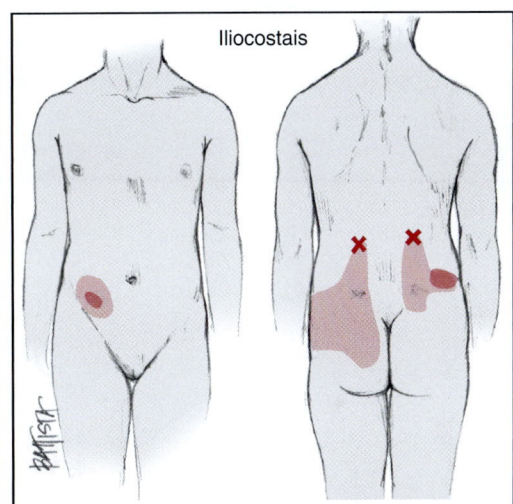
Iliocostais

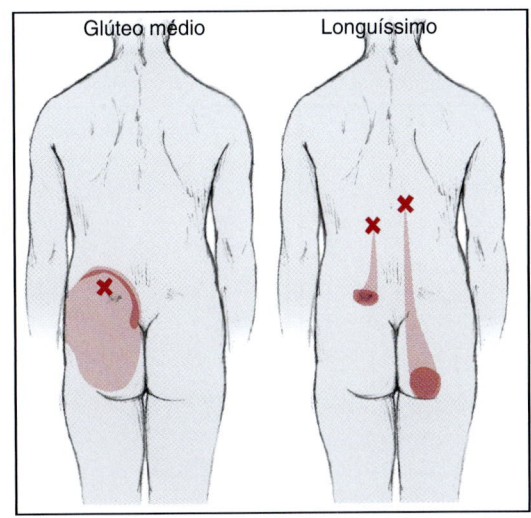
Glúteo médio — Longuíssimo

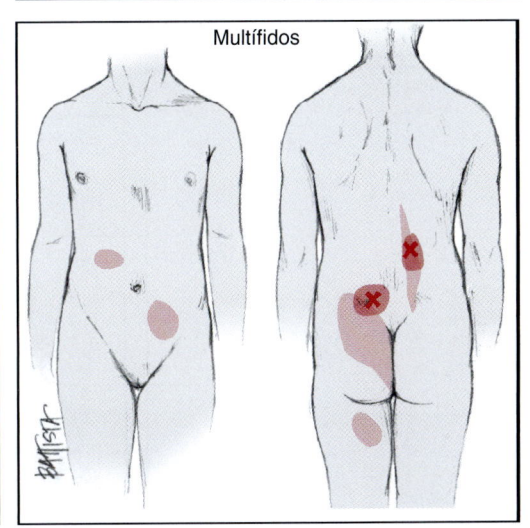
Multífidos

B

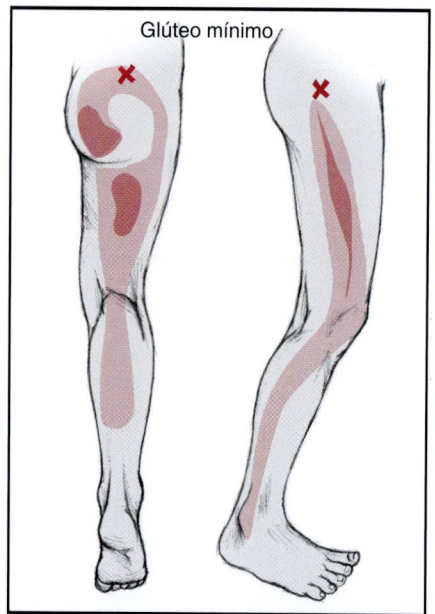

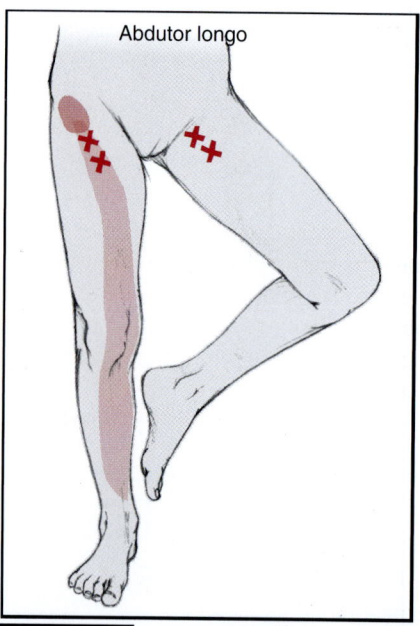

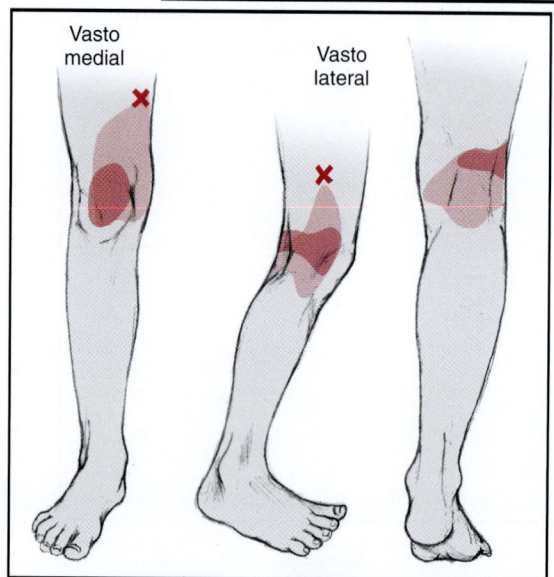

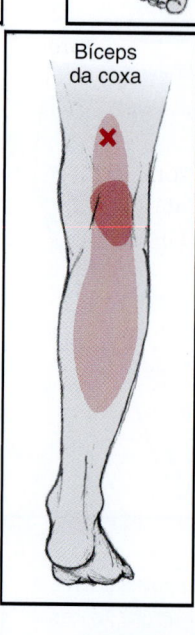

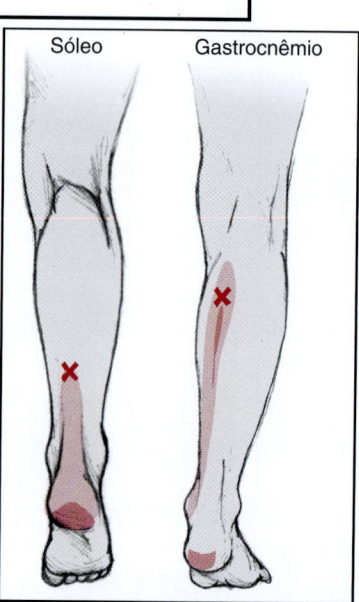

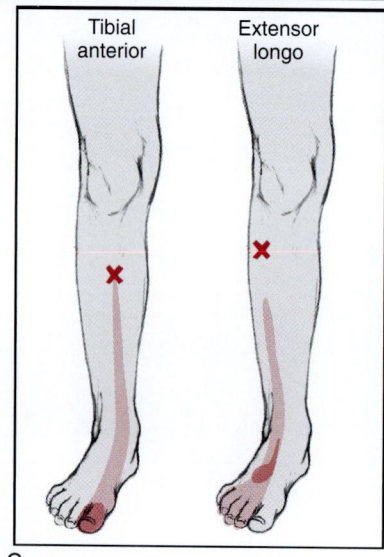

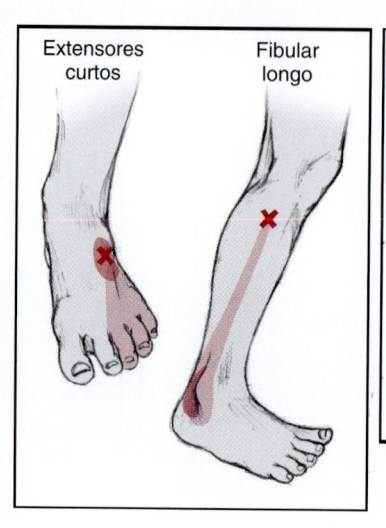

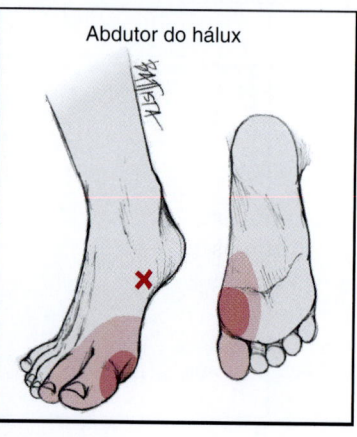

C

Pontos-gatilho miofasciais são comuns em crianças (ver Fig. 1.3) e têm sido tratados com sucesso por compressão isquêmica e fricção profunda, bem como por injeção e spray de agente resfriador.[4,7-10] Os pontos-gatilho podem ser causados pela posição do feto no útero, pelo processo normal de parto e por trauma de parto, como extrema pressão ou tração na cabeça, ou parto por fórceps.

Os pontos-gatilho em crianças também podem ser iniciados por infecções do trato respiratório superior e por outras infecções e lesões.[7] A menos que tratados, eles podem causar problemas durante a infância que persistem até a vida adulta. Sabe-se, por exemplo, que pontos-gatilho nos músculos temporal, occipital e cervical posterior, todos causados possivelmente por trauma de parto, induzem enxaquecas em adultos.[4]

RELAXAMENTO MUSCULAR

Hernandez-Reif et al. encontraram que a massagem sueca reduzia a espasticidade e melhorava a flexibilidade muscular em bebês com paralisia cerebral.[11] Os autores notaram redução da tensão muscular em crianças com paralisia cerebral e lesões na medula após a massagem (uma vez que as duas condições caracterizam-se por dano ao sistema nervoso central e tal dano não sofre impacto direto da massagem, essa deve ser freqüente e regular, para a melhora contínua). Crianças normais também apresentam redução na tensão muscular após a massagem. O terapeuta pode perceber essa redução após uma sessão de massagem – quando os músculos tensos de determinada área estão mais relaxados, ela se apresenta mais plana em relação à mesa de tratamento.

LIBERAÇÃO DE RESTRIÇÕES NOS MÚSCULOS E TECIDO CONJUNTIVO

Certos tipos de massagem alongam manualmente o tecido mole e conjuntivo, como a pele, músculo, fáscia e tecido cicatricial. Após uma sessão de massagem, o terapeuta pode confirmar isso pela palpação: fibras musculares ou de tecido conjuntivo encurtadas parecerão mais longas e móveis após a massagem.

MELHORA NA CIRCULAÇÃO SANGÜÍNEA E LINFÁTICA

A massagem estimula a circulação sangüínea local. Os vasos sangüíneos na área massageada dilatam-se e o suprimento sangüíneo para essa área aumenta, chegando a triplicar após 5 minutos de massagem. O cirurgião cardiovascular Mehmet Oz conferiu esse efeito ao massagear os pés de um adolescente de dezesseis anos com insuficiência cardíaca aguda e um perigoso aumento do coração. O dr. Oz inseriu uma bomba cardíaca mecânica no coração do menino, como uma medida temporária até um transplante cardíaco tornar-se disponível. Após a inserção da bomba mecânica, os sinais vitais do paciente começaram a mostrar que sua condição estava deteriorando-se,

porque o fluxo sangüíneo da bomba era lento demais (sensores na bomba mostravam o volume exato de sangue que estava sendo bombeado para os tecidos do menino). Desesperado, o médico começou a massagear-lhe os pés e, enquanto os friccionava e apertava, o fluxo sangüíneo do menino começou a aumentar. Depois de 45 minutos, o fluxo sangüíneo do garoto finalmente firmou-se em um nível saudável e o dr. Oz pôde parar a massagem.[12]

O terapeuta pode confirmar o aumento no fluxo sangüíneo comparando a temperatura de uma área antes e após a massagem com as mãos – a área parecerá mais quente, refletindo o maior fluxo de sangue aquecido. O terapeuta também pode confirmar a melhora na circulação observando alterações na cor do local. Por exemplo, em uma criança restrita ao leito ou a uma cadeira de rodas, pernas mais escuras ou com coloração vermelha intensa voltarão rapidamente a um rosado mais normal após alguns minutos de massagem sueca. Inflamações, que também apresentam coloração vermelho-escuro, readquirem rapidamente um tom rosado mais normal após alguns minutos de massagem sueca aplicada à área geral da lesão. Em certas áreas do corpo, como o dorso dos pés, veias que se enchem novamente de sangue podem ser vistas após movimentos de compressão que interromperam momentaneamente o fluxo sangüíneo.

Em adultos, a massagem também melhora a circulação linfática. Embora não tenham sido realizados estudos sobre os efeitos da circulação linfática em crianças, observações em primeira mão confirmam que a massagem move a linfa. Crianças com inchaço nas pernas, por exemplo, apresentam redução do edema por uma hora ou mais, após 15 minutos de massagem sueca. Isso pode ser conferido por inspeção visual ou medindo-se o membro com uma fita métrica.

Muitas evidências informais indicam que a terapia craniossacral pode afetar a circulação do líquido cerebroespinal; atualmente, contudo, não existem estudos específicos comprovando essa alteração. Acredita-se que a terapia craniossacral afeta o fluxo de líquido cerebroespinal ao liberar restrições no tecido conjuntivo do crânio, da coluna e do sacro, o que, então, altera o aumento e a redução de líquido cerebroespinal dentro do compartimento meníngeo do cérebro.[13] Esperamos que estudos futuros apontem os mecanismos exatos.

MELHORA NO SISTEMA IMUNÓLOGICO

O toque provavelmente influencia no sistema imunológico, por meio de alterações no sistema nervoso simpático. O estresse de serem separados de suas mães prejudica o sistema imunológico em diversos tipos de primatas jovens, imediatamente ou quando se tornam adultos. Mamíferos jovens que ficaram sob cuidados de humanos, quando adultos, têm melhor sistema imunológico que mamíferos que não tiveram o mesmo cuidado.[14] Embora numerosos estudos com bebês prematuros e a termo mostrem que a massagem melhora o crescimento e o desenvolvimento, nenhum estudo de longa duração determinou ainda se a imunidade do corpo também melhora. Dois estudos de pequena escala, realizados no Touch Research Institute, mostraram melhora na imunidade quando as crianças receberam massagem. Crianças com leucemia (idade média de 7 anos) melhoraram em todos os exames de contagem sangüínea, incluindo contagem de leucócitos, após uma massagem de 20 minutos, todas as noites, durante um mês.[15] Field descobriu que adolescentes HIV-positivos apresentavam melhora na função imune depois de receberem uma massagem sentada por 20 minutos, duas vezes por semana, durante 12 semanas.[16]

NÍVEIS HORMONAIS OTIMIZADOS

A massagem afeta os níveis hormonais. Estudos de pequena escala realizados no Touch Research Institute revelaram que a oferta de massagem para bebês prematuros leva a ganhos de peso mais rápidos, mesmo quando os bebês consomem a mesma quantidade de mamadeiras que aqueles não massageados, provavelmente porque a massagem estimula a produção de hormônios de absorção dos alimentos, como gastrina e insulina.[17] Bebês saudáveis, nascidos a termo e que recebiam massagem de deslizamento na hora de dormir por 2 semanas, aumentavam a excreção de melatonina durante a noite, resultando no ajuste dos horários de sono e vigília mais cedo que os bebês de controle que não recebiam massagem.[18]

A massagem de deslizamento está associada a menores níveis de **cortisol** em bebês normais a termo e crianças com asma, queimaduras graves, bulimia, artrite reumatóide juvenil, síndrome de estresse pós-traumático e problemas psiquiátricos. Tipicamente, níveis de cortisol na saliva eram imediatamente reduzidos após as sessões de terapia; uma redução geral no cortisol e na **norepinefrina** também ocorre durante todo o período de tratamento. Outro estudo demonstrou que os níveis de glicose sangüínea de crianças diabéticas caíam para um nível normal após 1 mês de massagem com movimento de deslizamento pelas suas mães à hora de dormir.[19]

ALÍVIO DA DOR

A massagem é um tratamento eficaz para muitos tipos de dor. Os estudos do Touch Research Institute confirmam que massagem baseada em movimentos de deslizamento pode aliviar a dor em crianças com artrite reumatóide juvenil e naquelas com queimaduras graves.[20,21] Kubsch et al. realizaram um experimento com pacientes pediátricos e adultos no setor de emergência de um hospital. Uma massagem de 5 minutos com as pontas dos dedos no local da dor ou próximo dele reduziu significativamente o nível de sofrimento. A pressão arterial e a freqüência cardíaca também abaixaram.[22]

Em outro estudo, a massagem e mobilização do tecido conjuntivo resolveram a dor difusa e persistente de **distrofia simpática reflexa** em 4 de 5 meninas. As meninas foram colocadas em um programa que incluía automassagem pelo menos 3 vezes por dia e exercícios com pesos e de amplitude de movimento. A imobilização, o tratamento mais comum para este problema, apresenta pouco benefício para o alívio da dor.[23]

O autor observou que a massagem sueca alivia a dor musculoesquelética em crianças com paralisia cerebral, distrofia muscular, poliomielite e lesões medulares. Os massoterapeutas Dianne e Richard Keene utilizaram uma combinação de técnicas, incluindo massagem sueca, acupressão, reflexologia, massagem craniossacral e liberação miofascial para auxiliarem no alívio de cefaléias intensas de seu filho, Tim, que tem hidrocefalia.[24]

MELHORA NA RESPIRAÇÃO

A massagem promove uma respiração plena e fácil. Vinte minutos de massagem de deslizamento oferecida por mães aos filhos com asma todas as noites à hora de dormir, durante um período de um mês, resultaram em menos ataques de asma e maiores taxas de fluxo de ar máximo e fluxo expiratório forçado.[25] Um estudo piloto realizado pelo Santa Cruz Office of Education na Califórnia, revelou melhora significativa em sintomas de asma em crianças deficientes que recebiam oito sessões semanais de Jin Shin Do.[26] Crianças com fibrose cística apresentavam melhora em leituras do fluxo de ar após um mês de massagem de deslizamento.[27] Após uma sessão de massagem, o terapeuta pode sentir e ver a melhora na respiração: o aumento na expansão da caixa torácica pode ser sentido com as mãos, antes e após a massagem, e o nível de expansão também pode ser visto antes e após a massagem.

RELAXAMENTO

O toque suave é a base de cada técnica de massagem e trabalho corporal. Se percebido como algo seguro e acolhedor, ele incentiva uma resposta de relaxamento, por seu efeito sobre o sistema nervoso autônomo. Em um estudo clássico realizado na unidade de choque/trauma de um hospital, Lynch et al. encontraram que o simples ato de tocar apresentava efeitos notáveis sobre a freqüência e o ritmo cardíaco de adultos e crianças. Este toque consistia simplesmente em tomar o pulso de um paciente durante 3 minutos, sem conversas. Certos pacientes nos quais esses efeitos foram percebidos estavam em coma ou próximos da morte.[28] Outro estudo revelou que crianças em idade pré-escolar adormeciam com mais facilidade e dormiam por mais tempo durante a hora do cochilo após receberem massagem de deslizamento, provavelmente porque relaxavam mais.[29]

Field observou reduções significativas nos níveis de ansiedade em estudos com pacientes pediátricos com asma, bulimia, queimaduras graves, diabetes, artrite reumatóide juvenil, transtorno de estresse pós-traumático e problemas psiquiátricos. Esses estudos mostraram que movimentos de deslizamento – apenas 15 minutos por dia, durante um mês – melhoraram os padrões de sono em crianças abusadas sexual e fisicamente, e em crianças e adolescentes com problemas psiquiátricos.[17]

O estudo realizado pelo Santa Cruz Office of Education, na Califórnia, descobriu novos e importantes sinais de relaxamento em 25 crianças com deficiência que recebiam sessões semanais de Jin Shin Do, incluindo redução da insônia, ataques de raiva, tensão corporal em atividades com predomínio da coordenação motora grossa, verbalização excessiva e expressões faciais relaxadas.[26] Em Eugene, no estado norte-americano de Oregon, resultados semelhantes foram encontrados em um projeto de acupressão que seguia o modelo do estudo piloto de Jin Shin Do, de Santa Cruz. Crianças com retardo mental profundo e transtornos emocionais foram tratadas com sessões de acupressão com duração de 30 a 45 minutos, duas vezes por semana, durante 6 semanas. Os estudantes mostraram aumento no relaxamento durante as sessões e melhora nos níveis de tensão, conscientização corporal e participação em sala de aula.[30]

ESTIMULAÇÃO SENSORIAL

A massagem pode estimular o sistema nervoso; ela é particularmente importante para crianças imobilizadas ou com outras formas de carência de experiências táteis normais. Movimentos de massagem e movimentos passivos ajudam a informar o cérebro das crianças sobre as muitas qualidades diferentes da pele, como temperatura, flexibilidade e espessura. Durante a massagem, a criança também recebe informações sobre a posição de seu corpo no espaço, sua tensão muscular, seus movimentos e sua relação com outras pessoas e objetos no ambiente. O Quadro Ponto de Interesse 1.2 ilustra que a estimulação tátil pode ser crucial para o desenvolvimento normal.[31]

A experiência sensorial precoce pode ter um impacto profundo sobre a forma como o cérebro se desenvolve; crianças que recebem estimulação sensorial suficiente provavelmente apresentam aumentos mensuráveis no crescimento cerebral, se comparadas com aquelas que não recebem tal estimulação. Experimentos com animais criados como bichos de estimação, comparados com animais criados em isolamento, mostram que os cérebros dos animais de estimação são mais pesados, espessos e contêm até 25% a mais de **sinapses** por neurônio.[32] Experiências táteis são necessárias para o desenvolvimento normal desses neurônios, que são sensíveis à estimulação tátil. A estimulação tátil na idade adulta não causa mudanças no crescimento cerebral, porque os períodos mais críticos de crescimento cerebral já se completaram por volta dos 7 anos de idade (Land P., PhD, Universidade de Pittsburgh, comunicação pessoal, janeiro de 2003).[33]

EFEITOS EMOCIONAIS DA MASSAGEM

ALÍVIO DO SOFRIMENTO PSICOLÓGICO

O toque humano afetuoso tem o poder extraordinário de acalmar, reconfortar e aliviar a ansiedade. Triplett e Arneson estudaram enfermeiras que tentavam confortar crianças hospitalizadas (de recém-nascidos a crianças com

QUADRO PONTO DE INTERESSE 1.2
Efeitos do toque e da estimulação complementares em crianças sob privações

Em 1990, a massoterapeuta Faustine Settle passou um mês como voluntária em um orfanato em Nicoresti, na Romênia, onde residiam 115 órfãos com múltiplas deficiências, com idades variando dos 9 meses aos 16 anos. As condições eram de extrema privação, com uma proporção de órfãos para responsáveis de 30:1. As condições econômicas eram tão ruins que não havia fraldas e a calefação era insuficiente para a temperatura. Antes do inverno de 1990, cerca de 20 crianças morriam a cada ano. Durante aquele inverno, os voluntários da área de saúde vindos do exterior começaram a chegar para cuidar das necessidades das crianças. O diagnóstico da causa da alta taxa de óbito no orfanato era que as crianças estavam experimentando um fracasso do seu desenvolvimento devido à privação de contato humano e desnutrição.

Os voluntários ofereciam toques afetuosos, incluindo balanços aconchegantes, abraços e carícias. O cômodo onde Settle oferecia massagens precisava ser trancado enquanto ela trabalhava com determinadas crianças, porque os pequenos eram atraídos pelo contato humano oferecido pela massagem; ela e outros voluntários descobriram que as crianças gritavam apenas quando o trabalho que realizavam terminava e precisavam cessar o contato físico. Os voluntários também tratavam infecções, erupções cutâneas e fraturas. A desnutrição não era abordada; as crianças não recebiam uma quantidade maior de alimentos, ou a mesma quantidade com melhor qualidade. Apenas uma criança morreu naquele ano. Uma vez que não foram extraídas amostras de sangue das crianças, não é possível determinar o que, exatamente, havia mudado. Entretanto, visto que não houve melhora na nutrição, era evidente que outras alterações fisiológicas profundas explicavam a redução na taxa de óbito.[31]

Em 2000, a enfermeira pediátrica e massoterapeuta Diane Charmley ofereceu-se como voluntária para o trabalho em um orfanato na Romênia. Sua equipe de voluntários oferecia massagens diárias às crianças do local. Os voluntários também aumentaram a quantidade de estímulos que as crianças recebiam de outras formas – por exemplo, colocando espelhos nos berços para que os pequenos tivessem o que olhar, e movendo-os para diferentes pontos, em vez de mantê-los o dia inteiro no mesmo lugar. A Sra. Charmley executava testes de desenvolvimento com as crianças antes e após a oferta de massagem e estímulos; em duas semanas, ela observou melhora acentuada no comportamento social dos órfãos – eles haviam se tornado muito menos apáticos, e muito mais interativos (Charmley D., RN, comunicação pessoal, outubro de 2002).

4 anos de idade). Quando sofriam e choravam, elas geralmente eram acalmadas com uma combinação de conforto verbal (conversa ou canto) e conforto tátil (tapinhas e

embalo). As crianças que recebiam conversas ou canto, mas não eram tocadas, raramente acalmavam-se rapidamente. Daquelas que recebiam conforto verbal e tátil, 88% paravam de chorar após 5 minutos, comparadas com apenas 12% daquelas que recebiam apenas conforto verbal.[34]

A necessidade de conforto tátil é tão poderosa em momentos de sofrimento que as crianças podem tentar instintivamente confortar a si mesmas com o toque, se não houver outra pessoa disponível para isso. A terapeuta familiar Helen Colton tratou uma paciente adulta que havia sido abandonada pela mãe em um orfanato quando era muito pequena. Para confortar a si mesma durante essa época e depois, na idade adulta, ela abraçava o próprio corpo e se balançava para frente e para trás, repetindo: "Só tenho a mim mesma, só tenho a mim mesma".[35] Field et al. encontraram que após fricções nas costas com movimentos de deslizamento durante 30 minutos, por 5 dias, os adolescentes da ala psiquiátrica de um hospital demonstravam menor ansiedade, dormiam melhor e apresentavam reduções nos níveis de cortisol e norepinefrina.[36] Outro estudo de pequena escala, realizado pelo Touch Research Institute, descobriu que, após o furacão Andrew, a massagem de deslizamento reduziu a ansiedade e depressão situacional em crianças com transtorno de estresse pós-traumático.[37]

A IMPORTÂNCIA DO TOQUE AFETUOSO

Robert Coles descreve o poder do toque para prover conforto e estabilidade. Ele testemunhou a coragem de crianças negras e seus pais durante os esforços de integração escolar na Nova Orleans de 1961. Coles sentiu-se profundamente comovido pela força demonstrada pelos jovens estudantes enquanto enfrentavam gangues de estudantes brancos. A mãe de uma criança descreveu a resposta da filha ao dia na escola: "Minha filha chega da escola e conta que ouviu os brancos gritando. Ela não quer demonstrar medo, nem por um segundo, mas sente medo – eu sei que sim. E a primeira coisa que ela faz é me procurar. Então, eu a abraço. Depois, ela faz um lanche, com biscoitos e leite, e logo volta para mim e me toca. Eu também sofro. Assim, agradeço a Deus por *minha* mãe ainda estar conosco, porque eu a procuro, ela toca o meu braço e me acalmo, e então consigo tocar o braço da minha filha! Como nosso pastor diz, o Senhor nos toca o tempo todo, se permitimos, e Ele opera por meio de cada um de nós; assim, quando minha mãe me toca e eu toco a minha filha, é Deus nos dando força".[38]

O toque entre pais e filhos comunica carinho, aumenta a confiança e afirma a ligação biológica. Quando há ausência de toques durante a primeira e segunda infâncias, o efeito sobre a vida emocional do indivíduo pode ser profundo e duradouro. O pediatra Maurice Rosenthal entrevistou 25 mães de bebês com eczema, bem como um grupo controle de 18 mães de bebês sem eczema. Uma proporção significativamente alta de bebês com eczema não havia recebido contato físico adequado, como aconchego, e com freqüência eram deixados "chorando até pararem sozinhos", quando não havia nenhum problema aparente. Rosenthal achou que, em alguns bebês predispostos, o eczema era uma indicação de insatisfação de suas necessidades por contato humano. Uma redução súbita no contato físico – causada por cessação abrupta da amamentação ao seio, um problema de saúde da mãe ou perda de alguém para ajudar com o bebê – era acompanhada rapidamente por eczema, em muitos casos.[39]

Uma menina de 2 anos e meio foi encaminhada ao psiquiatra Philpe Seitz porque puxava os próprios cabelos há um ano e estava completamente calva em um lado da cabeça. A menina havia sido amamentada durante as duas primeiras semanas de vida, mas então a mãe parou subitamente. Depois disso, a criança recebeu mamadeira e, posteriormente, alimentos sólidos. Aos 18 meses, uma rotina punitiva de educação ao toalete foi iniciada, incluindo espancamentos e reprimendas. A partir desse momento, a menina começou a recusar todos os alimentos sólidos, insistindo em beber leite na mamadeira. Ao mamar, ela puxava os cabelos e os friccionava contra o lábio superior e nariz, enquanto a mamadeira estava em sua boca. Quando a mamadeira era removida, ela cessava esses comportamentos imediatamente. Durante um exame, o médico descobriu que os mamilos da mãe tinham um anel de pêlos longos e duros em sua volta. Ao receber um bico de borracha com um anel de pêlos humanos presos em sua volta, a menina parou imediatamente de puxar seus cabelos ao mamar. Sob estresse, essa criança pequena tentava reconfortar-se reproduzindo, da melhor maneira possível, o tipo exato de conforto tátil que havia recebido apenas durante as duas primeiras semanas de vida. A amamentação tivera claramente uma profunda influência sobre ela.[40] Após observações detalhadas de 94 bebês de 3 meses de idade com suas mães, Biggar descobriu que, quando as mães tinham uma antipatia consistente pelo contato físico com seus bebês, ao 1 ano de idade essas crianças mostravam-se excepcionalmente irritadas e agressivas.[41]

Em um texto clássico, publicado em 1960, os psiquiatras pediátricos Kulka et al. observaram que a privação tátil aguda em idade precoce causava maior tensão muscular em bebês e podia levá-los a balançar-se, bater a cabeça ou fazer outros tipos de movimentos repetitivos, em uma tentativa de satisfazerem suas próprias necessidades táteis e cinestésicas. A privação tátil intensa na primeira infância pode levar à hiperatividade ou depressão na segunda infância. Kulka tratou uma menina de 7 anos levada a tratamento psiquiátrico porque se mostrava "estranhamente assustadiça" e perturbava seus colegas de classe. Ela havia nascido prematura, fora amamentada com mamadeira e, quando a mãe voltou ao trabalho, a menina de cinco meses era deixada em diversas casas. Sua mãe admitiu que não estava pronta para ter filhos e não suportava o contato físico. Kulka tratava crianças com histórias semelhantes cuidando delas "como bebês" ? deixando que ela sentasse em seu colo, tomasse mamadeira, pedisse para ser balançada e recebesse brinquedos macios para aconchegar em seus braços.[42] Uma abordagem semelhante foi usada por Zerbe, ao tratar uma universitária de 17 anos com bulimia. A paciente não havia tido os cuidados de uma mãe calma, tranqüilizadora ou carinhosa e, conseqüentemente, faltava-lhe a capacidade de acalmar ou oferecer conforto a si mesma. Ela ganhou um coelhinho de pelúcia para segurar em momentos de estresse, e foi pedido para ela lembrar que o terapeuta se importa com seu bem-estar.[43]

Os psiquiatras pediátricos, Shevrin e Toussieng, que trabalharam com crianças com graves transtornos psiquiátricos privadas de estimulação tátil durante a primeira infância, concluíram que, quando há uma perturbação na estimulação tátil nos primeiros meses de vida, as crianças podem negar sua necessidade por toque e começar a evitar totalmente o contato, mantendo distância física de outros ou criando uma realidade cheia de fantasias. Quando tocadas por uma pessoa pela qual sentiam afeto, essas crianças sentiam um intenso conflito emocional acerca do toque, ansiando por ele e, ao mesmo tempo, temendo-o. Um de seus pacientes era uma menina de 15 anos, hospitalizada ao ameaçar matar a mãe e suicidar-se depois. Ela havia sido criada com horários rígidos, e se não era hora de ser pega e alimentada, a mãe a deixava chorando por longos períodos. Com um ano de idade, ela começou a balançar-se em seu berço (um modo comum de compensar a falta de estimulação tátil). Por recomendação de seu pediatra, suas pernas foram atadas ao berço durante duas semanas. Durante a psicoterapia, ela expressou conflito com o toque e recuava diante da simples recordação de ter tocado acidentalmente o terapeuta. Em dado momento, ao sentir carinho pelo profissional, ela estendeu a mão e o tocou, mas então recuou, assustada, dizendo que poderia matá-lo. Depois, tentou asfixiar o terapeuta. A paciente também lhe disse: "Afaste-se de mim, porque sou de vidro e posso quebrar, se você me tocar".

Um menino de 9 anos, medroso, gravemente asmático e suicida, permanecia próximo do terapeuta, ansiando por contato, mas pronto para correr se fosse tocado. Sua mãe nunca recebera muita atenção dos próprios pais e recordava a repulsa que sofria ao sentar no colo da própria mãe. O ambiente em volta do menino era tão estéril quanto possível, e ele era tocado apenas quando absolutamente necessário. A mãe temia tocá-lo e evitava beijá-lo. O pai tocou o filho apenas quando o garoto estava com 7 meses de idade. Depois de trabalhar com crianças com perturbações tão graves, Shevrin e Toussieng concluíram que um conflito sério envolvendo a estimulação tátil podia ser resolvido apenas por um processo terapêutico longo e árduo.[44]

ESTRESSORES NA VIDA DE CRIANÇAS NA ERA MODERNA

As crianças norte-americanas atuais deveriam vivenciar níveis menores de estresse que no passado. Considerando os grandes avanços na saúde pediátrica. Até há cerca de 200 anos, três quartos de todas as crianças morriam antes dos 5 anos, principalmente de doenças infecciosas. Vacinas, antibióticos e medidas de saúde pública, como a purificação da água potável e pasteurização do leite, reduziram imensamente doenças pediátricas comuns e as taxas de mortalidade.

A redução no trabalho físico pesado é outro grande avanço. Anteriormente, acreditava-se que crianças com apenas 6 ou 7 anos eram capazes de trabalhar como adultos; assim, elas tradicionalmente dividiam a carga do trabalho doméstico e agrícola incessante. O abuso e a exploração infantil eram comuns, e as crianças eram expostas a realidade dos adultos, como sexualidade e morte. Por volta do fim do século XVIII, a sociedade ocidental assistiu ao surgimento de uma nova atitude em relação às crianças. A infância começou a ser vista como um estágio especial da vida, com atributos como inocência, imaginação e proximidade com a natureza. Pais conscientes esforçavam-se para preservar a inocência dos filhos, protegê-los dos altos e baixos da vida e manter a infância como uma "idade de ouro", livre de preocupações. Leis relativas ao trabalho infantil foram aprovadas nos anos 1920, evitando o excesso de trabalho físico para crianças. As conveniências modernas tornaram o dia-a-dia mais fácil para todas as idades.

Atualmente, a infância deveria ser muito menos estressante. Entretanto, a tecnologia trouxe tanto benefícios quanto prejuízos para a sociedade moderna. Os estressores discutidos anteriormente foram substituídos por estressores psicológicos. Mudanças sociais trouxeram mudanças no modo como os pais vêem a infância e como seus filhos devem ser criados. Números crescentes de pais acreditam, agora, que as crianças precisam ter um entendimento adulto da realidade, para poderem sobreviver em um mundo cada vez mais complexo e incontrolável. Muitos pais não tentam mais proteger seus filhos das realidades adultas, como violência, crueldade, sexualidade, guerras e desastres naturais. Mesmo aqueles que gostariam de preservá-los têm dificuldades, já que o casal precisa trabalhar o dia inteiro e os parentes não estão mais disponíveis para ajudar nos cuidados das crianças. Expor as crianças a realidades adultas antes de amadurecerem o suficiente para isso, contudo, pode ser altamente estressante.[45]

As crianças também são tratadas mais como adultos; têm mais opções que anteriormente eram prerrogativas dos adultos, como escolher a própria comida, roupas e entretenimento. Ter tantas opções é um tipo diferente de estressor, porque, embora possam parecer suficientemente maduras para tomar decisões que anteriormente não estavam em suas mãos, muitas vezes tal percepção é enganosa. O psicólogo David Elkind, autor de *The Hurried Child*, acredita que as novas realidades que exigem a ausência de ambos os pais, que trabalham o dia inteiro, não deve nos cegar para as limitações naturais das crianças em termos de responsabilidade, conquistas e lealdade. Ele considera importante reconhecer que as crianças têm necessidades intelectuais, emocionais e sociais especiais, que deixam de ser atendidas quando as "deixamos livres" para cuidarem de si mesmas.[45] De acordo com a psiquiatra especialista em transtornos alimentares Katherine Zerbe, o fim das refeições em família e das experiências dos jantares em grupo nas faculdades pode contribuir para o desenvolvimento dos transtornos alimentares. Quando deixamos que crianças cuidem de si mesmas, a responsabilidade por uma alimentação correta é grande demais para a maioria delas.[43]

O pediatra Benjamin Spock declarou seu ponto de vista ao expor que, embora os seres humanos realmente possam adaptar-se ao estresse, até certo ponto, as crianças que crescem com esses novos estresses tornam-se mais rígidas, intensamente competitivas e mais gananciosas.[46] Novos estresses específicos que afetam as crianças atualmente estão listados a seguir.

Maior Exposição aos Problemas do Mundo Adulto em Idade Mais Precoce

Em média, a criança norte-americana assiste a 5 horas de televisão por dia.[47] Violência, sexualidade adulta, crimes, desastres naturais e outras realidades adultas estão facilmente acessíveis às crianças que assistem televisão. Em 11 de setembro de 2001, e muitas vezes nos dias seguintes, crianças que assistiam TV ficaram expostas repetidamente às cenas do colapso das duas torres do World Trade Center, com imagens de destruição e morte. As crianças em idade pré-escolar têm imaginação particularmente ativa, e podem estar mais propensas a preocupar-se após essa espécie de exposição, mas todas as crianças são suscetíveis à ansiedade de flutuação livre após serem expostas a filmes ou programas de televisão que não estão emocionalmente preparadas para enfrentar.[45, 47]

Em 1991, no fim da Guerra do Golfo, James Garbarino, no papel de representante da UNICEF, entrevistou crianças que haviam sofrido o trauma da exposição pessoal às atrocidades no Iraque. Surpreendentemente, um estudo de acompanhamento realizado um ano depois pelos psicólogos Kathi Nader e Robert Pynoos revelou que mais crianças estavam traumatizadas após o término da guerra, pela exposição em segunda mão às atrocidades ocorridas no Iraque como parte de uma campanha de educação política do governo do Kwait.[48]

De acordo com o psicólogo Elkind, a exposição à televisão representa um tipo único de estresse para as crianças. "A televisão as força a muitos ajustes e inibe a assimilação do material. Conseqüentemente, esses pequenos telespectadores sabem muito mais do que conseguem compreender. Esta discrepância entre o que conhecem e o que podem processar é o maior estresse da televisão".[45] Assistir TV também reduz as brincadeiras livres mais ativas, uma das melhores maneiras de relaxar durante a infância.

Entretanto, a TV é apenas um dos elementos de nossa cultura saturada pelos meios de comunicação. Grande parte da música que as crianças escutam prejudica o controle dos impulsos, pela glamurização de sexo e drogas. Essas mensagens chegam quando elas estão em um período muito suscetível, em que a perda do controle dos impulsos pode ter conseqüências desastrosas. A indústria do entretenimento comercializa deliberadamente músicas, filmes e jogos de vídeo violentos para menores de idade.[49]

Intensa Pressão da Mídia para Crianças Serem Magras

A pressão atual da mídia em relação ao baixo peso corporal é mais forte do que em qualquer momento das últimas duas décadas.[50] O tipo físico ideal está, atualmente, nos 5% mais magros de uma distribuição de peso normal.[51] Participantes típicas de concursos de beleza e modelos pesam entre 13 e 19% abaixo do peso corporal saudável.[52,53] Livros infantis têm retratado meninas cada vez mais magras nos últimos 80 anos; essa tendência não é vista para os meninos.[54]

Deterioração do Apoio Familiar

As crianças norte-americanas têm sido profundamente afetadas pelas mudanças na estrutura e arranjos de vida da família nuclear e da grande família. A separação e o divórcio afetam, atualmente, 1 em cada 3 casamentos.[45] Em 1970, 85% de todas as crianças viviam com pais casados; entretanto, em 1993 esse número já havia caído para 71%.[55] O tempo que os pais passam com seus filhos caiu 40% entre 1965 e 1989.[56] Os pais trabalham mais e têm menos tempo para a criação dos filhos que nas décadas de 1970 e 1980.[45] Em virtude da alta mobilidade da sociedade norte-americana, muitas vezes os membros da grande família não estão próximos, em termos geográficos, para ajudar pais sozinhos que trabalham e para auxiliar nos cuidados das crianças. Muitas dessas crianças passam um tempo cada vez maior sozinhas ou com seus colegas.

James Alan Fox, reitor da Faculdade de Direito Penal da Northeastern University, acredita que o colapso da família norte-americana é responsável por grande parte do aumento da violência juvenil (ver p. 15). De acordo com Fox, "um número excessivamente grande de pais trabalha fora ou ignora os filhos antes de formar um vínculo com eles. Sem algum substituto que sirva como âncora emocional, como avós, babá ou amigo da família, a criança não consegue receber mensagens poderosas antiviolência e a televisão pode tornar-se sua fonte primária de preparação para a socialização". Ele salienta a necessidade de um sistema nacional de creches e de mais e melhores professores que possam, em essência, preencher a lacuna deixada por pais ausentes.[57]

Alta Incidência de Maus Tratos na Infância (Abuso Físico e Sexual)

A cada ano, agências norte-americanas voltadas para o bem-estar infantil recebem mais de três milhões de denúncias de abuso e negligência infantis, e coletam provas suficientes para confirmar mais de um milhão de casos. Em dois a três mil desses casos, a criança morre como resultado do abuso. Efeitos em longo prazo de maus tratos incluem problemas físicos, emocionais e psicológicos.[58]

Perda de Crenças Religiosas e do Apoio das Comunidades Religiosas

O impacto da vida religiosa, que durante gerações foi uma fonte positiva de socialização na vida de crianças norte-americanas, tem declinado desde os anos 1960. Após uma revisão de mais de cinqüenta levantamentos nacionais, registros de atividades diárias e pesquisas, o sociólogo Robert Putnam concluiu que a participação na igreja (incluindo não apenas o comparecimento a cultos, mas também a participação em atividades relacionadas à igreja, como grupos de jovens) caiu cerca de 30%, na última geração. O número de crianças dos 3 aos 12 anos e daquelas no ensino médio envolvidas em atividades da igreja declinou significativamente, e o número de calouros universitários sem afiliação religiosa aumentou.[59]

Mais Competitividade e Menos Tempo para Brincar

Os pais estão sob muita pressão social para matricular os filhos em esportes organizados e outras atividades que podem não ser apropriadas à idade das crianças. O psicólogo Davis Elkind acredita que há pouco valor e um risco considerável em envolver crianças jovens em esportes de equipe ou individuais, antes dos 6 ou 7 anos de idade, no mínimo. As crianças podem ser forçadas ao envolvimento em alguma atividade inapropriada para seu estágio de desenvolvimento físico. De acordo com a psiquiatra Elizabeth Guthrie, "a especialidade de medicina esportiva pediátrica deve sua própria existência ao fato de permitirmos que as crianças exagerem nos esportes".[60] Muitos pais sentem-se pressionados para inscreverem seus filhos em muitas atividades; a criança pode, até mesmo, deixar de apreciar uma atividade que antes apreciava por tornar-se parte de uma programação repleta de compromissos. Em vez de oferecerem diversão, esses tipos de atividades transformam as brincadeiras, o modo natural de lidar com o estresse, em trabalho.[45]

Há também um aumento na pressão para que muitas crianças tenham um excelente desempenho acadêmico em uma idade precoce. Vemos, por exemplo, um número maior de vestibulandos cada vez mais jovens. Mais de 172.000 estudantes da oitava série ou menos ainda realizaram as provas de admissão à universidade nos Estados Unidos em 2001, um aumento de 19% desde 1996.[61] Esses testes são projetados para alunos do ensino médio e, embora possam ser ocasionalmente apropriados para alguém mais jovem, eles são fontes de grande tensão para a maioria das crianças.

A educadora e terapeuta Maureen Murdock, que ensina relaxamento orientado para seus alunos, conta como as crianças realmente se sentem ao lidarem com um estilo de vida com muita pressão. "Em um exercício que fiz certa vez com minha turma de terceira série sobre o que não gostavam em suas vidas, o símbolo que apareceu em todos os desenhos foi o de um relógio despertador. Quando pedi que elaborassem sobre o tema, as respostas típicas foram: 'Detesto correr da escola para a aula de futebol!', 'Eu nunca tenho tempo para simplesmente me sentar sem fazer nada'; `Não tenho tempo suficiente para me divertir com meus amigos, porque minha mãe precisa me buscar cedo na escola, para poder ir a outro lugar.' Em um exercício semelhante com estudantes mais velhos, um deles comentou: 'Achei que os professores aliviariam um pouco no último ano, mas temos mais trabalho que nunca. Eu não tenho tempo para os meus amigos.'"[62]

Cuidados Infantis Inadequados

Atualmente, mais de 60% das mães com um filho menor de 2 anos de idade estão empregadas. Mais de 3 milhões de crianças têm mães que voltaram ao trabalho antes de os filhos completarem um ano de idade.[63] O comparecimento a uma creche com cuidados de alta qualidade está associado a maior competência cognitiva, emocional e social nos anos intermediários da infância e adolescência; entretanto, muitos estudos revelaram que a maior parte das creches é medíocre ou ruim.[64]

O ambiente econômico também contribui para a situação desfavorável das crianças norte-americanas. Em muitas famílias, o pai e a mãe precisam trabalhar em tempo integral, o que com freqüência resulta em crianças com uma supervisão muito menor do que algumas gerações atrás.

Pobreza

Atualmente, uma em cada cinco crianças norte-americanas vive na pobreza. Uma criança que vive em condições de pobreza está mais propensa a experienciar abuso, negligência, desnutrição, falta de moradia e cuidados abaixo dos padrões. Fatores como nutrição deficiente, cuidados de saúde insuficientes e níveis superiores de estresse levam a saúde inferior em crianças pobres.[65] A pobreza infantil também coloca os jovens em risco para uma gama de problemas psicossociais no longo prazo, incluindo repetência escolar, gravidez na adolescência, crime e abuso de drogas.

OS EFEITOS COMPORTAMENTAIS DO ESTRESSE SOBRE A CRIANÇA MODERNA

Quais são as evidências de que essas novas formas de estresse prejudicam as crianças norte-americanas? Uma análise de dados estatísticos sobre os problemas sociais e psicológicos envolvendo crianças mostra que muitos deles estão se tornando mais comuns. No passado, a maior parte das crianças enfrentava muitos desses problemas apenas na idade adulta; à medida que os problemas se tornam mais comuns, a própria natureza da infância é alterada (Tab. 1.1).

Taxas de Evasão Escolar no Ensino Médio

Em 1999, um entre cinco adolescentes dos 15 aos 18 anos abandonou a escola antes de concluir o equivalente ao ensino médio. Aqueles com renda familiar mais baixa estavam cinco vezes mais propensos a abandonar a escola do que os jovens de famílias com maior renda.[66]

| **TABELA 1.1** ESCALA DE ESTRESSE INFANTIL: ESCORES DE EVENTOS NA VIDA (MUDANÇAS NA VIDA) POR FAIXA ETÁRIA |

Eventos de Vida	Pré-Escola	Ensino Médio	Início do Ensino Médio	Final do Ensino Médio
Início da pré-escola, primeira série, sétima série ou ensino médio	42	46	45	42
Transferência para outra escola	33	46	52	56
Nascimento ou adoção de irmão	50	50	50	50
Saída de um irmão de casa	39	36	33	37
Hospitalização de irmão	37	41	44	41
Morte de irmão	59	68	71	68
Mudança na profissão do pai, exigindo maior ausência em casa	36	45	42	38
Perda do emprego de um dos pais	23	38	48	46
Separação conjugal dos pais	74	78	77	69
Divórcio dos pais	78	84	84	77
Hospitalização de um dos pais (doença grave)	51	55	54	55
Morte de um dos pais	89	91	94	87
Morte de um dos avós	30	38	35	36
Novo casamento de um dos pais	62	65	63	63
Sentença de prisão para um dos pais (30 dias ou menos)	34	44	50	53
Sentença de prisão para um dos pais (1 ano ou mais)	67	67	76	75
Um terceiro adulto passa a morar com a família (p. ex., avô ou avó)	39	41	34	34
Alteração na situação financeira dos pais	21	29	40	45
Mãe que começa a trabalhar fora	47	44	36	26
Redução no número de discussões entre os pais	21	25	29	27
Aumento no número de discussões entre os pais	44	51	48	46
Redução no número de discussões com os pais	22	27	29	26
Aumento no número de discussões com os pais	39	47	46	47
Descoberta de que é adotado	33	52	70	64
Contrair uma deformidade visível	52	69	83	81
Ter uma deformidade congênita visível	39	60	70	62
Hospitalização da própria criança	59	62	59	58
Alteração na aceitação por colegas	38	51	68	67
Conquista pessoal de grande importância	23	39	45	46
Morte de um amigo próximo da criança	38	53	65	63
Repetência de um ano escolar		57	62	56
Suspensão escolar		46	54	50
Gravidez de irmã adolescente solteira		36	60	64
Envolver-se com drogas ou álcool		61	70	76
Tornar-se membro totalmente participativo de uma igreja/sinagoga		25	28	31
Não praticar uma atividade extracurricular que desejava (p. ex., atividade atlética ou banda da escola)			49	55
Rompimento com namorado ou namorada			47	53
Iniciar encontros românticos			55	51
Tornar-se pai ou mãe solteiro(a)			76	77
Gravidez indesejada			95	92
Ser aceito em uma faculdade de sua escolha				43
Casar-se				101

Esta escala mede o grau de mudança de vida experimentado por uma criança. Cada tipo de mudança de vida exige certo grau de adaptação social e psicológica estressante para a criança. A escala não é um previsor exato de doença, porque diferentes crianças reagem diferentemente quando confrontadas com mudanças de vida. Ela também não mede fontes sutis, mas reais, de estresse na vida de uma criança, tais como pobreza, dinâmica familiar disfuncional, perda de um bichinho de estimação ou fracasso escolar. Em geral, quanto mais importante é a mudança de vida experimentada pela criança, maior é sua suscetibilidade a doenças. Quando crianças com doença física ou mental aguda ou física são estudadas, constatamos a presença de duas a três vezes mais eventos estressantes experimentados pelos grupos de controle de crianças saudáveis.

Entre os 4 e os 6 anos de idade, o escore total médio de estresse na vida de uma criança é de aproximadamente 75; entre 9 e 12 anos, o escore médio é de aproximadamente 100; e entre 14 e 16 anos, o escore médio pode aproximar-se de 200. Se uma criança tem pontuação maior que essas médias, ela pode estar em risco de problemas de saúde físicos ou emocionais.

Adaptado de Heisel J, et al: The significance of life events as contributing factors in the diseases of children. *Behavioral Pediatrics,* 83:119-123, 1973

Aumento das Taxas de Delinqüência Juvenil

Desde a Segunda Guerra Mundial, os crimes graves cometidos por jovens aumentaram sete vezes, nos Estados Unidos. Detenções de jovens por posse de armas, lesão corporal qualificada, roubo e homicídio aumentaram mais de 50%, de 1987 a 1996. A taxa de violência aumentou mais nas zonas empobrecidas das cidades e entre homens negros.[48] Especialistas acreditam que muitos fatores estão envolvidos, incluindo a ampla disponibilidade de armas, maior exposição à violência na mídia e menor apoio da família para as crianças.[45] A violência na televisão é responsável por até 15% de todo o comportamento agressivo entre crianças.[48]

Altas Taxas de Abuso de Substâncias

A média de idade que a criança norte-americana começa a usar drogas é 12 anos. A popularidade de certas drogas ilegais muda; por exemplo, em 2002, o uso de maconha declinou e o uso ilícito das drogas prescritas *OxyContin* e *Vicodin* aumentou – mas o uso de drogas ilícitas ainda é alto. Em 2002, 24% dos alunos da oitava série, 44% dos estudantes da décima série do sistema educacional norte-americano e 53% dos alunos da décima segunda série relataram uso de alguma droga ilícita até aquele momento. Também em 2002, 47% dos alunos de oitava série, 66% dos alunos da décima série e 78% dos estudantes da décima segunda série relataram uso de álcool.[67] Um levantamento norte-americano relatou que 39% de todos os estudantes que concluíam o ensino médio haviam bebido nas 2 últimas semanas. Acidentes ligados ao álcool são a principal causa de morte na adolescência.[68]

Aumento nas Taxas de Depressão Grave

Sinais de depressão grave são mais comuns em adolescentes do que em adultos, e estima-se que 8% dos adolescentes sofrem deste problema. O início da depressão ocorre mais cedo atualmente.[69] Quinhentas mil a um milhão de prescrições para antidepressivos são feitas para crianças e adolescentes norte-americanos a cada ano, e o número só aumenta. Até mesmo os psiquiatras que prescrevem antidepressivos mostram-se incertos em relação a seu uso.[60]

Aumento nas Taxas de Suicídio

A taxa de suicídio entre crianças dos 10 aos 14 anos é de 1,2 por 100.000. As taxas de suicídio para adolescentes mostraram-se estáveis de 1900 a 1955, quando começaram a subir drasticamente, de 4,5 por 100.000 em 1900 para 13 por 100.000, em 1992. O suicídio é a terceira causa de morte entre adolescentes. Os fatores de risco mais poderosos para a tentativa de suicídio entre jovens são depressão, uso maciço de álcool ou outras drogas, e comportamento agressivo e dirruptivo.[70]

Aumento na Atividade Sexual

A atividade sexual está começando em idades cada vez mais precoces, aumentando os riscos de gestação e doenças sexualmente transmissíveis, incluindo AIDS. Cerca de 50% dos adolescentes têm intercurso sexual antes de terminarem o ensino médio. Os Estados Unidos têm a mais alta taxa de gestação na adolescência dentre os países desenvolvidos, com mais de 800.000 adolescentes engravidando a cada ano.[71]

Altas Taxas de Transtornos Alimentares, Incluindo Anorexia Nervosa e Bulimia

Um em cada 10 adolescentes tem problemas com um transtorno alimentar; 90% dos adolescentes com transtornos alimentares são meninas.[51] Muitas meninas do ensino médio já fazem dieta e, na quarta série, 40% ou mais dizem que fazem dietas pelo menos de vez em quando. Muitas dessas jovens podem não ter transtornos alimentares diagnosticáveis, mas estão em risco de má nutrição em um período em que seus corpos estão crescendo e precisam da melhor nutrição possível. Levantamentos realizados em Ohio, Iowa, Carolina do Sul e Arizona mostram que 25 a 40% das meninas e meninos que cursam o ensino médio preocupam-se com serem "gordos demais". Os estudiosos da Universidade da Carolina do Sul identificaram crianças de apenas 9 anos de idade com graves transtornos alimentares.[72-75] Muitos pais preocupam-se intensamente com os efeitos que esses temores podem ter sobre a saúde e felicidade de suas filhas no longo prazo. O livro *One Hundred and One Ways to Help Your Daughter Love Her Body* aborda essa preocupação com idéias sobre como ensinar as meninas pequenas a "terem uma imagem internalizada de seus corpos como íntegros e completos, em vez de como um pacote de partes distorcidas que devem ser vestidas e exibidas da melhor maneira possível".[76] A primeira sugestão é que os pais massageiem suas filhas, começando quando ainda são bebês.

Altas Taxas de Comportamento do Tipo A

Embora não tenhamos estatísticas sobre a incidência do comportamento do tipo A em crianças, muitos especialistas, incluindo pediatras, psicólogos infantis e educadores, estão alarmados pelo que percebem como sendo aumentos significativos durante as duas últimas décadas (ver Quadro Ponto de Interesse 1.3).[45] O pediatria Steven Shelov acredita que as mudanças recentes no sistema de valores nos Estados Unidos apóiam o comportamento negativo do tipo A, incluindo o modo como a cultura americana define o sucesso – pela quantidade de bens materiais e dinheiro que se tem –, novas pressões para matricular crianças em atividades educacionais e extracurriculares precoces, e a tendência de forçar as crianças a saírem da infância cedo demais. Crianças que por temperamento são suscetíveis a este tipo de mensagem podem tornar-se determinadas e competitivas em uma idade precoce. Em comparação, o comportamento do tipo A é mais baixo em culturas que salientam a harmonia, lealdade e cooperação como parte de sua definição de sucesso.[77] Explorando valores que levam ao comportamento do tipo A, a empresa *Bonne Bell Cosmetics Company* comercializa um sabonete em forma de gel chamado *Hyper,* com o slogan: "Eu me sinto... como se estivesse andando a cem por hora".[78]

QUADRO PONTO DE INTERESSE 1.3
Comportamento do tipo A em crianças

O comportamento do tipo A é um agrupamento de certos traços comportamentais, incluindo impaciência, inquietação, hostilidade reprimida e impulso competitivo excessivo. Pessoas com personalidades do tipo A andam rápido, falam depressa e tendem a fazer mais de uma coisa ao mesmo tempo (como ler, comer e assistir à TV simultaneamente). Seu alto nível de tensão revela-se por rápido piscar de olhos, cruzar e descruzar as pernas e batucar com os dedos. Esses indivíduos têm padrões de fala rápida e vigorosa e interrompem outros com freqüência durante conversas. Esses comportamentos podem isolá-los socialmente. Personalidades do tipo B, ao contrário, são tranqüilas, trabalham sem agitação e relaxam sem culpa. Com freqüência, essas pessoas são mais eficientes que as personalidades do tipo A.

O desenvolvimento de doença cardíaca está diretamente ligado ao comportamento do tipo A.[79] Padrões do tipo A geralmente estabelecem-se na infância e persistem até a idade adulta.[80] O cardiologista Meyer Friedman, criador do termo *comportamento do tipo A,* concluiu que a insegurança profundamente estabelecida está na raiz desses comportamentos. Ele acredita que tal insegurança é causada, na maioria das vezes, por um fracasso escolar e que a insegurança faz com que a pessoa deseje competir constantemente contra outros.[81]

Para as crianças, os principais problemas do comportamento do tipo A são o isolamento social e maior probabilidade de doença cardíaca na idade adulta. Assim como o alto colesterol é um fator de risco importante para o desenvolvimento de doença cardíaca, a elevação dos níveis de colesterol sangüíneo em crianças e adultos com este padrão de comportamento é preocupante. Um estudo revelou que crianças dos 10 aos 17 anos com personalidade do tipo A tinham níveis superiores de colesterol sangüíneo, comparadas com aquelas com o tipo B.[82]

Um estudo da Duke University Neurobehavioral Diabetes investigou se as crianças diabéticas com personalidade do tipo A têm uma resposta fisiológica diferente durante momentos de estresse, comparadas com aquelas com personalidade do tipo B. Crianças do tipo A e tipo B jogavam *Super Breakout*, um videogame desafiador, e depois os pesquisadores testavam seus níveis de glicose sangüínea. Em geral, as crianças do tipo A mostravam aumento na glicose sangüínea, enquanto isso não ocorria com crianças do tipo B.[45]

Aumento nos Comportamentos Ligados a Déficit de Atenção e Hiperatividade

A prescrição de Ritalina para o tratamento da hiperatividade aumentou seis vezes, entre 1971 e 1989, e centenas de vezes, entre 1995 e 2000. Muitos psicólogos infantis e profissionais da medicina acreditam que a Ritalina é pres-

crita com freqüência cada vez maior para crianças com problemas de atenção e hiperatividade causados por estresse, do que por uma real disfunção neurológica.[45,83] A Ritalina também começa a ser prescrita para crianças cada vez mais jovens.[84] Para mais informações, ver Capítulo 6, página 165.

Alta Incidência de Doenças Psicossomáticas

Muitas crianças norte-americanas sofrem de problemas de saúde ligados ao estresse em algum momento durante a infância. Os pediatras relatam um aumento nos sintomas de estresse em seus pacientes, incluindo cefaléia e dores de estômago.[45]

RESPOSTA FÍSICA DAS CRIANÇAS AO ESTRESSE

Embora as crianças enfrentem tipos diferentes de estresse, comparadas com adultos, sua resposta fisiológica é igual. Na resposta de luta ou fuga, os diferentes sistemas do corpo reagem de variadas maneiras.[85] Até mesmo a exposição a hormônios maternos do estresse no útero pode causar reações fisiológicas e comportamentais na criança (ver Quadro Ponto de Interesse 1.4).

- As glândulas supra-renais liberam cortisol, um hormônio antiinflamatório. Níveis constantemente altos de cortisol prejudicam a capacidade do sistema imunológico de combater doenças, não importando sua gravidade, provavelmente pela destruição das células imunes. Eles também podem corroer o tecido conjuntivo, levando à fraqueza nos músculos, tendões, fáscia e ligamentos, com maior risco de lesões. Altos níveis podem levar a danos no cérebro, causando lapsos de memória, ansiedade, alcance reduzido da atenção e incapacidade para controlar surtos emocionais. As glândulas supra-renais também liberam adrenalina. Elwood et al. examinaram amostras de urina extraídas de crianças sob circunstâncias estressantes e não-estressantes. As amostras revelaram que, sob o estresse de aguardar para fazer uma apresentação na frente da classe, 83% das meninas e 89% dos meninos tinham uma resposta hormonal significativa, como aumentos na adrenalina e noradrenalina.[90]
- A glândula tireóide secreta o hormônio tiroxina, que acelera o metabolismo. Tiroxina em excesso pode levar a tremores, insônia e exaustão.
- A endorfina, um hormônio analgésico, é liberada em quantidades maiores que o normal pelo cérebro. Ao final, o suprimento de endorfina esgota-se e a tolerância à dor diminui.
- Todo o trato digestivo fecha-se: o estômago e o intestino grosso virtualmente param suas secreções e movimentos, desviando o sangue para os músculos esqueléticos. A continuidade desse processo pode levar a desconfortos digestivos, como cólicas, náusea, estufamento e diarréia.

- Como descrito no Estudo de Caso 1.1, a secreção de ácido clorídrico no estômago é afetada pelo estresse.
- O nível de glicose sangüínea sobe e, para metabolizá-la, o pâncreas produz mais insulina. A elevação crônica pode causar o anseio por açúcar. A diabetes pode ser iniciada ou agravada por demandas excessivas para a produção de insulina sobre o pâncreas.
- O colesterol flui do fígado para a corrente sangüínea. Níveis altos e prolongados podem causar o acúmulo de depósitos de colesterol nos vasos sangüíneos, levando a arteriosclerose e doença cardíaca.
- O coração bate com mais força e rapidez. Se a condição prolonga-se, isso pode levar a elevação na pressão arterial, aumentando o risco de AVC ou ataque cardíaco. Recém-nascidos circuncidados sem anestésico têm elevação mensurável na freqüência cardíaca e pressão arterial por horas, após a circuncisão.[92] Pré-escolares que recebem tarefas escolares difíceis mostram aumentos mensuráveis na freqüência cardíaca e pressão arterial.[93] Até mesmo um evento estressante isolado pode causar aumentos acentuados na freqüência cardíaca e pressão arterial, por um extenso período. Por exemplo, três meninas pequenas passaram por um evento tremendamente assustador. Certa noite, depois de serem amarradas e ameaçadas com arma de fogo por dois ladrões que invadiram seu

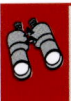

QUADRO PONTO DE INTERESSE 1.4
A exposição aos hormônios do estresse pode começar antes do nascimento

Bebês cujas mães vivenciaram intenso estresse psicológico durante a gestação demonstram atrasos no desenvolvimento motor precoce e transtornos de comportamento como ansiedade e choro excessivos, hiperatividade e baixa tolerância à frustração. Ao comparar o comportamento de bebês cujas mães haviam sofrido alto estresse durante a gestação com aquelas com alto estresse durante o primeiro ano de vida do bebê, Weinstock demonstrou que esses comportamentos estão ligados à vida pré-natal e provavelmente são causados pelos hormônios maternos de estresse liberados durante o estresse em períodos críticos do desenvolvimento fetal. Esses achados foram confirmados em experimentos com macacos e roedores.[86]

Zuckerman encontrou uma associação significativa entre depressão materna e baixo peso ao nascer, crescimento deficiente e problemas de comportamento e especula que a depressão da mãe pode tornar a criança mais propensa a sofrer de depressão.[87,88] A ansiedade intensa durante a gestação também está associada com uma ampla gama de dificuldades, incluindo baixo peso ao nascer, doença respiratória no recém-nascido e certos defeitos físicos, como fissura do palato e **estenose pilórica**.[89]

ESTUDO DE CASO 1.1

ESTUDO DO ÁCIDO CLORÍDRICO EM UMA CRIANÇA HOSPITALIZADA

Monica nasceu com o esôfago totalmente fechado, como resultado de defeito congênito. Com 4 dias de idade, ela passou por cirurgia corretiva para fazer uma passagem temporária de seu estômago até a superfície do abdome. A abertura feita em seu abdome permitia alimentá-la por um tubo que penetrava em seu estômago (aos 20 meses de idade, uma passagem permanente seria feita sob seu esterno, entre o esôfago e o estômago). Em virtude de tensões familiares, pessoais e financeiras, a mãe de Monica não conseguia cuidar adequadamente da filha, e o bebê foi hospitalizado duas vezes por ganho insuficiente de peso. Ao ser internada pela segunda vez, Monica estava com 15 meses; entretanto, como resultado de negligência e desnutrição, seu desenvolvimento estava atrasado em 8 a 12 meses em relação ao de uma criança normal de sua idade. Aos 15 meses, por exemplo, a maioria das crianças consegue engatinhar, caminhar e chutar uma bola, e também está aprendendo novas ações, como subir e descer em terrenos elevados. Monica, em comparação, era incapaz de sentar-se ou mesmo virar-se na cama. Ela permaneceu na ala pediátrica durante 11 meses, até ganhar peso suficiente para estar pronta para a cirurgia e para recuperar-se dela o suficiente para voltar para casa. Enquanto estava hospitalizada, a menina teve suco gástrico retirado de seu estômago para estudo e seus estados emocionais também eram anotados.

Os médicos perceberam que a taxa em que seu estômago secretava ácido clorídrico estava estreitamente relacionada com seus estados emocionais e comportamentais. Níveis superiores de atividade fisiológica (interações mais ativas com o ambiente) tinham paralelo nas quantidades maiores de ácido clorídrico secretado. Exemplos de sua secreção do ácido:

- a secreção ocorria no nível mais baixo quando a menina dormia;
- era levemente mais alta quando Monica estava desperta, mas deprimida;
- era ainda maior durante estados de irritação, desprazer, contentamento e alegria;
- o nível mais alto ocorria quando a criança sentia raiva, que era acompanhada por choro alto, gritos agudos e longos e soluços.

Diferenças semelhantes foram descobertas nas taxas cardíaca e respiratória de Monica; durante um período de depressão, essas duas medições estavam mais baixas e, quando ela estava zangada e irritada, as duas aumentavam acentuadamente. Após a cirurgia, Mônica aprendeu a ficar de pé, caminhar e se alimentar sozinha. Ela recebeu alta e voltou para casa, mas permaneceu significativamente mais imatura em seu desenvolvimento, comparada com a média das crianças da sua idade.[91]

apartamento, elas assistiram enquanto um dos bandidos baleava a irmã mais velha. Quando atendidas na clínica do hospital psiquiátrico no dia seguinte, elas permaneceram sentadas, aparentando tranqüilidade, e não demonstraram sinais externos de estresse. Entretanto, a freqüência cardíaca das meninas ainda estava em mais de 100 batimentos por minuto e sua pressão arterial estava elevada.[94] Para algumas crianças, o aumento na pressão arterial pode ser permanente. O cardiologista Samuel Mann já tratou adultos cuja hipertensão não é baixada por medicamentos e alterações no estilo de vida, e descobriu que o problema pode ser causado por dor emocional não resolvida ou trauma durante a infância. Após um trabalho psicológico envolvendo essas emoções, a hipertensão foi permanentemente baixada.[95]

- Todos os cinco sentidos tornam-se temporariamente mais aguçados, mas o estresse repetido pode vir a causar "esgotamento" dos sentidos e torná-los menos eficientes. Com o estresse crônico, a capacidade para concentrar-se é imensamente reduzida.

- A tensão muscular aumenta, resultando em sensações de tensão e rigidez, liberdade reduzida de movimentos e, ocasionalmente, dor muscular, como aquelas de cefaléias por contração muscular ou aflição estomacal. A criança percebe uma dificuldade progressiva para relaxar quando não está sob estresse.

OS EFEITOS DO ESTRESSE NA SAÚDE INFANTIL

Cada criança tem um "calcanhar de Aquiles", um órgão que responde ao estresse e cria sintomas que se tornam um escape para quaisquer pressões incomuns ou excessivas em sua vida. É importante que os adultos reconheçam que crianças raramente "fingem" sintomas quando estão sobrecarregadas pelo estresse. Muitos sintomas surgem como um modo de lidar com a tensão e se baseiam nos estresses normais do crescimento.[96]

dr. T. Berry Brazelton, MD

Brazelton acredita que quando o estresse sobrecarrega sua capacidade de manejo, a criança pode desenvolver doença física, emocional ou mental. A resposta ao estresse maciço é altamente variável e pode não apenas causar sintomas naquele momento, mas também exacerbar doenças que já estavam presentes (p. ex., uma criança com epilepsia pode ter aumento de convulsões em momentos de estresse). Dores de estômago, cefaléias, reações alérgicas e maior suscetibilidade a resfriados e gripes são sinais leves e extremamente comuns de estresse.[45, 96] A ampla faixa de problemas importantes de saúde associados com estresse são tão individuais quanto a própria criança. Esses problemas podem ocorrer em qualquer sistema orgânico; os mais comuns são identificados no Quadro *Checklist* 1.1. Como explicado no Quadro Ponto de Interesse 1.5, as crianças podem melhorar muitos dos seus problemas de saúde recorrendo à interconexão entre mente e corpo.

QUADRO *CHECKLIST* 1.1
PROBLEMAS DE SAÚDE RELACIONADOS AO ESTRESSE EM CRIANÇAS

- sistema cardiovascular: enxaqueca e hipertensão
- sistema gastrintestinal: colite ulcerativa, diarréia, vômitos persistentes, **encoprese,** dor abdominal recorrente, obesidade e anorexia nervosa
- sistema respiratório: asma e tosse crônica
- sistema urinário: enurese e freqüência urinária
- sistema neuromuscular: cefaléias por contração muscular e tiques
- sistema nervoso central: convulsões epiléticas
- problemas cutâneos: verrugas, hábito de coçar-se e urticárias produzidas por ansiedade
- **reações de conversão:** transtornos histéricos da função motora, incluindo paralisia, cegueira, dor lombar, tonturas e alucinações

Schaeffer C, Hillman H, Levine G: *Therapies for Psychosomatic Disorders in Children.* San Francisco: Jossey-Bass, 1979, p. xiii-xx

Roghman examinou o relacionamento entre estresse e doença em famílias com filhos com menos de 18 anos. As mães registraram eventos estressantes e doenças que ocorriam na família durante um mês. Esses registros indicaram que a probabilidade de as crianças desenvolverem febre, resfriados ou outras doenças menores aumentava em até 50% após um evento estressante.[100] Durante quatro décadas, as pesquisas sobre o estresse mostraram consistentemente uma ligação entre o estresse e a doença na infância. Heisel et al. estudaram crianças com doenças físicas graves e encontraram que suas doenças começavam após terem vivenciado duas vezes o estresse de populações de controle de crianças saudáveis.[101] Mutter e Schleifer estudaram crianças admitidas em um hospital por doenças agudas, como meningite e asma, e encontraram que elas haviam sido expostas a mais estresse de vida nos seis meses anteriores que um grupo de controle de crianças saudáveis. Além disso, as famílias das crianças enfermas não funcionavam tão bem, de modo que havia menos recursos para permitir que as crianças lidassem com o estresse, quando ele surgia.[102] Greene et al. encontraram que adolescentes com queixas somáticas recorrentes sem causa orgânica relatavam maior estresse de vida que aqueles com dor de causa orgânica ou aqueles com uma doença leve aguda.[103] Os efeitos do estresse podem ser cumulativos. Grandes traumas nos primeiros quatro anos de vida predispõem uma criança a problemas psicológicos, quando as situações estressantes ocorrem nos anos da adolescência; ter passado por dois ou mais problemas familiares importantes, como divórcio, perda, morte ou separação, quando pequeno, aumenta a probabi-

QUADRO PONTO DE INTERESSE 1.5
Abordagens mente-corpo aos problemas infantis de saúde ligados ao estresse podem ajudar as crianças a influenciarem seus processos fisiológicos

Nos últimos anos, abordagens mente-corpo têm tido sucesso no auxílio para que as crianças lidem com doenças de causa orgânica, problemas de saúde ligados ao estresse e condições crônicas. Quando adaptadas com sensibilidade às suas necessidades, a massagem e o trabalho corporal podem ser uma dessas técnicas de mente-corpo eficazes para crianças. Ao aprenderem a ter maior conscientização sobre seus corpos e como relaxar conscientemente durante sessões de massagem, as crianças aprendem como sentir e controlar alguns processos orgânicos internos.[97]

Muitos problemas demonstraram melhora com técnicas mente-corpo, incluindo deficiências de aprendizagem; hiperatividade; problemas emocionais como fobias e ansiedade frente a testes; e problemas físicos, como cefaléias por tensão, asma e dores por queimaduras. A hipnose médica tem ajudado as crianças a controlarem muitos tipos de dor; a tolerarem com mais facilidade tratamentos dentários, recuperarem-se de problemas de saúde ligados ao estresse e a melhorar condições crônicas de saúde, como fibrose cística, síndrome de Tourette e lesão craniana, além de auxiliar no alívio da dor e desconforto durante uma doença terminal.[98]

As crianças também demonstraram que podem aprender a aumentar sua consciência corporal e a controlar a tensão muscular por meio do biofeedback,[98] imagens visuais,[62] hatha ioga e relaxamento de diferentes grupos musculares.[98] O uso dessas técnicas de mente-corpo mostra claramente que as crianças são capazes de influenciar seus próprios processos fisiológicos, se tiverem ferramentas para isso. Por exemplo, o psicólogo Robert Hill treinou meninos de 11 anos, usando o biofeedback, para levantarem consistentemente a temperatura de um único dedo em meio grau centígrado.[83]

Quando adaptada com sensibilidade às necessidades das crianças, as técnicas de massagem e trabalho corporal podem servir como técnicas de mente-corpo eficazes para as crianças. Ao aprenderem não apenas a ter maior consciência de seus corpos, mas também como relaxar conscientemente durante sessões de massagem, elas aprendem como sentir e controlar parte de seus processos corporais internos.

seu ponto fraco ("calcanhar de Aquiles"), até que ponto suas famílias são saudáveis e que tipo de habilidades de manejo e apoio essas crianças possuem. Interessantemente, até mesmo dentro da mesma família as crianças podem sofrer diferentes tipos de problemas de saúde ligados ao estresse. Por exemplo, Powell et al. trataram 13 crianças, dos 3 aos 11 anos, cujo crescimento mostrava-se gravemente atrasado: todas estavam entre 30 e 66% da altura esperada para suas idades (ver Fig. 1.4). Todas tinham comportamentos alimentares e de consumo de líquido bizarros, e 11 de 13 delas tinham retardo da fala. Havia evidência de extrema negligência em todas as famílias, e de desnutrição e abuso físico em muitas. Imediatamente ou logo após serem internadas em um hospital para convalescença, todas as crianças cresceram rapidamente, em uma taxa muito maior que a de crianças da sua idade. Elas não receberam medicação ou tratamento psiquiátricos; o envolvimento e cuidados

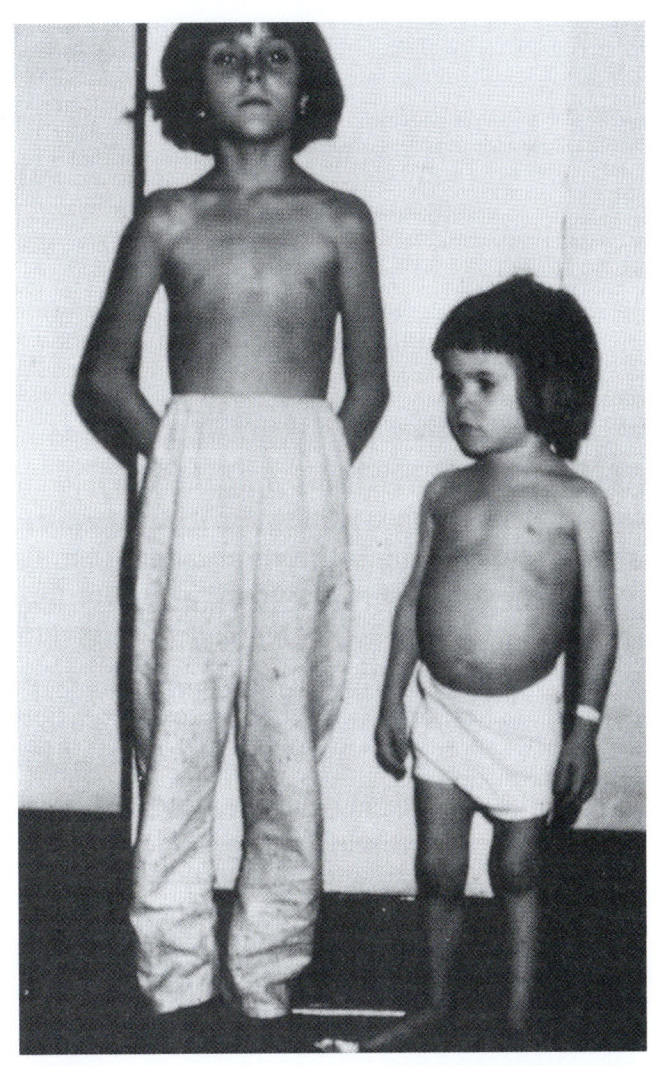

FIGURA 1.4 Duas meninas de 7 anos. A menina à esquerda tem altura normal para a sua idade; a da direita tem retardo do crescimento, causado por extrema negligência emocional. Reimpresso com permissão de: Proffit W, Fields H: *Contemporary Orthodontics*. St. Louis: Mosby, 2001, p. 54.

lidade de um adolescente ter problemas psicológicos.[104] Um alto nível de estresse na infância, particularmente abuso infantil, também aumenta a probabilidade de sofrer de dor crônica na idade adulta.[105]

A resposta de uma criança ao estresse depende de diversos fatores, incluindo seu temperamento individual e carinhosos no hospital foram suficientes para reiniciarem o crescimento. O retardo de crescimento observado nessas crianças era causado por redução na secreção do hormônio do crescimento, que estava diretamente ligada à privação emocional.[106] Entretanto, nem todas as crianças em cada uma dessas famílias apresentava retardo do crescimento: em algumas das famílias, isso ocorria com apenas um dos irmãos. Até mesmo com duas crianças com os mesmos pais e no mesmo ambiente doméstico não é possível prever qual sistema orgânico será seu "calcanhar de Aquiles".[93] Se o tratamento de crianças com este tipo de retardo do crescimento é adiado, ou se as crianças são devolvidas aos seus lares sem qualquer melhora no ambiente doméstico, os efeitos no longo prazo também incluem um desenvolvimento mais pobre da linguagem, fracas capacidades verbais, menos maturidade social e maior incidência de problemas de comportamento.[107]

Um sintoma mais comum de sobrecarga de estresse é a dor musculoesquelética psicossomática. Sherry et al. relataram sobre 100 crianças com dor musculoesquelética que foram avaliadas em um grande centro de encaminhamento de reumatologia pediátrica e não apresentavam doença orgânica. A criança típica era uma menina de 13 anos que sofria de dor intensa há pelo menos um ano e tinha estado sob grande estresse na escola, família ou devido às suas próprias expectativas. Apenas 8% das famílias dessas crianças eram emocionalmente saudáveis, e as crianças haviam estado em ambientes psicologicamente estressantes durante muito tempo, antes do início da dor. A maior parte mantinha um papel estressante na família ou havia passado recentemente por eventos importantes de vida, como uma morte na família, mudanças freqüentes ou doença grave em um dos pais; 41% haviam passado por algum tipo de trauma. Após a terapia física intensiva e psicoterapia, quase todas as crianças eliminaram suas informações e se tornaram plenamente funcionais, o que comprovou que seus sintomas não eram orgânicos.[108]

EFEITOS A LONGO PRAZO EM CRIANÇAS COM DOR OU TRAUMA LOCALIZADOS

Massoterapeutas freqüentemente encontram tensão muscular em áreas específicas que se mostram contraídas há muitos anos; esse é um dos maiores desafios de praticar massagem em adultos. Essa tensão com freqüência origina-se na resposta de emergência do corpo a uma lesão. Por exemplo, se as pontas irregulares de um fêmur fraturado são movidas, a artéria femoral pode ser lacerada e causar sangramento até a morte, em pouco tempo, em uma criança.[96] O movimento do osso fraturado também pode causar dano adicional ao tecido mole já lesionado; portanto, quando os músculos em torno do local da fratura sofrem espasmo, este serve para prevenir o movimento perigoso. Tal reação, contudo, é disfuncional quando os músculos permanecem contraídos depois que o osso é reposicionado e se recupera. Uma reação defensiva – medo de sofrer novo trauma no local – pode fazer com que os músculos

adjacentes se contraiam, embora a fratura já esteja curada. A tensão profunda e a restrição permanecem e se tornam a norma. A criança (ou adulto) pode não ter idéia da conexão entre o trauma original e o desconforto e dor atuais. A recordação da dor ou do trauma original da área podem ocorrer quando os músculos da área são profundamente relaxados durante uma sessão de massagem; isto indica que ainda há uma proteção significativa, embora a lesão tenha ocorrido há muito tempo.

Muitos padrões de tensão muscular crônica em áreas específicas têm origem quando há trauma ou dor localizada na primeira ou segunda infância. Um exemplo de antes do parto é o do bebê que foi perfurado no pescoço por uma agulha, enquanto sua mãe era submetida a amniocentese durante o oitavo mês de gestação. Aos 16 meses, os músculos espásticos do pescoço em torno da área que havia sido picada contraíam sua cabeça para um dos lados e ele mal conseguia engatinhar.[109] Foi observado que os bebês da unidade neonatal de cuidados intensivos reconhecem quem retira suas amostras de sangue e tensionam as pernas e os pés quando a pessoa chega. Se amostras de sangue são retiradas dos pés de um bebê por um longo período, esses se tornam tensos e hipersensíveis (Fronzuto J, RN, neonatal intensive care, comunicação pessoal, dezembro de 1992). Crianças que foram entubadas repetidamente, em geral, mantêm uma tensão tão profunda na garganta que resistem a engolir e exigem terapia especial. O autor, por exemplo, tratou um bebê prematuro que foi entubado imediatamente após o parto. Em casa, com sua família e sem outros problemas físicos, a menina ainda precisava ser alimentada por um tubo estomacal aos 3 anos, porque se recusava a engolir alimentos sólidos. Exames médicos não revelaram uma razão física para a incapacidade de engolir com facilidade.

O profissional craniossacral e professor, Hugh Milne, descreveu uma mulher de 40 anos que comparecia a um curso de terapia craniossacral e sofria com dores de cabeça de causa desconhecida havia muitos anos. Quando seu osso esfenóide foi tocado levemente por outra aluna do curso, a mulher começou a gritar repetidamente: "Ela está pressionando demais", enquanto recordava que sua mãe muitas vezes apertava sua cabeça com muita pressão, antes dos 5 anos. À medida que a terapia craniossacral liberava sua restrição craniana e as emoções associadas com sua dor, a mulher relatou que a sensação de pressão craniana que tinha desde o trauma original havia desaparecido totalmente e que sentia que um peso enorme havia sido retirado de sua mente.[111] A autora tratou uma mulher de 30 anos que nasceu com desenvolvimento incompleto da articulação do quadril. Aos 10 anos, ela foi submetida a uma cirurgia experimental radical na articulação do quadril. Durante as 2 semanas de hospitalização, os pais não tiveram permissão para visitá-la e a paciente sentiu-se imensamente abandonada. Após quatro sessões de massagem sueca e liberação miofascial nos quadris e pernas, incluindo a própria cicatriz cirúrgica, ela começou a ter pesadelos sobre a permanência no hospital e sobre a impossibilidade de ver os pais.[110]

A contração prolongada de um músculo, como pode ocorrer quando uma criança sente dor, pode causar o desenvolvimento de um ponto-gatilho miofascial, podendo levar a dor e desconforto crônicos. Aftimos tratou uma menina de 7 anos com dois pontos-gatilho na divisão do esterno de um músculo esternocleidomastóideo. A menina sentia dor e limitação de movimentos no pescoço e face, e olho ipsilaterais, a partir dos pontos-gatilho. Esses pontos haviam se desenvolvido secundariamente à dor e irritação pelo nódulo linfático tonsilar, quando ela teve infecção respiratória superior. Aftimos também tratou um menino de 10 anos com intensa dor no flanco causada por um ponto-gatilho no músculo oblíquo externo ipsilateral, desenvolvido após o uso de tala na parede torácica quando teve pneumonia. O dr. Aftimos tratou as duas crianças quando estavam doentes – antes de desenvolverem os pontos-gatilho e a dor. Depois, ele tratou os pontos-gatilho com spray vaporizador de resfriamento e alongamento, que fez a dor dos pacientes passar totalmente.[7]

A exposição à dor significativa na infância pode ter ainda um outro efeito físico – pode alterar as percepções e reações da criança (e, posteriormente, do adulto) à dor. Porter et al. revisaram as pesquisas sobre os efeitos em longo prazo da dor sofrida na infância e concluíram que crianças que vivenciavam estresse crônico e dor física repetitiva em uma unidade de cuidados intensivos neonatais reagiam com mais ansiedade e estresse e sentiam mais dor, ao receberem vacinas, que crianças que não estavam em uma unidade neonatal. Elas tendem a apresentar tal reação de ansiedade ampliada e estresse em qualquer situação na qual precisem sentir dor. Muitos enfermeiros e médicos que trabalham em unidades de cuidados intensivos neonatais sentem grande preocupação com os efeitos de longa duração da dor e procedimentos invasivos aos quais os bebês são submetidos. A maior parte das interações táteis para bebês sob cuidados intensivos é de natureza clínica, como sucção endotraqueal, inserção de linhas intravenosas, picadas no calcanhar e arranjo de mangueiras do respirador, e muitas dessas interações são dolorosas. Porter concluiu que os bebês deveriam receber anestésicos antes de procedimentos dolorosos, para prevenir esses efeitos no longo prazo.[111]

Conclusões semelhantes têm sido extraídas de estudos com animais. Ratos recém-nascidos estimulados com estímulos dolorosos quatro vezes por dia têm limiares de dor significativamente mais baixos, comparados com aqueles que receberam estímulos repetitivos não dolorosos durante o mesmo período. Durante a idade adulta, ratos estimulados com dor demonstravam maior preferência por álcool, maior ansiedade e comportamento de retraimento defensivo. Parece que, uma vez ativado durante períodos delicados do desenvolvimento, o sistema adrenocortical pode comportar-se diferentemente, em relação ao estresse posterior. O sistema nervoso pode ser alterado, estrutural e funcionalmente, como resultado de dor e estresse precoces, de modo que populações específicas de sinapses podem ser estimuladas e outras destruídas. Gray et al.

relataram sobre um estudo que comparou a resposta de dois grupos de bebês a um procedimento padrão de picada no calcanhar. Um grupo de bebês usava apenas fraldas e era deitado sobre o peito nu de suas mães, enquanto os bebês do outro grupo eram embrulhados em cobertores e deitados em um berço. Após a picada dolorosa, os bebês em contato com suas mães choravam 82% menos e contraíam o rosto 65% menos que os bebês deixados no berço, além de não apresentarem o aumento extremo na freqüência cardíaca dos bebês embrulhados em cobertor.[112] Com base nesses resultados, parece que uma combinação de uso cuidadoso de anestesia e contato pele a pele (incluindo massagem) na unidade de cuidados intensivos neonatais poderia ser a intervenção ideal para aliviar o estresse e prevenir futura ansiedade com relação à dor.[112,113]

MASSOTERAPIA COMO ABORDAGEM PARA PROBLEMAS DE SAÚDE INFANTIS LIGADOS AO ESTRESSE

Embora o estresse possa estar na raiz de muitos problemas de saúde na infância, ele também pode piorar problemas com causa orgânica. Quase qualquer problema de saúde em uma criança pode ser piorado se ela estiver sob grande estresse. Por exemplo, o estresse pode ser a base real de cefaléias por contração muscular ou dor de estômago de uma criança; neste caso, massagens regulares podem ajudar a liberar a tensão e reverter a situação. Asma e epilepsia, contudo, não são causadas pelo estresse, mas podem piorar muito em sua presença; crianças com asma e epilepsia podem ter menos ataques ou convulsões quando seus níveis de tensão estão mais baixos. A massagem não enfoca a causa do estresse; contudo, ela pode ser imensamente benéfica ao melhorar os processos fisiológicos internos e fundamentais da criança, ajudando-a a liberar a tensão e a sentir-se apoiada e cuidada. Sensações de isolamento e solidão, que com freqüência são parte do estresse, são combatidas com toques sensíveis e carinhosos. Mais que simplesmente receber um regime clínico de movimentos prescritos de massagem, esse toque tem a capacidade de afetar a criança em um nível emocional e psicológico. Aprendendo a relaxar praticando seqüências de relaxamento básicas e avançadas, as crianças não apenas sentem-se menos tensas, mas aprendem que têm certo controle sobre sua fisiologia. Muitos tratamentos específicos de massagem para problemas de saúde ligados ao estresse são encontrados nos Capítulos 5 e 6. Nos Capítulos 4 e 5, o leitor aprenderá técnicas específicas para o alívio da dor, tratamento de disfunções do tecido mole e estimulação dos processos fisiológicos normais. No Capítulo 6, o leitor aprenderá como técnicas de massagem relativamente simples podem ser usadas especificamente para o tratamento de uma variedade de deficiências da infância, aumentando o conforto das crianças, melhorando sua mobilidade e estimulando seus processos fisiológicos normais.

AUMENTO DO FEEDBACK PERCEPTIVO COMO BENEFÍCIO DA MASSAGEM

Além de seus benefícios fisiológicos e emocionais, a massoterapia também proporciona feedback perceptual para as crianças, essencial para o desenvolvimento de uma imagem corporal saudável.

A IMPORTÂNCIA DE UMA IMAGEM CORPORAL SAUDÁVEL

Imagem corporal é a "imagem mental" que alguém tem de seu próprio corpo (ver Fig. 1.5). Essa representação mental do "eu" físico é formada por percepções das partes e planos individuais do corpo e também de seu tamanho, peso, forma, limites e relação com o resto do mundo.[114,115] A imagem corporal de cada pessoa desenvolve-se a partir de suas experiências físicas, emocionais e culturais únicas.

A imagem corporal é crucial para o senso de existência própria e de auto-organização. As crianças precisam ter uma imagem corporal distinta e relativamente estável para verem a si mesmas e a outros com exatidão, e para interagirem bem com seu ambiente. Uma imagem corporal nítida é necessária para bom equilíbrio, boa orientação espacial e previsão de movimentos. Uma criança com uma imagem corporal vaga pode ser desajeitada, porque é incapaz de orientar-se no espaço ou em relação a outros objetos.

A definição dos limites corporais da criança, ou o grau de correção e estruturação com que percebem seus corpos,

é básica à identidade. Crianças com imagens corporais vagas, indefinidas ou distorcidas podem não saber realmente onde começam e terminam seus corpos e onde começa o resto do mundo. Suas imagens corporais são como um reflexo distorcido em uma casa de espelhos, com algumas partes de seus corpos esfumaçadas, o que pode levar a alta ansiedade e baixa auto-estima. De acordo com o professor de psiquiatria David Krueger, "Indivíduos que têm uma imagem não autêntica de seus corpos geralmente descrevem a sensação de nunca terem vivido em seus próprios corpos, de nunca tê-los habitado. Seus corpos nunca parecem ser realmente seus e não se integram como um aspecto harmonioso de seus 'eus'. Em alguns casos, comer, exercitar-se e outras atividades físicas auto-estimulantes são tentativas de criar uma ponte sensorial para sentir e habitar o próprio corpo".[116] Uma vez que a definição dos limites corporais é básica para a identidade, se a criança tem um senso indefinido ou fraco de seus limites – isto é, falta-lhe uma linha claramente definida entre si mesma e o resto do mundo – ela se sentirá incapaz de proteger-se. A intimidade, que envolve alguma perda dos limites, pode parecer assustadora. Uma criança com fraca imagem corporal pode sentir-se ameaçada por tentativas normais de interagirem com ela, em termos físicos ou sociais. Ou, ainda, pode haver uma tendência para dar tapas, socos, empurrões ou invadir de outro modo o espaço de outros, para demonstrar afeição. Contudo, quando há um senso muito forte de seus limites corporais, a criança pode sentir-se segura na expressão dos seus sentimentos, mas também pode sentir-se solitária e entorpecida.[117] Imagens corporais fracas ou distorcidas podem ser causadas por diversos fatores diferentes, incluindo:

- Experiências negativas com o toque, como abuso físico (ver Cap.6, p. 157).
- Privação de contato humano. Experiências saudáveis com o toque durante a infância talvez sejam o fator mais importante para uma imagem corporal saudável.
- Problemas com o desenvolvimento neurológico, que podem resultar em funções neurológicas fracas ou mal desenvolvidas, como a capacidade para diferenciar as várias nuanças de toques ou a capacidade para desenvolver propriocepção a partir de informações que chegam do cérebro.[118]
- Estresse ou conflitos. Conflitos crônicos podem levar ao desenvolvimento de estilos rígidos de personalidade, que podem manifestar-se como uma postura corporal rígida e limites corporais impenetráveis. O psicólogo Wilhelm Reich acreditava que pais que salientam a inibição e autocontrole criam filhos com essa espécie de limites.[43] Essas pessoas podem sentir-se atraídas por comportamentos de risco, abuso de álcool ou de drogas, para aumentarem a intensidade de suas sensações.

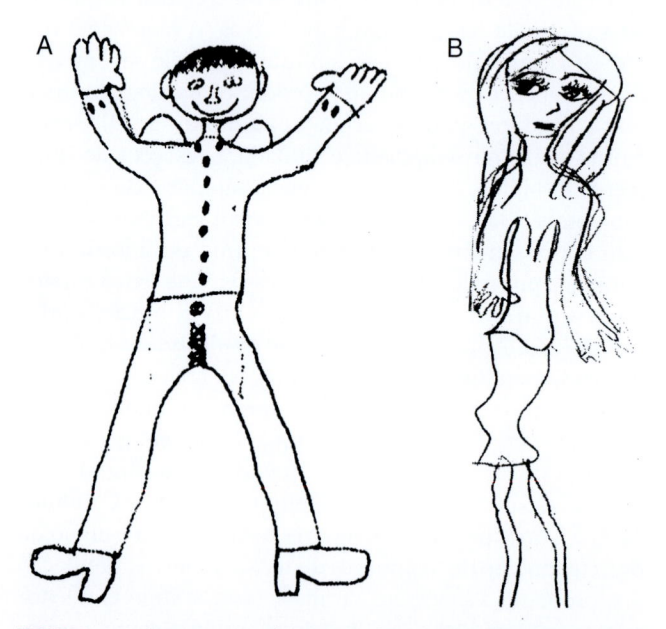

FIGURA 1.5 Auto-retratos feitos por duas crianças. Pedir que uma criança desenhe um auto-retrato é uma forma de avaliar sua imagem corporal; o desenho pode indicar o grau de exatidão com que as partes, planos e limites do corpo são percebidos. O desenho A foi feito por um menino saudável de 9 anos. O desenho B foi feito por uma menina de 12 anos com esquizofrenia. Blaesing S, Brockhause J: The development of body image in the child. *Nursing Clinics of North America*, 7:603-604, 1972.

Muitos aspectos da imagem corporal de uma criança podem tornar-se distorcidos, incluindo sua altura, peso, forma, partes do corpo, a distinção de seus limites físicos e sua distância de outras pessoas e objetos. Por exemplo, todos sentem uma alteração em termos de percepção de altura quando ficam ao lado de alguém particularmente alto ou baixo. A ausência de conscientização corporal ou percepções incorretas sobre o corpo podem ser notadas durante a massoterapia. Por exemplo, muitas pessoas têm pouca ou nenhuma percepção consciente da tensão muscular, até mesmo em áreas muito contraídas. Outras parecem conceber seus corpos quase que bidimensionais – estão conscientes dos aspectos posterior e anterior, mas têm pouca consciência das laterais de seus corpos. Outras pessoas, ainda, podem ter consciência da região superior de seus corpos, mas têm pouca consciência real da região inferior de seus corpos; algumas percebem muito mais o lado direito, mas não o esquerdo.

A anorexia nervosa é um exemplo extremo de grave distorção da imagem corporal; ela é definida, de fato, como *uma perturbação na maneira como o próprio corpo, altura ou forma são vistos*.[43] Uma menina anoréxica pode referir-se a si mesma como gorducha ou obesa, quando outros a vêem como esquelética. Um estudo com 214 mulheres jovens anoréxicas ou bulímicas encontrou que 75% delas não conseguiam estimar corretamente as dimensões das partes de seus corpos. Quando solicitadas a estimar as medidas de seus bíceps, panturrilhas, coxas, cintura, abdome, quadris e busto, 75% percebiam as partes como sendo de um décimo a um terço maiores que na realidade. Em comparação, um grupo de controle de mulheres sem distúrbios alimentares raramente estimava a dimensão das partes de seus corpos com diferença maior que um doze avos da dimensão real.[119] A anorexia desenvolve-se, com maior freqüência, a partir da atribuição de importância demasiada à aparência física, profunda insatisfação com o corpo e profunda convicção de defeito físico.[120] A adolescente emaciada que se olha no espelho e vê uma pessoa gorda não possui uma imagem corporal saudável para ajudá-la a perceber a realidade.

Será que a terapia de toque pode exercer um papel essencial na construção dessa imagem corporal saudável? Estudos com mulheres adultas que apresentam anorexia nervosa revelaram a existência de forte desejo de toque afetuoso e a sensação de que foram privadas de contato pele a pele, quando crianças.[121] Um pequeno estudo com mulheres jovens com anorexia revelou que elas tinham menos insatisfação com seus corpos após a massagem de deslizamento realizada duas vezes por semana, durante 5 semanas.[122] Esperamos que estudos como esse sejam conduzidos com crianças, assim como com adultos, e que revelem que a massagem pode ter um efeito mais poderoso, se administrada em uma etapa mais precoce da vida.

COMO SE DESENVOLVE UMA IMAGEM CORPORAL SAUDÁVEL

A base para uma imagem corporal saudável desenvolve-se na infância. Experiências da infância e da adolescência continuam moldando seu desenvolvimento.

Primeira Infância

Bebês já possuem uma capacidade razoavelmente bem desenvolvida para registrar e associar impressões sensoriais recebidas pelo contato com outros seres humanos, quando nascem. O toque é o sentido mais maduro, logo após o nascimento, e os bebês podem sentir muito melhor do que podem ver, ouvir ou experimentar sabores.[123] A construção da imagem corporal começa nos primeiros dias de vida, enquanto os bebês interagem com as pessoas e objetos em seu ambiente. Eles começam a ter uma variedade de novas experiências táteis que não existiam no útero, incluindo diferentes temperaturas, novos movimentos, o manuseio por diferentes pessoas, e as texturas de tecidos e peles. Eles também processam sons, paladares, movimentos e visão. Sua imagem corporal forma-se gradualmente a partir dessas diferentes sensações. Durante este período, estímulos somatossensoriais e estimulação tátil adequada, em particular, são críticos para o desenvolvimento de uma imagem corporal saudável. Ser embalado, ganhar colo e massagens são maneiras excelentes de atender a esta necessidade. Tomar banho ou nadar também são excelentes, porque a água exerce pressão em todas as direções, oferecendo um tipo de estímulo tátil para a pele, e a temperatura da água adiciona outro tipo.[117] Cada toque estimula uma imagem mental da área tocada; o resultado final dessas imagens mentais é a capacidade para localizar as partes do corpo e suas funções.[124] Quando os bebês não recebem estímulos sensoriais adequados, especialmente de toques e movimentos, sua imagem corporal será fraca e, talvez, distorcida, posteriormente. Como observado anteriormente, essas crianças sentirão ansiedade e terão dificuldade para formar vínculos emocionais normais com pessoas importantes em suas vidas. Além disso, o desenvolvimento do ego será prejudicado.[125]

Uma variedade de circunstâncias aumenta a probabilidade de um bebê ser privado de toques. Uma dessas é a tendência de um bebê para a hipersensibilidade a todos os estímulos. Brazelton estudou um grupo de bebês que não apresentavam um problema físico identificado, mas que ainda assim eram difíceis de acarinhar, em virtude de sua hipersensibilidade. Quando alguém tentava embalá-los suavemente, eles enrijeciam o corpo, arqueavam as costas afastando-se e, às vezes, demonstravam reações físicas de susto que resultavam em choro incontrolável. Se alguém olhava em direção ao rosto deles ou falava com eles, esses bebês assustavam-se e desviavam o rosto. Tal situação é difícil até mesmo para a maioria dos pais com as melhores intenções. Os pais podem começar a afastar-se de seus filhos, interagindo cada vez menos com eles, uma vez que suas tentativas de carinho e conforto falham repetidamente. Os bebês não recebem aquilo que poderia, normalmente, resolver sua hipersensibilidade – toques amorosos – e sua hipersensibilidade pode jamais ser superada. Embora os pais não tenham culpa, essa hipersensibilidade pode levar a um tipo de privação de toque. Brazelton encontrou que esses bebês podem responder se os pais aprenderem a mudar sua abordagem, indo com mais calma, reduzindo os estímulos durante a interação e lidando com o bebê de um modo muito tranqüilo. Por exemplo, a hora de amamentar precisava ocorrer em um cômodo silencioso e com fraca iluminação, evitando-se outros estímulos durante o processo de amamentação, incluindo cantar ou brincar com o bebê.[96]

Outras circunstâncias podem causar privação de toque para os bebês, como mães com muitos filhos pequenos para cuidar; depressão ou doença grave da mãe; seu retorno ao trabalho sem cuidados na qualidade de vida do filho; mães envolvidas consigo próprias ao ponto de não poderem responder às necessidades específicas de seus bebês por conforto e alimentação; e grandes estresses e desestruturações na família.

A psiquiatra Katherine Zerbe, especializada no tratamento de transtornos alimentares, acredita que o fracasso para cuidar adequadamente do bebê não apenas causa uma imagem corporal falsa ou distorcida, mas também que, de um modo peculiar, esses transtornos podem ser uma tentativa de autocura dessa privação precoce de toques.[43] Filhotes de macacos usados em experimentos clássicos de privação do toque por Harlow podiam ver, ouvir e cheirar suas mães, mas não tocá-las. Como resultado dessa experiência bizarra, quando os filhotes tornavam-se adultos, suas imagens corporais eram tão distorcidas que eles às vezes mutilavam-se ou olhavam para as partes de seus corpos como se fossem objetos estranhos.[126]

No outro extremo da privação, a invasão excessiva dos limites do bebê também pode causar problemas. O abuso físico ou sexual pode debilitar o senso de integridade do corpo (ver a seção sobre abuso, Cap. 6, p. 157). A invasão e uso de contenções físicas em alguns procedimentos médicos também podem afetar a imagem corporal. O resultado pode ser o de um fraco senso do corpo como um domínio privado, pela criança.[127]

Um a Seis Anos de Idade

Na fase dos primeiros passos, o desenvolvimento da imagem corporal continua, e as atitudes dos pais ainda deixam uma impressão indelével no conceito que a criança tem de si mesma, de seu corpo e das funções deste. A forma como as crianças são tocadas quando doentes, o tipo de jogos que os pais jogam com elas, como são vestidas, treinadas para o uso do vaso sanitário etc., contribuem para a formação da imagem corporal.

À medida que as crianças crescem em tamanho e peso, e que suas habilidades motoras evoluem, a imagem corporal é remoldada continuamente. Durante os anos pré-escolares, a imagem corporal de uma criança torna-se mais clara e mais consciente. Uma vez que as crianças em idade pré-escolar estão adquirindo consciência de uma existência individual dentro de um corpo que lhes pertence, elas podem sentir-se mais receosas quanto a machucados ou quanto a estarem em uma situação que lhes traga dor.[128] Neste estágio, entretanto, as crianças não se preocupam tanto com a visão que outros têm sobre seus corpos, como ocorre com crianças mais velhas. Entretanto, se há conflito com adultos sobre qualquer área corporal específica, a criança pode desenvolver distorção em sua imagem corporal. Se, por exemplo, os pais têm conflitos sobre tocar nos genitais, uma distorção na imagem corporal pode desenvolver-se com relação à área genital.[117]

Seis a Doze Anos de Idade

Durante os anos intermediários da infância (dos 6 aos 12 anos), as crianças começam a comparar seus corpos com aqueles à sua volta, enquanto aprendem como interagir com outros. As atitudes culturais começam a influenciar sua imagem corporal (ver Quadro Ponto de Interesse 1.6). Em uma cultura na qual formas rotundas equivalem a um sinal de riqueza e prosperidade, por exemplo, uma menina naturalmente gordinha será tratada diferentemente do que ocorre em uma cultura que relaciona beleza com magreza. Se provocadas por serem diferentes, crianças com deficiências podem ver seus corpos como feios ou deformados. Um grande estudo sobre atitudes ligadas à imagem corporal revelou que provocações sobre a aparência durante a infância levam a uma imagem corporal negativa e a uma tendência para o desenvolvimento de transtorno alimentar.[129]

Adolescência

O início da adolescência confronta todas as crianças com a tarefa de rever sua imagem corporal. A moldura pessoal de referência que os jovens desenvolveram precisa ser reconstruída para acomodar as muitas alterações normais na estrutura e funcionamento corporal que ocorrem em um ritmo drasticamente rápido.[127] Essas mudanças físicas repentinas levam o adolescente a uma maior autoconsciência, trazendo crescente preocupação com a imagem corporal e a indagação: "Será que sou normal?". A preocupação do jovem adolescente com a imagem corporal caracteriza-se por preocupação consigo mesmo, incerteza sobre a aparência e poder de atração, comparações freqüentes do seu próprio corpo com o de seus colegas e a um maior interesse pela anatomia sexual e fisiologia.[127] Dietas, exercícios e cirurgias plásticas, como lipossucção e aumento das mamas, tornam-se cada vez mais comuns na adolescência[130] e podem ser usadas como auxílio para ajustar o corpo aos ideais da cultura.

No fim da adolescência, essa grande preocupação com a imagem corporal diminui – o crescimento não avança com tanta rapidez, e os adolescentes integram suas mudanças físicas em sua imagem corporal.[128] Atitudes da cultura e dos pais em relação ao corpo continuam influenciando a imagem corporal do adolescente mais velho. Um levantamento com 33.000 mulheres descobriu que mulheres com mães mais críticas quanto à sua aparência estavam mais propensas a ter uma imagem corporal negativa.[131]

QUADRO PONTO DE INTERESSE 1.6
Atitudes culturais e parentais sobre o corpo da criança influenciam sua imagem corporal

Felizmente, Natasha N., 6 anos, tem uma mãe que não se preocupa em encaixar a filha nos padrões da cultura. Certa noite, durante o banho, Natasha queixou-se que suas pernas eram gordas demais. Esse comentário, surpreendente para uma menina de 6 anos, ocorreu depois que uma amiguinha da escola caçou do seu peso. Levemente acima do peso, Natasha preocupou-se com a possibilidade de ter desapontado seus pais e não ser como esperavam. Então, a menina indagou solenemente por que as pernas da mãe eram mais finas que as suas.

Poderíamos inferir que Natasha estava tentando identificar-se com sua mãe e, talvez, também competir um pouco com ela. A mãe estava atenta a essas e a outras questões e reconhecia a crescente preocupação de crianças pequenas como sua filha com o estereótipo cultural e com a forma de seus corpos. Ela então garantiu à filha que quando crescesse, seu corpo mudaria, que a "gordura" que estava vendo seria redistribuída por seu corpo e usada para auxiliar na nutrição dos bebês que tivesse. Essa mãe sensível explicou, então, com carinho: "Um dia você precisará de alguma gordura para alimentar seus filhinhos, como eu a alimentei. Menininhas e mulheres precisam ter alguma gordura em seus corpos, porque precisarão dela para um bom uso depois e para permanecerem saudáveis".

Natasha não se convenceu. Durante algum tempo, ela continuou queixando-se sobre suas "pernas gordas". Em virtude do que a filha já havia visto na mídia e discutido com suas amigas, a mãe precisou passar muito tempo educando-a e lhe garantindo de que não havia nada de errado com seu corpo. Atitudes de colegas, originadas e reforçadas por influências culturais, não são fáceis de superar, por mais que os pais estejam envolvidos e sejam tão carinhosos quanto essa mãe.[43]

temperatura, enquanto os bulboterminais de Krause captam alterações de temperatura em outra faixa.

Os nervos não isolados que terminam na junção de derme-epiderme são responsáveis principalmente pela detecção de alterações sutis de pressão na superfície da pele. Os nervos mais profundos, bem isolados com mielina, têm funções mais pesadas, incluindo a percepção de pressão, dor profunda e mudanças de temperatura. No conjunto, são esses nervos que geram nosso senso externo de "eu" e proporcionam sensações de forças iminentes que podem nos causar sérios danos.[132]

Mark Lappe, MD

Todos os seres humanos precisam de alguma estimulação tátil para manterem uma imagem corporal saudável. Sem qualquer feedback perceptual, logo experimentamos sérias distorções de nossa imagem corporal, como alterações na percepção de tamanho ou peso de diferentes partes do nosso corpo. A massagem é uma rica fonte de feedback perceptual que pode estimular os vários nervos cutâneos e construir uma imagem corporal realística e bem definida. Técnicas de massagem podem dar às crianças informações abundantes sobre seus corpos. Um longo movimento de deslizamento da mão ao ombro e no percurso inverso, por exemplo, pode transmitir à criança o comprimento e largura exata de seu braço, criando com isso um desenho da área para o cérebro. Níveis variados de pressão oferecem gradações de feedback para os receptores de pressão na pele e músculos. Técnicas de pressão direta, como compressão isquêmica e acupressão, oferecem feedback sobre densidade e tensão do tecido muscular. Massagem de percussão pode dar à criança um senso da solidez de diferentes áreas do corpo. Técnicas de amplitude de movimento podem oferecer informações sobre como os ossos relacionam-se uns com os outros e sobre o peso das várias partes do corpo. Alongamentos dão um senso do comprimento e plasticidade do tecido muscular. Alterações de posições durante a massagem, como deitar de lado, podem oferecer uma consciência maior que apenas sobre a região posterior ou traseira do corpo. A temperatura das mãos do terapeuta e o óleo ou creme de massagem também proporcionam feedback térmico.

O Touch Research Institute encontrou que a massagem sueca praticada duas vezes por semana com meninas adolescentes hospitalizadas por bulimia levava a uma imagem corporal menos distorcida, após cinco semanas.[17] A instrutora de massagem infantil Helen Rowe relata um sucesso semelhante com uma menina de 7 anos com distúrbio da tireóide. Com altura de uma criança com 3 anos de idade, ela demonstrou muita tristeza ao ver como era pequena, quando alguém desenhou os contornos de seu corpo em uma folha de papel pardo. Após receber técnicas de massagem infantil, entretanto, ela comentou que se sentia muito maior.[133] A massagem é fisicamente agradável e deixa uma forte impressão na mente infantil, porque o toque prazeroso amplia a percepção da parte tocada.[127]

O PAPEL DA MASSAGEM NO DESENVOLVIMENTO DE UMA IMAGEM CORPORAL SAUDÁVEL

A Massagem Oferece Feedback Perceptual

Existem pelo menos quatro tipos diferentes de nervos cutâneos em todos os mamíferos. Sob a epiderme, os nervos que terminam nos corpúsculos de Meissner são responsáveis pelas sensações de coceira e toque leve. Dentro da derme, em um ponto mais profundo, estão as fibras isolantes que inervam os corpúsculos de Pacini; esses miniórgãos em camadas permitem a percepção de pressão. Os corpúsculos de Ruffini, mais fundos na derme, respondem ao calor em uma faixa de

O estudo piloto do Departamento de Educação de Santa Cruz, na Califórnia, encontrou uma melhora significativa na imagem corporal em muitas das 25 crianças deficientes que receberam oito sessões semanais de Jin Shin Do (ver Fig. 1.6). Um menino tornou-se muito mais atento para a diferença entre seus lados esquerdo e direito. Outro menino apresentou maior consciência interna de seu corpo, com melhora em sua capacidade para controlar seus movimentos.[26]

A Massagem Reforça os Limites Corporais

Tocar o próprio corpo é um modo comum de reforçar os próprios limites corporais; isso diz ao indivíduo: "Meus limites estão aqui e estão intactos". A paciente citada anteriormente é um exemplo do uso de autotoque por uma criança para confortar a si mesma e reforçar seus limites.[35] A professora de enfermagem Irene Riddle sugere que crianças contidas em arranjos hospitalares sejam posicionadas de forma a poderem tocar a si mesmas dando-lhes uma forma importante para validarem seus limites.[127] Do

Desenhos de si mesmo, feito por TT em 9 de fevereiro de 1981

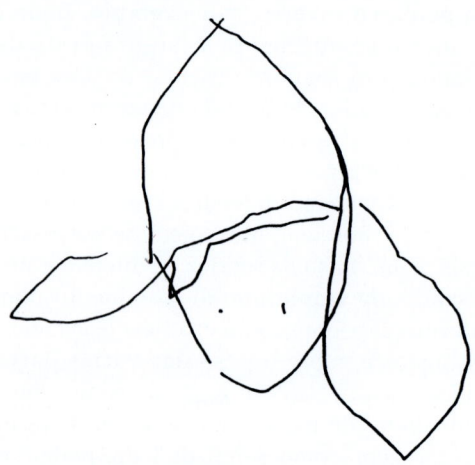

Desenho de si mesmo por TT, em 8 de maio de 1981

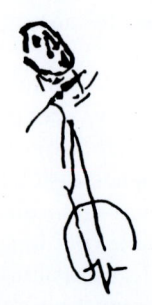

FIGURA 1.6 A imagem corporal antes e após oito sessões de acupressão. Os auto-retratos fornecem muitos indicadores de auto-estima, bem como do controle motor. Este menino de 6 anos estava em um programa de educação especial por ser portador de afasia e problemas com a coordenação motora grossa e fina. Seu segundo auto-retrato indica que sua consciência corporal aumentou perceptivelmente. Reimpresso com permissão de: St. John J: *High Tech Touch: Accupressure in the Schools.* Novato, CA: Academic Therapy Publicartions, 1987, p. 66.

mesmo modo, a massagem pode reforçar os limites de uma criança, uma vez que a imposição e retirada repetida das mãos sobre o corpo aumenta a consciência de seus limites – onde o corpo termina e o mundo começa.

A Massagem Melhora o Senso de Integridade Corporal

Riddle reconheceu a necessidade de toque para um aumento do senso de integridade corporal da criança. Em sua opinião, o confinamento, restrições, ataduras extensas, tração e gesso limitam a mobilidade da criança e podem reduzir seriamente as percepções táteis, cinestésicas e visuais que ela precisa para definir seus limites corporais e sua localização no espaço. Riddle clamou por um planejamento específico da intervenção de enfermagem para a oferta de feedback perceptual adequado à criança. Ela considerou que este princípio poderia ser incorporado no processo de enfermagem, pelo uso do toque e por um incentivo a toda a amplitude de movimento passivo e por quaisquer movimentos ativos que a criança possa fazer. Jogos simples, como "Onde está a sua perna? Ah, aqui está ela!", "Onde está o seu pé? Aqui está ele!", quando realizados com o banho diário, também podem ajudar a criança a manter um senso de integridade, mesmo quando imobilizada.[127] Aqueles que trabalham com crianças cegas ou com prejuízo visual recomendam muita estimulação tátil, para que as crianças desenvolvam uma imagem corporal saudável.[134]

A Massagem Transmite Respeito pelo Corpo da Criança

Riddle aponta que, em muitos arranjos de atendimento à saúde, as crianças não recebem o mesmo respeito que os adultos, e ela acredita que as crianças não podem aprender a respeitar seus corpos se outros não os respeitam primeiro.[127] Susan Thompson, massoterapeuta que nasceu com fissura do palato, ilustra o impacto dos cuidados médicos que recebeu sobre sua imagem corporal. "Minhas primeiras recordações de toque são desagradáveis. Eu cheguei a bloquear muitos detalhes de minhas dezessete cirurgias, mas consigo lembrar claramente do odor enjoativo do éter, da remoção dolorosa dos pontos no lábio e nariz, e da raiva e humilhação que eu senti por ser fisicamente contida com talas de madeira nos braços, amarrada em minha cama. O toque tornou-se associado com a sensação de invasão do meu corpo". Muitos anos depois, o trabalho corporal com o método Hakomi ajudou-a a restaurar o respeito por seu corpo.[135]

Durante a massagem, demonstre respeito pelo corpo da criança, obtendo sua permissão para massageá-la, dando-lhe privacidade e a protegendo de exposição imprópria. O terapeuta ensina à criança que ela tem o direito de verem atendidas suas necessidades corporais, que tem controle sobre seu corpo e que pode estabelecer limites adequados, quando escuta com atenção suas preferências em termos de movimentos e pressão e quando evita as áreas onde a criança claramente não deseja ser tocada.

QUESTÕES PARA REVISÃO

1. Identifique cinco efeitos fisiológicos cientificamente validados da massagem para crianças que também podem ser confirmados por observações em primeira mão.

2. Explique como a massagem e o toque afetuoso podem beneficiar emocionalmente uma criança.

3. Discuta sobre os principais estressores que afetam as crianças americanas atualmente e sobre as evidências de que um alto nível de estresse as afeta de várias maneiras.

4. Discuta sobre os efeitos fisiológicos da resposta de luta ou fuga ao estresse.

5. Explique como a massoterapia pode ajudar no tratamento de altos níveis de ansiedade e problemas de saúde relacionados ao estresse em crianças.

6. Dê cinco exemplos de dor ou trauma em determinada área do corpo que podem causar proteção muscular em uma criança.

7. Dê cinco exemplos de abordagens mente-corpo para a abordagem aos problemas físicos e emocionais de uma criança.

8. Discuta sobre a importância da imagem corporal para a personalidade de uma criança.

9. Discuta sobre o desenvolvimento normal de uma imagem corporal saudável. O que pode perturbar esse desenvolvimento?

10. Explique como a massagem pode melhorar o desenvolvimento de uma imagem corporal saudável.

REFERÊNCIAS BIBLIOGRÁFICAS

1. Fritz S: *Mosby's Fundamentals of Therapeutic Massage*. St. Louis: Mosby-Year Book, 1995, p 79-88

2. Prentice W: *Therapeutic Modalities for Allied Health Professionals*. New York: McGraw Hill, 1998, p 412-415

3. Tappan F: *Tappan's Handbook of Healing Massage Techniques: Classic, Holistic, and Emerging Methods*. New York: Prentice Hall, 1998, p 21-33, 43-47

4. Travell J, Simons D, Travell J: *Travell and Simon's Myofascial Pain and Dysfunction: The Triggerpoint Manual*, vol. 1, Upper Body. Baltimore: Lippincott Williams & Wilkins, 1999

5. Temerlin MK, et al: Increased mothering and skin contact on retarded boys. *American Journal of Mental Deficiency*, 71:890-894, 1967

6. Schulz RL, Feitis R: *The Endless Web: Fascial Anatomy and Physical Reality*. Berkeley, CA: North Atlantic Books, 1996, p 14-15

7. Aftimos S: Myofascial pain in children. *New Zealand Medical Journal*, 9:440-441, 1989

8. Fine P: Myofascial trigger point pain in children. *Journal of Pediatrics*, 111:547-548, 1987

9. Bates T, Grunwaldt E: Myofascial pain in childhood. *Journal of Pediatrics*, 22:4, 1952

10. Prudden B: *Pain Erasure the Bonnie Prudden Way*. New York: Ballantine, 2002

11. Hernandez-Reif M, et al: Cerebral palsy symptoms in children decreased following massage therapy. *Journal of Early Intervention* (em produção)

12. Oz M: *Healing from the Heart: A Leading Heart Surgeon Explores the Power of Complimentary Medicine*. New York: Dutton, 1998, p 106-109

13. Upledger J: *Research and Observations Support the Existence of a Craniosacral System*. Palm Beach Gardens, FL: Upledger Institute, 1995

14. Reite M: Effects of touch on the immune system. In Gunzehauser N: *Advances in Touch: New Implications in Human Development*. Johnson and Johnson Consumer Products, 1990, p 22-29

15. Field T: *Touch Therapy*. Edinburgh: Churchill Livingstone, 2000, p 214

16. Field T: HIV teenagers show improved immune function following massage therapy. *International Journal of Neuroscience*, 106:35-45, 2001

17. Field T: Massage therapy for children. *Journal of Developmental and Behavioral Pediatrics*, 16:105-110, 1995

18. Ferber S, et al: Massage therapy by mothers enhances the adjustment of circadian rhythms to the nocturnal period in full-term infants. *Journal of Developmental and Behavioral Pediatrics*, 23:410-415, 2002

19. Field T, et al: Massage therapy lowers blood glucose levels in children with diabetes mellitus. *Diabetes Spectrum*, 10:237-239, 1997

20. Field T, et al: Juvenile rheumatoid arthritis benefits from massage therapy. *Journal of Pediatric Psychology*, 22:607-617, 1997

21. Hernandez-Reif M, et al: Children's distress during burn treatment is reduced by massage therapy. *Journal of Burn Care and Rehabilitation*, 22:191-195, 2001

22. Kubsch S, et al: Effect of cutaneous stimulation on pain reduction in emergency department patients. *Complementary Therapies in Nursing and Midwifery*, 4:25-32, 2000

23. Dietz F, Mathews K, Montgomery W: Reflex sympathetic dystrophy in children. *Clinical Orthopedics and Related Research*, 258:225-231, 1990

24. George T: With his parents' touch. *Massage Magazine*, January/February:44-48, 2000

25. Field T: Children with asthma have improved pulmonary functions after massage therapy. *Journal of Pediatrics*, 132:854-858, 1998

26. St. John J: *High Tech Touch: Acupressure in the Schools*. Novato, CA: Academic Therapy Publications, 1987, p 52-58

27. Hernandez-Reif M, et al: Cystic fibrosis symptoms are reduced by massage therapy intervention. *Journal of Pediatric Psychology*, 24:183-189, 1999

28. Lynch J, et al: Effects of human contact on the heart activity of curarized patients in a shock-trauma unit. *American Heart Journal*, 88:160-169, 1974

29. Field T, et al: Preschool children's sleep and wake behavior: Effects of massage therapy. *Early Child Development and Care*, 120:39-44, 1996

30. Newsletter of the Northwest Acupressure Institute, Eugene, OR, Spring 1987

31. Settle F: Muzica, da? My experience in a Romanian orphanage. *Massage Therapy Journal*, 30:64-72, 1991

32. Greenough B, Black JE: Induction of brain structure by experience: Substrates for cognitive development. In Gunnar MR, Nelson CA: *Minnesota Symposia on Child Psychology*, vol. 25. Hillsdale, NJ: Earlbaum, 1992, p 155-200

33. Land P, et al: Early experience of tactile stimulation influences organization of somatic sensory cortex. *Nature*, 326:694-696, 1987

34. Triplett J, Arneson S: The use of verbal and tactile comfort to alleviate distress in young hospitalized children. *Research in Nursing and Health*, 2:17-23, 1979

35. Colton H: *The Gift of Touch*. New York: Seaview/Putnam, 1983

36. Field T, et al: Massage therapy reduces anxiety in child teenager psychiatric patients. *Journal of the American Academy of Adolescent Psychiatry*, 131:125-131, 1992

37. Field T, et al: Alleviating posttraumatic stress in children following Hurricane Andrew. *Journal of Applied Developmental Psychology*, 16:37-50, 1996

38. Coles R: Touching and being touched. *The Dial*, Public Broadcasting Publication, December, 1980, p 29

39. Rosenthal M: Psychosomatic study of infantile eczema. *Pediatrics*, 10:581-592, 1952

40. Seitz P: Psychocutaneous conditioning in the first two weeks of life. *Psychosomatic Medicine*, 12:187-188, 1950

41. Biggar M: Maternal aversion to mother-infant contact. In Brown C, ed: *The Many Facets of Touch—The Foundation of Experience: Its Importance Through Life, With Initial Emphasis for Infants and Young Children*. Skillman, NJ: Johnson and Johnson Baby Products Company Pediatric Round Table Series, 1984, p 15

42. Kulka A, Fry C, Goldstein F: Kinesthetic needs in infancy. *American Journal of Orthopsychiatry*, 39:562-571, 1960

43. Zerbe K: *The Body Betrayed—A Deeper Understanding of Women, Eating Disorders, and Treatment*. Carlsbad, CA: Gurze Books, 1995

44. Shevrin H, Toussieng P: Conflict over tactile experiences in emotionally disturbed children. *Journal of the American Academy of Child Psychology*, 1:564-569, 1972

45. Elkind D: *The Hurried Child: Growing Up Too Fast Too Soon*, ed. 3. New York: Perseus Publishing, 2001

46. Spock B, quoted in Zill N: Children under stress. *U.S. News & World Report*, October 27, 1986, p 64

47. Pruitt D: *Your Child: What Every Parent Needs to Know about Childhood Development from Birth to Preadolescence*. New York: Harper Collins, 1998, p 110-111

48. Garbarino J: *Lost Boys: How Our Sons Turn Violent and How We Can Save Them*. New York: The Free Press, 1999, p 107

49. Grossman D: *On Killing: The Psychological Cost of Learning to Kill in War and Society*. Boston: Little, Brown, 1999, p 314

50. Berg F: Television ads promote dieting. *Healthy Weight Journal/Obesity and Health*, 7:106, 1993

51. Berg F: *Children and Teens Afraid to Eat: Helping Youth in Today's Weight-Obsessed World*. Hettinger, ND: Healthy Weight Network, 2001, p 21, 43

52. Rubinstein S: Is Miss America an undernourished role model? *JAMA*, 283:1569, 2000

53. Berg F: Thin mania turns up pressure. *Healthy Weight Journal/Obesity and Health*, 6:183, 1992

54. Oswalt R, Davis J: Societal influences on thinner body size in children. *Proceedings of the Eastern Psychological Association*, Philadelphia, PA, April 1990

55. Statistical Abstract of the United States, 114th ed., Washington, DC: Department of Commerce, 1994

56. Louv R: *Childhood's Future: New Hope for the American Family*. Boston: Houghton Mifflin, 1990, p 15

57. Carton B: Young Guns. *Boston Globe*, June 7, 1999, p B2

58. Burg F, Wald E, Ingelfinger J, Polin R: *Gellis and Kagan's Current Pediatric Therapy*. Philadelphia, PA: W.B. Saunders, 1999, p 406

59. Putnam R: *Bowling Alone: The Collapse and Revival of American Community*. New York: Touchstone, 2000, p 70-73

60. Guthrie E: *The Trouble With Perfect: How Parents Can Avoid the Overachievement Trap and Still Raise Successful Children*. New York: Broadway Books, 2002, p 80, 93

61. Zaslow J: When little kids take big tests. *Time Magazine*, March 11, 2001, p 71

62. Murdock M: *Spinning Inward: Using Guided Relaxation with Children for Learning, Creativity and Relaxation*. Boston, MA: Shambahla, 1987, p 22

63. U.S. Bureau of the Census, 1997

64. Berk L: *Infants and Children, Prenatal through Middle Childhood*. Needham Heights, MA: Allyn and Bacon, 1999, p 235

65. Behrman R, Kliegman R, Jenson H, eds: *Nelson Textbook of Pediatrics*. Philadelphia, PA: W.B. Saunders, 2000, p 134

66. High School Dropout and Completion Rates 1972-1999, National Center for Education Statistics. Disponível em: http://nces.ed.gov/pubs2001/dropout. Acessado em: janeiro de 2003.

67. National Institute on Drug Abuse: High School and Youth Trends in Drug Use. Disponível em: http://www.nida.nih.gov/Infofax/HSYouthtrends.html. Acessado em: janeiro de 2003.

68. Oster G: *Helping Your Depressed Teenager: A Guide for Parents and Caregivers*. New York: John Wiley and Sons, 1991, p 14-15

69. National Institute of Mental Health: Depression in Children and Teenagers. Disponível em: http://www.nimh.nih.gov/publicat/depchildresfact.cfm. Acessado em: janeiro de 2003.

70. National Institute of Mental Health: Suicide Facts. Available at: http://www.nimh.nih.gov.reaearch/suifact.htmath. Acessado em: janeiro de 2003.

71. Centers for Disease Control and Prevention: Nation and State-Specific Pregnancy Rates Among Teenagers 1995-1997. Available at: http://www.cdc.gov.mmwr/preview/mmwrhtml/mm4927a7.htm. Acessado em: janeiro de 2003.

72. Smolak L, Levine M: Toward an empirical basis for primary prevention of eating problems with elementary school children. *Eating Disorders*, 2:293-307, 1994

73. Gustafson-Larson AM, Terry RD: Weight-related behaviors and concerns of fourth-grade children. *Journal of the American Dietetic Association*, 8:818-822, 1992

74. *Food Nutrition News*, 65:4, 1993

75. Nichter M, Park S: Body image and weight concerns among African American and white adolescent females. Anthropology Department, Tuscon, AZ: University of Arizona, 1994

76. Richardson B, Rehr E: *One Hundred and One Ways to Help Your Daughter Love Her Body*. New York: Harper Collins, 2001, p xvi

77. Shelov S, Kelly J: *Raising Your Type A Child: How to Help Your Child Make the Most of an Achievement-Oriented Personality.* New York: Simon and Schuster, 1991, p 76

78. Bonne Bell Company, Lakewood, OH, http://www.bottledemotion.com

79. Friedman M: *Type A Behavior: Its Diagnosis and Treatment.* New York: Plenum Publishing, 1996

80. Hunter S, et al: Tracking of type A behavior in children and young adults: The Bogalusa Heart Study. *Journal of Social Behavior and Personality,* 6:71-84, 1991

81. Friedman M, quoted in Rosch P: Social support: the supreme stress stopper. *Newsletter of the American Institute of Stress,* 1997, p 7

82. Hunter S, et al: Type A coronary-prone behavior pattern and cardiovascular risk factors in children and teenagers: The Bogalusa Heart Study. *Journal of Chronic Diseases,* 35:613-621, 1982

83. Hill R, Castro E: *Getting Rid of Ritalin: How Neurofeedback Can Successfully Treat Attention Deficit Disorder Without Drugs.* Charlottesville, VA: Hampton Roads Publishing, 2002, p xii, 16

84. Stolberg S: Preschool meds. *New York Times Magazine Supplement,* November 17, 2002, p 58-61

85. Sapolsky RM: *Why Zebras Don't Get Ulcers: An Updated Guide to Stress, Stress-Related Disease, and Coping.* New York: W.H. Freeman, 1998

86. Weinstock M, et al: Does prenatal stress impair coping and regulation of the hypothalamic-pituitary-adrenal axis? *NeurolScience Biobehavioral Review,* 21:1-10, 1997

87. Zuckerman B: Maternal depression: a concern for pediatricians. *Pediatrics,* 79:111-115, 1987

88. Zuckerman B, et al: Maternal depressive symptoms during pregnancy and newborn irritability. *Journal of Developmental and Behavioral Pediatrics,* 11:418, 1990

89. Hoffman S, Hatch M: Stress, social support, and pregnancy outcome: a reassessment based on research. *Pediatric and Perinatal Epidemiology,* 10:380-405, 1996

90. Elwood S, et al: Catecholamine response of children to a naturally occurring stressor situation. *Journal of Human Stress,* Winter:154-161, 1986

91. Engel GL, et al: A study of an infant with a gastric fistula. I. Behavior and the rate of total hydrochloric acid secretion. *Psychosomatic Medicine,* 18:374-398, 1956

92. Anand K: The biology of pain perception in newborn infants. In Tyler D, Krane E, eds: *Advances in Pain Research Therapy.* New York: Raven Press, 1990, p 113-155

93. Boyce, et al, cited in Olness K, Kohen D: *Hypnosis and Hypnotherapy with Children.* New York: Guilford Press, 1996, p 326

94. Brownlee S: The biology of soul murder. *U.S. News & World Report,* November 11, 1996, p 71

95. Mann S: *Healing Hypertension—Uncovering the Secret Power of Your Hidden Emotions.* New York: John Wiley and Sons, 1999

96. Brazelton TB: *To Listen to a Child: Understanding the Normal Process of Growing Up.* Reading, MA: Addison-Wesley, 1984, p 9, 10, 29, 125

97. Ireland M, Olson M: Massage therapy and therapeutic touch in children: state of the science. *Alternative Therapies,* 6:54-63, 2000

98. Olness K, Cohen D: *Hypnosis and Hypnotherapy with Children.* New York: Guilford Press, 1996, p 178-79

99. Sumar S: *Yoga for the Special Child.* Chicago, IL: Special Child Publications, 1998

100. Roghman KJ: Daily stress, illness, and use of health services in young families. *Pediatric Research,* 7:520-526, 1973

101. Heisel J, et al: Significance of life events as contributing factors in the diseases of children. *Journal of Pediatrics,* 83:119-123, 1973

102. Mutter A, Schleifer M: The role of psychological and social factors in the onset of somatic illness in children. *Psychosomatic Medicine,* 28:333-343, 1966

103. Greene J, et al: Stressful life events and somatic complaints in teenagers. *Pediatrics,* 75:19-22, 1985

104. Dumont L: *Surviving Adolescence: Helping Your Child Through the Struggle to Adulthood.* New York: Villard Books, 1991

105. Goldberg R, et al: Relationship between traumatic events in childhood and chronic pain. *Disability and Rehabilitation,* 21:23-30, 1999

106. Powell GF, et al: Emotional deprivation and growth retardation simulating idiopathic hypopituitarism. *New England Journal of Medicine,* 276:1271-1278, 1967

107. Oates RK, et al: Long-term effects of non-organic failure to thrive. *Pediatrics,* 75:36-40, 1985

108. Sherry D, et al: Psychosomatic musculoskeletal pain in childhood: Clinical and psychological analyses of 100 children. *Pediatrics,* 88:1093-1099, 1991

109. Verny T: *The Secret Life of the Unborn Child.* New York: Delta Books, 1981, p 210

110. Milne H: *The Heart of Listening.* Berkeley, CA: North Atlantic Books, 1995, p 393

111. Porter F, et al: Long-term effects of pain in infants. *Journal of Developmental and Behavioral Pediatrics,* 20:253-261, 1999

112. Gray L, et al: Skin-to skin contact is analgesic in healthy newborns. *Pediatrics,* 105:14-20, 2000

113. Sparshott M: Psychological function of the skin. *Paediatric Nursing,* April:22-23, 1991

114. Grogan S: *Body Image: Understanding Body Dissatisfaction in Men, Women, and Children.* London and New York: Routledge, 1999

115. Cash T, Pruzinsky T: *Body Image: A Handbook of Theory, Research, and Clinical Practice.* New York: Guilford Press, 2002

116. Krueger D: Psychodynamic approaches to changing body image. In Cash T, Pruzinsky T: *Body Image: A Handbook of Theory, Research, and Clinical Practice.* New York: Guilford Press, 2002, p 463

117. Blaesing S, Brockhause J: The development of body image in the child. *Nursing Clinics of North America,* 7:597-607, 1972

118. Bluestone J: Course syllabus 2001. Get a HANDLE on Neurodevelopmental Disorders: Observational Assessment and Drug-Free Treatment. HANDLE Institute, Seattle, WA

119. Horne R, Van Vactor J, Emerson S: Disturbed body image in patients with eating disorders. *American Journal of Psychiatry,* 148:211-215, 1991

120. Garner D: Body image and anorexia nervosa. In Cash T, Pruzinsky T: *Body Image: A Handbook of Theory, Research, and Clinical Practice.* New York: Guilford Press, 2002, p 463

121. Gupta M, Gupta A, Schork N, Watteel G: Perceived touch deprivation and body image: some observations

among eating disordered and non-clinical subjects. *Journal of Psychosomatic Research*, 39:459-464, 1995

122. Hart S, et al: Anorexia nervosa symptoms are reduced by massage therapy. *Eating Disorders*, 9:289-299, 2001

123. Weiss S: Parental touch and the child's body image. In: *The Many Facets of Touch — the Foundation of Experience: Its Importance through Life, With Initial Emphasis for Infants and Young Children*. Skillman, NJ: Johnson and Johnson Baby Products Company Pediatric Round Table Series, 1984, p 2

124. Krueger D: Psychodynamic perspectives on body image. In Cash T, Pruzinsky T: *Body Image: A Handbook of Theory, Research, and Clinical Practice*. New York: Guilford Press, 2000, p 32

125. Blaesing S, Brockhause J: The development of body image in the child. *Nursing Clinics of North America*, 7:597-607, 1972

126. Harlow H: The nature of love. *American Psychologist*, 12:573-685, 1958

127. Riddle I: Nursing intervention to promote body image integrity in children. *Nursing Clinics of North America*, 7:651-661, 1972

128. Neinstein L: *Teenager Health Care: A Practical Guide*. Baltimore: Lippincott Williams & Wilkins, 1996, p 42-43

129. Fabian R, Thompson JK: Body image and eating disturbance in young females. *International Journal of Eating Disorders*, 8:63-74, 1999

130. Gerhart A: More young women choose surgical perfection. *Washington Post*, June 23, 1999

131. Wooley SC, Kearney-Cooke A: Intensive treatment of bulimia and body-image disturbance. In Brownell KD, Foreyt JP, eds: *Handbook of Eating Disorders: Physiology, Psychology, and Treatment of Obesity*. New York: Basic Books, 1986, p 476-502

132. Lappe M: *The Body's Edge: Our Cultural Obsession with Skin*. New York: Henry Holt, 2001, p 61

133. Massaging the handicapped child. *Tender Loving Care*, 4:2, 1988

134. Scott E, Jan J, Freeman R: *Can't the Child See? A Guide for Parents and Professionals About Young Children Who Are Visually Impaired*, ed. 3. Austin, TX: Pro-Ed, 1995, p 36

135. Thompson S: AboutFace, facial sculpting, and healing touch. *Touchstone, the Journal of the Oregon Massage Therapists' Association*, p 7, Summer, 1992

CRIANÇAS NÃO SÃO ADULTOS EM MINIATURA: A DINÂMICA ÚNICA DA MASSOTERAPIA PEDIÁTRICA

2

PONTOS-CHAVE

Após a leitura deste capítulo, o aluno poderá:

1. Descrever as diferenças musculoesqueléticas entre o corpo de uma criança e o de um adulto.
2. Resumir o crescimento e o desenvolvimento físico, emocional e cognitivo de crianças durante diferentes estágios da infância.
3. Explicar o processo pelo qual a restrição miofascial e os pontos-gatilho miofasciais podem desenvolver-se nos primeiros anos da infância.
4. Explicar como um terapeuta praticaria a massagem de maneiras distintas em crianças de diferentes idades.
5. Explicar a importância de estabelecer regras básicas com os pais e a criança, antes do tratamento.
6. Entender a importância de estabelecer e manter limites apropriados para a criança que recebe massagem e para seus pais.
7. Descrever o processo de traçar uma anamnese confidencial de um paciente pediátrico.
8. Descrever os materiais necessários para uma massoterapia bem sucedida com crianças.

A transformação do ser humano de um bebezinho a um adulto maduro é um processo complexo e sofisticado. Em cada estágio da transformação, contudo, podem ocorrer obstáculos que interferem na sensação de sentir-se à vontade com o próprio corpo durante o crescimento, sem sentir dores musculoesqueléticas e com uma postura positiva em relação ao toque. Esses obstáculos incluem trauma emocional, ferimentos e abuso físico ou emocional. A massagem sensível e afetuosa pode ser muito útil para que as crianças curem suas emoções negativas e se desenvolvam de um modo saudável. Neste capítulo, veremos o desenvolvimento infantil normal para entender como ajudar as crianças por meio da massagem durante diferentes estágios do desenvolvimento. O capítulo começa descrevendo as principais diferenças musculoesqueléticas entre o corpo de uma criança e o de um adulto, e continuaremos com uma discussão sobre cada estágio do crescimento e do desenvolvimento pediátrico. A discussão é concluída com idéias sobre como adaptar a massoterapia às necessidades de cada criança e como se preparar para o trabalho com elas, incluindo a anamnese pediátrica.

QUADRO PONTO DE INTERESSE 2.1
Sinais vitais característicos dos vários estágios da infância[1,2]

Pulso ou Freqüência Cardíaca

1. Bebê: 160
2. Criança em idade pré-escolar: 120
3. Criança em idade escolar: 100
4. Adolescente: 80

Pressão Sangüínea Sistólica

1. Bebê: 80
2. Criança em idade pré-escolar: 90
3. Criança em idade escolar: 92
4. Adolescente: 100

Freqüência Respiratória

1. Bebê: 40
2. Criança pré-escolar: 30
3. Criança em idade escolar: 18
4. Adolescente: 12

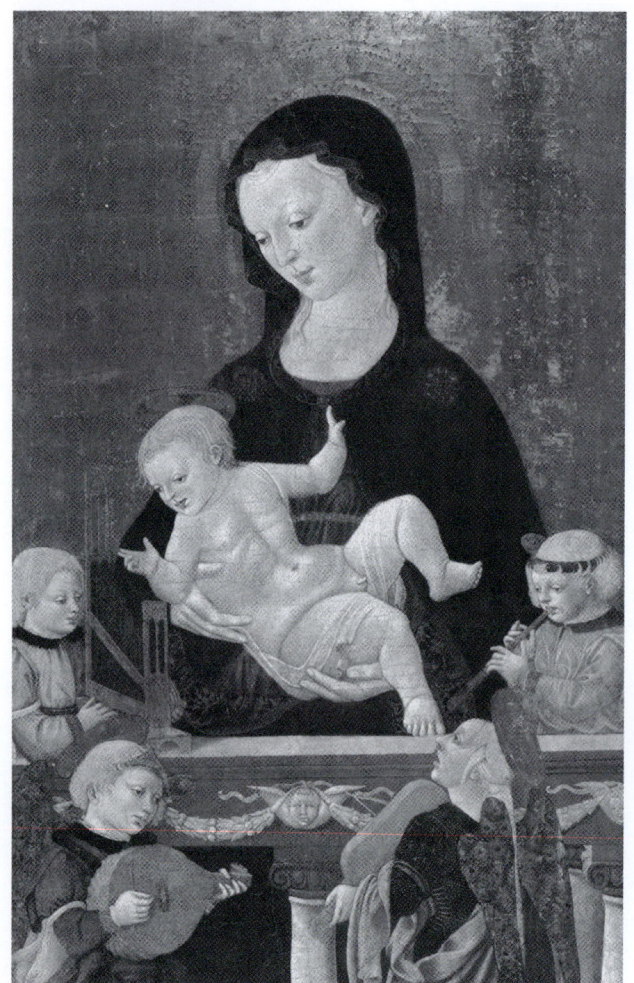

FIGURA 2.1 Um bebê apresentado como um adulto em miniatura. Esta apresentação medieval de Jesus menino parece incongruente para nosso olhar moderno, porque o artista retratou, de fato, um adulto em miniatura. Aspectos que geralmente reconhecemos como características de um bebê, como a cabeça desproporcionalmente grande e traços faciais suaves, não são vistos aqui. Os músculos do tórax, do abdome, as pernas e os pés somente apresentarão a definição vista neste retrato na idade adulta. Tampouco os ossos das extremidades inferiores são tão robustos e bem desenvolvidos na primeira infância. "The Virgin and Child with Angels", c. 1450, by Apollonio de Giovanni. Courtesy of the Fogg Art Museum, Harvard University Art Museums, The William M. Prichard Fund. Photo by Rick Stafford.

CRESCIMENTO E DESENVOLVIMENTO INFANTIL

Durante a infância, o corpo cresce com muito mais rapidez do que na idade adulta. Além do crescimento físico, ocorrem grandes avanços em áreas como coordenação, força, autocontrole, raciocínio e capacidade de se relacionar com os outros. O amadurecimento ocorre em uma seqüência razoavelmente previsível de saltos do desenvolvimento, enquanto o corpo, a mente e as habilidades da criança se desenvolvem e se expandem (ver Fig. 2.3). Novas capacidades se desenvolvem em cada estágio da infância, com base nas habilidades já desenvolvidas. Por exemplo, as crianças precisam aprender a engatinhar antes de darem os primeiros passos, e devem dá-los antes de poderem correr. Embora elas sejam candidatas naturais à massagem sensível e afetuosa, podem apresentar diferentes necessidades em idades distintas. Além disso, o desenvolvimento infantil nem sempre se encaixa em categorias bem definidas; em qualquer ponto do tempo, uma criança pode estar à frente do desenvolvimento médio em algumas áreas e atrasada em outras. No entanto, é útil pensarmos dessa forma sobre a infância, para compreendermos tudo o que ocorre enquanto a criança cresce.

OS TRÊS PRIMEIROS ANOS DE VIDA: UMA BREVE REVISÃO

Embora este livro não aborde a massagem na primeira infância, é importante fazer uma revisão sobre o desenvolvimento durante os três primeiros anos de vida, a fim de compreendermos as bases do crescimento e do desenvolvimento infantil. O desenvolvimento é definido como *a aquisição e o refinamento de diferentes habilidades.*

Desenvolvimento Físico

Durante os três primeiros anos de vida, o corpo infantil cresce e se desenvolve de maneira rápida e surpreendente. Ao final do primeiro ano, uma criança pesa três vezes mais do que ao nascer; sua cabeça terá essa mesma dimensão durante todo o restante da infância.[3,17] No fim do segundo ano de vida, o peso do cérebro da criança triplicou, enquanto as células nervosas, que se formaram antes do nascimento, são esculpidas pela experiência na medida em que as interconexões continuam se multiplicando.[18] Dessa forma, o crescimento e amadurecimento do cérebro refletem-se em grandes saltos em todas as áreas do desenvolvimento.

Quando um bebê nasce, grande parte do seu esqueleto está imatura. A pelve e as pernas ainda são primariamente formadas por cartilagem, suas vértebras são todas do mesmo formato e o esqueleto é composto por 330 ossos separados.[19,20] Entretanto, ao término do terceiro ano, os ossos da coluna, o fêmur, a tíbia e os ossos das mãos e pés têm quase duas vezes o comprimento que tinham ao nascer.[20] Graças a esse rápido crescimento ósseo, a altura aumenta em média 25 centímetros por ano. Em contraste, mesmo no auge do crescimento da puberdade, a altura das crianças aumenta apenas cerca de 10 centímetros por ano.[17] Este processo de crescimento continua até a altura plena ser atingida – no meio ou no final da adolescência (Fig. 2.3).* Nos três primeiros anos, não apenas o crescimento ósseo continua em ritmo rápido, mas a flexão extrema, típica de bebês a termo, também diminui, porque eles

---

*A ossificação do esqueleto ocorre gradualmente. As vértebras dos bebês começam a moldar-se individualmente e os 330 ossos do esqueleto dos bebês acabam por se fundir, transformando-se nos 206 ossos do esqueleto adulto.[5]

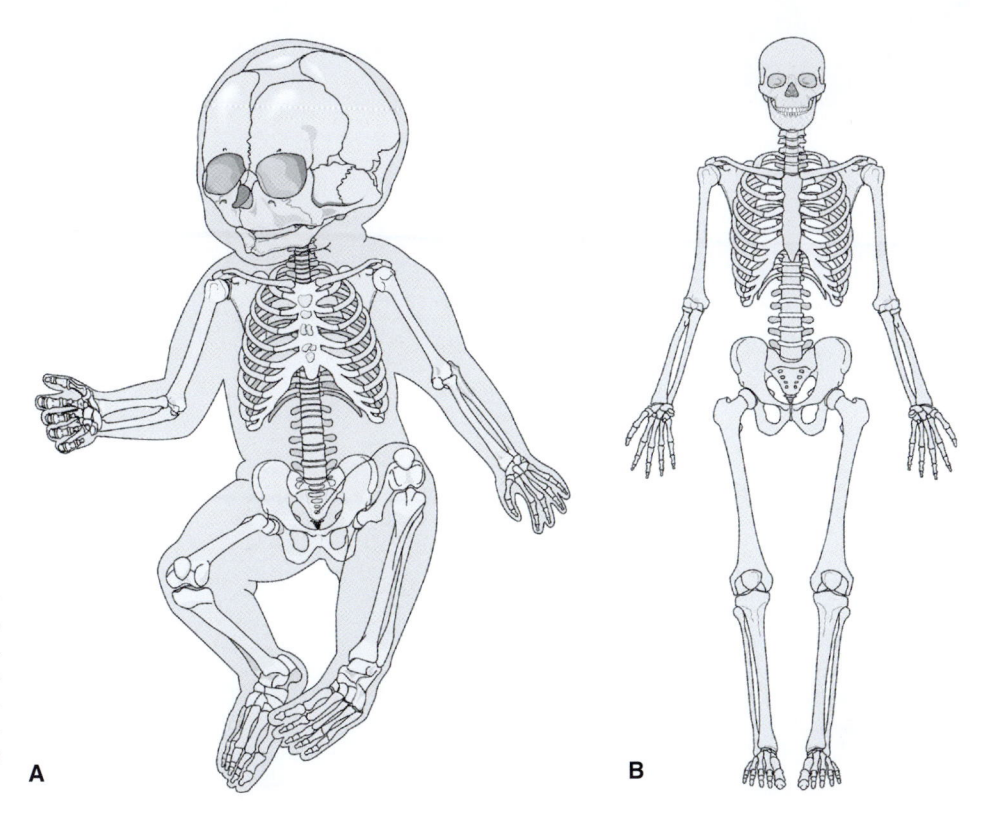

FIGURA 2.2 Esqueleto de recém-nascido comparado com esqueleto adulto. Observe as enormes diferenças em forma, número e grau de ossificação dos ossos entre o esqueleto do recém-nascido (A) e o esqueleto adulto (B). LifeART images, © 2004, Lippincott Williams & Wilkins. Todos os direitos reservados.

não estão mais enroscados no útero e começam a escalar, engatinhar e andar.[21] Aos 3 anos de idade, as crianças já adquiriram problemas musculoesqueléticos significativos como resultado de sua posição no útero, processo de parto, infecções e ferimentos. Esses eventos podem ser os precursores de problemas de postura e dores nos tecidos moles (ver Quadro Ponto de Interesse 2.2, p. 39).

Desenvolvimento Motor

Durante os três primeiros anos, a aquisição de habilidades motoras também avança com grande velocidade. As crianças passaram de seres quase totalmente indefesos – incapazes de levantar a cabeça ou rolar o corpo – para pequenas pessoas que podem caminhar, correr, lançar algo por cima do ombro, vestir-se sozinhas, pedalar um triciclo e controlar intestinos e bexiga. Elas podem realizar muitas atividades que exigem coordenação olho-mão, como empilhar cubos e desenhar círculos. As habilidades motoras visuais progrediram da capacidade inicial dos bebês de fixar precariamente e seguir um objeto muito brilhante, para o uso dos dois olhos em conjunto, localização de objetos no espaço, acompanhamento de objetos em movimento (e também para o movimento dos olhos sem a movimentação simultânea da cabeça) e percepção de profundidade. A acuidade visual ao nascer era de 20/600. Algumas crianças podem alcançar a visão de 20/20 aos 3 anos, mas muitas somente adquirem tal acuidade por volta dos 5 anos de idade.

Desenvolvimento Cognitivo

Nos três primeiros anos de vida, as crianças fazem grandes avanços no desenvolvimento cognitivo. Ao nascerem, a maioria de suas atividades era primariamente reflexa. À medida que seus cérebros se desenvolvem, elas progridem para comportamentos repetitivos simples, comportamento de imitação e questionamento. Aos 3 anos, as crianças são curiosas e adoram novidades, começam a desenvolver um senso de si mesmas e se tornam cada vez mais capazes de se diferenciar em seu ambiente social. Elas começam a usar a linguagem e símbolos para representar seu ambiente e podem brincar de "faz-de-conta". Nessa idade, elas começam a perceber os limites externos do corpo de um modo mais específico e seu estado interno como separado dos limites externos do corpo.

Desenvolvimento Emocional e Social

Com cuidados carinhosos e seguros de uma mãe ou substituta dessa, as crianças formam vínculos emocionais profundos, que são a base de relacionamentos emocionais saudáveis na idade adulta. Nos três primeiros anos, elas também adquirem uma consciência de si mesmas como seres separados dos outros. Elas começam a sentir ansiedade frente a estranhos (o medo de adultos desconhecidos) e também temem ser separadas de seus pais. O desenvolvimento da linguagem também avança rapidamente. Aos 3 anos, a maior parte das crianças já apresenta todas as habilidades básicas da língua. De alguém que não

A

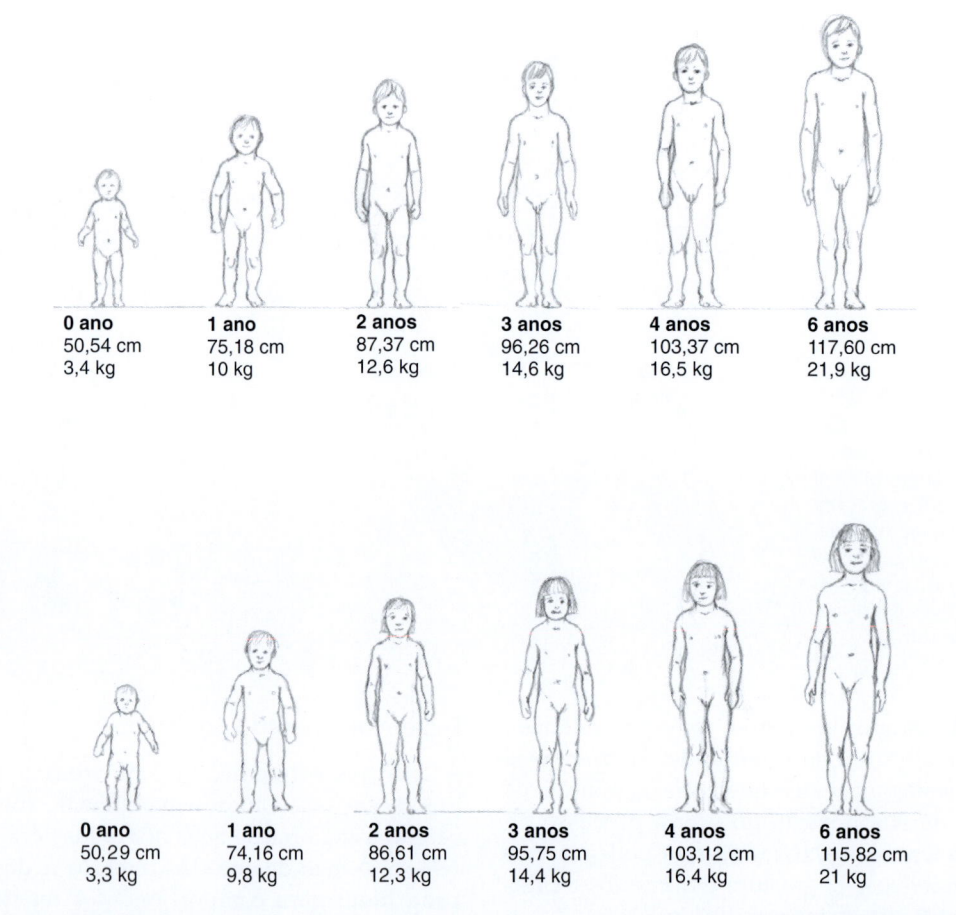

0 ano	1 ano	2 anos	3 anos	4 anos	6 anos
50,54 cm	75,18 cm	87,37 cm	96,26 cm	103,37 cm	117,60 cm
3,4 kg	10 kg	12,6 kg	14,6 kg	16,5 kg	21,9 kg

0 ano	1 ano	2 anos	3 anos	4 anos	6 anos
50,29 cm	74,16 cm	86,61 cm	95,75 cm	103,12 cm	115,82 cm
3,3 kg	9,8 kg	12,3 kg	14,4 kg	16,4 kg	21 kg

FIGURA 2.3 Estágios do crescimento físico durante a infância, do nascimento aos 18 anos. Esses números representam médias para crianças norte-americanas. O desenvolvimento de um menino é mostrado na fileira superior; o desenvolvimento feminino é apresentado na fileira inferior.

falava nada e se comunicava apenas pelo choro, elas passam a dizer o nome completo, usar sentenças com três palavras e, até mesmo, usar verbos no futuro.

A regressão comportamental é um indicador de que crianças com menos de 3 anos estão sob altos níveis de estresse. Regridem para comportamentos que pertencem a um estágio anterior e já superado do desenvolvimento. Sob altos níveis de estresse, bebês que já andam podem regredir para comportamentos mais infantis, como chupar o dedo, quando já haviam cessado tal comportamento, ou começar a chorar incessantemente; tornar-se hipersensíveis a ruído, ou ter pesadelos ou outros problemas ao dormir.

O PRÉ-ESCOLAR – DOS 3 AOS 6 ANOS

Desenvolvimento Físico

As crianças tornam-se mais altas e mais pesadas durante os anos da pré-escola, mas não na mesma proporção de antes. Entre os 3 e os 6 anos, na média a criança cresce 7,5 centímetros e ganha de 1,3 a 2,3 kg por ano.[18] Nesse período, o tronco e as pernas da criança se alongam, seus ombros descem e se alargam, seu pescoço torna-se mais comprido e seu peito se alarga e se achata gradualmente. Até os 5 anos, pernas ligeiramente curvas e joelhos em "x" são comuns. A hipermobilidade das articulações, que é normal ao nascer, começa a diminuir e continua assim durante toda a infância.[22] Nos três primeiros anos, as crianças respiravam principalmente com o diafragma e muito pouco com os músculos da parede do tórax. Agora, elas começam a respirar com ambos.

B

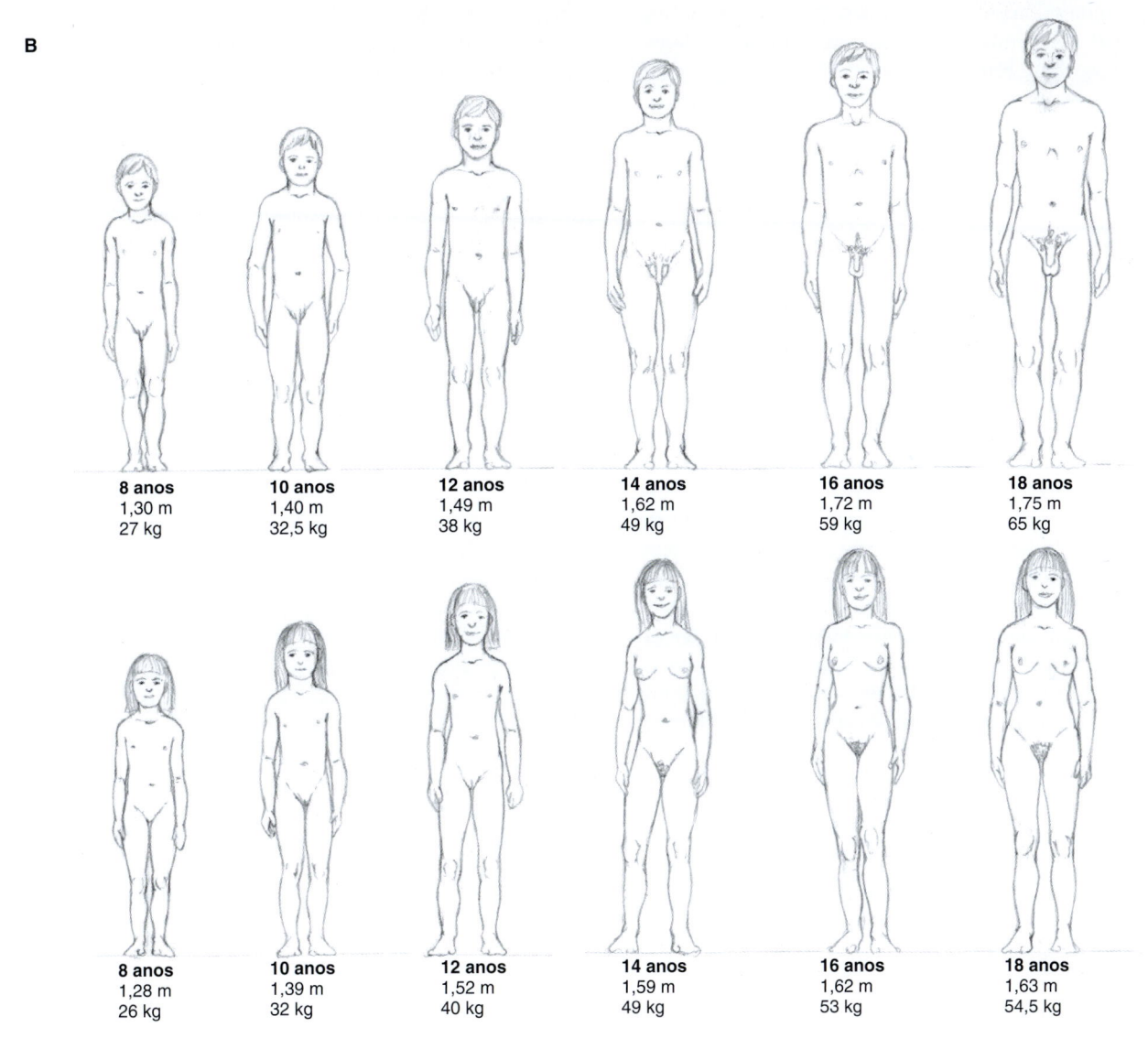

8 anos	10 anos	12 anos	14 anos	16 anos	18 anos
1,30 m	1,40 m	1,49 m	1,62 m	1,72 m	1,75 m
27 kg	32,5 kg	38 kg	49 kg	59 kg	65 kg

8 anos	10 anos	12 anos	14 anos	16 anos	18 anos
1,28 m	1,39 m	1,52 m	1,59 m	1,62 m	1,63 m
26 kg	32 kg	40 kg	49 kg	53 kg	54,5 kg

FIGURA 2.3 (cont.)

- Na média, a criança de 3 anos pesa 14 kg e mede 94 cm.
- Na média, a criança de 4 anos pesa 16,3 kg e mede 104 cm.
- Na média, a criança de 5 anos pesa 17,2 kg e mede 112 cm.
- Na média, a criança de 6 anos pesa 18,5 kg e mede 117 cm.

Desenvolvimento Motor

Dos 3 aos 6 anos, a maioria das crianças consegue se locomover cada vez mais com confiança e competência. Elas continuam fazendo avanços e refinam suas habilidades motoras, como ao correr, escalar e caminhar. Ao correr, uma criança de 3 anos pode ter dificuldade para virar em esquinas e parar rapidamente, sendo razoavelmente freqüentes as quedas; aos 6, a mesma criança pode correr com mais rapidez e controle e raramente cai. Aos 3 anos, a criança pode sentar-se em um triciclo e movê-lo com os pés; aos 6, ela pode andar em uma bicicleta pequena.[18] As

habilidades motoras finas, como desenhar e vestir-se sozinha, continuam melhorando. As habilidades visuais que exigem a coordenação dos músculos dos dois olhos continuam se desenvolvendo, mas o sistema visual da criança, em média, ainda não está maduro o suficiente para tarefas de atenção prolongada, como a leitura.[23]

Desenvolvimento Cognitivo

Durante os anos da pré-escola, aumenta gradativamente a capacidade de aquisição de conhecimento e convicções sobre o ambiente, interpretação de eventos sensoriais e registro e acesso de informações na memória. As crianças também começam a raciocinar e a entender símbolos e imagens. Elas conquistam uma capacidade crescente de processar e expressar informações, resolver problemas, recordar, concentrar-se e entender. Elas não têm senso de tempo e ainda não compreendem totalmente os conceitos de esquerda e direita. As crianças adoram brincadeiras imaginativas, como brincar de "se arrumar", em que assumem diferentes papéis, e podem se divertir com prazer durante longos períodos. Este tipo de brincadeira ajuda no desenvolvimento de habilidades tanto cognitivas como motoras.

Desenvolvimento Emocional e Social

Os pré-escolares continuam avançando para uma visão menos egocêntrica do mundo e começam a adquirir senso de limites e consideração em relação aos outros. Eles começam a aprender a reprimir e a controlar a agressividade, mas ainda agem de maneira impulsiva em grande parte do tempo e estão nos estágios iniciais da aprendizagem da autodisciplina.

O pré-escolar não se mostra particularmente preocupado com sua aparência; mas sente receio diante da possibilidade de ferir-se. Esse medo pode começar com imagens de fraturas, ferimentos ou perda de um membro. Nessa idade, curativos adesivos são apreciados, porque oferecem um reforço tátil e visual dos limites do corpo, que os pré-escolares vêem como ameaçados, após sofrerem ferimentos. Os pré-escolares também podem ter muito medo da possível dor em potencial, como ao ir ao médico para tomar uma vacina.[24] Crianças que vivenciaram dor incomum durante a primeira infância podem demonstrar mais medo diante da possibilidade de sentirem dor.[25] Os pré-escolares ainda podem sentir medo de estranhos, mas, em geral, eles já se mostram menos preocupados quando estão longe dos pais.

O uso da linguagem adquire complexidade e sofisticação ainda maiores; crianças pré-escolares conseguem formar sentenças mais longas e completas e usam um número muito maior de palavras (na média, a criança de 6 anos tem um vocabulário de mais de 2.000 palavras). Entretanto, as emoções ainda não são articuladas com facilidade.

Sob estresse, os pré-escolares podem irritar-se, sentir-se ansiosos ou com medo. Comportamentos comuns incluem choro incontrolável, medo exagerado de ficar sozinho, raiva e problemas alimentares ou com o sono.

A CRIANÇA EM IDADE ESCOLAR – 6 A 12 ANOS

Desenvolvimento Físico

Nos anos intermediários da infância, o crescimento continua de várias maneiras. De forma lenta, mas contínua, a altura e o peso aumentam. O crânio e o cérebro crescem lentamente, porque já estão quase com sua dimensão adulta. Durante esse período, os ossos continuam se alongando, tornam-se mais largos e se ossificam; entretanto, ainda são mais fracos que os ossos adultos maduros. Os músculos continuam aumentando e se tornam mais fortes.

O crescimento não é uniforme e pode haver picos de crescimento, seguidos por platôs.[17] Enquanto os ossos crescem, a altura da criança aumenta cerca de 5 centímetros por ano.

O "pico de crescimento" da puberdade, um período de rápido crescimento que continua por 2 a 3 anos, começa no fim deste estágio da infância, por volta dos 10 anos para meninas e 11 para meninos. Ele responde por cerca de 25% da altura adulta final e 50% do peso corporal ideal adulto.[17] Durante um pico de crescimento, a criança pode ganhar até 10 centímetros por ano.

- Na média, a criança de 8 anos pesa 27 kg e mede 1,29 m.
- Na média, a criança de 10 anos pesa 32 kg e mede 1,40 m.
- Na média, a criança de 12 anos pesa 39 kg e mede 1,50 m.

Desenvolvimento Motor

Como a força muscular das crianças duplica durante os anos escolares, elas podem lidar com demandas físicas mais intensas em atividades atléticas. No entanto, há uma grande propensão para ferimentos, já que os ossos ainda não estão totalmente ossificados e seus músculos imaturos podem se lesionar ou romper. Com o desenvolvimento cerebral e muita prática, o controle sobre os movimentos aumenta. A maior precisão de movimentos e coordenação leva a ganhos em equilíbrio, agilidade e tempo de reação. A postura melhora e as crianças se tornam mais estáveis, quando de pé. Habilidades motoras finas, como modelismo, desenho e escrita, também continuam a melhorar.

Desenvolvimento Cognitivo

Durante os anos intermediários da infância, o cérebro continua amadurecendo. Embora seu tamanho aumente muito pouco, a mielinização e a lateralização dos hemisférios cerebrais continuam. As crianças começam a desenvolver uma melhor compreensão de causa e efeito e o desenvolvimento de suas capacidades de linguagem e de comunicação também continua.[18] A capacidade para localizar e comunicar sintomas físicos ainda não está bem desenvolvida, assim, o terapeuta que esperar obter uma descrição verbal completa dos sintomas provavelmente se frustrará.

Desenvolvimento Emocional e Social

Enquanto amadurecem, as crianças em idade escolar se tornam cada vez mais independentes dos pais, embora ainda precisem e desejem a autoridade deles para lidar melhor com seu ambiente em expansão. Os colegas se tornam mais importantes, e as crianças começam a experimentar suas habilidades em comparação com seus grupos de companheiros. Elas brincam principalmente com amigos do mesmo sexo, e ter amigos íntimos é importante. Nesse período, as crianças começam a desenvolver uma maior compreensão de certo e errado e sua capacidade para controlar seus impulsos continua. Elas também se tornam cada vez mais capazes de se relacionar com adultos desconhecidos sem medo.

Sinais de que crianças em idade escolar estão sob alto nível de estresse incluem problemas de comportamento, como preocupação excessiva, irritabilidade, ausências à escola ou afastamento de amigos e retraimento em relação a outras pessoas. As manifestações físicas podem incluir dor de cabeça, de estômago, insônia e perda de apetite.

QUADRO 2.1

DIFERENÇAS MUSCULOESQUELÉTICAS ENTRE CRIANÇAS E ADULTOS

As crianças realmente não são adultos em miniatura. O corpo humano atinge a maturidade plena apenas por volta dos 20 anos de idade. Aqui estão algumas das diferenças que o terapeuta encontrará entre os ossos e os tecidos moles das crianças e dos adultos:

■ Quando os bebês nascem, seus ossos cranianos são separados por lacunas, ou pontos moles, chamados fontanelas, que permitem uma moldagem significativa do crânio durante o processo do parto. Durante os dois primeiros anos de vida, as fontanelas se fecham gradualmente e as suturas formam-se, permitindo que o crânio se expanda com facilidade, enquanto o cérebro cresce. As suturas cranianas apenas se fecham plenamente por volta da puberdade. As suturas não são completamente calcificadas, mesmo na idade adulta, mas contêm colágeno, fibras elásticas, vasos sangüíneos e fibras nervosas.[3,4] Diferente do crânio adulto, o formato do crânio infantil é tão mutável que pode ser alterado de forma permanente pela aplicação de força.*

■ Em comparação com os traços marcantes da face adulta, o rosto e a mandíbula de uma criança são relativamente subdesenvolvidos ao nascer, o que facilita a passagem da cabeça pelo canal do parto. Como resultado, há um crescimento maior das estruturas faciais que das cranianas, durante a infância – o tamanho do rosto aumenta mais do que o resto do crânio.[9]

■ O periósteo da criança é mais espesso, mais forte e mais ativo, em termos biológicos, que o periósteo dos adultos.[10]

■ Até o término da **ossificação**, os ossos infantis não são tão rígidos ou densos quanto os de um adulto (ver Fig. 2.4). Por exemplo, os ossos cranianos, logo após o nascimento, são da consistência de uma caixa de leite.[11] Como os ossos da criança não são tão fortes quanto os dos adultos, a propensão para fraturas é maior. Os adultos estão mais propensos a ter lesões dos tecidos moles, como entorses ou deslocamentos.[10] No entanto, as fraturas se curam com mais rapidez nas crianças, como resultado de um periósteo mais ativo e um suprimento sangüíneo mais farto para os ossos. Quanto mais jovem a criança, mais rápida é a cura.[10]

■ As crianças são mais flexíveis que os adultos e têm articulações hipermóveis, se comparadas com as dos adultos. Uma vez que a medula da criança é mais móvel, uma força que poderia causar lesão à medula em um adulto pode não causar danos à criança. Em vez disso, a força pode dissipar-se com mais facilidade sobre um número maior de segmentos, e a medula "cede", em vez de fraturar-se.[12] Os tendões, músculos e ligamentos das crianças se tornam cada vez mais rígidos com o tempo, e a amplitude maior de movimento de grande parte das articulações infantis desaparece gradualmente. As costas e os quadris de uma criança curvam-se tanto que, por exemplo, ela pode inclinar-se para frente quando sentada, e deitar-se totalmente sobre suas pernas retas no chão. Durante os primeiros anos da infância, crianças pequenas ainda podem tocar os dedos dos pés com suas pernas esticadas, mas não conseguem se curvar além disso. Na idade adulta, muitos têm dificuldade para tocar os dedos dos pés de qualquer maneira. A verdadeira **hipermobilidade**, contudo, está presente apenas em uma pequena porcentagem das crianças.[13]

■ Desde o nascimento, os músculos esqueléticos de uma criança se tornam progressivamente mais fortes, até por volta dos 20 anos de idade. Ela ganha peso mais ou menos no mesmo ritmo. Sua força permanece nesse nível por 5 a 10 anos e diminui gradualmente durante o resto da vida.[14]

■ As crianças começam a desenvolver uma rigidez muscular mensurável enquanto crescem. O aumento na altura e no peso está relacionado com a maior incidência de rigidez muscular no tríceps, reto femoral, tensor da fáscia lata, abdutores da coxa, músculos posteriores das coxas, quadrado lombar, eretores da medula, músculo levantador do ângulo da escápula, parte descendente do trapézio, flexores do punho e dos dedos. Essa rigidez aumenta dos 8 aos 16 anos e, então, geralmente permanece constante. Ela não diminui, a menos que seja tratada com exercícios de

(continua)

---

*Durante a primeira infância e os primeiros anos da segunda infância, o crânio é móvel e muda de forma em resposta à pressão externa e interna. Em muitos lugares do mundo, incluindo Europa, África e Américas do Norte e do Sul, as pessoas aproveitam a mobilidade do crânio de um bebê para alterar intencionalmente sua forma por razões estéticas (o crânio é deformado deliberadamente). Atar objetos planos e pesados à parte da frente e/ou posterior do crânio achata os ossos frontais e occipitais; embrulhar a cabeça em faixas apertadas de tecido produz uma depressão circular em toda a circunferência do crânio. Deformidades inadvertidas também ocorrem, por exemplo, deixar um bebê embrulhado em um berço de madeira dura coloca pressão no occipício inferior, achatando-o.[5,6] O sucesso do programa de prevenção da síndrome de morte infantil súbita, que alerta para que os pais sempre coloquem recém-nascidos de costas para dormir, aumentou o número de achatamentos de occipício.[7] Deformidades também ocorrem quando, em razão de um torcicolo, o bebê ou a criança pequena precisa dormir com a cabeça voltada para o lado, colocando a face e o crânio sob pressão constante.[8] Os ossos cranianos também crescem em resposta à pressão interna; todo o topo do crânio de crianças com hidrocefalia é aumentado, enquanto os ossos crescem para acomodar o aumento da pressão intracraniana.[9]

QUADRO 2.1

DIFERENÇAS MUSCULOESQUELÉTICAS ENTRE CRIANÇAS E ADULTOS (*Cont.*)

alongamento ou outra terapia. Crianças em má forma física têm mais rigidez muscular.[15]

- Os tecidos moles das crianças não são tão densos quanto os dos adultos e, portanto, exigem menos pressão. Entretanto, seus músculos não são frágeis: as crianças podem tolerar e gostar de pressão firme.
- A postura corporal normal é diferente em crianças e adultos. A criança típica dos 2 aos 3 anos tem um abdome protuberante e leve lordose lombar (dorso curvo). Aos 6 anos, com maior força nos músculos abdominais e em outros músculos, a lordose diminui. Os recém-nascidos colocam mais peso na parte de cima do corpo, em razão de sua cabeça desproporcionalmente grande e porque seu centro de gravidade está no processo xifóide. No fim da infância, com maior crescimento das extremidades, o centro da gravidade muda para a borda superior anterior das primeiras vértebras sacrais.

- O corpo infantil é, obviamente, menor que o de um adulto. Um movimento de deslizamento, executado com toda a palma em um adulto, pode precisar ser feito apenas com as pontas dos dedos em uma área pequena em uma criança.
- A pele infantil é mais macia, móvel e sensível que a de um adulto. Entretanto, ela é extremamente forte. A pele de uma criança pode suportar mais de 11 kg de força aplicados lateralmente, antes de sofrer laceração.[16]

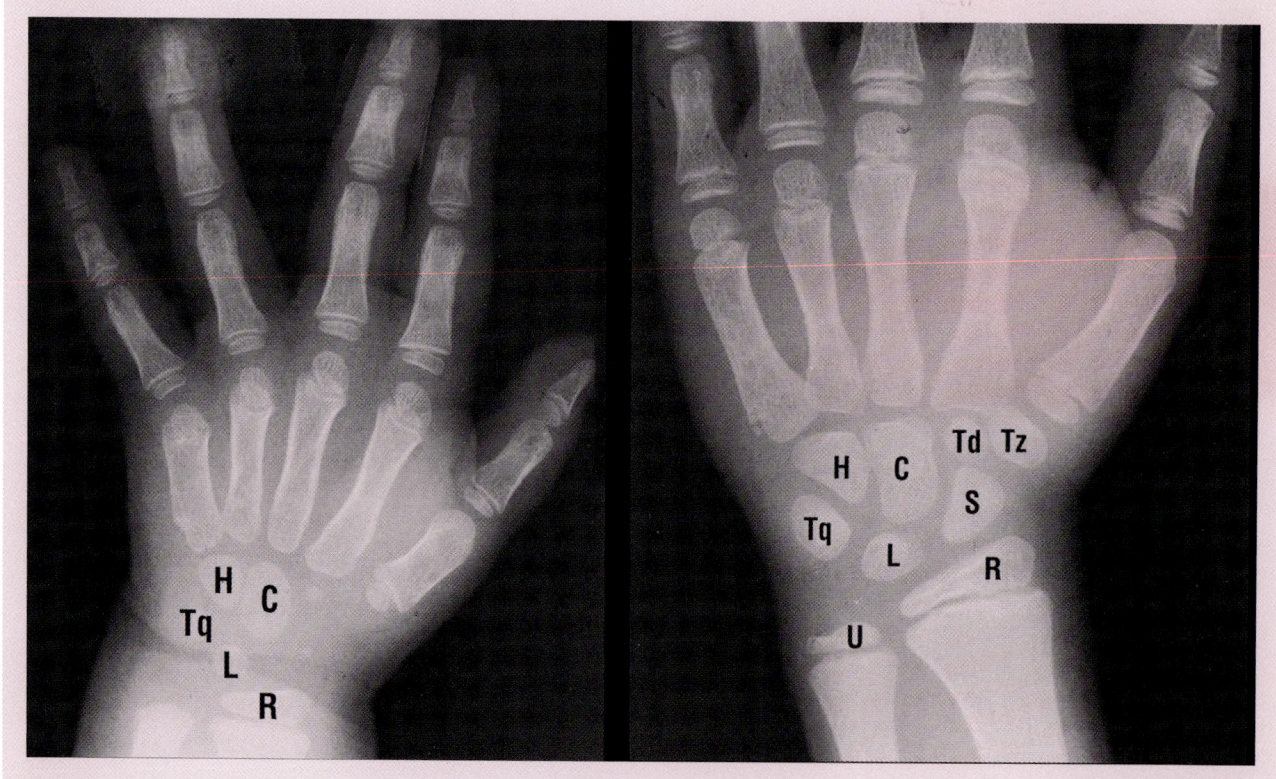

FIGURA 2.4 Ossificação dos ossos do punho e da mão e em uma criança de 2 anos e em uma criança de 11 anos. Imagem cortesia do dr. D. Armstrong, Universidade de Toronto, Toronto, Ontário, Canadá.

O ADOLESCENTE – 12 AOS 18 ANOS

Desenvolvimento Físico

Dos 12 aos 18 anos, o adolescente cresce de maneira rápida e é forçado a se adaptar a muitas alterações físicas em pouco tempo. As proporções corporais se tornam mais parecidas com as de um adulto e a imagem corporal passa por grandes mudanças.

Conforme crescem, as meninas ganham proporcionalmente mais gordura, e os meninos mais músculos. Os músculos de ambos aumentam e se desenvolvem em resposta ao crescimento ósseo. À medida que mais e mais cartilagem se transforma em osso, esses ossos também se tornam maiores e mais pesados. Os grandes aumentos na altura de adolescentes resultam deste crescimento ósseo, primeiro nas pernas e depois no tronco. Os adolescentes geralmente têm 80% de sua altura adulta aos 12 anos; aos 17, já alcançaram 95% da altura final.[26] A cabeça não cresce muito, porque o cérebro já atingiu seu tamanho adulto aos 6 anos. Ao término do pico de crescimento, os meninos estarão em média 15 centí-

(*Texto continua na página 41*)

QUADRO PONTO DE INTERESSE 2.2
Causas precoces de restrição miofascial e pontos-gatilho miofasciais

1. Restrição da fáscia causada pela posição do feto no útero.

Em um estudo já clássico sobre a restrição miofascial, a dissecação dos corpos de dois bebês que morreram ao nascer revelou muitas das mesmas restrições comuns em um adulto. O encurtamento da fáscia foi encontrado ao longo da região lateral das pernas, bem como um acúmulo de fáscia retorcida ao longo da porção mais inferior da pelve. Invólucros fasciais de músculos individuais, como o peitoral maior e a parte descendente do trapézio já haviam aderido aos próprios músculos. Músculos rígidos também foram encontrados na região lombar inferior. R. Louis Schulz, o praticante de rolfismo e estudioso da anatomia que dirigiu a dissecação, acredita que essas restrições foram causadas principalmente pela posição dos bebês no útero (Schulz RL, comunicação pessoal, maio de 2001).

"Por volta do sexto mês de gestação, limitações de tamanho do útero se tornam um fator no desenvolvimento de padrões da fáscia. Por exemplo, quando as pernas estão dobradas dentro do útero, pode ocorrer tensão entre a patela e o quadril. Quando há esse tipo de pressão, o estímulo causa uma concentração mais pesada de fibras, formando uma lâmina mais espessa de fáscia (...). Portanto, a posição da criança no útero é importante para seu desenvolvimento e alinhamento estrutural. O fato de a cabeça estar à direita ou à esquerda dos joelhos e a posição dos braços em relação à coluna são fatores que estabelecem o padrão individual da coluna (...). Essas rotações primárias são ampliadas e compensadas pelas limitações intra-uterinas durante o final da gravidez."[1] Com base em sua experiência como cientista e profissional do trabalho corporal, Schulz acredita que essas rotações no feto continuam na estrutura do adulto. Entretanto, isso não foi comprovado cientificamente.

A posição no útero também pode influenciar a fáscia da região lombar. De acordo com Schulz, "A posição de joelhos para cima, no feto, gera uma linha quase direta de restrição na pelve, entre a região lombar inferior e a porção interna da coxa. Essa linha de

(Continua)

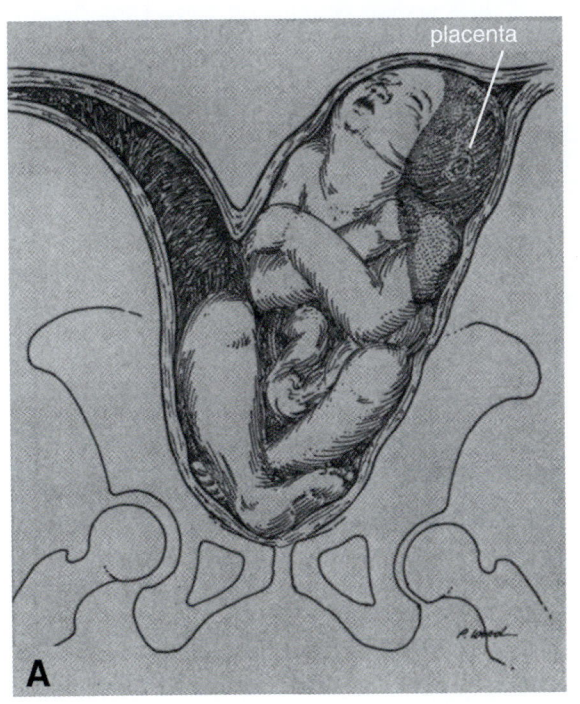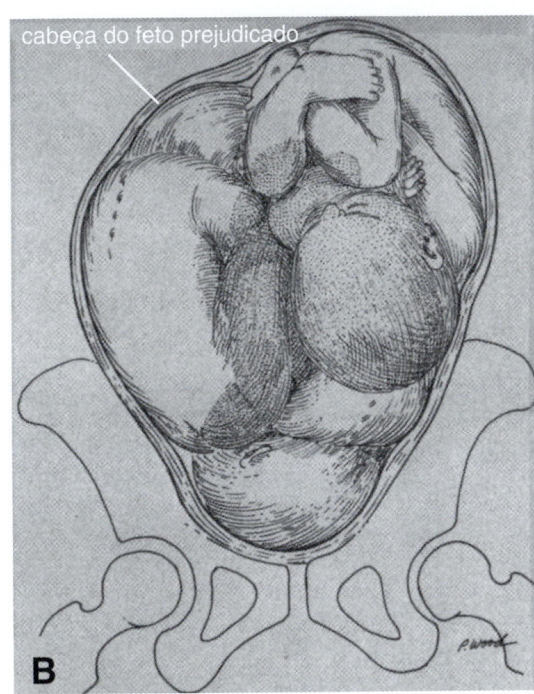

FIGURA 2.5 Posicionamento anormal no útero levando à fusão prematura da sutura metópica, que localiza-se entre as duas metades do osso frontal e se fecha normalmente aos 8 anos. Em ambos os casos, as suturas se fecharam antes do parto, porque a cabeça do feto estava posicionada de modo que não havia espaço para o crescimento e expansão lateral dos ossos frontais. As duas crianças nasceram com uma configuração triangular da cabeça, testas estreitas, sulcos onde deveria estar a sutura metópica e olhos muito juntos e oblíquos. **A**, A cabeça do feto está apertada e comprimida com a placenta no espaço limitado do corno esquerdo do útero materno. Observe a posição anterior da placenta e a posição restrita do pescoço do feto. Este útero bicorne é uma má-formação rara (desenho baseado em ultrassonografia). **B**, A cabeça fetal do trigêmeo que está com a cabeça para cima está pressionada entre os quadris de dois dos trigêmeos que estão de cabeça para baixo. A mãe é uma mulher pequena, cujo útero não é suficientemente amplo para acomodar todos os três sem extremo amontoamento (desenho baseado em radiografia). Reimpresso com permissão de Graham L, et al.: Metopic craniostenosis as a consequence of fetal head constraint: Two interesting experiments of nature. *Pediatrics*, 65: 1000-1002, 1980.

QUADRO PONTO DE INTERESSE 2.2
Causas precoces de restrição miofascial e pontos-gatilho miofasciais (cont.)

estresse é contínua com o espessamento fascial na região mais inferior das costas. A combinação é uma curva comprimida e em forma de "S" entre a região lombar inferior e a perna. Esta estrutura é funcional no útero e enquanto a criança engatinha; mas, à medida que o corpo começa a ficar ereto, o encurtamento é sentido como uma restrição que inibe o equilíbrio ereto e seguro. À medida que aumenta a demanda por movimento estável, esse tecido deve alongar-se ou, como é mais comum, a criança em crescimento descobre compensações para esse encurtamento, a fim de atender às suas necessidades. A coluna pode encurvar-se demais para frente ou as pernas podem ser puxadas para cima e para dentro do corpo. Existem vários exemplos de tais restrições e conexões, enquanto a criança se desenvolve no útero".[1]

2. Pontos-gatilho miofasciais causados pela posição do feto no útero.

    A experiente terapeuta Bonnie Prudden descobriu que todos os recém-nascidos têm pontos-gatilho miofasciais que, em sua opinião, são em grande parte o resultado dos efeitos da posição no útero sobre o corpo do bebê. Ela assemelha esta posição a "sentar-se em uma cadeira por 4 meses inteiros com sua cabeça enfiada entre seus joelhos" (Prudden B, comunicação pessoal, fevereiro de 2003).

3. Deformidades causadas pelo apinhamento intrauterino.

    Quando o espaço para o feto é insuficiente, diversas deformidades podem ocorrer, incluindo pé torto, curvatura dos ossos longos, deslocamento dos quadris e encurtamento fibroso do esternocleidomastóideo, levando ao torcicolo. Um braço comprimido contra a face pode impedir o crescimento normal do maxilar ou da mandíbula.[2,3] As pernas costumam sofrer maior restrição que os braços, por serem maiores. Se o feto está deitado em posição transversal ou oblíqua e não há espaço para a expansão da cabeça fetal enquanto cresce, parte das suturas pode se fundir antes do parto. Do mesmo modo, o apinhamento de dois ou mais fetos no útero pode impedir o crescimento da cabeça e levar à fusão antecipada das suturas.[4-6] O apinhamento também pode causar outras deformidades. A autora observou, por exemplo, dois meninos de diferentes duplas de gêmeos nas aulas de massagem infantil. Um deles estivera deitado sob sua irmã maior, no útero; ao nascer, sua segunda e terceira vértebras cervicais estavam fundidas juntas e um lado de seu crânio estava achatado. O outro menino havia ficado ao lado de sua irmã gêmea. As ultrassonografias dos últimos meses da gestação mostraram que os gêmeos estavam de cabeça para baixo. A cabeça do menino estava muito voltada para a esquerda e não havia espaço para ele movê-la para qualquer outra posição. Aos 3 meses, sua cabeça ainda estava muito virada para a esquerda, exatamente como no útero. Ele não conseguia sequer virar

a cabeça de leve para a direita e resistia a qualquer tentativa para virá-la nessa direção. A fisioterapeuta e instrutora de Feldenkrais, Deborah Bowes, tratou o bebê de uma mãe filipina de porte corporal miúdo e pai caucasiano alto. O bebê era grande demais para o útero da mãe e, por algum tempo antes do parto, sua boca foi comprimida contra a parte interna do osso púbico da mãe com força suficiente para deixar uma marca sobre seu lábio superior. Após o parto, a menina recusava-se a abrir a boca e precisou ser alimentada por um tubo estomacal (Bowes D, comunicação pessoal, setembro de 1992). Algumas deformidades também podem ser causadas por uma posição de nádegas no útero: um bebê pode nascer com torcicolo muscular, escoliose, deslocamento do quadril, pé torto e outros defeitos musculoesqueléticos.[2,7]

4. Efeitos do trauma de parto.

    O trauma de parto pode causar pontos-gatilho na cabeça como resultado da pressão sobre ela, particularmente durante um parto difícil e/ou parto com fórceps ou por vácuo (ver Trauma de Parto, p. 100). Uma vez ativados, os pontos-gatilho podem permanecer latentes ou ativos, mas nunca desaparecem. Eles podem permanecer como uma causa de rigidez miofascial e dor durante a vida inteira. Por exemplo, pontos-gatilho no temporal, occipital e cervicais posteriores, que podem ser todos causados por trauma de parto, causam enxaquecas.[8]

    A tração da cabeça durante o parto pode causar tensão nos músculos suboccipitais, levando a torcicolo, escoliose, desenvolvimento muscular assimétrico e desvio da cabeça para um lado. O parto de nádegas também pode causar danos ao tronco superior do plexo braquial, já que a cabeça é tracionada e inclinada lateralmente para passar pelo canal do parto (ver p. 101). Fratura do úmero ou da clavícula também pode ocorrer simultaneamente.[7] Devido à rigidez e dor no pescoço, os bebês com tensão suboccipital podem mostrar-se excepcionalmente inquietos ou infelizes.[9]

5. Infecções e ferimentos.

    Pontos-gatilho em crianças pequenas podem ser iniciados por infecções do trato respiratório superior entre outras.[10] Ferimentos, como quedas, também podem causar problemas no tecido mole. Por exemplo, o filho da autora saltou do canguru de onde estava aos 7 meses e torceu o punho gravemente. Bebês estão em risco de ferimentos porque não têm consciência dos perigos potenciais, como objetos quentes, alturas perigosas e outros riscos. Entre crianças com 3 anos ou menos, 25% já tiveram mais de um ferimento físico desde o nascimento que exigiram tratamento médico.[11] Fraturas das falanges e metacarpos são comuns nos dois primeiros anos de vida, quando as crianças aprendem a andar. Fraturas da tíbia são comuns nessa fase.[12]

QUADRO PONTO DE INTERESSE 2.2
Causas precoces de restrição miofascial e pontos-gatilho miofasciais (cont.)

Referências Bibliográficas

1.   Schulz RL, Feitis R, Salles D: *The Endless Web: Fascial Anatomy and Physical Reality.* Berkeley, CA: North Atlantic Books, 1996, p 14-15, 17

2.   Saven L: *Textbook of Orthopedic Medicine.* Baltimore, MD: Lippincott Williams & Wilkins, 1998, p 22

3.   Long T, Toscano K: *Handbook of Pediatric Physical Therapy.* Philadelphia, PA: Lippincott Williams & Wilkins, 2001, p 8-10

4.   Graham, et al: Sagittal craniostenosis: Fetal head constraint as one possible cause. *Journal of Pediatrics,* 95:: 747, 1979

5.   Graham, et al: Coronal craniostenosis: Fetal head constraint as one possible cause. *Pediatrics,* 65: 995, 1980

6.   Graham, et al: Metopic craniostenosis as a consequence of fetal head constraint: Two interesting experiments o nature. *Pediatrics,* 65: 1000, 1980

7.   Morrissy R: *Lovell and Winter's Pediatric Orthopaedics.* Baltimore, MD: Lippincott Williams & Wilkins, 2001, p 102, 109

8.   Travell J, Simons D: *Myofascial Pain and Dysfunction: The triggerpoint Manual,* vol 1, 2nd ed. Baltimore, MD: Lippincott Williams & Wilkins, 2001, p 117

9.   Rockwell J, DC, citado em Sterlanyl D: *Fibromyalgia and Chronic Myofascial Pain: A Survival Manual.* Oakland, CA: New Harbinger, 1996, p 151

10.   Aftimos S: Myofascial pain in children. *New Zealand Journal of Medicine.* August: 440-441, 1998

11.   Chidhood Injury Fact Sheet. National SafeKids. Disponível em: www.SafeKids.org. Acessado em julho de 2002.

12. Ogden J: *Skeletal Injury in the Child.* Philadelphia, PA: Lea and Febiger, 1982, p 4

metros mais altos que as meninas. No fim da puberdade, a cartilagem original do adolescente terá sido quase totalmente substituída por osso, e as células cartilaginosas e as placas de crescimento param de se multiplicar e desaparecem.

Enquanto seus corpos crescem, as proporções dos adolescentes tornam-se mais parecidas com as de um adulto. Diferentes partes do corpo crescem em diferentes ritmos, o que lhes dá a aparência e a sensação de serem desajeitados e desastrados. Mãos e pés, por exemplo, crescem antes dos quadris e dos ombros. Alguns adolescentes podem passar por um período de tropeços e colisões em móveis. Aos poucos, contudo, o crescimento das diferentes partes do corpo se estabiliza, os adolescentes acostumam-se com as suas formas e a falta de jeito desaparece.

O crescimento do tecido reprodutor (testículos e ovários) é mínimo durante a infância. Já na puberdade, há um grande pico de crescimento que continua ao longo de toda a adolescência. As meninas começam a menstruar e precisam lidar com o desenvolvimento dos seios e outras mudanças em suas formas. Os meninos começam a ter ereções, emissões noturnas e falhas na voz. Essas alterações podem causar ansiedade ou embaraço.

- A média dos adolescentes de 12 anos pesam 39 kg e medem 1,50 m.
- A média dos adolescentes de 14 anos pesam 49 kg e medem 1,60 m.
- A média dos adolescentes de 16 anos pesam 56 kg e medem 1,67 m.
- A média dos adolescentes de 18 anos pesam 60 kg e medem 1,70 m.

Desenvolvimento Motor

Força, coordenação e energia continuam aumentando enquanto os ossos e músculos adolescentes amadurecem. Muitas habilidades atléticas alcançam seu ápice aos 17 ou 18 anos de idade. Como resultado desse vigor físico, os adolescentes com freqüência têm sensações de força e confiança que lhes eram desconhecidas. Porém, combinadas com

altos níveis de energia e sensação de invulnerabilidade, tais impressões tornam os adolescentes especialmente propensos a comportamentos de risco. Ferimentos são, infelizmente, a principal causa de morte nesse grupo etário.

Embora as habilidades motoras visuais também devessem estar em seu auge, um levantamento nacional de saúde com 7.000 jovens norte-americanos dos 12 aos 17 anos revelou que 12% têm desequilíbrio muscular ocular de moderado a grave, no plano lateral; 1 de 12 tinham anormalidades visuais significativas, sendo o **estrabismo** o problema mais comum.[17] Um período de alto estresse, causado por eventos como morte ou divórcio na família, mudança para uma nova casa ou uma situação negativa de aprendizado na escola pode precipitar problemas de visão.[27]

Desenvolvimento Cognitivo

Muitas capacidades mentais continuam a se desenvolver, dos 12 aos 18 anos, de modo que os adolescentes desenvolvem cada vez mais uma memória e uma atenção mais maduras. Suas habilidades crescem em termos de pensamento abstrato e solução de problemas, e uma maior sofisticação na leitura e escrita torna-se possível. Os adolescentes passam a ser capazes de pensar em termos hipotéticos e imaginar todas as possibilidades inerentes a uma situação; entretanto, a sensação de invulnerabilidade se mantém – "coisas ruins acontecem com os outros, mas não comigo" – o que pode colocá-los várias vezes em risco.

Desenvolvimento Emocional e Social

Os principais desafios da adolescência são:

- Tornar-se independente, com identidade e senso único de "eu", permanecendo ainda assim relacionado com outros. Buscar uma identidade própria é parte do desenvolvimento adolescente normal, mas, à medida que se afastam do que antes era a sua principal fonte de auto-estima – os pais –, os adolescentes podem vivenciar uma sensação de vazio.

- Entender os relacionamentos e a necessidade de sentir-se parte de algo e de ter companhia. A felicidade e o bem-estar de um adolescente estão fortemente ligados à sensação de ter apoio social e de ser incluído em grupos de amigos. Os adolescentes também começam a definir-se como seres sexuais e começam a explorar o amor romântico.
- Aprender como tomar decisões apropriadas por tentativa e erro, opiniões de outros e conseqüências naturais.
- Aprender a assumir responsabilidade pessoal por suas ações.
- Ajustar-se a um corpo em rápida transformação.

Essas tarefas do desenvolvimento são difíceis para qualquer indivíduo e podem causar grande estresse. A maioria dos adolescentes passa bem por esse processo, mas cerca de 20% deles sofrem profundamente e vivenciam um tumulto interno extremo.[28] Sinais de estresse podem incluir depressão ou problemas de comportamento, como raiva excessiva, baixa auto-estima, rebeldia e violação de regras. Bru et al. encontraram que um alto nível de estresse estava significativamente associado com aumento do mau comportamento do adolescente na escola, exemplificado por provocações, brigas e perturbação na sala de aula.[29] Manifestações físicas incluem dores de cabeça e de estômago, insônia e perda do apetite. Amplas oscilações de humor e expressões rápidas de raiva, associadas a sensações de desajuste social e dificuldade em pedir ajuda tornam o papel de pai e mãe de um adolescente mais desafiador em comparação a qualquer outra fase da criança.

Os adolescentes podem testar a autoridade, como um modo de se imporem melhor. A falta de controle dos impulsos ainda é comum, mas tende a diminuir com o amadurecimento.

ADAPTAÇÃO DA MASSOTERAPIA PARA CRIANÇAS EM DIFERENTES IDADES

O TRABALHO COM PRÉ-ESCOLARES

Os pré-escolares representam um verdadeiro desafio para o massoterapeuta. Em virtude de seu estágio de desenvolvimento intelectual, nem sempre é possível obter sua cooperação com explicações racionais sobre a importância da massagem. É necessária muita paciência, brincar com eles e ser compreensivo para convencê-los a ficar quietos por algum tempo. Qualquer coerção ou restrição não apenas violará seus limites, mas também voltará os pequenos pacientes contra o terapeuta. Um exemplo da pior situação possível é a do pré-escolar que, acompanhado de sua mãe, visitou um rolfista bastante renomado e terminou agachado debaixo da mesa, aos berros. Depois, o profissional admitiu que não tinha experiência com crianças e, conseqüentemente, nenhuma idéia sobre como prepará-las para o trabalho corporal. O conselho clássico de Margaret Palmer[30] (ver Quadro Ponto de Interesse 2.3)

QUADRO PONTO DE INTERESSE 2.3
Conselhos sobre massagem para crianças em 1918

Nem sempre os bebês toleram que alguém mexa em seus dedos dos pés, mas pode-se recorrer à velha brincadeirinha de "Esse porquinho foi à feira e esse outro porquinho ficou em casa". É difícil fazer com que uma criança de 1 ou 2 anos deite-se de bruços, de modo que as costas precisam ser massageadas enquanto ela está sentada; colocá-la montada na perna da mãe ou da enfermeira, de frente para ela, é uma idéia. Crianças menores sentem-se mais confortáveis no colo da mãe ou da enfermeira durante uma sessão (...). As idades dos pequenos pacientes variam de algumas semanas a 10 ou 12 anos. Dez minutos de cada vez são suficientes para acalmar o bebê; com crianças mais velhas, 10 minutos para começar, depois 20 e, por fim, 30 minutos. 30 minutos é o máximo, sendo que 5 minutos devem ser dedicados à medula, que sempre aconselho a incluir no tratamento local (...). Delicadeza de toque, astral animado e simpatia são qualificações essenciais na massagem dos pequeninos.

Margaret Palmer (extraído de *Lessons on Massage*, publicado em sua quinta edição em 1918. Palmer usava a massagem sueca para tratar crianças com poliomielite, paralisia cerebral, curvatura inadequada da coluna, coréia, raquitismo, pés tortos e outros problemas ortopédicos).[30]

ainda é apropriado, no que diz respeito ao trabalho com pré-escolares.

O dr. T. Berry Brazelton[31] conta que recebeu um telefonema da mãe de Laura, 4 anos, que sentia forte dor na barriga. Nos últimos meses, a menina já tivera diversos episódios de dor intensa na barriga, que eram tratados de acordo com os conselhos dados por Brazelton pelo telefone. Neste episódio em particular, o médico achou que precisaria examinar Laura pessoalmente ou a menina teria de ser levada ao departamento de emergência de um hospital.

"Apalpei sua barriga, para localizar o ponto da dor. Laura olhava-me de um modo esperto, enquanto eu tentava distraí-la de sua dor. Em minha mesa de exame, ela parecia muito preocupada com seu estado, gemendo de forma tão convincente que senti urgência em ajudá-la. Sua mãe nos olhava de pé, com expressão ansiosa. 'Ela não pode estar fingindo. Ela nunca deixaria sua própria festa de aniversário para vir ao médico. Há semanas ela anseia pela festa e nem chegou a soprar as velas ou comer o bolo!' Com isso, a intensidade dos gemidos de Laura aumentou. E conforme eu me aproximava, ela começou a recuar, protegendo seu abdome. Mostrava-se tão preocupada que a parede muscular de seu abdome estava tensa demais para eu poder palpá-la. Eu não saberia dizer se isso devia-se à dor.

Levantei Laura e a coloquei no colo de sua mãe, segurando seu ursinho de pelúcia. Eu lhe disse que queria sentir sua barriga. Pedi que ela flexionasse suas pernas para cima, contra seu abdome. Pousei minha mão com firmeza em sua barriga, mas sem pressão. Enquanto isso, eu lhe garanti que não iria machucá-la e que faria o possível para 'consertar' sua dor de barriga. Ela me olhava ansiosa pelo que eu poderia descobrir. Ao auscultá-la com o estetoscópio, fiquei mais tranqüilo. Havia sons intestinais por todo o abdome. Os grunhidos e gorgolejos que são um acompanhamento normal da atividade intestinal mostram-se reduzidos ou ausentes em uma área inflamada ou obstruída. Quando há um apêndice agudo incipiente, os sons intestinais estão ausentes nessa área.

Eu pedi que ela segurasse seu ursinho preferido para que eu pudesse ver onde ele sentia dor. Ela me garantiu que ele não sentia dor. Enquanto a menina segurava o brinquedo, eu pressionei na barriga cheia de palha do ursinho e ele deu um gritinho. Nós rimos, e eu pressionei em outro ponto. Nada de gritinhos! Rimos mais ainda. Nesse meio-tempo, com a outra mão, eu apalpava o abdome de Laura. Enquanto me via brincando com o ursinho,

protegida nos braços da mãe, a menina relaxara. Ao vê-la distraída, eu pude apalpar seu abdome, certificando-me e garantindo à mãe preocupada de que estava tudo bem."[31]

O Dr. Brazelton usou quatro princípios essenciais no trabalho com pré-escolares:

1. Tranqüilização emocional. Ele disse à menina que ela não se machucaria e que sua dor de estômago seria "consertada". Laura pôde sentar-se no colo da mãe, um lugar de muita segurança.
2. Distração. O Dr. Brazelton conseguiu distrair Laura enquanto examinava seu estômago, brincando com o ursinho da menina. Outras maneiras de distrair uma criança são cantando, contando histórias e usando brinquedos e outros objetos interessantes para chamar a atenção do pequeno paciente (ver Fig. 2.6).
3. Carinho e bom-humor. Pré-escolares naturalmente apreciam um adulto que se dispõe a brincar e dizer coisas engraçadas para eles. Essas crianças se sentem reconfortadas e com freqüência encantam-se com um adulto que consegue "pensar como criança". Por exemplo, durante a massagem de rolar a bola (Cap. 3), pode-se oferecer massagem e brincar com a criança ao mesmo tempo, usando uma bola que emite algum som ou tem um guizo em seu interior, ou usando a bola para cantar uma variação de "a dona aranha".

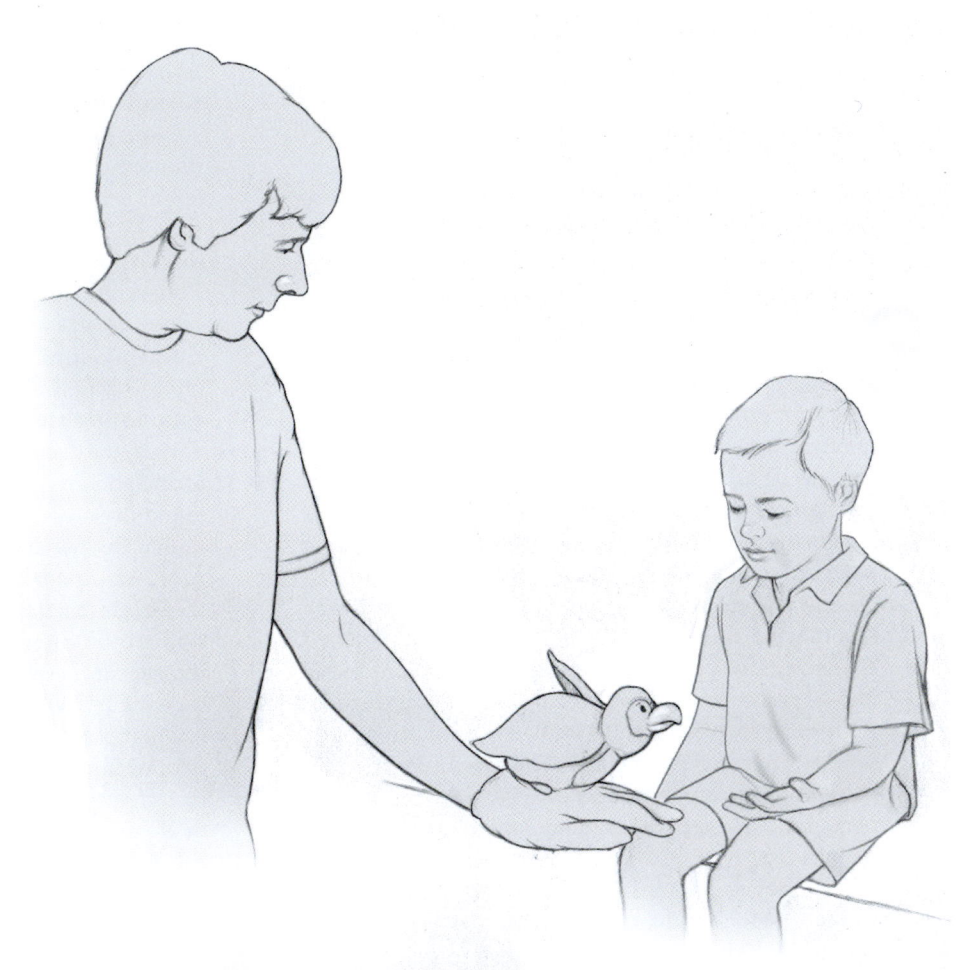

FIGURA 2.6 Brinquedos e outros objetos interessantes podem ajudar o terapeuta na conquista da cooperação de uma criança relutante.

4. Sensibilidade quanto aos sentimentos da criança. Observe que o Dr. Brazelton não tentou conter Laura quando ela foi examinada; em vez disso, ele descobriu uma forma de examiná-la sem que ela apresentasse resistência.

Algumas orientações adicionais pra tornar a massoterapia mais eficaz com pré-escolares incluem:

- Peça aos pais para trazerem seus filhos quando eles estiverem descansados. O período da manhã provavelmente é o melhor horário. Muitas crianças ainda tiram cochilos nessa idade; assim, informe-se com os pais em quais horários seus filhos costumam cochilar.
- Pré-escolares precisarão se sentir mais familiarizados com o terapeuta e com seu ambiente do que um adulto. Em geral, a maioria dos pré-escolares não se sentirá confortável ao chegar em um local totalmente desconhecido (o consultório) para receber massagem de um estranho. A não ser que o terapeuta possa ir à casa da criança ou que o paciente se mostre excepcionalmente confortável com a massagem e com estranhos, talvez seja melhor receber a criança em seu consultório para uma primeira consulta breve, antes de recebê-la como paciente. Mesmo se a criança simplesmente entra por 5 minutos, observa tudo ao seu redor e brinca um pouco, a experiência aumentará muito seu nível de conforto, já que, ao retornar, o lugar não será mais estranho. Uma situação ideal seria receber o paciente com a mãe ou pai, brincar com algo que a interesse e fazer um lanche ou pedir que a criança acaricie um animal vivo, como um gatinho dócil ou um cão meigo (deve-se perguntar sobre alergias a gatos e cães antes de expor a criança a esses animais).
- O ambiente de massagem deve ter brinquedos e outros objetos que atraiam as crianças, e deve ser seguro para poder ser explorado por esses pacientes. Várias ferramentas de massagem, como *rollers*, objetos com formatos interessantes e ferramentas com diferentes texturas manterá o interesse da criança naquilo que você faz. Escovas de cabelos – tanto as macias, para bebês, quanto as outras mais duras – são excelentes para a estimulação cutânea. Todos os itens devem ser laváveis e precisam ser lavados após o uso por cada paciente.
- Os pais podem trazer de casa um CD com as músicas favoritas da criança para deixá-la mais à vontade. Se ela tem um objeto especial de apego, como um bichinho de pelúcia ou um cobertor, os pais podem trazê-lo.
- Pudor não costuma ser um problema para pré-escolares, mas deve-se pedir que os pais da criança a dispam. Você pode pedir que a criança vista um avental pequeno, mas pacientes agitados dificilmente aceitarão usá-lo.
- Como crianças dessa idade não conseguem verbalizar seus sentimentos do mesmo modo que crianças mais velhas, deve-se ser ainda mais sensível a indicadores não verbais de resistência ou dor, incluindo demonstrações físicas de medo, prender o fôlego, fazer caretas ou enrijecer outras partes do corpo. Se as crianças parecerem nervosas com a possibilidade de um estranho tocá-las ou examiná-las, o pai ou a mãe podem fazer boa parte da primeira massagem. O terapeuta pode ensinar alguns movimentos simples de massagem, evitando movimentos dolorosos.
- Com raras exceções, crianças pré-escolares não conseguem deitar-se quietas por tanto tempo quanto os adultos. Sua atenção dura bem menos tempo e seus corpos pequenos não exigem tanta massagem. Para incentivá-las a ficarem quietas, deve-se assumir uma abordagem divertida enquanto massageia; tente cantar, por exemplo, ou fazer joguinhos, oferecer brinquedos variados ou utensílios de massagem para entretê-las. Os pais geralmente sabem quais brinquedos os filhos preferem ou o que os mantêm entretidos. A massoterapeuta e fonoaudióloga Peggy Jones Farlow combina massagens faciais com um jogo que a avó praticava com ela em sua infância. Ela começa com movimentos que descem da testa da criança até seu queixo e voltam à testa várias vezes, enquanto diz à criança: "Se eu morasse aqui (com as palmas pousadas na testa) e você morasse aqui (movimento até o queixo da criança), será que você subiria para me visitar? (movimento para cima novamente, até a testa da criança). Eu desceria para ver você! Mas primeiro, teria de passar pelas montanhas (polegares sobre as sobrancelhas), escorregaria por essa colina (polegares sobre a ponte do nariz até as faces), rolaria por este montinho aqui e subiria neste (o dedo rola para baixo sobre o lábio superior e o polegar rola para cima, sobre o lábio inferior) e eu contornaria o lago (ponta dos dedos exploram levemente em torno os lábios). Podemos pescar no lago (as mãos fazem `boca de peixe', apertando levemente as faces da criança uma contra a outra)!". Ela termina a massagem facial com fricção nas orelhas. "Usamos nossas orelhas para escutar. Shshsh... Escute. O que você ouviu?"[32]
- Talvez não seja possível executar uma massagem localizada em uma área pequena; as crianças podem entediar-se e virar-se de repente durante um movimento de massagem, de modo que um deslizamento nas costas pode tornar-se, subitamente, um deslizamento na barriga! Para completar um determinado número de movimentos em uma determinada área, massagear a criança por alguns minutos, depois massagear a mãe ou o pai do paciente por alguns minutos e voltar a fazer massagem na criança. A massoterapeuta Margaret Palmer recomendava 10 minutos de massagem inicialmente, aumentando de forma gradual para 30 minutos.[30] Descobriu-se que essa orientação é adequada para a maioria dos pré-escolares. Uma massagem sueca em todo o corpo de uma criança pode exigir cerca de 30 minutos, comparado com cerca de 60 minutos para um adolescente ou um

adulto. Pré-escolares exigem uma dose extra de paciência. A autora fez uma atendimento em domicílio a uma criança deficiente de 2 anos e aos seus três irmãos. Como a menina conseguia sentar-se quieta por apenas 10 minutos, alternou-se massagens de 10 minutos: primeiro, ela era massageada, depois fazia o mesmo com um dos irmãos, voltava à menina, alternava para a mãe e, por fim, a menina recebia então a terceira sessão de 10 minutos.

■ Deve-se explicar o que se está fazendo durante a massagem usando uma linguagem simples que as crianças possam entender, mas não seja condescendente. Estudos demonstram que as crianças tem de fato pouco conhecimento cognitivo sobre o corpo e como este funciona até por volta dos 9 anos.[33] Mesmo que elas não entendam totalmente o que o terapeuta diz, sua tentativa de se comunicar transmite respeito.

■ O terapeuta deve assegurar-se que quaisquer itens potencialmente perigosos, como bolsas quentes de gel ou banhos de parafina, estejam fora do alcance, além de não manter objetos pontiagudos ou frágeis na sala de terapia.

■ Após receber algumas sessões e se familiarizar com a situação, a maioria dos pré-escolares se sente confortável e contente ao chegar para sua sessão de massagem. Pode-se tornar o fim da sessão mais divertido, presenteando os pequenos pacientes com brindes como adesivos, um pacote de curativos adesivos coloridos, sopradores de bolhas de sabão ou um bichinho de pelúcia pequeno. Não se deve dar doces.

TRABALHANDO COM CRIANÇAS EM IDADE ESCOLAR

O trabalho com crianças em idade escolar é um pouco diferente do trabalho com pré-escolares, já que o alcance de sua atenção agora é maior e elas não precisam ser convencidas a ficarem quietas. Elas são mais capazes de expressar suas sensações e seus sentimentos e podem identificar áreas doloridas ou desconfortáveis. Nessa idade, as crianças têm mais necessidade de massagem, para ajudar no alívio de problemas musculoesqueléticos, uma vez que a probabilidade de já terem tido mais lesões é maior. O pudor pode ser um problema maior do que em pré-escolares:

Orientações para o trabalho com crianças em idade escolar:

■ Crianças em idade escolar agora precisam cumprir horários, então, o período mais provável para seus tratamentos será após o horário escolar. Depois de um dia cheio e do caminho até o consultório, algumas crianças estarão sobrecarregadas de estímulos. Neste caso, será melhor chegarem alguns minutos antes da sessão, para terem alguns minutos só para si. Pode-se deixar que elas brinquem tranqüilamente na sala de espera ou leiam um livro. Ou, ainda, elas podem preferir fazer isso na sala de terapia, enquanto o pai ou a mãe recebe uma curta massagem.

■ Nessa idade, as crianças estão mais propensas que os pré-escolares a sentir-se confortáveis com alguém que nunca viram antes; entretanto, ainda é melhor que elas façam uma breve visita ao consultório antes da primeira consulta. Isso é especialmente importante se a criança demonstra alguma apreensão.

■ Crianças em idade escolar já não precisam tanto de brinquedos para se ocuparem durante a massagem, mas objetos novos e interessantes, que possam ser manuseados sem o perigo de quebrá-los, tornarão seu consultório mais atraente. A autora do livro tem uma coleção de crânios de animais de verdade que podem ser manuseados; uma variedade de ferramentas de massagem e uma coleção de bolas de diferentes tamanhos, cores e texturas, incluindo algumas que fazem barulho.

■ É importante respeitar a intimidade da criança. Se ela se sente mais confortável vestida, usar uma bermuda ou trajes de banho são boas alternativas.

■ Algumas dessas crianças dessa idade gostam de conversar com o terapeuta e esse poderá descobrir-se envolvido em conversas interessantes. Pode-se perguntar sobre bichinhos de estimação, parentes, amigos, atividades favoritas, escola e o que desejam ser quando crescerem, além de outros detalhes das vidas delas. Esses pacientes têm muito a oferecer sobre sua perspectiva e seu entusiasmo pelo mundo, e é muito divertido interagir com eles dessa maneira.

■ Crianças dessa idade conseguem, muitas vezes, compreender os benefícios da massagem quando os explicamos. Elas também já têm idade suficiente para aprender habilidades de relaxamento.

■ O terapeuta deve perguntar a todo momento sobre o melhor nível de pressão e tipo de toque que preferem; isso não apenas as deixa mais confortáveis, como também permite uma certa sensação de controle.

■ Uma sessão de tratamento pode ter 30 minutos ou mais, dependendo do alcance de atenção e da idade da criança.

■ A hipermobilidade das articulações já diminuiu de forma significativa desde a época da pré-escola, mas é preciso ter cuidado com o alongamento excessivo na criança em idade escolar.

■ Embora o tecido muscular seja mais denso que o de pré-escolares, crianças em idade escolar não precisam de tanta pressão quanto os adultos.

TRABALHANDO COM ADOLESCENTES

Embora os adolescentes sejam mais maduros, em termos físicos e emocionais, que crianças em idade escolar, suas preocupações com a imagem corporal em transformação e com sua sexualidade podem levar à incerteza quanto a ser tocado por um estranho de um modo bastante pessoal. Enquanto crescem, as crianças recebem cada vez menos toques físicos dos pais e parentes e, na adolescência, recebem apenas uma pequena porção do contato físico que

ESTUDO DE CASO 2.1

Histórico

Mary, 11 anos, tinha um histórico de distúrbio muscular herdado e não progressivo (hipotonia muscular). Similar à distrofia muscular, essa condição herdada causa fraqueza muscular, mas não é progressiva. O quadril esquerdo de Mary estava propenso a luxações desde o parto. Quando bebê, ela usou uma **bandagem em espiga** e, aos 6 anos, foi submetida à **osteotomia** do fêmur esquerdo para reposicionar a cabeça desse osso mais profundamente no acetábulo. Aos 11 anos, ela começou a sentir dor no quadril esquerdo; uma queda pareceu aumentar a dor e, desde então, Mary não conseguia mais estender totalmente o quadril esquerdo. Ela não podia suportar o peso no pé esquerdo; quando fazia isso, a dor apresenta-se como um "8", em uma escala de 1 a 10. A menina foi atendida por um cirurgião ortopédico. Sem saber o quanto a dor no quadril a afligia, o exame realizado por ele para determinar a amplitude de movimento foi muito doloroso. Assim, Mary contraiu toda a perna e o médico não conseguiu obter toda a amplitude de movimento. Sob anestesia geral, quando ela não protegia a área, o médico descobriu que o quadril apresentava a amplitude completa.

Mary tinha outros problemas musculoesqueléticos associados com a hipotonia. Suas pernas apresentavam uma diferença de comprimento uma em relação à outra como resultado da osteotomia que nunca havia sido corrigida, além de escoliose secundária. Ela também havia desenvolvido hiperlordose como uma forma de compensar a musculatura pélvica frágil, quando tentava colocar-se em pé. Embora não houvesse dor tangível em torno da cabeça femoral esquerda ou em torno do acetábulo do quadril, a menina efetivamente sentia dor ao longo dos tendões flexores do quadril, especificamente nos músculos sartório e reto femoral. A amplitude de movimento era: flexão passiva do quadril esquerdo em cerca de 90 graus e extensão do quadril em -45 graus. Mary foi encaminhada para massoterapia por sua fisioterapeuta para aumentar a amplitude de movimento no quadril esquerdo, alongar uma possível contratura do quadril e relaxar os músculos da articulação dessa área para aliviar a dor.

Sua mãe a acompanhou na primeira consulta e em todas as posteriores. Ela chegou em um andador com rodas e assento. Juntas, mãe e filha relataram a história. Mary mencionou dor localizada na virilha esquerda, perto das inserções pélvicas dos músculos adutores esquerdos. Em razão da intensa dor que sentia no quadril durante as avaliações ortopédicas, ela se mostrava cautelosa quanto a permitir que uma pessoa estranha manipulasse seu quadril e o tecido mole adjacente.

Tratamento

Com a palpação, a terapeuta descobriu que os tendões adutores do quadril esquerdo de Mary estavam tensos e hipersensíveis em suas inserções mediais no osso púbico, tal qual estavam os tendões do sartório e

do reto femoral, distalmente à espinha ilíaca antero-superior. O tônus muscular era maior em sua perna não envolvida, que era usada como perna de apoio quando ela não estava no andador. Escoliose e hiperlordose também foram observadas. Seu tratamento inicial com massagem consistiu em deslizamento e amassamento em suas pernas, articulações dos quadris, músculos iliopsoas e em toda a extensão das costas.

A terapeuta disse que poderia reduzir a pressão a qualquer momento que Mary julgasse necessário, e que ela deveria dizer à terapeuta se sentisse alguma dor.

Não foi tentada qualquer avaliação da amplitude de movimento na primeira consulta, em virtude da dor intensa que a paciente sofreu em seu exame ortopédico. A mãe recebeu instruções de como fazer movimentos de deslizamento superficial, os quais executou ao mesmo tempo em que a terapeuta massageava Mary. A mãe fazia deslizamento superficial em uma perna, por exemplo, enquanto a terapeuta fazia massagem mais profunda na outra perna. Mary teve a sensação positiva de relaxamento após a primeira sessão e sentiu apenas uma leve ardência na região interna da coxa e no quadril esquerdo. Mary já recebia fisioterapia regular de uma terapeuta e, como apenas a mãe e a massoterapeuta estavam presentes nas sessões de massagem, ela não apresentava problema em despir-se. Mary era coberta para as suas sessões, e apenas a área tratada era exposta.

Durante as cinco sessões seguintes, Mary recebeu tratamento de contraste (alternando compressas quente e fria) na porção superior da coxa esquerda e no quadril, antes da massagem, para relaxar os músculos da coxa e a articulação do quadril e torná-los levemente entorpecidos. Além disso, o tratamento chamou sua atenção pela novidade que representava. Sua mãe ajudou na massagem com gelo do tratamento de contraste, fazendo comentários engraçados sobre o frio do gelo. Imersão em parafina também foi usada duas vezes para seus pés, em parte pelo efeito terapêutico e em parte para manter seu interesse.

Depois das primeiras duas sessões, foram adicionados ao tratamento exercícios para a amplitude de movimento em ambos os quadris. Após cinco sessões, foram adicionados deslizamento e amassamento mais profundos, assim como liberação miofascial, sempre em uma profundidade que a paciente pudesse tolerar com conforto. O tratamento se concentrou em suas pernas, articulações dos quadris, abdome e toda a região das costas. Às vezes, Mary era posicionada para que o quadril esquerdo pudesse ser movido de novas formas, alongando o tecido que não era alongado por atividades normais como caminhar. Por exemplo, um pequeno banquinho para os pés, acolchoado e forrado com um lençol, foi colocado sobre a mesa de massagem, e Mary foi posicionada atravessada sobre ele, em uma posição semelhante à de engatinhar. A mãe apoiou-a nessa posição, enquanto ela executava a amplitude de movimento ativo na articulação de seu quadril esquerdo. Ela recebeu massagem para o quadril, especialmente em torno

(Continua)

ESTUDO DE CASO 2.1

(Cont.)

da articulação, enquanto sua perna estava em rotação medial e lateral.

Após algumas sessões, a terapeuta notou que a mãe da paciente vivia sob alto nível de estresse constante. Ela tinha outro filho com o mesmo problema e estava muito preocupada com sua filha. Ela muitas vezes chegava exausta após um longo dia de trabalho, que era seguido por uma hora de direção até o consultório da terapeuta. Por isso, a terapeuta dedicou alguns minutos para uma breve massagem no pescoço e nos ombros da mãe. Esta massagem era realizada no começo da sessão e era muito apreciada. Mary mostrava-se contente em passar esses minutos olhando livros ou outros objetos na sala de terapia, conversando com a terapeuta e com sua mãe e brincando com um gatinho. Depois, elas ajudavam Mary a sentar-se na mesa de tratamento e a mãe a incentivava a levantar os pés e relaxar, enquanto Mary recebia a massagem.

Resposta

Após duas sessões de massagem, observou-se que a tensão dos músculos adutores e flexores do quadril de Mary havia diminuído; a paciente sentia apenas uma leve ardência na área do seu quadril esquerdo durante alguns dias após a massagem. Depois de cinco tratamentos, sua fisioterapeuta declarou que a amplitude de movimento no quadril esquerdo de Mary havia aumentado cerca de 30%, e Mary afirmou que não apenas sua dor havia reduzido em cerca de um terço, como também

que conseguia mover sua perna esquerda com mais facilidade e a sentia mais "solta". Mary foi atendida uma vez por semana, por dez sessões, e depois de duas em duas semanas, como um programa de manutenção. Embora ela tivesse diversos problemas que a massoterapia não podia tratar, como a escoliose causada pela discrepância de comprimento de suas pernas, o tratamento com massagem não apenas aliviou sua dor e aumentou seus movimentos, como também ensinou a ela que era seu direito pronunciar-se e dizer aos médicos e terapeutas quando sentia dor. Sua mãe aprendeu como aplicar técnicas simples de termoterapia e massagem sueca que podiam ser usadas em casa. Além disso, Mary incluiu em seu sistema de apoio um outro adulto preocupado com seu bem-estar, a terapeuta.

Questões para Discussão

1. Como o sistema musculoesquelético de Mary foi lesado ou afetado pela hipotonia na área do seu quadril esquerdo?
2. Que sintomas a paciente apresentava como resultado da hipotonia na área do seu quadril esquerdo?
3. Que modalidades terapêuticas foram usadas além da massoterapia?
4. A que problemas pessoais a terapeuta precisou ser sensível, além dos problemas musculoesqueléticos para os quais Mary estava sendo tratada?

---

tinham quando pequenos (alguns adolescentes carentes de contato físico podem até mesmo tornar-se sexualmente ativos muito cedo, quando tudo o que realmente desejam é ser tocados ou abraçados, em vez de fazer sexo).[34] Por esta razão, receber a espécie de contato proporcionado pela massagem pode representar um desafio e exigir adaptação deles. A preocupação na adolescência com o próprio corpo aumenta, causando um recato maior que de crianças pequenas. Ao contrário do que muitos adultos pensam, a adolescência pode ser um período de vida muito estressante. Uma vez que crescem e se desenvolvem com tanta rapidez, os adolescentes podem não se sentir confortáveis com seus corpos que mudam sem parar e, muitas vezes, lhes parecem estranhos. A massagem pode ser uma ferramenta eficaz para ajudá-los a lidar com o estresse, a se sentirem mais satisfeitos com seus corpos e aprender a cuidar deles de uma forma saudável. Além disso, os adolescentes têm muito a oferecer ao terapeuta – uma visão única e nova da vida, idealismo e uma imensa energia.

Orientações para o trabalho com adolescentes incluem as seguintes:

■ Aumentar o nível de conforto do adolescente com a idéia da massagem, permitindo que assista a uma ses-

são com um dos pais ou um amigo, ou comparecendo ao consultório para conhecê-lo antes das sessões. Isso pode não ser necessário para os adolescentes, mas é útil para os que se mostram hesitantes. Outra opção é oferecer primeiramente uma breve sessão em uma área corporal "segura", como cabeça, pescoço e ombros ou pés e panturrilhas.

■ Após a anamnese, o terapeuta deve explicar ao adolescente e a seus pais sobre o tratamento que se pretende fazer, qual terapia é a mais apropriada e perguntar se têm alguma dúvida. Se o adolescente não quiser que os pais estejam presentes após essa entrevista inicial, eles devem permanecer na sala de espera durante a sessão. Depois disso, a família deve decidir se um dos pais precisará estar presente.

■ A sessão de terapia pode ter a mesma duração de uma sessão para adultos: 60 minutos não é tempo demais.

■ Manter a atenção do jovem até o término da terapia já não é uma preocupação tão grande como com crianças pequenas. O terapeuta deve explicar com detalhes os movimentos que estiver fazendo e colocar-se à disposição para conversar sobre qualquer estresse presente na vida do adolescente; isso tende a ser mencionado nas sessões posteriores, à medida que o paciente adquirir confiança no terapeuta.

- Os adolescentes podem sentir-se desconfortáveis com um massoterapeuta do sexo oposto. Ao fazer o primeiro contato com os pais de um jovem, deve-se perguntar se há preferência por uma terapeuta homem ou mulher, e encaminhar para outro terapeuta, se for o caso.
- Uma vez que preocupações com o recato podem ser maiores do que com crianças mais jovens, o terapeuta deve abordá-las da melhor forma possível. Muitos adolescentes preferem continuar vestidos, em especial nas primeiras massagens. Técnicas que podem ser executadas sem a necessidade de despir-se incluem massagem sueca para mãos, pés e cabeça; reflexologia nos pés; técnicas que usam balanço do corpo, pontos de pressão, compressão ou amplitude de movimento, além de técnicas de energia.
- Alguns adolescentes podem sentir-se mais seguros se recebem uma explicação médica do que o terapeuta está fazendo. Por exemplo, pode-se usar um modelo de esqueleto humano para explicar por que está massageando determinada área.
- É importante salientar o aspecto relaxante da massagem e ensinar uma seqüência simples de relaxamento (ver Cap. 3). Um grande benefício da massagem após uma lesão, para os adolescentes, é a oportunidade de liberar a tensão e o comportamento de proteção causados pela dor e pelo desconforto. A autora trabalhou com uma menina de 14 anos que havia deslocado a patela ao fazer um movimento de chute na aula de caratê. Seu ferimento, além de estar muito doloroso, também exigia cirurgia para o dano na articulação do joelho. Após preparar seu joelho com tratamento de calor e frio alternados, a terapeuta executou deslizamento e amassamento em torno da articulação, dizendo à paciente que a massagem não causa dor. As duas conversaram sobre o efeito de manter cronicamente uma tensão no joelho, e ela aprendeu a visualizar a cura dentro do joelho, para liberar a tensão. A terapeuta deu à garota óleo para massagear suavemente o joelho duas vezes por dia, em parte para estimular a circulação e em parte para liberar a tensão e ajudá-la a sentir mais o joelho como uma parte normal do seu corpo. Este tipo de tratamento pode ajudar na prevenção de problemas com o tecido mole em longo prazo, uma vez que os adolescentes aprendem a reconhecer e a liberar a proteção e a tensão na parte afetada.
- Um trabalho profundo e doloroso não é aconselhável, a não ser que haja uma razão válida e importante acordada entre o terapeuta, o adolescente e os pais. Os adolescentes devem saber que não precisam tolerar a dor e que têm o direito de dizer o que sentem. Deve-se explicar que um pouco de dor é normal, se acharem que a técnica os ajuda a liberar a tensão; entretanto, se a dor os faz contrair outras áreas do corpo (como cerrar os dentes ou contrair o rosto), a terapia não os está ajudando a relaxar.
- É preciso ter cautela ao falar sobre o corpo do adolescente. A preocupação com a aparência física é natural nessa faixa etária, e comentários impensados ou cruéis podem magoar profundamente. Se, por exemplo, um adolescente faz um comentário depreciativo sobre sua própria aparência "esquelética", em vez de o terapeuta também comentar sobre a aparência, demonstre interesse na saúde e no bem-estar dele. Pode-se dizer, por exemplo, que suas sensações internas de conforto e relaxamento importam tanto quanto sua aparência exterior e que, ao concluir o segundo grau da escola, a pressão social sobre a aparência provavelmente será menor. Ao mesmo tempo, é sempre bom ser positivo sobre o corpo do adolescente. A maior parte deles goza de ótima saúde, e sempre é importante dizer algo positivo, ainda que apenas sobre a cor ou textura da pele, o tônus muscular ou o bom funcionamento do corpo. Por exemplo, o terapeuta pode comentar que o sistema imunológico de seu paciente está ótimo, ou então que é visível como é forte e vigoroso. A massoterapeuta Jane Megard ensina os adolescentes que as áreas que retêm mais tensão são aquelas que os desagradam mais. Ela os ensina a relaxá-las e conversa sobre maneiras de amá-las e cuidar delas.[35]
- Adolescentes interessados em esportes, especialmente em esportes competitivos, sentem-se motivados a curar suas lesões e a melhorar o desempenho atlético. Em geral, esses jovens são excelentes pacientes de massagem.

PREPARAÇÃO PARA O TRATAMENTO EM CRIANÇAS

Nas seções anteriores deste capítulo, foram discutidos os estágios específicos do crescimento e do desenvolvimento pediátricos e como a massoterapia pode ser adaptada para cada um deles. Agora, abordaremos em detalhes a preparação para a massagem em crianças. A seção final deste capítulo abrange quatro tópicos:

- Estabelecimento de regras básicas com os pais e a criança.
- Questões ligadas a limites.
- Tomada de uma anamnese pediátrica confidencial.
- O que é preciso para estabelecer um bom ambiente de massagem para uma criança, incluindo os materiais necessários.

ESTABELECIMENTO DE UM AMBIENTE SEGURO COM REGRAS BÁSICAS CLARAS

Muitos dos princípios e idéias desta seção foram extraídos da experiência de Denise Borrelli, PhD (Borrelli, Boston, MA, comunicação pessoal em fevereiro de 2003), experiente massoterapeuta e psicóloga.

O terapeuta começa a primeira consulta com os pais e a criança revisando o material entregue a eles (ver Quadro 2.2). Isso ajuda na solução de dúvidas e previne qualquer mal-entendido no futuro. Para fins de esclarecimento, essas questões estão detalhadas a seguir:

1. Maioridade. Os pacientes só são considerados legalmente responsáveis aos 18 anos, a menos que tenham sido legalmente emancipados.
2. O sigilo é a base da confiança entre o terapeuta e seus clientes, não importando a idade deles. Entretanto, se uma criança precisar divulgar qualquer atividade que a coloque em risco, de perigo físico a abuso de drogas, é responsabilidade do terapeuta garantir a segurança dela informando aos pais. Se uma criança sofre de abuso, o mesmo deve ocorrer. No caso de uma criança revelar abuso perpetrado pelos pais, o que é improvável, é também responsabilidade do terapeuta legal de notificar as autoridades infantis ou o pediatra da criança.
3. Evitar que a criança sofra contatos físicos indesejados é essencial para um relacionamento terapêutico saudável. Para evitar qualquer confusão sobre as áreas em que a criança não deseja ser tocada, após completar a história médica o terapeuta deve dizer aos pais quais áreas do corpo da criança serão tocadas e quais serão excluídas da massagem.
4. O terapeuta pode se recusar a tratar uma criança se houver contra-indicações clínicas à massagem ou se julgar que não é possível estabelecer um bom relacionamento com a família. Ele deve estar preparado para encaminhar a criança a outro massoterapeuta.
5. As crianças podem querer ou não a presença de um dos pais na sala de tratamento ou no consultório enquanto estão sendo tratadas. Com crianças de até 10 anos de idade, um dos pais deve permanecer no consultório. Entretanto, muitos adolescentes se sentiriam insultados pela idéia de precisarem da companhia de um adulto. Depois dos 10 anos, o terapeuta, os pais e a criança devem tomar essa decisão juntos.

Estabelecimento de Limites Apropriados com Crianças

Durante a massagem em crianças, é importante lembrar que a diferença de força entre um adulto e uma criança é ainda maior do que entre dois adultos. Relacionamentos profissionais em que há oferta de ajuda com freqüência geram um elemento de transferência, em que um relacio-

---

QUADRO 2.2

INFORMAÇÕES AOS PAIS

1. Como seu filho é menor de 18 anos, vocês precisam consentir com o tratamento. A única exceção é para menores emancipados.
2. Tudo o que você e seu filho contarem ao terapeuta será estritamente confidencial. As duas únicas exceções possíveis a esta regra serão:

   - Se a criança ou o adolescente confidenciar algo que possa haver risco físico ou emocional, será pedido ao paciente que conte aos pais o que foi transmitido, na presença do terapeuta; se isso não ocorrer, o próprio terapeuta contará aos pais.

   - Se o terapeuta precisar falar com o médico do seu filho sobre questões médicas relevantes. Quando vocês concederem permissão para seu filho receber massoterapia, tal permissão também inclui conversas do terapeuta com o médico do seu filho.
3. Para a própria segurança dos pais, as crianças já devem saber que ninguém deve tocá-las em qualquer área que normalmente é coberta por trajes de banho, com a possível exceção de profissionais da saúde e, mesmo assim, apenas com a permissão dos pais. Após fazer a anamnese do seu filho, será possível discutir as áreas adequadas para a massagem. Se houver a necessidade de massagear alguma região que normalmente estaria coberta por traje de banho, será decidido junto com seu filho o que for mais adequado. Em respeito à intimidade do paciente, as partes do corpo que não estiverem sendo massageadas serão cobertas com um lençol ou uma toalha, em todos os momentos (campos podem não ser adequados, já que não ficarão no lugar com crianças inquietas e pequenas).
4. O profissional da saúde reserva o direito de se recusar a tratar a criança ou o adolescente se julgar que existem contra-indicações médicas ou outros problemas que impedem o tratamento de massagem como terapia. Será possível encaminhá-los a outro terapeuta ou profissional da saúde apropriado, se for o caso.
5. Os pais devem permanecer na sala de tratamento com o filho durante a anamnese e permanecer no consultório se a criança tiver menos de 10 anos de idade. Entre os 10 e os 18 anos, a presença deles é opcional. Se os pais, o filho e o terapeuta não tiverem objeções, o pai e/ou a mãe poderá se afastar do consultório.

namento maternal ou paternal é estabelecido inconscientemente. De acordo com o médico Eric Cassell, "A ternura está associada com nossos pais, e transferimos nossa permissividade, neste aspecto, aos seus substitutos". Profissionais da saúde tornam-se figuras paternas e maternas, e as pessoas transferem para eles muitos aspectos desse papel familiar, como "o direito de nos tocar, demonstrar carinho e cruzar nossas defesas territoriais."[36] Essa transferência muitas vezes dificulta revelações de pacientes adultos sobre coisas que, em sua opinião, o terapeuta não deseja ouvir, como, por exemplo: "Ai, eu não gosto nada do que você está fazendo" ou "Eu realmente detesto quando tocam meus pés". Quando um adulto massageia uma criança, a transferência pode ser ainda maior e pode ser ainda mais difícil para ela indicar desconforto ou insatisfação. Além disso, como as crianças aprendem a respeitar adultos como representantes de autoridade, eles podem ter receio de se manifestar quando não gostam do que o terapeuta está fazendo. Por isso, é fundamental para o bem-estar da criança que o pai e o terapeuta respeitem os limites dela e ofereçam um ambiente no qual ela possa expor o que pensa com segurança. Parte do valor da experiência da massagem em crianças está em ensiná-las a interagir de maneira saudável em uma situação em que é possível ter seus limites invadidos. Para obter um ambiente seguro e protetor para o profissional e seu paciente, onde não haja o perigo de violação dos limites da criança, é muito importante ser claro sobre do que é apropriado.

Se os pais insistirem que a criança receba a massagem, o terapeuta pode enfrentar um dilema. Com gentileza, mas de modo firme, ele deve dizer que, se necessário, adiará a massagem até que os pais e a criança cheguem a um acordo e nunca se coloque à posição de massagear a criança contra a vontade dela.

A presença dos pais, pelo menos na primeira sessão, ajuda a criança a se sentir protegida quando ela não sabe exatamente o que esperar da experiência. Orientações básicas para a massagem em crianças de um modo que respeite seus limites pessoais incluem:

- Explicar o que se pretende fazer e por que. Executar massagem no pai ou na mãe na frente da criança é um excelente modo de prepará-la para o que acontecerá.
- Limitar o toque ao que foi combinado com os pais, por exemplo, não trocando as fraldas de uma criança pequena. Durante a anamnese, o terapeuta deve perguntar se há alguma área do corpo que deve ser evitada. Para proteção das próprias crianças, a maioria delas já deve saber que ninguém deve tocá-las em alguma área que normalmente estaria coberta por um traje de banho, com a possível exceção de profissionais da saúde e, ainda assim, apenas com a permissão dos pais.
- É importante pedir permissão verbal ou não verbal da criança antes de tocá-la e sempre que ela demonstrar resistência durante a massagem. O terapeuta deve reconhecer que pode ser difícil para uma criança dizer "não" e; além disso, deve-se pedir *feedback* ocasional aos pais.
- Obter o consentimento da criança antes de massagear uma nova área do corpo perguntando, por exemplo: "Posso massageá-lo aqui?".
- Aplicar os campos com cuidado, descobrindo apenas a área que será massageada, embora com crianças pequenas e agitadas isso nem sempre seja possível. É importante respeitar a intimidade da criança e permanecer alerta a sinais não verbais de desconforto

quando uma área do corpo é desnudada. Pedir a permissão da criança antes de descobrir qualquer área.

Exemplos de violações de limites com crianças incluem os seguintes:

- Um bebê está rolando na mesa de tratamento e o terapeuta, que tenta aplicar-lhe massagem nas costas, vê que a criança rolou subitamente, colocando-se de frente para ele, e não quer virar-se novamente. O terapeuta insiste que um dos pais vire a criança e a segure até completar os movimentos de massagem. Isso é uma violação de limites. Um modo mais positivo de lidar com essa situação seria sugerir que o pai ou a mãe, por exemplo, lesse para a criança e colocasse o livro sobre a mesa, com as páginas viradas para cima. Se a criança quiser ver o livro, terá de voltar à posição de decúbito ventral, e o terapeuta poderá completar a massagem nas costas enquanto o pai a mantém entretida. Outra resposta positiva seria fazer a massagem no rosto ou no tórax da criança, até ela se virar novamente. Outra alternativa seria oferecer à criança algum outro incentivo para deitar-se de bruços por mais 5 minutos, até que o terapeuta possa completar a massagem. Observe que, com essas respostas mais adequadas, a criança foi convencida, não coagida, e seus limites não foram violados.
- Um menino de 10 anos com paralisia cerebral ainda usa fraldas. Antes de receber sua massagem, seu pai decide trocar as fraldas dele. Ele faz isso no consultório, enquanto conversa com o terapeuta. Nesse caso, o terapeuta cometeu uma violação dos limites, porque, ainda que o menino não perceba, sua privacidade foi violada. Seria claramente inapropriado para um menino de 10 anos sem necessidades especiais ter seus genitais expostos; assim, com este menino não deve ser diferente. O terapeuta deveria ter saído da sala e permitido a troca de fraldas com privacidade.

Agora, para alguns exemplos de um modo eficaz de massagear uma criança resistente e não violar seus limites, ofereço um relato curto de um caso e uma história completa, que pode ser encontrada na página 52 (Estudo de Caso 2.2).

A autora deste livro trabalhou com um menino de 13 anos com intensa dor abdominal, que havia sido diagnosticada por seu médico como reação ao estresse (um parente próximo havia falecido e os pais do menino haviam se divorciado há pouco tempo). Sua mãe tinha marcado a consulta, e ele estava claramente desconfortável com toda a idéia de receber massagem. Ele chegou a trazer um amigo, para ter mais conforto emocional. O menino deitou-se na mesa de massagem completamente vestido e concordou em levantar a camisa para expor seu abdome, mas não mais que isso. Ele recebeu massagem abdominal por 45 minutos, na presença da mãe, do amigo e da irmã menor. No fim da sessão, ele ficou contente com a grande melhora em seu abdome, agradeceu a terapeuta com bastante ânimo e saiu do consultório com uma disposição de espírito positiva em relação à massagem. Insistir para que seus parentes e seu amigo esperassem fora da sala de tratamento, ou que ele se despisse, teria violado seus limites pessoais. Em vez disso, como sua privacidade e suas emoções foram respeitadas, a experiência foi positiva.

Estabelecimento de Limites Apropriados com os Pais

Limites bem definidos protegem as crianças, os pais e os terapeutas, além de ajudarem a tornar a experiência da massagem segura e confortável. As diretrizes a seguir ajudam a estabelecer e respeitar os limites pessoais:

- Entender os limites que os pais consideram apropriados. Durante as aulas de massagem infantil, por exemplo, a autora presenciou alguns pais que apresentavam forte objeção a retirar as fraldas dos seus bebês, embora o protocolo de massagem infantil exija a retirada. Em uma das aulas, a mãe de um bebê recusou-se terminantemente a remover qualquer peça do vestuário do filho. O terapeuta pode indagar sobre esse aspecto durante a anamnese. Um modo prudente de fazer isso é perguntar aos pais quais as partes do corpo que precisam estar cobertas e quais podem ser expostas.
- O terapeuta deve lembrar que não é um especialista em cuidados infantis; portanto, oferecer conselhos ou julgar as práticas de educação de filhos não é apropriado, mesmo sob insistência dos pais.
- Evite fazer julgamentos de valor sobre o corpo ou a personalidade da criança.

A seguir, alguns exemplos de violações de limites com os pais:

- A mãe de uma menina de 4 anos com dor estomacal crônica leva a filha para massagem. Ao final da sessão, ela pergunta se a dor da criança teria um fundo emocional. O terapeuta confirma e oferece conselhos sobre a situação familiar que estaria causando o estresse. Isso é uma violação de limites. O terapeuta deveria ter encaminhado a mãe ao pediatra da criança para descartar a possibilidade de qualquer doença orgânica ou ter recomendado terapia psicológica. Isso não significa que a massagem é contra-indicada, pelo contrário, ela pode ser indicada para o alívio da dor da criança e a liberação do estresse emocional e da tensão na área abdominal. Entretanto, o massoterapeuta não tem treinamento ou autoridade legal para diagnosticar as causas da dor abdominal crônica.
- Uma mulher anoréxica leva sua filha mais nova ao massoterapeuta, porque acha que sua própria anorexia está ligada à ausência de contato humano afetuoso na infância. Ela espera oferecer uma experiência melhor para a filha nesse sentido. O terapeuta a ensi-

na a massagear a criança e pergunta como a anorexia da mãe desenvolveu-se e como foi sua infância. Algumas perguntas são bastante íntimas. Isso é uma violação de limites, porque a mãe não procurou o terapeuta para ouvir conselhos.

TOMADA DE UMA ANAMNESE PEDIÁTRICA CONFIDENCIAL

A anamnese do cliente deve ser preenchida pelos pais de crianças com menos de 4 anos, pelos pais de crianças de 4 a 10 anos, com a ajuda das crianças; e pelas próprias crianças dos 10 aos 18 anos. É importante informar as crianças mais velhas que todas as informações são confidenciais. Deve-se escutar com atenção os pais e seus filhos e, não importa quais sejam as preocupações reveladas, deve-se oferecer apoio e segurança a eles como um especialista na área. Também é importante dar-lhes o crédito por trazerem a criança para a massoterapia, pois isso significa preocupação com o bem-estar dela.

O processo de anamnese dá à criança uma oportunidade para observar seu terapeuta a uma certa distância e se sentir mais à vontade em sua presença antes de qualquer contato mais pessoal. Um pré-escolar provavelmente se sentirá mais confortável no colo de um dos pais. Uma criança mais velha pode se sentar de forma confortável na frente do terapeuta e ao lado do pai ou da mãe. O terapeuta deve abordar a criança no mesmo nível de altura, não de cima. Por exemplo, se a criança estiver sentada em uma cadeira, o terapeuta deve ajoelhar-se no chão para ficar no mesmo nível de visão.

É importante fazer o máximo de questões que puder à criança e lembrar-se de indagar sobre quaisquer preocupações ou pensamentos que ela possa ter, mas reconhecer que as crianças muitas vezes têm dificuldade para localizar e comunicar sintomas. Em um estudo, 25% das crianças entre 9 e 16 anos não conseguiram expressar sequer uma característica de sua dor de cabeça, como intensidade, se vinha como pontadas, se parecia com uma faixa comprimindo o crânio, se era aguda, constante ou latejante.[37] Portanto, os pais terão de oferecer, com freqüência, mais informações, especialmente com crianças menores. Como as crianças não conseguem localizar ou comunicar sintomas, o terapeuta precisa ter uma atenção ainda mais aguçada para a comunicação não verbal. A experiência de receber massoterapia pode ser muito útil para as crianças identificarem sensações corporais. A Figura 2.7 oferece um formulário de anamnese confidencial, que pode ser copiado ou usado na prática, sem a necessidade de qualquer pedido de permissão adicional.

ESTABELECIMENTO DE UM AMBIENTE CONFORTÁVEL PARA A MASSAGEM

Crianças pequenas podem resfriar-se com mais facilidade que adultos, pois apresentam uma área de superfície relativamente grande para o seu peso corporal. A sala de

ESTUDO DE CASO 2.2

Histórico

Jane tem 11 anos. Uma família norte-americana a adotou aos 5 anos em um orfanato na Polônia. Ela foi levada a uma aula sobre massagem para crianças com deficiências, porque sua mãe adotiva estava preocupada com sua defesa tátil e sua incapacidade para formar vínculos emocionais. Sua mãe esperava que a massagem ajudasse a melhorar o sono de Jane, pudesse levá-la a aceitar o contato físico com mais facilidade e a ajudasse a confiar mais em outras pessoas.

Jane, com menos de 2 anos, e sua irmã mais velha foram deixadas aos cuidados de uma tia e, logo depois, foram levadas para o orfanato. Ao ser adotada, a menina teve de deixar a irmã; entretanto, um ano depois a mesma família adotou a irmã e as duas foram reunidas. Jane sofreu separação precoce de sua família três vezes – uma vez dos seus pais, uma vez de sua tia e, depois, de sua irmã. A menina não era muito tocada no orfanato e, ao chegar aos Estados Unidos, exames físicos e outras experiências de contato físico foram extremamente difíceis para ela. Jane apresenta defesa tátil, tem Transtorno de Déficit de Atenção e sofre de grave insônia (ela leva duas horas para adormecer todas as noites). Sua expressão é reservada e séria.

Tratamento

Jane e a mãe vieram para a aula de massagem no primeiro dia e observaram a sessão, com crianças de diferentes idades recebendo massagem. Jane estava inflexível na sua recusa em ser massageada. Os estudantes da classe planejaram uma estratégia para convencê-la, em vez de coagi-la a participar de qualquer maneira. Uma das alunas brincou com Jane durante 2 horas no primeiro dia, compartilhando uma variedade de quebra-cabeças e outros brinquedos; lancharam juntas, saíram para ver uma mamãe águia alimentando os filhotes e observaram a aula. A mãe de Jane recebeu massagem sentada e não se despiu, embora muitas das crianças estivessem despidas e parcialmente cobertas para receberem massagem. Algumas inclusive recebiam tratamento de termoterapia. Muitos pais e crianças che-

garam e foram embora no primeiro dia, mas Jane continuava afirmando que ninguém a tocaria.

Resposta

No dia seguinte, a menina chegou de bom humor e disposta a brincar. Novamente, ninguém a pressionou para ser massageada. Ela brincou, lanchou e saiu para uma caminhada, acompanhada pela aluna com quem fizera amizade no dia anterior e por outra criança. Depois do passeio, Jane e sua amiguinha perceberam que seus pés estavam sujos. Sua amiga lavou os pés e recebeu massagem neles e Jane decidiu lavar seus pés também. Enquanto uma aluna a lavava com um esfregão e toalha, Jane perguntou se a aluna poderia "dar brilho em seus pés" também, e esta aplicou óleo e os massageou. Foi assim que ela recebeu sua primeira massagem.

De um modo um pouco diferente, os princípios de garantias verbais, distração, bom-humor e sensibilidade usados com sucesso com Laura, de 4 anos (ver p. 42) também tiveram sucesso com Jane. Além disso, bem mais importante que receber qualquer técnica específica de massagem, os limites da menina foram respeitados e ela pediu que a tocassem. Desse momento em diante, ela conseguiu receber os benefícios de movimentos específicos de massagem.

Questões para Discussão

1. Por que o simples fato de Jane se dispor a receber toque era mais importante que qualquer técnica de massagem?
2. Que medidas simples, mas apropriadas, foram tomadas para conquistar a cooperação de Jane para participar da aula? Você consegue imaginar quaisquer outros métodos que poderiam ser tentados?
3. Que erros poderiam ter sido cometidos na tentativa de abordar Jane?
4. Qual seria a próxima etapa lógica para a realização de massagem com essa menina?

tratamento deve ser mantida a 21ºC, no mínimo. Deve ter cadeiras à disposição dos pais e/ou dos outros parentes, e almofadas ou cadeiras dimensionadas para crianças, para os pequenos pacientes. Não deve haver objetos que possam ser perigosos para crianças pequenas, como tanques de água quente ou outras fontes de calor, banhos de parafina, objetos pontiagudos ou quebráveis.

MATERIAIS APROPRIADOS PARA CRIANÇAS

- Brinquedos, bichos de pelúcia e objetos interessantes e seguros para manuseio por crianças. Uma boneca de pano é útil para mostrar à criança como uma perna ou um braço fica quando está solto e flácido. Muitas vezes, pré-escolares podem se sentir confortáveis com um objeto preferido, como um cobertorzinho que oferece segurança ou um brinquedo predileto,

Formulário para anamnese confidencial para pacientes de massoterapia pediátrica

Nome: _____   Telefone: _____

Endereço: _____   Cidade: _____ Estado: _____ CEP: _____

Encaminhado por: _____

Data de Nascimento: _____   Série Escolar: _____

Está sob cuidados médicos atualmente? _____   Nome do Médico: _____

História de Parto:

Prematuro? _____   Problemas? _____

Posição de nádegas? _____   Cesariana? _____

Marque se você tem ou já teve os seguintes problemas:

☐ doença de pele   ☐ dor ou inflamação em articulação   ☐ outra dor

☐ dor de cabeça   ☐ doença contagiosa   ☐ insônia

☐ epilepsia ou convulsões   ☐ tensão ou dor em área específica   ☐ sensibilidade excessiva ao toque ou
                                                                                                        à pressão

Como está sua saúde em geral?

Algum problema crônico de saúde?

Já passou por alguma cirurgia?

Ferimentos:

entorses: _____   acidente automobilístico: _____

fraturas ósseas: _____   qualquer outro trauma importante, como quedas

deslocamentos: _____   ou acidente de bicicleta: _____

contusões ou outras lesões na cabeça: _____

Algum ferimento, hospitalização ou doença recente?

Você toma algum medicamento atualmente?

Qual é o seu nível de estresse atual?

Onde seu corpo tende a acumular o estresse? Por exemplo, você tem dores de cabeça ou estômago quando se preocupa com algo?

Há mais alguma coisa que deseja me relatar?

Ao receber massagem, você não será tocado em qualquer área que normalmente estaria coberta por um traje de banho (calção para meninos, traje de duas peças para meninas). Há alguma outra área em que você não gostaria de ser tocado?

Eu entendo que uma massagem/trabalho corporal não é substituta para exame ou tratamento médico. Compreendo, ainda, que a massagem serve para os fins básicos de relaxamento, liberação da tensão muscular e melhora da saúde por meio da melhora da circulação sangüínea e do fluxo de energia.

Ao assinar abaixo, eu concordo que meu filho/minha filha receba massagem ou trabalho corporal aplicado por _____, e concordo em permanecer no consultório, a menos que eu (pai ou mãe), a criança e o terapeuta estejamos de acordo para que a criança permaneça quando o pai ou a mãe deixar o consultório.

Eu concedo permissão a _____ para comunicar-se com o pediatra do meu filho/minha filha caso ocorra alguma dúvida para tal contato.

Assinatura do pai ou da mãe ou responsável legal: _____

FIGURA 2.7 Formulário de Anamnese Confidencial.

que pode ser levado para ajudá-los a se sentirem mais seguros.

- Uma variedade de ferramentas de massagem e bolas. Deixe que as crianças manuseiem as ferramentas de massagem e mostrem como são usadas. As bolas também serão usadas na massagem. O terapeuta pode ter uma variedade de bolas com diferentes tamanhos e texturas; algumas têm guizos dentro ou emitem sons quando pressionadas. As crianças adoram.

- Mesa de tratamento ou colchonete. Crianças de 2 a 4 anos podem preferir sentar-se no colo de um dos pais, pelo menos no começo. Com crianças pequenas, pode ser mais fácil oferecer a massagem no chão, já que elas podem rolar da mesa de massagem. Para trabalhar no chão, é possível usar um colchonete de espuma forrado de vinil ou tecido e cobri-lo com um lençol. Esses colchonetes estão disponíveis em catálogos de materiais para fisioterapia. Para crianças mais velhas, a mesa de massagem é mais adequada.

- É recomendável ter um aparelho de som com CD player no consultório. Os pais podem trazer as músicas favoritas dos filhos para serem tocadas em volume baixo durante a sessão.

- Lubrificantes para massagem. Deve-se usar óleos naturais, como de girassol ou de semente de uva. Não usar óleo de amêndoa ou de amendoim. Loções feitas desses tipos de óleos também são excelentes. Crianças pequenas não devem ser expostas a óleos essenciais concentrados indicados para adultos; eles devem ser usados somente se o terapeuta tem treinamento especial para o seu uso com crianças. Uma pequena quantidade de extrato de baunilha pode ser adicionada ao óleo de massagem para melhorar o aroma; este não é tão concentrado quanto o óleo essencial. Deve-se manter óleos e loções em frascos de apertar, porque há uma probabilidade maior de serem derrubados, durante o trabalho com crianças pequenas.

- Roupas de cama e banho. É importante ter roupas de cama e banho de todos os tamanhos (lençóis, cobertores e toalhas), inclusive lençóis e cobertores menores para crianças pequenas. Use-os não apenas para cobrir parcialmente as crianças para a massagem, mas também para aquecê-las.

- Suprimentos de termoterapia. Esses podem incluir compressa de calor úmido, bolsa de água quente, bolsa de vapor *Hydrocollator,* bolsa de gelo e pequenas toalhas de banho. Se você pretende usar o *Hydrocollator,* o tanque de água deve estar em local seguro, como em uma outra sala. Deve-se ter muito cuidado para que a criança não se queime durante uma aplicação de calor e examinar a área tratada por mais tempo que normalmente levaria em um adulto.

Neste capítulo, estudou-se sobre a diferença entre o corpo de uma criança e o de um adulto, e acerca de como as crianças crescem e se desenvolvem, em termos físicos, emocionais e cognitivos. Além disso, vimos como estabelecer limites claros e regras básicas para criar um ambiente seguro para a criança, seus pais e o terapeuta, e como tra-

çar uma anamnese confidencial. Por fim, foram analisados os itens físicos necessários para o estabelecimento de um ambiente apropriado para a massagem em crianças. No próximo capítulo, serão abordadas as técnicas reais da massoterapia pediátrica na prática.

QUESTÕES DE REVISÃO

1. Descreva as diferenças musculoesqueléticas entre o corpo infantil e o corpo adulto. Como você adaptaria os movimentos de massagem para tratar adequadamente essas diferenças?

2. Compare e contraste o desenvolvimento físico e motor de crianças em diferentes estágios da infância.

3. Compare e contraste o desenvolvimento cognitivo de crianças em diferentes estágios da infância.

4. Compare e contraste o desenvolvimento emocional e social de crianças em diferentes estágios da infância.

5. Discuta três diferentes mecanismos pelos quais a restrição miofascial e os pontos-gatilho miofasciais podem se desenvolver nos primeiros anos da infância, e dê exemplos de cada um.

6. Descreva orientações para a conquista da confiança e da cooperação de crianças durante os três estágios da infância.

7. Descreva três diferenças musculoesqueléticas entre crianças e adultos. Como você ajustaria a massoterapia para o tratamento adequado dessas diferenças?

8. Explique a importância de estabelecer regras básicas com os pais e a criança antes do tratamento. Dê três exemplos dessas regras, extraídos do material informativo entregue aos pais.

9. Descreva o processo de anamese confidencial para um paciente pediátrico.

10. Por que é importante estabelecer e manter limites apropriados com crianças que recebem massagem e seus pais? Cite três modos de fazer isso.

11. Descreva o processo de tomada de uma anamnese confidencial para uma criança.

12. Descreva o ambiente ideal de massagem para a oferta de massoterapia para crianças.

13. Descreva os materiais necessários para a oferta de massagem para crianças.

REFERÊNCIAS BIBLIOGRÁFICAS

1. National Center for Emergency Medicine Informatics. Pediatric Vital Signs. Disponível em: http://www.ncemi.org. Acessado em: fevereiro de 2003.

2. Pediatric Vital Signs. Disponível em: http://www.familypracticenotebook.com. Acessado em: fevereiro de 2003.

3. Nelhaus G: Head circumference from birth to eighteen

years: Practical composite international and interracional graphs. *Pediatrics*, 41: 106, 1968

4. Upledger J: *Research and Observations Support the Existence of a Craniosacral System*. Palm Beach Gardens, FL: Upledger Institute, 1995, p 5

5. Brothwell D: *Digging Up Bones: The Excavation, Treatment and Study of Human Skeletal Remains*. Ithaca, NY: Cornell University Press, 1970, p 48

6. Ubelaker D: *Human Skeletal Remains*. Chicago, IL: Aldine Publishing, 1978, p 68

7. Kane AA, et al: Observations on a recent rise in plagiocephaly without syntosis. *Pediatrics*, 19:127-129, 1996

8. Morrissy R: *Lovell and Winter's Pediatric Orthopaedics*. Baltimore, MD: Lippincott Williams & Wilkins, 2001, p 810

9. Proffit W, Fields H: *Contemporary Orthodontics*. St. Louis, MO: Mosby, 2001, p 49

10. Ogden J: Skeletal Injury in the Child. Philadelphia, PA: Lea and Febiger, 1982, p 3, 4, 36

11. Gillespie B. *Brain Therapy for Children and Adults: Natural Care for People With Craniosacral, Dental, and Facial Trauma*. King of Prussia, PA: Productions for Children's Healing, 2000, p 101. Informações adicionais disponíveis em: http://www.healingyourchild.com.

12. Saven L: *Textbook of Orthopedic Medicine*. Baltimore, MD: Lippincott Williams & Willkins, 1998, p 22

13. Gedalia A, et al: Joint hypermobility and fibromyalgia in schoolchildren. *Annals of Rheumatology Diseases*, 52:494-496, 1993

14. Daniels L, Worthingham C: *Muscle Testing: Techniques of Manual Examination*. Filadélfia, PA: W.B. Saunders, 1980, p 3

15. Mackova J: Impaired muscle function in children and teenagers. *Journal of Manual Medicine*, 4:157-160, 1989

16. Lappe M: *The Body's Edge: Our Cultural Obsession With Skin*. New York, NY: Henry Holt, 1996, p 56

17. Neinstein L: *Adolescent Health Care: A Practical Guide*, 3a ed. Baltimore, MD: Lippincott Williams & Wilkins, 1996, p 8, 42, 129

18. Schickendanz J, et al: *Understanding Children and Teenagers*. Boston, MA: Allyn and Bacon, 2001, p 26, 124, 267, 647

19. Schulz R, Feitis R, Salles D: *The Endless Web: Fascial Anatomy and Physical Reality*. Berkeley, CA: North Atlantic Books, 1996, p 25

20. Morrissy R: *Lovell and Winter's Pediatric Orthopaedics*, 5a ed. Philadelphia, PA: Lippincott Williams & Wilkins, 2001, p 50-58

21. Long T, Toscano K: *Handbook of Pediatric Physical Therapy*. Philadelphia, PA: Lippincott Williams & Wilkins, 2001, p 163-164

22. Travell J: *Myofascial Pain and Dysfunction: The Trigger Point Manual*. *Vol*. 2. Philadelphia, PA: Lippincott Williams & Wilkins, 1983, p 18

23. Grossman M: Greater Vision. Los Angeles, CA: Keats Publishing, 2001, p 12

24. Pruitt D: *Your Child: What Every Parent Needs to Know About Childhood Development From Birth to Preadolescence*. New York, NY: Harper Collins, 1998, p 101

25. Porter F, et al: Long-term effects of pain in infants. *Journal of Developmental and Behavioral Pediatrics*, 20:253-261, 1999

26. Wong D, et al: Wong's Essentials of Pediatric Nursing. St. Louis, MO: Mosby, 2001, p 530

27. Kavener R: Your Child's Vision: A Parent's Guide to Seeing, Growing, and Developing. New York, NY: Simon and Schuster, 1985, p 102

28. Dumont L: *Surviving Adolescence: Helping Your Child Through the Struggle to Adulthood*. New York, NY: Villard Books, 1991, p 40

29. Bru E, et al: Social support, negative life events, and pupil misbehavior among Norwegian teenagers. *Journal of Adolescence*, 24:715-727, 2001

30. Palmer M: *Lessons on Massage*. New York: William Wood, 1918

31. Brazelton TB: *To Listen to a Child: Understanding the Normal Processes of Growing Up*. Reading, MA: Addison-Wesley, 1984, p 128

32. Farlow P: Touch to teach—Massage helps special needs children. *Massage Magazine*, November/December 2000, p 109

33. Blaesing S, Brockhause J: The development of body image in the child. *Nursing Clinics of North America, 7:597*, 1972

34. McNarey E: Touching and teenager sexuality. In: *The Many Facets of Touch*. Skillman, NJ: Johnson & Johnson, 1984, p 86

35. Megard J, citado em Sinclair M: Teenworks: Easing the transition to adulthood. *Massage Magazine*, July/August: 63, 1999

36. Cassel E: *The Healer's Art, A New Approach to the Doctor-Patient Relationship*. Cambridge, MA: MIT Press, 1985, p 15

37. Stafstrom C, et al: The usefulness of children's drawings in the diagnosis of headache. *Pediatrics*, 109:460, 2002

Sugestões de Leitura

1. Wong D, et al: *Wong's Essentials of Pediatric Nursing*. St. Louis, MO: Mosby, Inc., 2001

2. Berk L: *Infants and Children: Prenatal Through Early Childhood*. Boston, MA: Allyn and Bacon, 1999

3. Schickendanz J, et al: *Understanding Children and Teenagers*. Boston, MA: Allyn and Bacon, 2001

TÉCNICAS DE MASSOTERAPIA PEDIÁTRICA E TERMOTERAPIA

3

Este capítulo descreve uma variedade de técnicas de massagem especialmente apropriadas para crianças. O massoterapeuta aprenderá a aplicar a massagem sueca de corpo inteiro em uma criança, bem como ensiná-la a relaxar conscientemente e como executar uma variedade de tratamentos com termoterapia.

TÉCNICAS APROPRIADAS PARA CRIANÇAS

Muitas das mesmas técnicas usadas para adultos também são apropriadas para a massoterapia pediátrica; contudo, talvez seja necessário adaptá-las para as diferenças físicas, emocionais e cognitivas da criança. Nesta seção, será discutida esta modificação dos movimentos básicos da massagem sueca, assim como o uso de exercícios para amplitudes de movimento passivo e outras técnicas específicas.

POR QUE USAR A MASSAGEM SUECA COM CRIANÇAS?

A massagem sueca incorpora toque passivo delicado, técnicas fluidas superficiais (deslizamento superficial), movimentos de percussão, técnicas neuromusculares profundas, como amassamento, e técnicas para amplitudes de movimento passivo. Ela é relaxante, aceita de imediato pelas crianças, fácil de aprender e fácil de ensinar aos pais. Ela também é suficientemente versátil para ser aproveitada para uma ampla variedade de problemas, desde conflitos em relação ao contato físico, às necessidades fisioterapêuticas. Uma vantagem particular do uso de movimentos da massagem sueca, em oposição a muitos outros estilos de trabalho corporal, é que eles proporcionam tanto ao terapeuta como à criança um feedback específico sobre o tecido mole infantil. Com ela, ambos poderão sentir a mobilidade da pele, a extensão e a tonicidade dos músculos, aderências, se presentes, a relação de diferentes músculos e tecido fascial uns com os outros e a relação entre ossos e o tecido mole sobre eles.

Na versão pediátrica da massagem sueca, técnicas específicas para a estimulação sensorial e treinamento para o relaxamento também foram incorporadas. A ênfase está em ser muito cauteloso, para que as crianças não sintam dor, e em oferecer constantemente às crianças opções sobre como serão massageadas.

É necessário praticar a seqüência para o corpo inteiro até que ela, bem como a duração dos movimentos, sejam executadas naturalmente. Nesse ponto, o terapeuta não apenas terá as habilidades básicas de massoterapia pediátrica, mas também um entendimento sobre como variar a massagem de acordo com as necessidades individuais de uma criança e com sua própria intuição e criatividade. Variáveis simples que permitem individualizar a massagem sueca para diferentes crianças são: a seqüência em que áreas diversas do corpo são massageadas; a camada de tecido a ser trabalhada; o grau de pressão aplicado; a duração da massagem em cada área do corpo; o ritmo com que os movimentos são feitos; a quantidade de vezes que cada movimento é realizado e a transição entre eles. Com o tempo, o estilo próprio desenvolve-se naturalmente e será mesclado com formas simples e técnicas de outras formas de massagem e trabalho corporal no tratamento de massagem, para a obtenção de determinados resultados com uma determinada criança.

Lyse Lussier, uma terapeuta canadense de Montreal, tem auxiliado crianças com uma ampla gama de problemas usando a massagem sueca. Em sua experiência de quase duas décadas, ela tem trabalhado com muitas crianças saudáveis e normais, incluindo seus próprios filhos, e com crianças que enfrentam muitas doenças e deficiências graves. Ela trata crianças em todos os estágios de câncer, incluindo o período imediatamente posterior ao diagnóstico; durante a hospitalização para tratamentos estressantes, como transplantes de medula; durante a convalescença, em casa, de vários tipos de tratamento; durante recidivas de câncer e durante os estágios terminais da doença. Ela também cuida de crianças que passam por diálise e transplante renal, que têm paralisia total ou que estão em coma e sob cuidados de longa duração. Seus tratamentos com massagem têm aliviado tanto o sofrimento físico decorrente da doença (como dor, náusea e desconforto por estar imobilizado) como o sofrimento psicológico (como ansiedade, falta de estímulo, insônia e sensações de isolamento). Embora a sra. Lussier incorpore ocasionalmente outras técnicas de trabalho corporal em sua prática, como a terapia polar ou terapia craniossacral, sua modalidade básica é a massagem sueca (Lussier L, comunicação pessoal, novembro de 2002).

CONTRA-INDICAÇÕES PARA A MASSOTERAPIA PEDIÁTRICA

Embora a massoterapia para crianças seja segura, as contra-indicações devem ser sempre observadas. Não massagear pele com feridas, cortes, queimaduras, bolhas ou erupções infecciosas como a sarna. Não massagear articulações inflamadas, tumores ou quaisquer nódulos não-diagnosticados. No caso de lesões (como hematomas intensos, torções de articulações, fraturas ou luxações ou problemas médicos, consultar o médico da criança antes de começar a massagem. Pontos delicados a serem evitados, a menos que de outro modo especificado, incluem a parte posterior do joelho, o processo xifóide e a porção medial do cotovelo. Se uma criança apresentar enfermidade aguda, especialmente se a temperatura corporal estiver elevada, a massagem é contra-indicada.

MOVIMENTOS BÁSICOS DE MASSAGEM

Os movimentos básicos de massagem incluem toque passivo, deslizamento, amassamento, fricção e percussão.

Toque passivo

Pousar as mãos, aquecidas e relaxadas, no corpo da criança e mantê-las paradas por cerca de 30 segundos ou mais (ver Fig. 3.1). Este começo meditativo é usado para iniciar o toque de maneira gentil e não invasiva. As mãos aquecidas do terapeuta ajudam a transmitir, por meio do toque passivo, uma sensação de relaxamento e cuidado.

Deslizamento

Os movimentos de deslizamento são realizados inteiramente com a superfície palmar das mãos (ver Fig. 3.2). Em vez de tentar mover massas musculares profundas, as mãos do massoterapeuta fluem pelos contornos do corpo, moldando-se a eles. Os movimentos são suaves e contínuos e seu efeito é tranqüilizador e relaxante. Esta técnica também aumenta o fluxo linfático e auxilia no fluxo venoso. Usando variações baseadas na intensidade de pressão e na direção e na velocidade do movimento, o deslizamento é bastante apropriado para vários fins. Por exemplo, se realizados lentamente, os movimentos são sedativos; já o deslizamento rápido é bem mais estimulante. O deslizamento superficial tem um efeito diferente do deslizamento profundo. Isto é, no começo da massagem de cada parte do corpo, o deslizamento superficial acostuma a criança a ser tocada, ajuda o terapeuta a avaliar o tecido e a resposta da criança ao ser tocada, além de aquecer e relaxar a área. Por outro lado, o deslizamento profundo, que pode ser usado quando a área está totalmente relaxada e aquecida, libera a tensão nos músculos profundos.

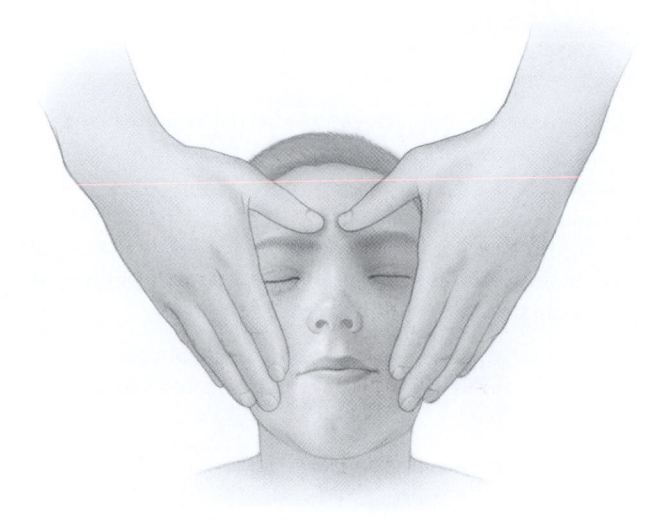

FIGURA 3.1 Toque passivo.

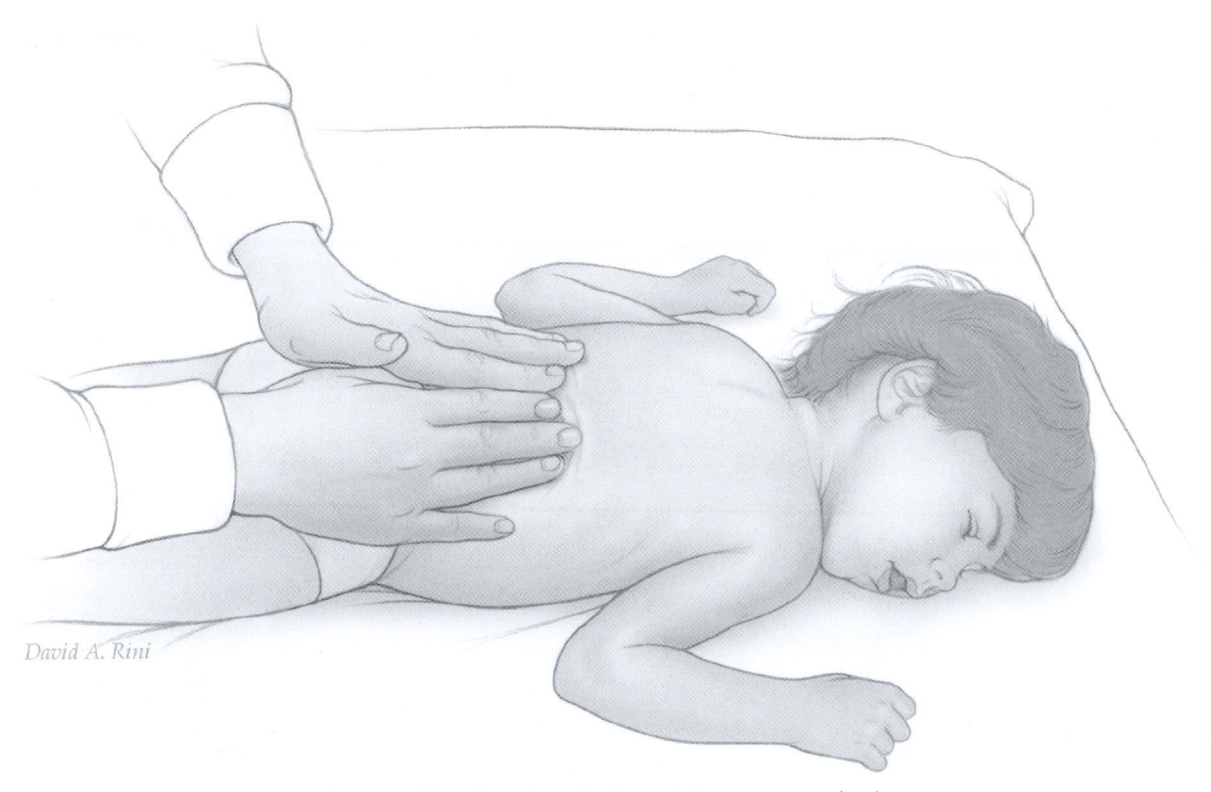

David A. Rini

FIGURA 3.2 Deslizamento. Observar que toda a superfície palmar das mãos faz contato com o corpo da criança.

Tanto o deslizamento profundo como o superficial podem ajudar a criança a ampliar a consciência dos limites de seu corpo (Cap. 1), pelo contorno real de diferentes regiões corporais. Um movimento de deslizamento no membro superior, que vai da mão ao alto do braço, envia uma mensagem diferente daquela de um movimento de deslizamento que continua além do braço e faz um círculo no alto do ombro. O primeiro dá a impressão de que o braço termina exatamente abaixo da articulação do ombro, enquanto o segundo, ao incluir o alto do ombro, transmite a mensagem de que o braço é mais longo e que o ombro é parte integral dele.

Amassamento

O amassamento é, de fato, uma categoria que consiste em muitos movimentos diferentes que pressionam, rolam, apertam, levantam, torcem ou amassam o tecido mole. Ao contrário do deslizamento, os movimentos deslizantes sobre a pele são mínimos. O amassamento pode liberar tensão mais profunda que o deslizamento, aumentar a circulação local, ajudar na liberação de aderências e separação de fibras musculares e aumentar a percepção da criança sobre a espessura e a textura das camadas musculares mais profundas. Uma vez que o amassamento é um movimento mais profundo, ele não deve ser realizado a menos que a criança possa tolerar deslizamento leve e profundo. Ao executar o amassamento, observar quaisquer sinais não-verbais de resistência que a criança emitir e per-

guntar se está tudo bem. As três variações de movimentos de amassamento são arrastamento, amassamento propriamente dito e amassamento com os polegares.

Arrastamento

O arrastamento é executado nas costas, braços e pernas. Os dedos são curvados e permanecem rígidos, de modo que a mão se pareça com um ancinho de jardim (ver Fig. 3.3). O arrastamento inicia-se no alto das costas ou de um dos membros. As pontas dos dedos de uma mão são arrastadas com pressão mediana em uma distância curta para baixo, de modo que os dedos "arem" o tecido, depois uma das mãos é erguida e a outra faz o mesmo movimento. Deixar que os movimentos das duas mãos se sobreponham e trabalhar gradualmente até a parte inferior da área.

Amassamento

Aplicando pressão média, apreender e levantar uma mão cheia de massa muscular entre o polegar e os dedos de uma das mãos (ver Fig. 3.4). Não beliscar, apenas apertar suavemente. Liberar devagar, enquanto a outra mão agarra o mesmo tecido; levantar e liberar, revezando. Continuar alternando as mãos.

Amassamento com os polegares

Este movimento cobre áreas menores de um modo específico e completo, e pode ajudar a descobrir pequenas áreas de tensão profunda que não podem ser sentidas facilmente

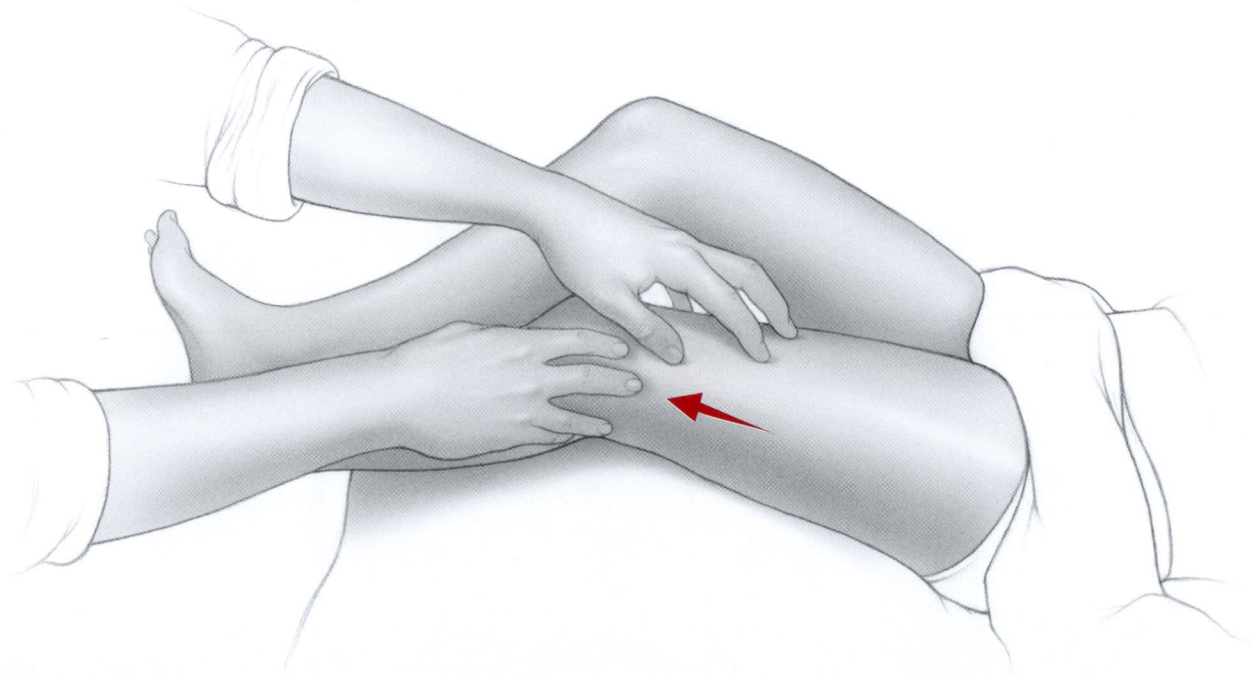

FIGURA 3.3 Arrastamento.

com o deslizamento. A área é massageada, primeiro, com toda a ponta plana do polegar contra a pele e, depois, com a ponta plana do outro polegar (ver Fig. 3.5). Deixar que esses pequenos toques ou movimentos sobreponham-se levemente e mover os dedos na direção especificada para cada parte do corpo. Aplicar pressão média a forte.

Fricção

Os movimentos de fricção são executados posicionando as palmas das mãos contra a superfície da pele e friccionando rapidamente (ver Fig. 3.6). Isso proporciona a sensação

de calor na área. Na massagem sueca clássica, a pressão superficial e profunda podem ser alternadas; entretanto, a massoterapia pediátrica geralmente exige apenas fricção superficial. Neste livro, ela será exercida apenas nas mãos, pés e peito.

Percussão

A percussão é uma série de golpes rápidos, aplicados com mãos alternadas e paralelas uma à outra. Ela é usada principalmente para estimular as terminações nervosas. Esses movimentos devem sempre ser feitos após o aqueci-

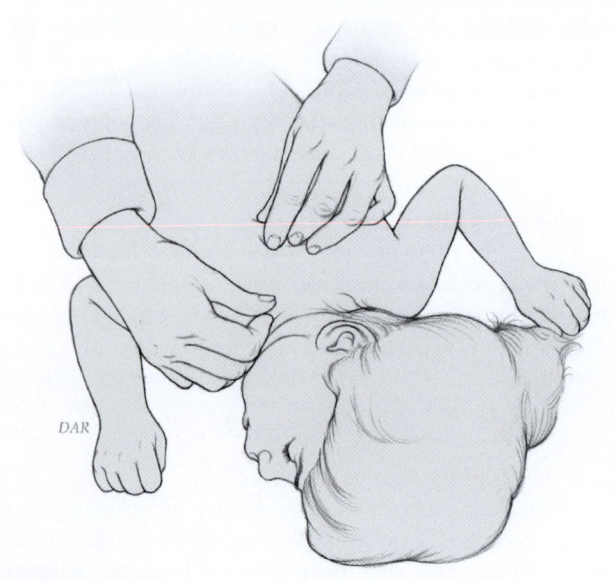

FIGURA 3.4 Amassamento.

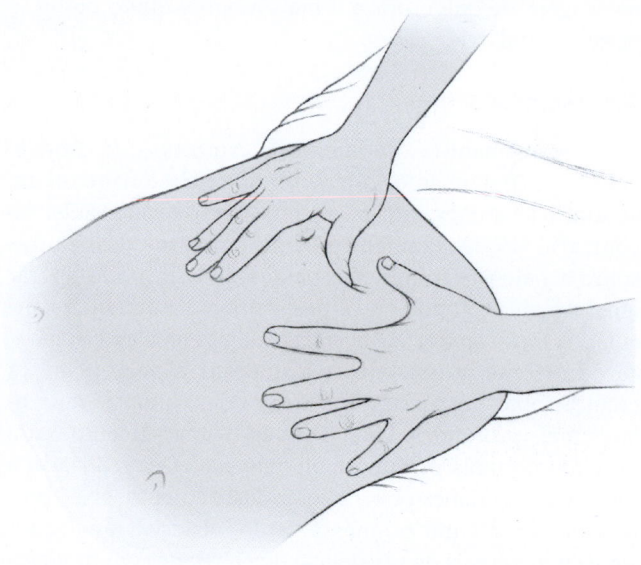

FIGURA 3.5 Amassamento com os polegares.

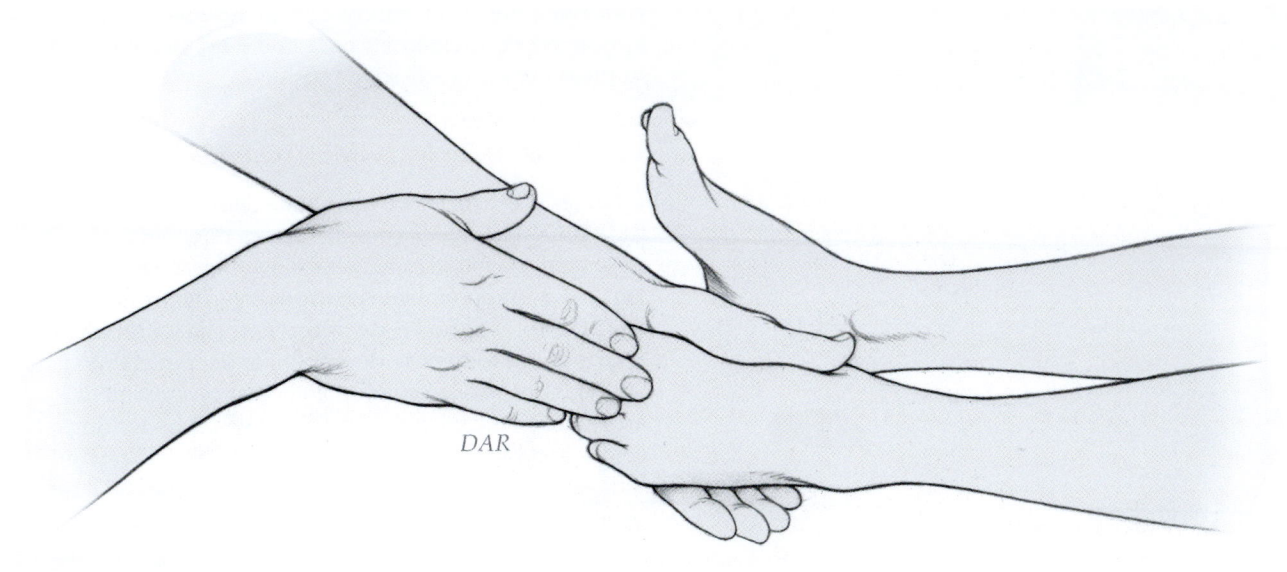

FIGURA 3.6 Fricção.

mento dos tecidos da criança com, no mínimo, deslizamento e, talvez, com outros movimentos.

Na massoterapia pediátrica, a percussão pode proporcionar estímulo sensorial extra no fim da massagem, em qualquer parte do corpo. A maioria das crianças adora a percussão, se feita de modo leve e bem-humorado – durante a percussão do peito, se for pedido à criança que expire e faça um ruído alto, o som resultante é, com frequência, bastante divertido. Não realizar a percussão sobre a região dos rins, saliências ósseas, regiões poplítea ou anterior do cotovelo, garganta, mamas ou abdome.

Dedilhamento

O dedilhamento consiste em alternar golpes rápidos e leves com as pontas dos dedos em uma pequena área do corpo da criança (ver Fig. 3.7).

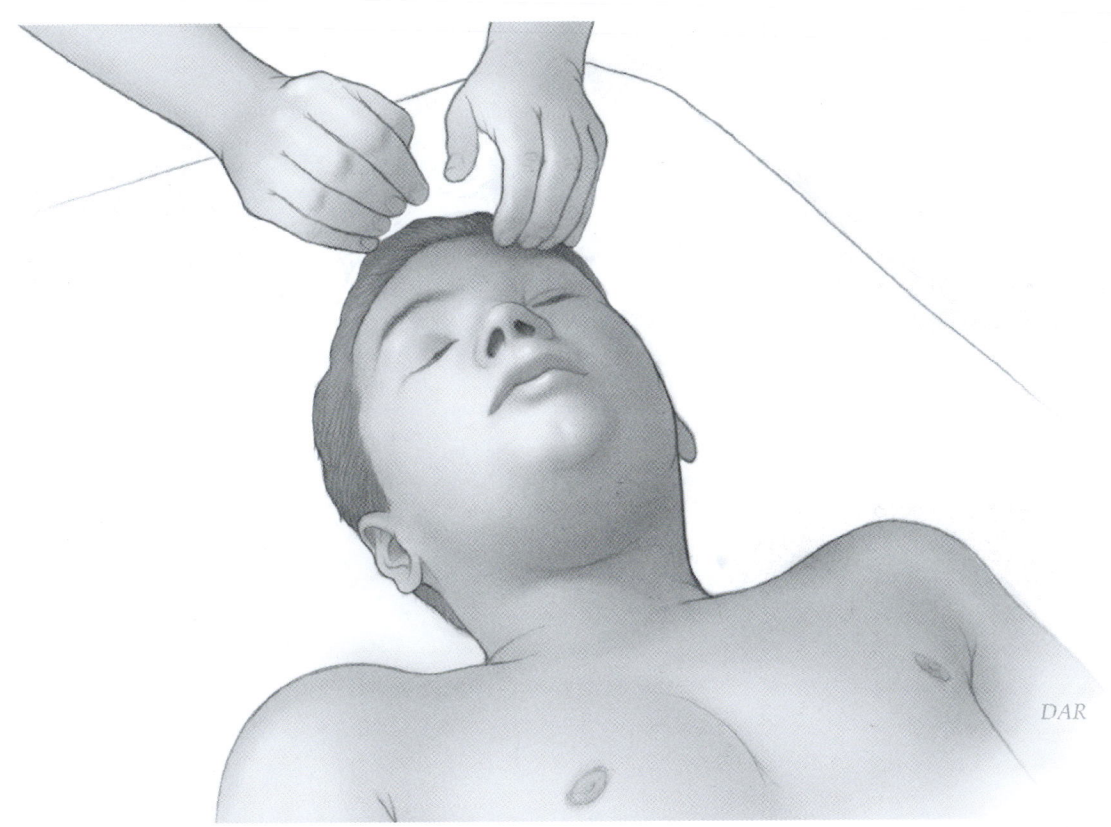

FIGURA 3.7 Dedilhamento.

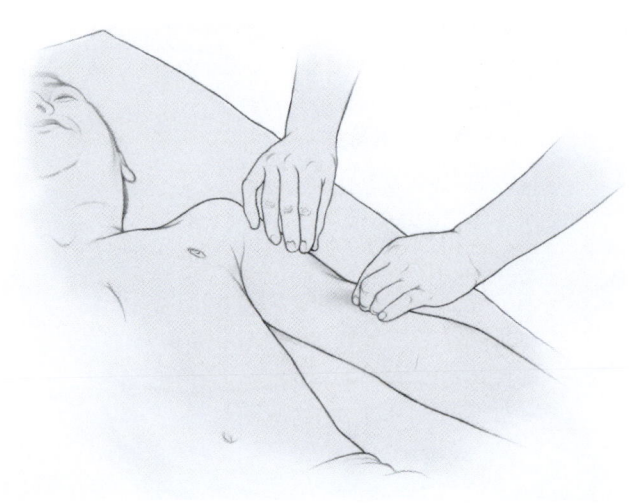

FIGURA 3.8 Beliscamento.

Beliscamento

O beliscamento ocorre quando a pele é levantada ou pinçada de leve e rapidamente com alternância das mãos, usando o polegar e os dois primeiros dedos de cada mão (ver Fig. 3-8). A idéia é levantar a pele, em vez de beliscá-la.

Tapotagem

Para realizar tapotagem, alternar rapidamente os movimentos das duas mãos, que devem estar em forma de concha (ver Fig. 3.9). Este movimento não é usado apenas para estimular terminações nervosas, mas também para facilitar a descongestão quando a criança está resfriada,

com pneumonia ou fibrose cística. Ter cuidado para não aplicar muita pressão ou para que a criança não tenha a impressão de que está sendo surrada.

AMPLITUDE DE MOVIMENTO PASSIVO

Durante exercícios de amplitude de movimento passivo, cada uma das articulações da criança é movida em toda a faixa confortável de movimentos. Ela permanece totalmente passiva e o movimento ocorre apenas dentro da articulação, como resultado da força externa exercida pelo terapeuta. Os exercícios de amplitude de movimento passivo são feitos para manter ou aumentar os movimentos das articulações e também para tracionar outros tecidos adjacentes a elas. Quando não são movidas regularmente em toda a faixa de movimentos, por atividade ou pelo auxílio de alguém, as articulações podem perder sua flexibilidade e até desenvolver contraturas. Além disso, tensão muscular, aderências e pontos-gatilho podem diminuir a amplitude de movimento em uma articulação.

Quando usar exercícios de amplitude de movimento passivo

Os exercícios de amplitude de movimento passivo são usados, inicialmente, para avaliar a flexibilidade das articulações de uma criança. Além de sua utilidade para fins de avaliação, eles também são preciosas ferramentas para tratamentos, e um modo excelente para ajudar a descobrir onde há tensão muscular no corpo dos pacientes. Eles também ajudam a manter a flexibilidade muscular quando as crianças estão imobilizadas por lesões, doença, cirurgia

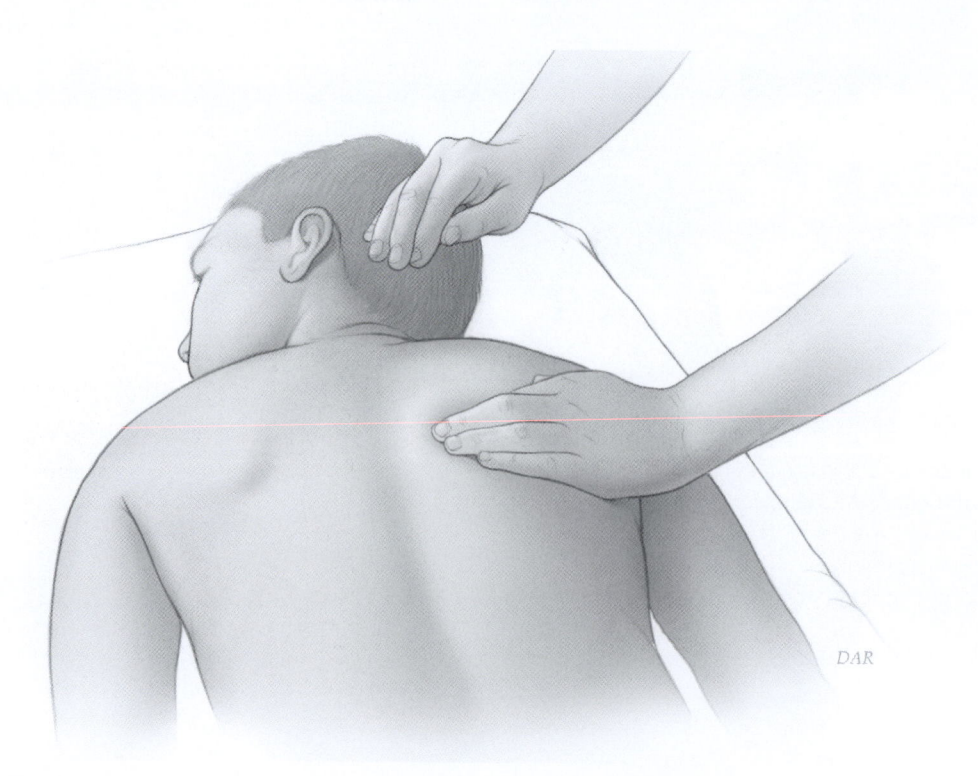

FIGURA 3.9 Tapotagem.

ou paralisia. Quando as crianças não usam todas as articulações livremente, os exercícios de amplitude de movimento passivo devem ser usados com regularidade. Exemplificando, quando uma menina usa muletas para caminhar, ela não oscilará seus braços para frente e para trás, como uma criança normalmente faria ao andar, e suas articulações dos ombros serão uma parte de apoio do peso do seu corpo de uma maneira que provavelmente nunca ocorreria de outro modo. A menina está em risco de acumular extrema tensão muscular e de perder parte da amplitude de movimento nas articulações dos ombros. Ela poderia beneficiar-se de exercícios regulares de amplitude de movimento passivo, para manter toda a faixa de movimentos nos ombros e liberar a tensão nos músculos adjacentes.

É importante entender que as crianças têm maior movimento na maioria de suas articulações que os adultos. Um estudo clássico, que comparou a amplitude de movimento nas articulações de adultos e de crianças, descobriu que muitas articulações pediátricas têm cerca de 10% a mais de movimentos que aquelas dos adultos. As maiores diferenças entre movimentos de articulações adultas e pediátricas foram encontradas na extensão para trás e na rotação lateral dos ombros, no desvio radial dos punhos, na rotação medial e lateral dos quadris e na flexão plantar do tornozelo.[1]

Os exercícios para a amplitude de movimento ensinados neste capítulo não visam o tratamento de rigidez ou limitação de movimentos causada por disfunção na própria articulação. Em vez disso, eles são usados para:

- Ensinar as crianças a relaxar determinada área do corpo, entregando todo o peso contido nela ao terapeuta. Muitos adultos têm dificuldade para relaxar dessa forma. Um exemplo importante é o de um adulto que está em posição de decúbito dorsal na mesa de tratamento, com a cabeça rígida, sem perceber a contração de seus músculos. Uma vez que este adulto não tem consciência de sua tensão muscular, não será possível que ele receba todos os benefícios da massagem. Por exemplo, talvez ele nunca consiga relaxar, estender totalmente os músculos do pescoço ou realizar todos os exercícios de amplitude de movimento. Ao ensinar um jovem a relaxar uma área movida por outra pessoa, uma importante lição é ensinada, que pode prevenir o tipo de contração crônica descrita em adultos.
- Ajudar a localizar os pontos de tensão muscular na criança.
- Aumentar a confiança e a aceitação do paciente em relação a uma espécie diferente de toque, durante o qual ela aprende a relaxar totalmente e a se entregar passivamente ao terapeuta.
- Aumentar a consciência corporal da criança. As terminações nervosas sensoriais nas articulações que respondem à pressão mecânica (receptores mecânicos) são responsáveis por grande parte do equilíbrio, **propriocepção** e consciência cinestésica. Exercícios para a amplitude de movimento estimulam esses receptores e ajudam a criança a ter sensações de peso

da parte do corpo que o terapeuta ergue, do interior da articulação, enquanto as extremidades dos ossos são unidas e afastadas, do tamanho da parte do corpo, enquanto esta se move no espaço e do alongamento ou da resistência dos tecidos moles em torno da articulação, como músculos, tendões, fáscia e cápsula articular. Esta resistência pode ser parcialmente causada por tensão muscular e/ou aderências.

Como executar exercícios de amplitude de movimento passivo

Quando integrados com movimentos de massagem durante uma sessão, os exercícios de amplitude de movimento passivo não apenas são relaxantes e terapêuticos, mas também tornam o tratamento mais variado e interessante. Aqui está a melhor maneira de executá-los:

- Fazer esses exercícios em um clima de brincadeira, cantando ao realizá-los ou movendo-se no ritmo de uma música infantil. As crianças podem achar muito divertido se tocarem com uma das mãos "acidentalmente" em seu rosto, durante um movimento da articulação do ombro!
- Sempre que a massagem em uma parte do corpo for finalizada, fazer os exercícios de amplitude de movimento para essa parte. Executar todos os movimentos para a articulação com a criança na posição de decúbito dorsal, exceto para extensão do quadril e flexão e extensão do joelho, que precisam ser feitos em posição de decúbito ventral. Fazer cada movimento três vezes.
- Pegar com delicadeza o membro ou parte do corpo, apoiando totalmente o peso. Usar uma pegada firme e confortável e uma boa mecânica corporal para evitar esforço excessivo. O terapeuta deve pedir para a criança deixar que a parte do corpo repouse em suas mãos com todo o peso.
- Mover a parte corporal suave e lentamente e de forma rítmica. Movimentos espasmódicos ou rápidos podem fazer com que o paciente tensione a área.
- Evitar mover ou forçar uma parte do corpo além da amplitude de movimento existente, pois pode ocorrer tensão, dor ou lesão.
- Se uma criança tornar-se tensa durante o movimento, o massoterapeuta deve parar um pouco enquanto pede ao pequeno paciente para relaxar e deixar que a parte do corpo repouse em suas mãos. Se houver dor associada ao movimento, tentar de novo, mas não movimentar muito essa parte. Se a dor persistir, descontinuar o movimento.
- Se a amplitude de movimento na articulação parecer reduzida, movê-la com mais lentidão ainda, em toda a amplitude potencial; fazer o paciente relaxar, sempre que encontrar restrições ou tensão. Não usar força. O Quadro Ponto de Interesse 3.1 descreve como determinar quando uma articulação chegou ao fim de sua amplitude normal de movimento.

ESTUDO DE CASO 3.1

Histórico

Joe Polk nasceu com artrogripose (contratura persistente das articulações) em 1998. Uma criança com esta condição apresenta múltiplas contraturas presentes ao nascer, com freqüência acompanhadas por luxação do quadril, pé torto e atrofia muscular. A artrogripose não é herdada e sua causa é desconhecida. Uma teoria postula a causa por um vírus contraído pela mãe durante a gravidez. Os músculos são afetados, de modo que não se desenvolvem adequadamente e o feto não se move no útero. Uma criança com este problema, tipicamente, tem restrição muito intensa nas articulações e deformidades, além de rigidez, variados graus de dificuldade de movimentação e dor. A correção do pé torto e contraturas do quadril e joelhos geralmente começa logo após o nascimento, com gessos e/ou exercícios para a amplitude de movimento e, talvez, por cirurgia. Algumas crianças com artrogripose podem ser capazes de caminhar e, se isso ocorre, elas podem ter várias restrições musculoesqueléticas, incluindo limitações em diversas articulações. Em muitos casos, o uso de cadeira de rodas é necessário. Quando adultas, a condição dessas crianças geralmente deteriora-se, uma vez que múltiplas contraturas, rigidez e dor limitam cada vez mais a atividade.[2]

Quando Joe Polk nasceu, seus braços eram retos e rígidos, os punhos estavam fixos em flexão completa e os tornozelos estavam extremamente retorcidos (ver Fig. 3.10). A mãe, uma enfermeira de cuidados intensivos, lembra-se que os pulsos do filho eram fracos e que a circulação de suas mãos era tão ruim que, quando ela tentava realizar os movimentos mais leves nos punhos

do menino, as mãos dele tornavam-se roxas. Tentar segurar Joe durante a amamentação era como "tentar segurar uma bola de boliche". Os pés eram tão contraídos que se curvavam na direção da barriga. Um médico informou à família que, em virtude dos problemas, o menino nunca poderia usar as mãos e precisaria de sete ou mais cirurgias nos membros superiores e inferiores. Dentre essas, uma das cirurgias seria para remover o peitoral maior e implantá-lo no lugar dos bíceps, o que teria fixado o braço em uma posição flexionada; a cirurgia nos pés recolocaria os ossos na posição apropriada e gessos em série corrigiriam as contraturas dos pés.

Joe passou por cirurgia e colocação de um novo gesso nos pés a cada semana, durante cinco meses; entretanto, os pais relutavam em relação à cirurgia para os braços.

Tratamento

Joe teve a sorte de nascer em uma família cuja mãe, Mary Polk, era enfermeira de pacientes em estado crítico, com treinamento especial em massagem sueca e reflexologia. Joe era um bebê alerta e forte, mas um pouco irritável e permanentemente frustrado por não conseguir se mover. Desde o nascimento do filho, a mãe começou a fazer-lhe massagens diárias e exercícios para a amplitude de movimento. Ela massageava Joe enquanto o mantinha no colo, usando movimentos de massagem sueca em seu corpo inteiro. Sua pressão era firme, especialmente em torno das articulações, e também usava reflexologia nos pés do filho. Ela fazia exercícios de amplitude de movimento passivo e estendia os tecidos contraídos sempre que possível. Mary observou que os tecidos de Joe tornavam-se menos tensos após a massagem e que ele também parecia mentalmente relaxado

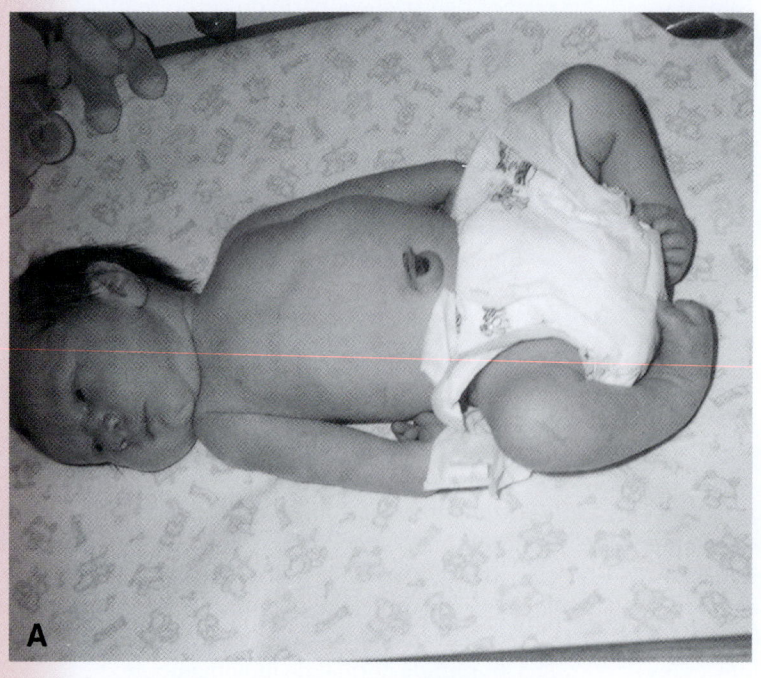

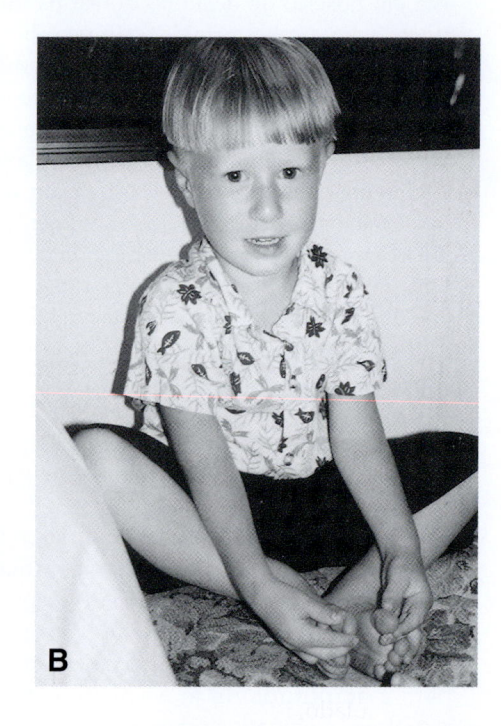

FIGURA 3.10 Joe Polk. **A**, Com três dias de idade; **B**, Aos 4 anos.

ESTUDO DE CASO 3.1
(Cont.)

e bem mais apegado a ela. Além disso, a mãe também trabalhava com Joe em uma banheira, fazendo exercícios da amplitude de movimento enquanto o bebê flutuava na água morna. O primeiro conjunto de gessos usado por Joe para corrigir o pé torto foi colocado quando ele estava com 3 dias, e um novo conjunto era colocado a cada semana, durante muitas semanas. Mary sabia que, embora o gesso fosse necessário, Joe não receberia qualquer estimulação sensorial ou movimento enquanto os pés estivessem engessados. Ela preocupava-se tanto com os efeitos da imobilização nos pés do filho que comprou um cortador de gesso e, assim, toda semana, removia o gesso na noite anterior de serem novamente engessados; isso lhe permitia banhar as pernas do bebê, massageá-las e fazer exercícios para a amplitude de movimento nos pés e tornozelos. Joe também recebeu muita terapia craniossacral dos 4 aos 6 meses de idade. Esta se concentrava na mobilização do tubo dural para liberar a medula, equilibrar seu sistema reticular e liberar as restrições cranianas específicas. Durante algumas sessões, ele liberava muita raiva e frustração, com gritos intensos. Sua mobilidade articular continuou aumentando, lenta, mas progressivamente, Joe continua recebendo massagem regular da mãe ainda hoje, aos 3 anos, mas não com tanta intensidade quanto recebeu no primeiro ano de vida.

Resposta

Durante sua terapia, Joe ganhou amplitude de movimento em todas as articulações. Aos 4 anos, ele agora parece completamente normal. Os sapatos ortopédicos não são mais necessários, os pés não têm deformidade e as amplitudes de movimento de seus tornozelos é normal. Ele consegue vestir-se e se alimentar, saltar de uma prancha, mergulhar e nadar, andar de triciclo, subir em escadas e usar as mãos para colorir e recortar com tesouras. A amplitude de movimento nas articulações dos cotovelos é ligeiramente limitada, assim como também é limitada a extensão em um punho, mas enquanto ele continua altamente ativo, espera-se que a amplitude de movimento em suas articulações melhore ainda mais, e seus médicos não consideram mais a necessidade de cirurgia (Polk M, comunicação pessoal, setembro de 2002).

Questões para discussão
1. Que tecido foi afetado pela artrogripose de Joe?
2. Que sintomas Joe apresentava, como resultado de sua artrogripose?
3. Que modalidades terapêuticas foram usadas, incluindo a massoterapia?
4. Como Joe demonstrava os efeitos emocionais e físicos da artrogripose?

Cabeça e pescoço
Os movimentos são mostrados na Figura 3.11.

1. Colocar os dedos na base do crânio da criança, com os polegares nas laterais da cabeça e levemente acima das orelhas. Empurrar a cabeça para frente, lenta e delicadamente, até sentir resistência ou o queixo tocar o peito. Baixar lentamente a cabeça para sua posição de repouso. Isto flexiona o pescoço (ver Fig. 3.11A).
2. Repetir a primeira etapa, mas enquanto leva a cabeça de volta à posição de repouso, deixar que ela caia suavemente sobre os dedos do terapeuta, de modo que o queixo da criança aponte para o teto, estendendo o pescoço (ver Fig. 3.11B).
3. Colocar uma das mãos atrás da cabeça do paciente e a outra sob o queixo. Elevar e apoiar a cabeça em um ângulo de 45 graus em relação ao corpo da criança. Virar lentamente a criança para um lado até sentir leve resistência. Virar a cabeça para o outro lado até sentir uma leve resistência. Evitar flexionar ou estender o pescoço enquanto vira a cabeça. Nesse movimento ocorre rotação da coluna cervical (ver Fig. 3.11C).
4. Com as palmas em cada lado da face, mover a cabeça para um lado, até encontrar resistência ou até a orelha da criança tocar o alto do ombro. Repetir no outro lado. Esse movimento flexiona lateralmente a coluna cervical (ver Fig. 3.11D).

Membro superior – ombro, cotovelo, punho e mão
Os movimentos são apresentados na Figura 3.12.

Ombro e cotovelo
Segurar o braço com uma das mãos sob o cotovelo e a outra sob o punho, a menos que outro modo tenha sido indicado.

1. Mover o braço para o alto e na direção da cabeça. Isso flexiona, gira lateralmente e estende o ombro (ver Fig. 3.12A).
2. Mover o braço, afastando-o do corpo e o levando na direção da cabeça da criança até a mão tocar o alto da cabeça. Dessa forma, ocorre abdução e rotação lateral do ombro (ver Fig. 3.12B).
3. Mover o braço até a linha média, até a mão tocar o outro ombro da criança. Isso faz adução do ombro (ver Fig. 3.12C).
4. Colocar o braço para o lado, no nível do ombro (abdução em 90 graus) e dobrar o cotovelo de modo que a mão aponte reto para cima. Mover o antebraço

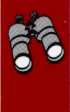

QUADRO PONTO DE INTERESSE 3.1
Como determinar quando a articulação atingiu seu limite na amplitude de movimento

Ao realizar exercícios de amplitude de movimento passivo é importante saber quando o limite da amplitude normal de movimento foi atingido. A falta de conhecimento sobre como a articulação se apresenta nesse ponto pode levar o terapeuta a forçá-la demais e causar uma lesão. Há uma característica específica na resistência ou limitação, encontrada no fim da amplitude de movimento, conhecida como sensação final óssea. Depois de aprender a reconhecê-la, o terapeuta saberá quando parar, isto é, quando a articulação chegou à sua amplitude máxima. Para aprender a identificar a sensação final óssea, ao chegar ao fim do que parece ser uma limitação no movimento, aplicar um pouco mais de pressão e perceber como a articulação está naquele ponto.[1] Quando a articulação moveu-se tanto quanto normalmente se move, o terapeuta perceberá uma das seguintes sensações finais:

1. Sensação final óssea. Quando dois ossos se uniram, isso impede movimentos adicionais em uma articulação. A resistência sentida é rígida e abrupta e o movimento pára totalmente. A extensão plena do cotovelo tem este tipo de sensação final.
2. Sensação final capsular. A cápsula da articulação e seu tecido mole conjuntivo adjacente (mas não os músculos) limitam a faixa de movimento na articulação. A qualidade da resistência sentida é forte, mas não rígida; há um leve "ceder" no movimento, semelhante a quando esticamos um pedaço de couro. A rotação medial total do quadril apresenta esta sensação final.
3. Sensação final muscular. A extensão dos músculos limita a amplitude de movimento em uma articulação. A qualidade da resistência sentida é firme, embora não tanto quanto a sensação final capsular, e um pouco semelhante a uma mola. Quando a criança está em posição de decúbito dorsal, com a perna levantada no ar e um joelho é flexionado e depois estendido, esta é a sensação final muscular; a limitação na extensão do joelho vem dos músculos na região posterior do joelho.
4. Sensação final do tecido mole. O tecido mole limita a amplitude de movimento. A qualidade da resistência é macia ou mole. Quando a criança está em posição de decúbito dorsal e o joelho é totalmente flexionado e a coxa toca a panturrilha, o joelho não pode flexionar-se mais. Esta é a sensação final do tecido mole.[1] A resposta da criança a movimentos passivos oferece informações sobre elementos não-contráteis, como ligamentos e fáscias.

[1] Reese N, Bandy W: *Joint Range of Motion and Muscle Length Testing*. Philadelphia: W.B. Saunders, 2002, p 27-29, 394

para baixo, até a mão tocar a mesa de terapia. Isto gira o ombro lateralmente (ver Fig. 3.12D).
5. Mover o antebraço de volta até que a região posterior da mão toque a mesa de terapia, perto da cabeça da criança. Isto gira o ombro lateralmente (ver Fig. 3.12E).
6. Flexionar o cotovelo até os dedos tocarem o queixo, depois endireitar o braço. Isto flexiona e estende o cotovelo (ver Fig. 3.12F).
7. Agarrar o braço da criança, como se fosse cumprimentá-la, e voltar a palma para cima e para baixo; garantir que apenas o antebraço se mova e não o ombro. Isto faz pronação e supinação do antebraço (ver Fig. 3.12G).

Movimentos do punho e da mão

Flexionar o cotovelo da criança até colocar o antebraço em ângulo reto com a mesa de terapia. Apoiar a articulação do punho com uma mão e, com a outra, manipular as articulações e os dedos.

1. Flexionar o punho para trás e, ao mesmo tempo, flexionar os dedos de modo a roçarem a palma da mão. Isso hiperestende o punho e flexiona os dedos. Então, dobrar o punho para trás e estender os dedos. Isso hiperestende o punho e os dedos (Fig. 3.12H).
2. Flexionar o punho para frente e estender os dedos. Isso flexiona o punho e estende os dedos (Fig. 3.12I).

Membro inferior – quadril, joelho, tornozelo e pé
Os movimentos são mostrados na Figura 3.13.

Quadril e joelho
1. Levantar a perna da criança, segurando o pé com uma das mãos e o joelho com a outra. Dobrar o joelho e flexioná-lo na direção do peito até sentir resistência. Isto flexiona o quadril e o joelho (ver Fig. 3.13A).
2. Apoiar o joelho da criança por baixo com uma das mãos e apoiar o tornozelo com a outra mão; deixar que o joelho caia para o lado de fora tanto quanto o corpo da criança permitir. Então, mover o pé para cima, na direção do teto, e depois para baixo, na direção oposta. Esse movimento gira o quadril lateral e medialmente. Observar que é preciso cobrir a criança com cuidado, para evitar a exposição de seus genitais; mesmo com esta medida, a criança pode sentir-se exposta ou vulnerável com o quadril nesta posição. O terapeuta deve explicar o que pretende fazer antes de tentar esta rotação do quadril e conferir atentamente se a criança está confortável. Caso haja qualquer dúvida, omitir este movimento de articulação e a Etapa 3 (ver Fig. 3.13B).
3. Continuar apoiando a perna da mesma maneira. Flexionar o quadril, repetindo a Etapa 1 acima, depois levar a coxa medialmente para o outro lado, cruzando o corpo, para baixo e para fora, e lateralmente. Isto flexiona, faz adução e abdução do quadril (ver Fig. 3.13C).
4. Com a criança em decúbito ventral, colocar uma das mãos sobre o quadril para estabilizá-lo e, com a outra

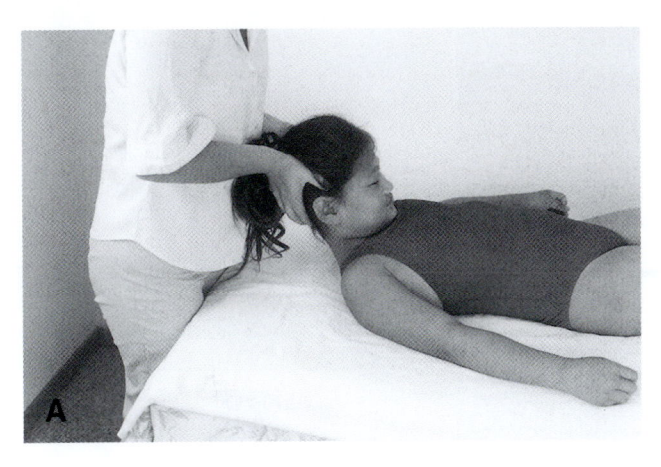
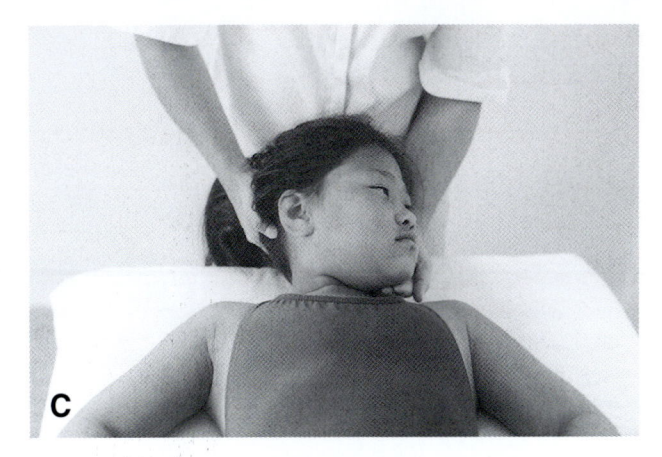
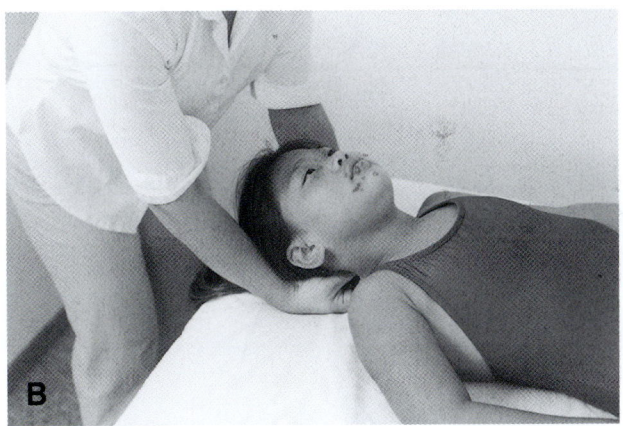
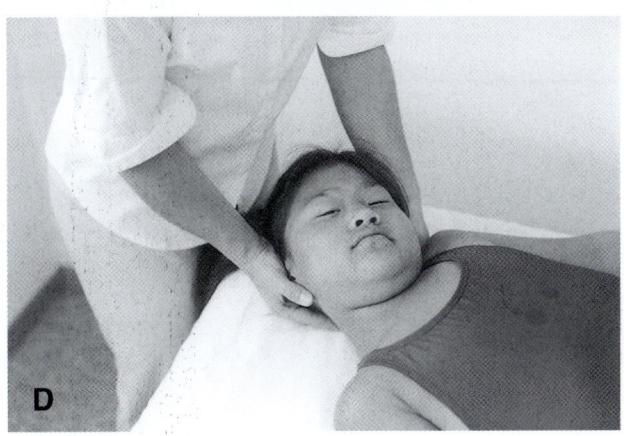

FIGURA 3.11 A-D, Exercícios para amplitude de movimento passivo para cabeça e pescoço.

mão, levantar a perna, até a altura do joelho. Mover a perna para trás a partir da articulação do quadril e depois medialmente, depois de volta na direção da mesa e, por fim, lateralmente. Isto estende o quadril (ver Fig. 3.13D).

5. Com a criança em decúbito ventral, levantar o tornozelo e levá-lo na direção das nádegas até sentir resistência. Endireitar a perna de baixo enquanto a leva de volta à posição original. Esse movimento flexiona e estende o joelho (ver Fig. 3.13E).

Tornozelo e pé

1. Pegar o pé com uma mão e o tornozelo com a outra. Fazer todo o pé girar no tornozelo e girar nos sentidos horário e anti-horário. O tornozelo é uma articulação em dobradiça e não faz um movimento circular real; entretanto, ao tentar girá-lo, realiza-se dorsiflexão, inversão, flexão plantar e eversão do pé. Isso pode ser feito com a criança em decúbito dorsal ou ventral (ver Fig. 3.13F).

2. Segurar a parte de cima dos dedos de um dos pés usando os polegares e os dedos. Girar nos sentidos horário e anti-horário (Fig. 3.13G).

Adaptado de Kozier B, Erb G, Berman A, Snyder S: *Fundamentals of Nursing.* Upper Saddle River, NJ: Prentice-Hall, 2000[3]

ESTIMULAÇÃO SENSORIAL DA PELE

Os várias terminações nervosas da pele que sentem pressão leve, profunda e alteração da temperatura são estimulados por novos e variados tipos de toque cutâneo (ver Fig. 3.14).

Eles podem ser realizados com o uso de óleos ou loções de massagem, instrumentos texturizados de massagem, toalhas ásperas, pele sintética, diferentes tipos de escovas de cerdas, bolsas quentes, bolsas de gelo, diferentes temperaturas da água, espuma de sabonete e sais de Epsom. Expondo a criança a eles como parte da experiência de massagem, o massoterapeuta não apenas reduz o medo do toque, mas também enriquece a experiência sensorial da criança, reforça os limites do corpo e ajuda a construir uma imagem corporal mais completa e precisa.

MASSAGEM COM BOLA

A massagem com bola é uma técnica específica, que combina movimentos contínuos e compressão do tecido; ela pode ser feita de uma ponta a outra dos membros superiores e inferiores, torso, abdome ou costas (ver Fig. 3.15). Seu efeito pode ser superficial ou profundo, rápido

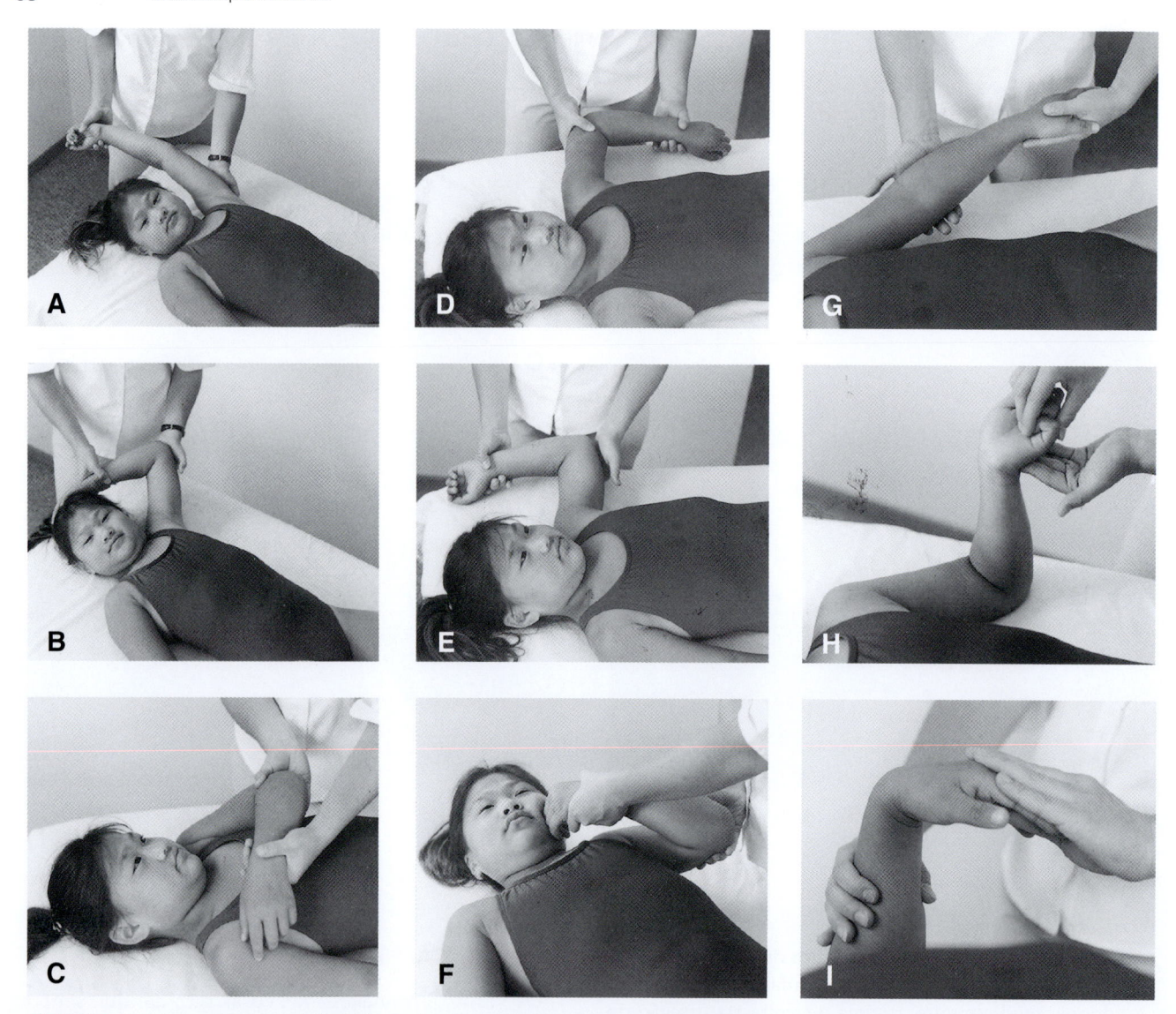

FIGURA 3.12 A-I, Exercícios de amplitude de movimento passivo para a extremidade superior.

ou lento e estimulante ou calmante, dependendo do tipo, tamanho, textura e densidade da bola e do modo como é movida. Variando a textura e peso da bola e a quantidade de pressão contra o corpo da criança, a massagem com bola pode oferecer feedback adicional sobre a pele, músculo e outros tecidos moles e ossos, e sobre como as diferentes camadas de tecido relacionam-se umas com as outras. Especialmente quando usada com pressão profunda, a massagem com bola libera a tensão nos músculos da criança e estimula a pele. Como discutido no Capítulo 2, é útil manter disponíveis uma variedade de bolas estimulantes para escolha da criança, incluindo bolas de borracha, de tênis, grandes, pequenas ou com relevos, além de bolas que produzem ruídos (como aquelas com guizos dentro ou que emitem sons quando apertadas). Bolas duras de madeira não devem ser utilizadas. Deixar a criança escolher uma bola e, depois, divertir-se com ela. As crianças adoram bolas com cores ou texturas diferentes, com ruído ou uma bola que rola por seus corpos no ritmo de uma

rima ou canção. É possível, por exemplo, rolar uma bola lentamente pelas costas da criança em um movimento contínuo, ou rolá-la gradualmente para baixo e para cima, movendo-a em pequenos círculos em todo o percurso. Este capítulo não fornece orientações específicas para massagem com bola, mas ressalta que se deve cobrir totalmente qualquer área que esteja sendo massageada.

TÉCNICAS DE RELAXAMENTO

Seqüência básica de relaxamento

Sempre que uma nova parte do corpo de uma criança começar a ser massageada, praticar esta seqüência básica de relaxamento. Ela é simples, toma pouco tempo e gera resultados profundos, melhorando imensamente o efeito relaxante da massagem e ajudando a criança a relaxar conscientemente.

Posicionar suavemente as mãos na parte do corpo que será massageada. Para massagem da cabeça e ombros,

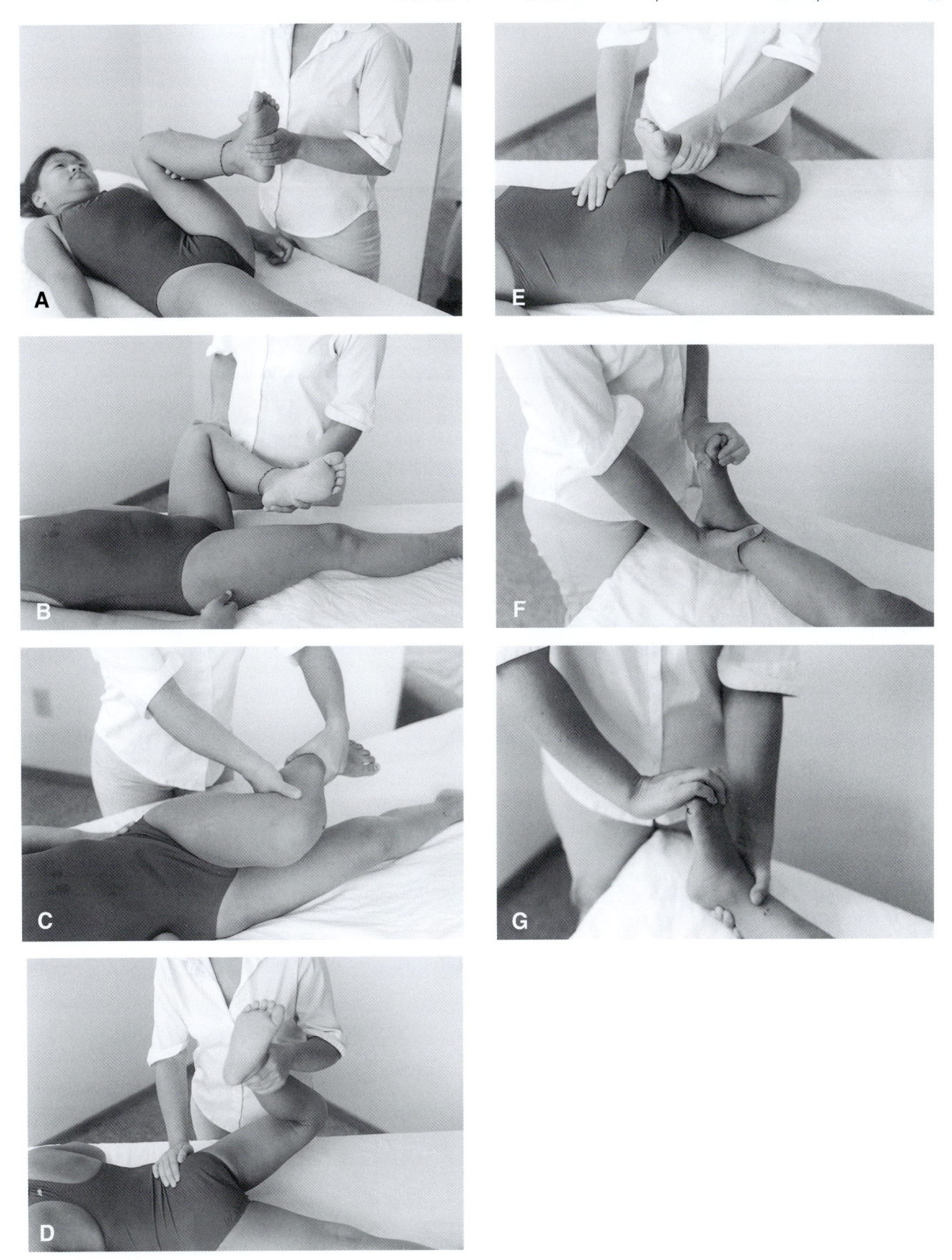

FIGURA 3.13 **A-G**, Exercícios de amplitude de movimento passivo para a extremidade inferior.

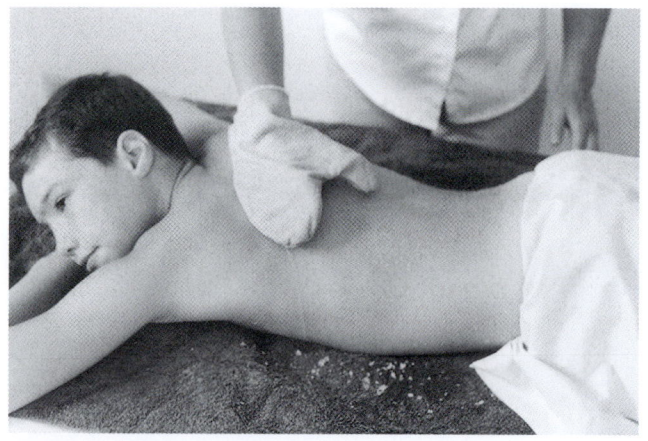

FIGURA 3.14 Lavar as costas proporciona uma variedade de diferentes sensações cutâneas, incluindo as de temperatura, textura e pressão.

posicionar as palmas levemente em cada lado da cabeça (ver Fig. 3.1). Para massagem do braço, o terapeuta deve segurar gentilmente a mão da criança entre as suas. Tanto ele como seu pequeno cliente devem inspirar profunda e calmamente algumas vezes. Ao expirar, relaxar conscientemente. Soltar os ombros, descontrair o rosto e relaxar as mãos. Se ainda houver tensão em algum ponto do corpo, relaxar enquanto expira. As sugestões abaixo ajudam a criança a relaxar, enquanto estiver expirando:

- Sentir o estômago mole e descontraído.
- Soltar os ombros e deixar que pesem contra a mesa.
- Deixar que os músculos se "derretam" como manteiga sob o sol quente.
- Fingir ser uma boneca de pano (uma boneca pode ser usada para mostrar à criança o que se quer dizer).
- Deixar as mãos frouxas e penduradas.
- Permitir que todo o corpo relaxe e afunde na mesa.

Usar expressões positivas, como "relaxe cada vez mais", em vez de negativas, como "não enrijeça o corpo". Se perceber tensão, lembrar sutilmente a criança que ela deve relaxar. Assegurar que bastante incentivo seja oferecido, mesmo quando pequenos sinais de relaxamento forem notados.

Seqüência avançada de relaxamento

Esta técnica avançada de relaxamento é um método chamado de "relaxamento progressivo", inventado pelo fisiologista Edmund Jacobson, no começo do século XX. Ela consiste em tensionar e liberar sistematicamente os vários grupos musculares do corpo inteiro, prestando atenção, simultaneamente, às sensações que isso cria. Este método pode ensinar uma criança a relaxar, dando-lhe ao mesmo tempo uma consciência corporal maior. Ele tem sido usado há décadas para crianças com problemas médicos e emocionais, incluindo tensão geral, insônia, ansiedade frente a testes, hiperatividade, defesa tátil, enxaqueca, depressão e fobias (Anneberg, L: *A study of the different relaxation techni-*

ques in tactile deficient and tactile defensive children. Tese de mestrado, Lawrence, KS: Universidade do Kansas, 1973).[4-11]

A autora adaptou o método de Jacobson para uso durante a massoterapia pediátrica. Nesta versão modificada, a criança deve tensionar e relaxar diferentes grupos musculares contra as mãos do massoterapeuta, enquanto ele oferece leve resistência. O posicionamento de mãos ajuda a criança a entender precisamente onde deve contrair os músculos. Sugerir que a criança tensione os músculos de um modo exagerado para que possa perceber o contraste entre a sensação do músculo tenso e relaxado. Uma vez que tudo que a criança precisa fazer é seguir uma instrução simples, como "pressione contra as minhas mãos", o método pode ser usado até mesmo com crianças muito pequenas. Toda a seqüência deve ser feita no início da sessão de massagem e não deve levar mais de 5 minutos. O ideal é aplicá-la também em crianças preocupadas com o recato, uma vez que não é preciso despir qualquer peça do vestuário. Os pais podem aprender a fazer a seqüência com o filho antes da hora de dormir ou se a criança tiver insônia.

1. Pedir para a criança deitar-se de frente, no chão ou na mesa de terapia.
2. Pousar as mãos gentilmente na área que a criança deve tensionar. O Quadro *Checklist* 3.1 oferece um exemplo de seqüência. Depois, o terapeuta deve pedir para a criança pressionar contra as suas mãos enquanto ele oferece leve resistência (empurrar de leve para trás).
3. Lembrar a criança para colocar tensão apenas na área especificada. Observá-la, para ver se outras partes do corpo estão sendo contraídas. Se sim, pedir-lhe para relaxar todos os pontos, exceto aquele que deve ser contraído; por exemplo, se for solicitado que ela respire fundo e contraia o peito, e o terapeuta perceber que a criança aperta as mãos, lembrá-la de relaxar.
4. Pedir para a criança contrair bem a área solicitada.
5. Cada contração deve ser mantida por 2 segundos para uma criança pequena e por até 5 segundos para um adolescente. Lembrar a criança para observar

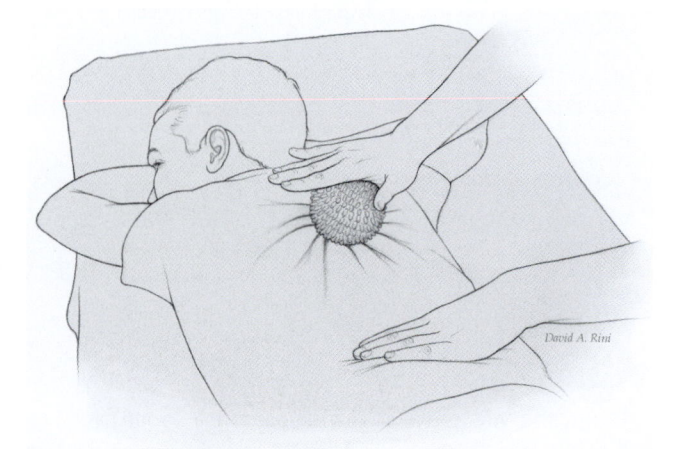

FIGURA 3.15 Massagem com bola.

como a área parece tensa. Depois, instruí-la a relaxar e sentir a sensação agradável, enquanto os músculos se descontraem. Quando as instruções forem seguidas, oferecer muito reforço positivo. Depois de uma pausa de mais ou menos 10 segundos, passar para a área seguinte do corpo. A pausa é importante; ao permitir que a criança tenha um "tempo de repouso", ela pode sentir as mudanças sutis que ocorrem quando os músculos relaxam. De outro modo, com muitas contrações em um período curto demais, a criança pode concentrar-se apenas nas contrações.

ADAPTAÇÃO DA MASSAGEM PARA CADA CRIANÇA

Uma vez que cada criança é um indivíduo único, talvez seja preciso adaptar a massagem para cada uma delas, em vez de executá-la conforme as orientações oferecidas aqui.

As crianças e seus pais geralmente conseguem dizer o que lhes parece melhor. Aqui estão algumas orientações gerais:

Alcance da atenção

As crianças são realmente diferentes umas das outras no que diz respeito ao tempo em que permanecem quietas. Crianças pequenas geralmente têm um período curto de atenção, embora isso não seja uma regra geral. Algumas crianças que mal começaram a andar ficam quietas para uma massagem de corpo inteiro, enquanto outras mais velhas conseguem relaxar por 5 minutos apenas.

Para aquelas que não conseguem ficar paradas, será preciso adaptar o modo habitual de se fazer massagem. Aqui estão algumas idéias que poderão ser úteis:

■ Seguir a criança pelo consultório e realizar a massagem enquanto ela brinca.

QUADRO *CHECKLIST* 3.1
SEQÜÊNCIA AVANÇADA DE RELAXAMENTO (INSTRUÇÕES PARA A CRIANÇA APARECEM ENTRE ASPAS)

Contração das pernas

❑ Mãos sobre a parte de baixo das pernas: "Empurre para cima contra minhas mãos. Agora solte de uma só vez".

❑ Mãos na lateral das pernas: "Empurre para baixo contra as minhas mãos. Agora solte de uma só vez".

❑ Mãos na lateral da parte de baixo das pernas: "Empurre para fora contra as minhas mãos. Agora solte de uma só vez".

❑ Mãos na região medial dos joelhos: "Pressione para dentro contra as minhas mãos. Agora solte de uma só vez".

Contração dos músculos em torno da pele

❑ Mãos no alto das cristas ilíacas: "Empurre para cima contra as minhas mãos. Agora solte de uma só vez".

Contração do abdome

❑ Mãos no alto do abdome: "Empurre minhas mãos com sua barriga. Agora solte de uma só vez".

Contração do peito

❑ Mãos no alto do peito: "Inspire fundo, prenda o fôlego e pressione para cima contra as minhas mãos. Agora solte de uma só vez".

Contração dos músculos do braço e ombro

❑ Mãos no alto de cada antebraço: "Empurre para cima contra as minhas mãos. Agora solte de uma só vez".

❑ Mãos sob cada antebraço: "Empurre para baixo contra as minhas mãos. Agora solte de uma só vez."

❑ Mãos na região lateral de cada antebraço: "Empurre para fora contra as minhas mãos. Agora solte de uma só vez".

❑ Mãos na região medial de cada antebraço: "Empurre para dentro contra as minhas mãos. Agora solte de uma só vez".

Contração dos ombros

❑ Posicionar-se de pé junto à cabeça da criança e empurre para baixo os dois músculos trapézio: "Empurre para cima contra as minhas mãos. Agora solte de uma só vez".

Contração dos músculos do pescoço

❑ Deslizar as palmas das mãos sob a cabeça: "Agora, levante a cabeça apenas um pouquinho. Continue levantando e sinta como está pesada". Quando a cabeça da criança estiver afastada da mesa, deslizar uma almofada pequena sob ela. "Agora solte de uma só vez". Ela soltará a cabeça sobre a almofada e, assim, parecerá que a pousa em uma nuvem.

Contração dos músculos da face

❑ Deslizar as duas mãos sob a cabeça e segurá-la com delicadeza. "Contraia bem seu rosto. Enrugue sua testa, feche bem os olhos, franza o nariz, ponha a língua para fora e faça beicinho. Tente ver o quanto pode contrair seu rosto. Agora solte de uma só vez".

Contração do corpo inteiro

❑ Continuar com as mãos sob a cabeça da criança: "Contraia bem tudo o que já tensionamos antes".

❑ Verificar se a criança contraiu dos pés à cabeça, incluindo o rosto. Lembrá-la para contrair sutilmente quaisquer partes do corpo que ainda estiverem relaxadas. Quando tudo estiver contraído, pedir para relaxar tudo de uma vez. Então, enquanto a criança repousa, perguntar o que lhe parece diferente.

- Pedir para o pai ou mãe distrair o filho, enquanto se continua com a massagem.
- Contar uma história ou cantar durante a massagem. Isso pode dar certo com uma criança pequena.
- Dar à criança um brinquedo ou livro para manusear e olhar.
- Variar os movimentos com freqüência ou usar muitos instrumentos e técnicas diferentes de massagem para acrescentar variedade.
- Usar calor, como bolsas aquecidas em microondas, bolsas de vapor ou toalhas aquecidas. Uma mãe criativa descobriu que se colocasse uma toalha morna recém-saída da secadora sob a filha, a menina permanecia quieta muito mais tempo. Aquecer meias e colocá-las na criança após uma massagem nos pés ou aquecer uma camiseta e vesti-la na criança depois de uma massagem no tronco.
- Usar a seqüência avançada de relaxamento durante a sessão de massagem, quando a criança cansar-se de ficar parada.

Nível de pressão

Este pode variar de um dia para outro, mas a maioria das crianças geralmente prefere um certo tipo de pressão. As preferências variam de extremamente leve até muito firme. Algumas podem pedir uma pressão mais firme sobre áreas tensas ou pressão mais leve sobre áreas sensíveis. O terapeuta deve sempre monitorar sinais não-verbais que indiquem que está fazendo muita pressão (como caretas ou recuo físico) e conferir freqüentemente com a criança. As seguintes perguntas podem ser feitas: "Estou massageando forte demais?" ou "Você acha melhor quando faço menos pressão ou toco mais de leve?"

Melhor área para aplicação da massagem

Quando em dúvida, massagear as costas. Evitar quaisquer áreas em que a criança não quer ser massageada ou que cause desconforto. Depois de alguma experiência com a massagem básica de corpo inteiro, as crianças podem começar a pedir a massagem em certas áreas, por exemplo, nas costas, para relaxamento, insônia e tensão nos ombros; no estômago, para dores por tensão; na face, para relaxamento; nas pernas, para insônia ou dores do crescimento; no pescoço, para cefaléias de tensão e nos pés, para fadiga ou desconforto, após exercícios vigorosos.

Que movimentos usar

Usar sobretudo os movimentos preferidos pela criança e menos, ou nenhum, movimento que ela não goste. Quando em dúvida, dar preferência aos movimentos superficiais de deslizamento, que geralmente são bem aceitos. A mãe de um menino de 11 anos descobriu que o filho não tolerava nada, exceto deslizamento superficial, e ria e se retorcia quando ela tentava qualquer outra coisa. Assim, ela usou apenas deslizamento superficial todas as

noites e logo descobriu que o menino conseguia relaxar – e que ela também adorava massageá-lo. Provavelmente ele venha a apreciar outros movimentos de massagem no futuro, enquanto aproveita os benefícios de sua massagem noturna.

A seqüência de movimentos

Pode ser melhor alterar a seqüência de movimentos para determinados casos. Uma criança que chega ao consultório com dor de barriga por tensão, por exemplo, poderá sentir-se mais tranqüila para o resto da massagem se o abdome for massageado no início da sessão. Ou, ainda, talvez seja melhor começar com uma seqüência diferente, por exemplo, se há razão para massagear as costas mais para o fim da sessão, em vez de no começo.

SEQÜÊNCIA DE MASSAGEM PARA O CORPO INTEIRO

Antes de iniciar a massagem, as crianças devem ficar a sós com seus pais, para poderem despir-se com privacidade (os adolescentes podem preferir despir-se sem a presença dos pais). Dizer-lhes que devem permanecer com a roupa íntima e garanta que sabem que serão cuidadosamente cobertos durante a sessão. Se houver alguma preocupação quanto a despir-se, os desejos da criança devem ser respeitados. Enquanto o pequeno cliente está se despindo e se ajeitando sob toalhas ou lençóis na mesa de terapia, o terapeuta pode lavar as mãos e pegar quaisquer artigos que precise, de óleo de massagem a brinquedos. Então, principiar com a massagem das costas.

MASSAGEM DAS COSTAS

A criança deve deitar-se de bruços com uma pequena toalha enrolada ou almofada sob os tornozelos. O massoterapeuta deve sentar-se no lado da mesa de terapia próximo à cintura da criança. Com um adolescente, ele pode posicionar-se na cabeceira da mesa, em vez de sentar-se, e fazer o deslizamento nas costas ao contrário. Descobrir-lhe as costas e baixar um pouco a roupa íntima, de modo a expor as cristas ilíacas, mas mantendo coberta a fenda glútea (a seqüência a seguir é resumida no Quadro *Checklist* 3.2).

1. Executar uma seqüência básica de relaxamento (ver p. 68) e toque passivo na região lombar inferior.
2. Espalhar óleo ou loção.
3. Fazer deslizamento nas costas (ver Fig. 3.2). Começar com as mãos pouco acima do sacro, paralelas a cada lado da coluna e com as pontas dos dedos apontando na direção da cabeça. Deslizar na direção da cabeça, subindo pelo meio das costas, entre a escápula e até a base do pescoço. A seguir, afastar as mãos uma da outra e deslizá-las ao longo do alto da parte descen-

dente do trapézio até as extremidades dos ombros, descendo pelas laterais do torso e quadris até a região inferior das nádegas, e então retornar à posição inicial, com as mãos pouco acima do sacro. Cada mão descreve uma grande forma oval. Repetir 10 vezes. Começar com pressão superficial, que pode ser aumentada à medida que o tecido se aquece e relaxa.

4. Fazer movimentos de arrastamento nas costas (ver Fig. 3.16). Começando no alto dos ombros e aplicando pressão média, arrastar para baixo (na direção dos pés). Com crianças pequenas, cada movimento de arrasto deve percorrer de 2 a 5 centímetros; com adolescentes, 10 ou 12 centímetros. Descer gradualmente pelas costas a partir dos ombros até o alto do sacro. Repetir todo o movimento três vezes.

5. Executar deslizamento nas costas, Repetir três vezes.

6. Fazer amassamento na parte descendente do trapézio (ver Fig. 3.17). Amassar a parte descendente do trapézio a partir da base do pescoço até a ponta do ombro. Aplicar pressão média. Amassar cada lado por 30 segundos ou mais.

7. Realizar deslizamento nas costas. Repetir três vezes.

8. Fazer amassamento com os polegares entre as escápulas (ver Fig. 3.18). Os músculos eretores torácicos da medula, os rombóides e o trapézio médio localizam-se entre as escápulas. O amassamento com os polegares aquece e relaxa todos esses músculos. Comprimir o corpo com os polegares enquanto massageia na direção da cabeça. Pressionar com firmeza, mas sem causar dor; se a área doer, suavizar a pressão. Fazer por um minuto ou mais. Não massagear a coluna.

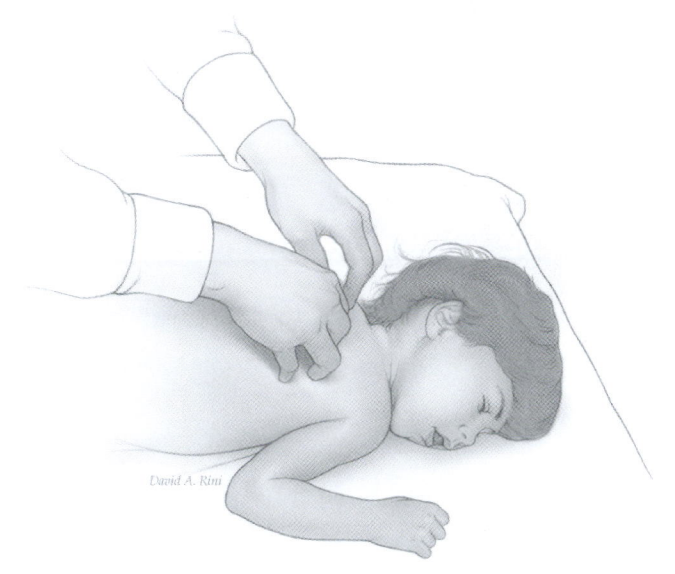

FIGURA 3.16 Arrastamento nas costas.

9. Executar deslizamento nas costas. Repetir três vezes.

10. Fazer amassamento com os polegares na região lombar inferior (ver Fig. 3.19). Começando no alto do sacro, usar os dois polegares para contornar cada crista ilíaca posterior, uma por vez. Aplicar pressão de média a firme. Conduza para longe do seu corpo, primeiro com a parte plana de um polegar e depois com a outra. Deixar que esses pequenos empurrões ou movimentos se sobreponham levemente e deslizar gradualmente para fora ao longo do osso, do sacro até a borda lateral da crista ilíaca. Imagine que é possível definir sua forma com os polegares. Fazer todo um lado e repetir no outro. Executar uma vez, lenta e completamente, por aproximadamente 1 minuto.

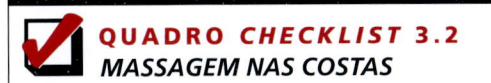

QUADRO *CHECKLIST* 3.2
MASSAGEM NAS COSTAS

1. Seqüência básica de relaxamento e toque passivo.
2. Espalhar óleo ou loção.
3. Deslizamento nas costas, 10 vezes.
4. Fazer arrastamento nas costas, três vezes.
5. Fazer deslizamento nas costas, três vezes.
6. Executar amassamento na parte descendente do trapézio, 1 minuto.
7. Fazer deslizamento nas costas, três vezes.
8. Fazer amassamento com os polegares entre as escápulas, 1 minuto.
9. Executar deslizamento nas costas, três vezes.
10. Fazer amassamento com os polegares na região lombar inferior, 1 minuto.
11. Executar deslizamento nas costas, três vezes.
12. Fazer amassamento nas nádegas.
13. Executar deslizamento nas costas, 10 vezes.
14. Movimentos de estimulação cutânea.
15. Rolagem de bola.
16. Seqüência básica de relaxamento.

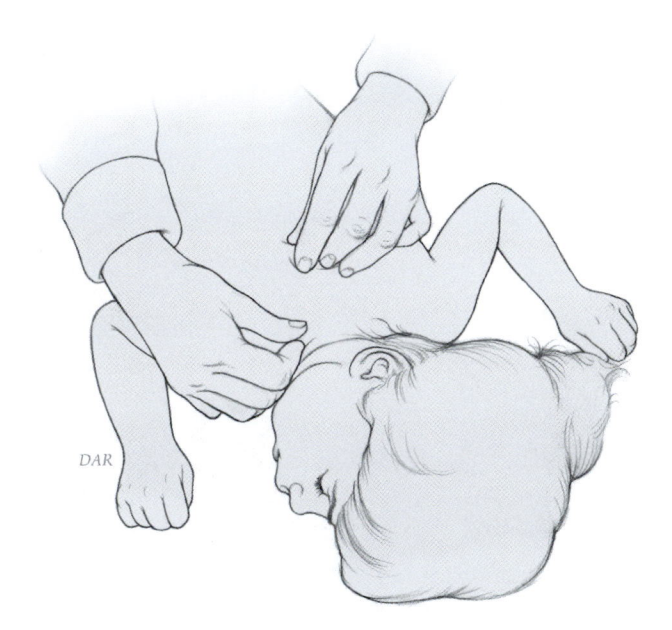

FIGURA 3.17 Amassamento na parte descendente do trapézio.

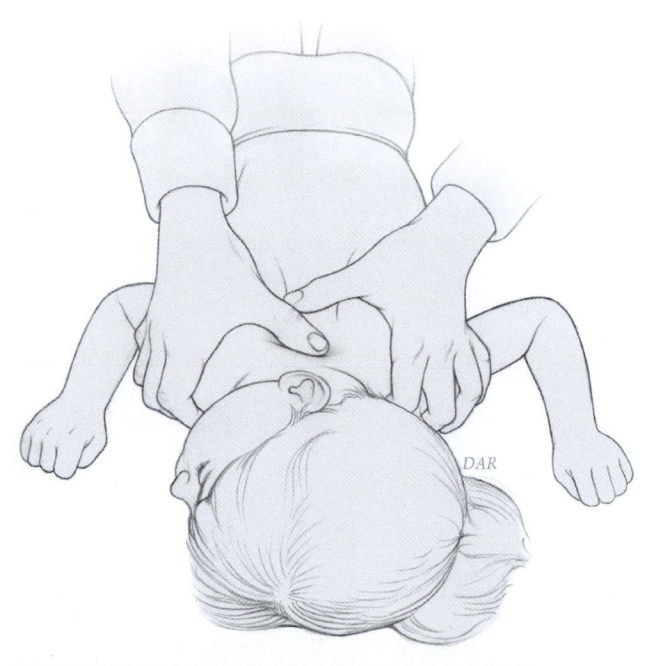

FIGURA 3.18 Amassamento com polegar entre as escápulas.

11. Executar deslizamento nas costas. Repetir três vezes.
12. Executar amassamento nas nádegas (ver Fig. 3.20). Fazer esses movimentos nas nádegas por cima da roupa íntima, do sacro para o outro lado do quadril. Fazer um lado das nádegas, depois o outro. Aplicar pressão média. Fazer cada lado das nádegas por 30 segundos ou mais.

13. Executar deslizamento nas costas. Repetir três vezes.
14. Executar um movimento de estimulação cutânea. Escolher um: cobrir as costas com uma fronha ou lençol e massagear toda a região com um instrumento texturizado de massagem ou uma escova de cabelos; remover o lençol e executar beliscamento ou dedilhamento em toda a área das costas. Retirar gentilmente o óleo de massagem com fricção para fora com uma toalha ou um pedaço de pele sintética; ou realizar o calor do sal em toda a região das costas.
15. Empreender rolagem de bola. Cobrir as costas com uma fronha ou lençol e rolar uma bola de qualquer tamanho (escolhida pela criança) para cima e para baixo, em toda a extensão das costas, por 1 minuto. Não pressionar as vértebras. Para aumentar a consciência sobre a coluna e liberar a tensão nos músculos paravertebrais, uma bola pequena e macia pode ser rolada em pequenos círculos em cada um dos lados da coluna. Começar no nível T1 e descer lentamente até o nível da cintura. Aplicar pressão firme, ajustada para a tolerância da criança.
16. Terminar com a seqüência básica de relaxamento.

MASSAGEM NAS PERNAS (REGIÃO POSTERIOR)

O massoterapeuta deve sentar-se ao pé da cama, perto da região lateral do pé da criança. Crianças pequenas podem estender a perna inteira em seu colo. Para uma mecânica corporal melhor com crianças que têm quase o tamanho adulto, ficar perto da região mais lateral da perna que se pretende massagear; não se inclinar ou esten-

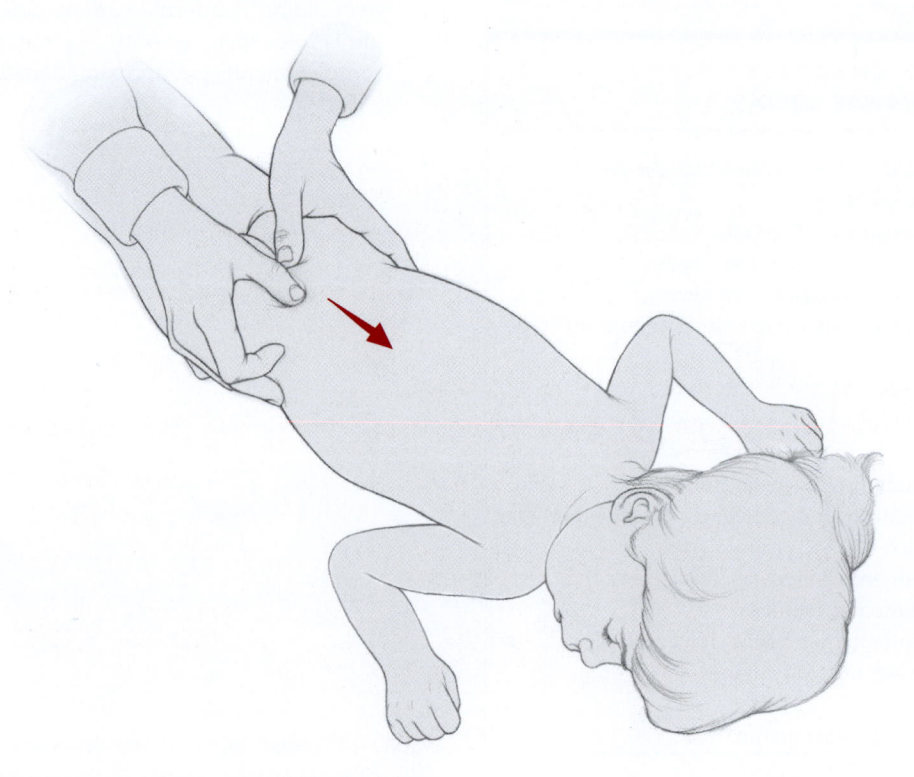

FIGURA 3.19 Amassamento com os polegares na região lombar inferior.

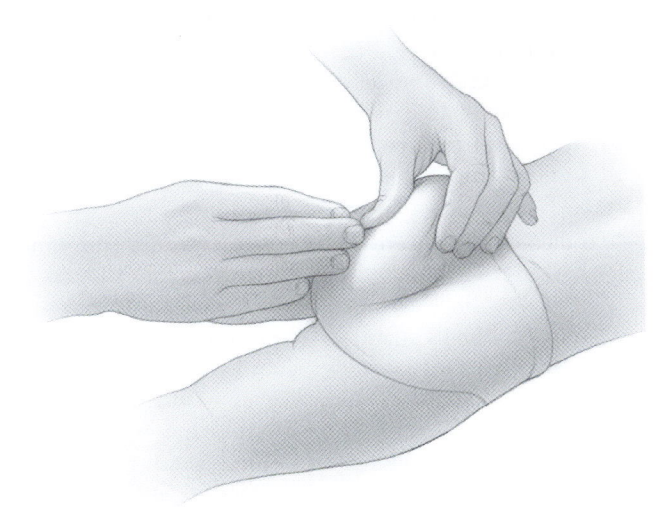

FIGURA 3.20 Amassamento das nádegas.

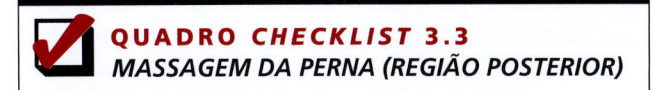

> **QUADRO *CHECKLIST* 3.3**
> ***MASSAGEM DA PERNA (REGIÃO POSTERIOR)***
>
> 1. Seqüência básica de relaxamento e toque passivo.
> 2. Espalhar óleo ou loção.
> 3. Deslizamento da perna, 10 vezes.
> 4. Arrastamento da parte posterior da perna, 1 minuto.
> 5. Deslizamento da perna, três vezes.
> 6. Amassamento com os polegares na região posterior da perna, 1 minuto.
> 7. Deslizamento da perna, três vezes.
> 8. Amassamento com os polegares na sola do pé, 1 minuto.
> 9. Círculos nos tornozelos, seis vezes.
> 10. Deslizamento da perna, 10 vezes.
> 11. Exercícios de amplitude de movimento passivo para quadril e articulação do joelho.
> 12. Movimento de estimulação cutânea.
> 13. Rolagem de bola na região posterior da perna e sola do pé.
> 14. Seqüência básica de relaxamento.

der o corpo para cobrir toda uma área. Uma vez que a criança estará usando roupas íntimas, alguns movimentos serão feitos sobre essas peças do vestuário. Embora parte dos benefícios dos movimentos de deslizamento sejam reduzidos, é importante que a criança tenha o limite protetor fornecido pelas roupas íntimas. A seqüência a seguir é resumida no Quadro *Checklist* 3.3.

1. Executar a seqüência básica de relaxamento (ver p. 70) e toque passivo no pé ou panturrilha.
2. Espalhar óleo ou loção.
3. Executar deslizamento da perna (ver Fig. 3.21). Colocar as palmas em cada lado do tornozelo. Com as pontas dos dedos paralelas e apontando para a cabeça e mãos, deslizar até o alto da panturrilha e

continuar até o alto da coxa. Esse movimento usa principalmente as pontas dos dedos em uma criança pequena e toda a mão (palma e pontas dos dedos) em uma criança maior. A mão do lado de dentro cobre a região medial da perna, e a mão do lado de fora cobre a região lateral. Não pressionar na parte de trás do joelho. Ao chegar no alto da perna, a mão do lado de fora continuará subindo até o alto da nádega; virá-la e deslizar para baixo novamente, na região lateral da perna, enquanto a do lado de dentro desliza para baixo na região medial da perna.

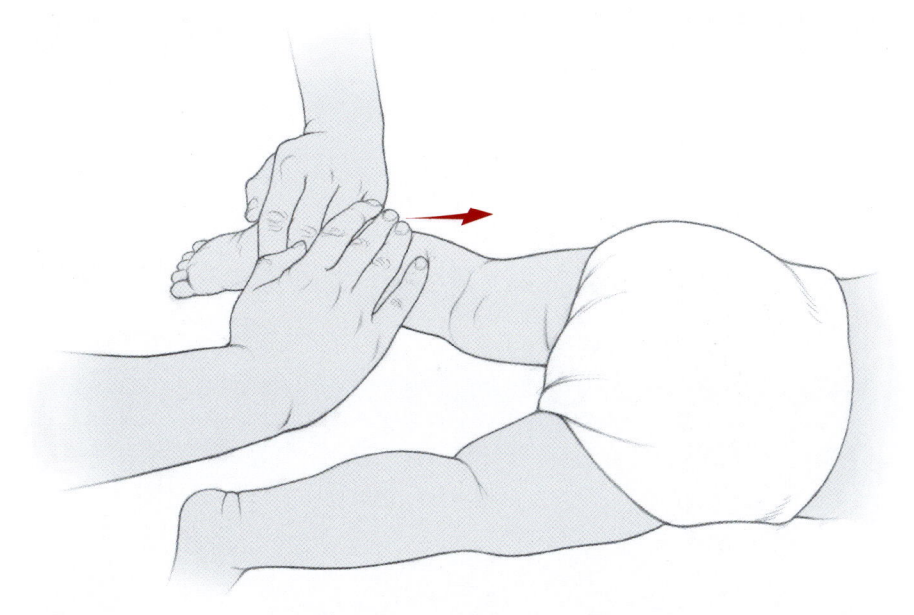

FIGURA 3.21 Deslizamento da perna.

Embora a mão externa tenha de deslizar uma distância maior que a mão interna, coordená-las para que estejam paralelas ao descerem. Ao chegar ao pé, deslizar para baixo e fazer movimentos suaves com as pontas dos dedos. Principiar com pressão superficial. À medida que o tecido se aquece e relaxa, começar a aplicar pressão mais profunda. Executar durante 10 vezes.

4. Fazer arrastamento em toda a região posterior da perna (ver Fig. 3.22). Para uma criança pequena, mudar para a posição sentada de frente para a região posterior do joelho. Para crianças maiores, mudar para a posição de pé, de frente para a região posterior do joelho. Começar fazendo movimentos de arrastamento no alto das nádegas, movendo-se para os pés e descendo gradualmente até a parte posterior do joelho. Com uma criança pequena, cada movimento de arrastamento deve ter de 2,5 a 5 centímetros de comprimento; em um adolescente, de 12 a 15 centímetros; cobrir os músculos na região medial, na superior e na lateral da coxa. Não pressionar a parte posterior do joelho.Voltar à posição original no pé da mesa e continuar fazendo arrastamento do alto da panturrilha até o tornozelo. Fazer todo o movimento – arrastando das nádegas ao tornozelo – uma vez, aplicando pressão média.

5. Realizar deslizamento da perna três vezes.

6. Fazer amassamento com os polegares na parte posterior da perna (ver Fig. 3.23). Começar acima do tornozelo, fazendo amassamento no sentido ascendente ao longo dos músculos da panturrilha. Quando alcançar a parte superior da panturrilha, mudar a posição e sentar de forma oposta ao joelho. Não pressionar a parte posterior do joelho. Continue o movimento de amassamento no sentido ascendente ao longo da panturrilha, e continue até a região superior da coxa. Fazer todo o movimento de amassamento com polegares do tornozelo à nádega uma vez, aplicando pressão de média a firme. Voltar a sentar-se ao pé da cama.

Para uma variação deste movimento, dividir mentalmente a panturrilha e a coxa em três partes (região medial, parte superior e região lateral) e fazer amassamento com polegares em cada seção separadamente.

7. Realizar deslizamento três vezes.

8. Executar amassamento com polegares na sola do pé (ver Fig. 3.24). Iniciar na base dos dedos e fazer movimentos na direção oposta ao corpo, com leves toques dos polegares; trabalhar lenta e completamente, subindo pela sola até o calcanhar. Imaginar que os polegares estão embebidos de tinta e que toda a sola do pé deve ser completamente pintada, sem áreas descobertas. Esta é uma região em que a pressão firme com freqüência é agradável; perguntar à criança que pressão lhe parece melhor.

9. Circular os ossos do tornozelo (ver Fig. 3.25). Usando as pontas dos dedos, realizar círculos lentos e suaves em torno dos ossos do tornozelo ao mesmo tempo. Repetir seis vezes.

10. Executar deslizamento da perna 10 vezes.

11. Desempenhar exercícios de amplitude de movimento passivo para o quadril e joelho. Estender o quadril e flexionar e estender o joelho (ver p. 66).

12. Movimento de estimulação cutânea. Escolher um:
    - Cobrir a região posterior da perna, incluindo a nádega, com uma fronha ou lençol; massagear com um instrumento texturizado de massagem ou uma escova de cabelos.
    - Realizar beliscamento ou dedilhamento em toda a região posterior da perna.
    - Realizando fricção, retiraro óleo da região posterior da perna com um pano áspero ou um pedaço de pele sintética.
    - Realizar o calor do sal em toda a região posterior da perna e sola do pé (ver p. 93).

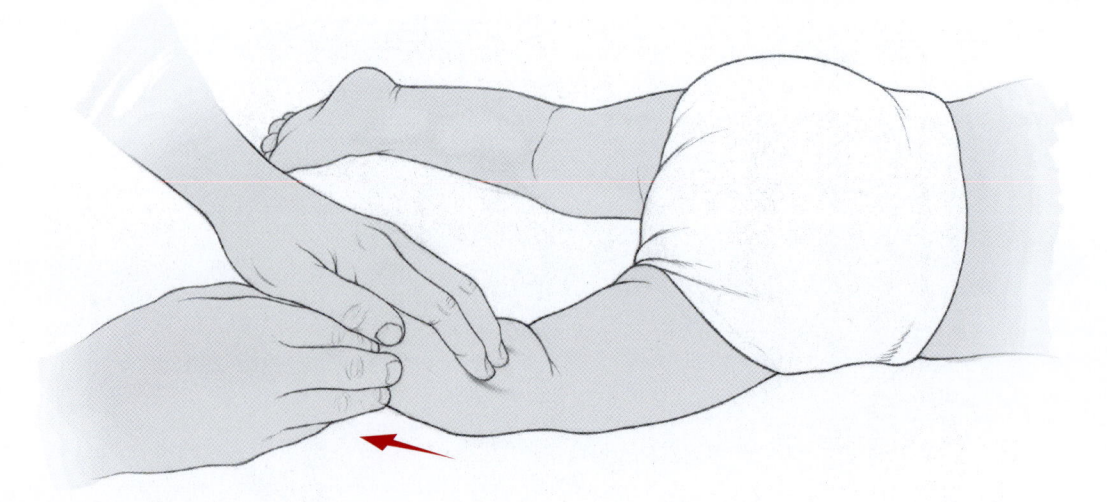

FIGURA 3.22 Arrastamento na região posterior da perna.

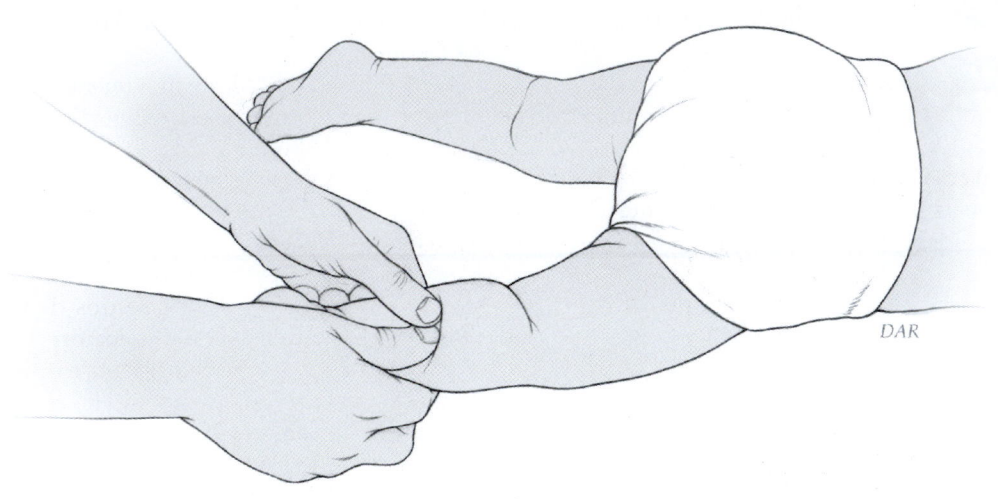

FIGURA 3.23 Amassamento com polegares na região posterior da perna.

13. Empreender rolagem de bola. Cobrir a região posterior da perna com uma fronha ou lençol, pedir para a criança escolher uma bola que será rolada da nádega às pontas dos dedos dos pés e no percurso inverso. Massagear a sola e cada dedo com a bola, movendo-a em pequenos círculos. Pressionar cada dedo do pé na superfície de massagem com pressão firme.
14. Terminar com a seqüência básica de relaxamento. Então, passar para a outra perna e repetir a mesma série de movimentos.

CABEÇA, PESCOÇO E MASSAGEM NO OMBRO

A criança deve deitar-se de costas com uma toalha enrolada ou almofada sob os joelhos. Posicionar-se desta forma durante o resto da massagem no corpo inteiro. Sentar-se na cabeceira da mesa. Com uma criança pequena, talvez seja melhor sentar-se de pernas cruzadas no chão (a seqüência a seguir é resumida no Quadro *Checklist* 3.4).

1. Executar a seqüência básica de relaxamento (ver p. 70) e toque passivo.

2. Espalhar óleo ou loção.
3. Executar deslizamento no ombro e no pescoço (ver Figs. 3.26 e 3.27). Aplicar pressão média. Começar o movimento nas extremidades mediais das clavículas. Posicionar as palma das mãos para baixo, com os dedos apontando uns para os outros. As mãos farão movimentos ao longo das clavículas com o polegar acima e os dedos abaixo delas. As mãos afastam-se uma da outra, enquanto traçam cada clavícula a partir das extremidades mediais até as extremidades laterais e pontas dos ombros. Quando as mãos alcançarem as pontas dos ombros, girá-las lentamente de modo que as pontas dos dedos fiquem sob eles. Deslizar ao longo do alto da parte descendente do trapézio de volta para o pescoço, para cima na região

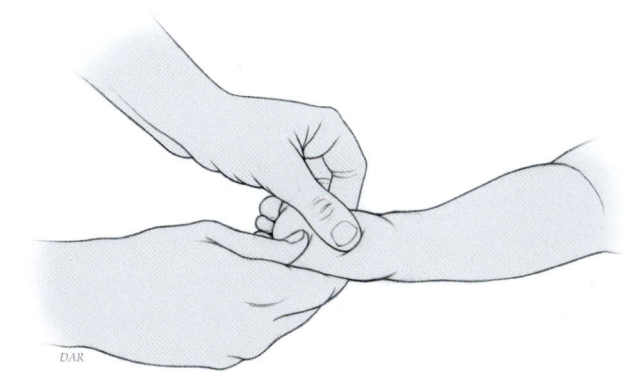

FIGURA 3.24 Amassamento com polegares na sola do pé.

QUADRO *CHECKLIST* 3.4
MASSAGEM PARA CABEÇA, PESCOÇO E OMBRO

1. Seqüência básica de relaxamento e toque passivo.
2. Espalhar óleo ou loção.
3. Executar deslizamento do ombro e pescoço, 10 vezes.
4. Movimento diagonal do pescoço, 10 vezes.
5. Deslizamento no ombro e pescoço, três vezes.
6. Fazer amassamento, 1 minuto.
7. Deslizamento do ombro e pescoço, três vezes.
8. Círculos na testa e olho, seis vezes.
9. Deslizamento na face, seis vezes.
10. Amassamento na face, 30 segundos.
11. Deslizamento no ombro e pescoço, 10 vezes.
12. Exercícios de amplitude de movimento para pescoço.
13. Movimentos de estimulação cutânea.
14. Seqüência básica de relaxamento.

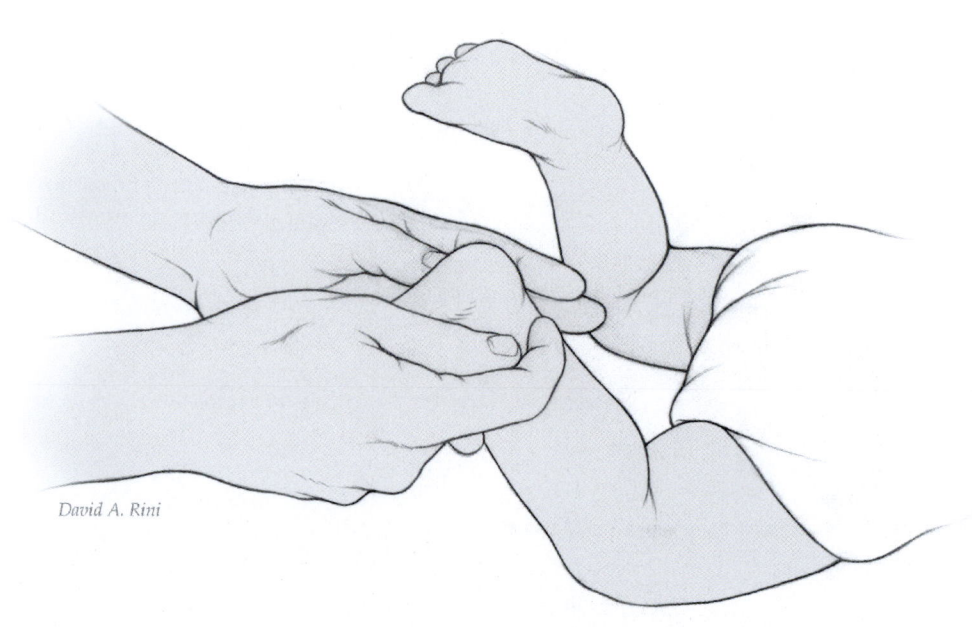

David A. Rini

FIGURA 3.25 Círculos nos ossos do tornozelo.

posterior do pescoço e sob a cabeça e para o lado de fora dela. Repetir 10 vezes.

4. Fazer movimentos diagonais no pescoço (ver Fig. 3.28). Começar com a palma da mão esquerda virada para cima. Deslizá-la sob o pescoço até o ombro direito. Então, puxar esta mão (a esquerda), em sentido diagonal, do ombro direito para o pescoço e terminar abaixo da orelha esquerda. Trocar as mãos e repetir o movimento; a mão direita se moverá na diagonal a partir do ombro esquerdo transversalmente ao pescoço, terminando abaixo da orelha direita. Imaginar que o massoterapeuta está desenhando um X na parte posterior do pescoço com as pontas dos dedos. Este movimento diagonal pelo pescoço lhe permite combinar movimentos de fricção transversa com um alongamento suave ao longo das muitas camadas de fibras musculares desta área. Curvar os dedos, enquanto desliza, e aplicar pressão média com as pontas dos dedos. Incentivar a criança a relaxar o pescoço e permitir que o exercício mova sua cabeça para os dois lados alternadamente. Se ela não estiver relaxando os músculos do pescoço, sua cabeça permanecerá na mesma posição durante o movimento. Executar 10 vezes.

5. Realizar deslizamento no ombro e pescoço três vezes.

6. Executar amassamento no escalpo (ver Fig. 3.29). Deslizar as mãos sob a cabeça da criança, depois aninhá-la, deixando a região posterior da cabeça repousar nas palmas do terapeuta. Principiar na base do escalpo e mover as pontas dos dedos em círculos lentos e pequenos. Sentir as formas ósseas sob o escalpo e perceber a mobilidade e nível de tensão no tecido nesta região. A tensão na face, olhos ou pescoço

(como nos músculos cervical posterior e esternoclei-domastóideo) pode iniciar pontos-gatilho nos músculos do escalpo, e lesões à cabeça também podem causar tensão no tecido dele.[12] Realizar o amassamento gradualmente até a região posterior da cabeça. Quando as mãos estiverem desconfortáveis nesta posição, girá-las de forma que as palmas se voltem para baixo e continuar o amassamento até a testa. As têmporas e a área acima das orelhas devem ser massageadas, assim como as laterais da cabeça. Aplicar pressão de leve a média, dependendo do nível de conforto da criança. Massagear o escalpo por 1 minuto.

7. Realizar deslizamento no ombro e pescoço três vezes.

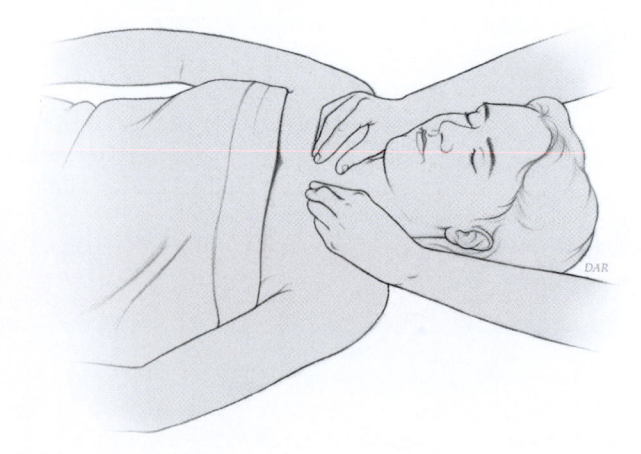

FIGURA 3.26 Deslizamento no ombro e no pescoço. As mãos do terapeuta estão na posição inicial.

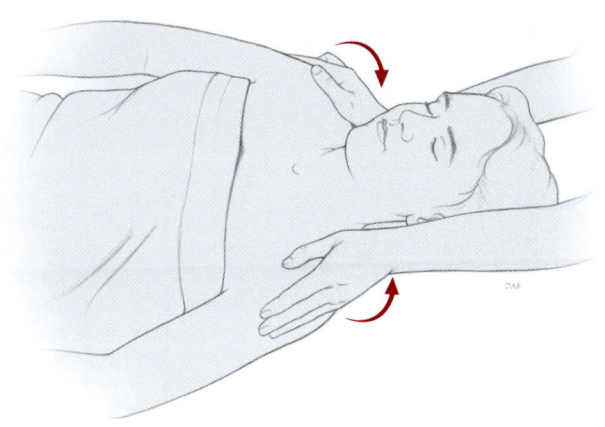

FIGURA 3.27 Deslizamento no ombro e no pescoço. As mãos do terapeuta chegaram às pontas dos ombros e estão prontas para girar em torno deles e deslizar para cima da parte descendente do trapézio até o pescoço.

8. Realizar círculos na testa e olhos (ver Fig.s 3.30 e 3.31). Posicionar as duas mãos, com as palmas para baixo, sobre a testa, com as pontas dos dedos apontando umas para as outras (para uma criança pequena, o espaço pode ser apenas para as pontas dos dedos). Fazer arrastamento, devagar e delicadamente, do meio da testa para as têmporas. Fazer pequenos círculos com as pontas dos dedos em ambas as têmporas simultaneamente; depois, usando os dedos indicadores, deslizar suavemente sob os olhos até as laterais do nariz e de volta para a testa. Aplicar pressão leve ao deslizar em um movimento harmonioso e fluido. Repetir seis vezes.

9. Executar deslizamento na face (ver Fig.s 3.32 e 3.33). Aplicar pressão leve. Iniciar com os polegares tocando sob o nariz, os indicadores tocando abaixo do lábio inferior e os últimos três dedos encurvados sob a ponta do queixo. Movimentar-se do centro da face para fora, na direção das laterais do rosto. Os dedos traçarão simultaneamente os contornos dos maxilares, lábios e mandíbula. Quando as pontas dos dedos chegarem às laterais do rosto, girar as mãos e deixar que elas deslizem para cima na frente das orelhas, sobre as têmporas e até o meio da testa. Mover os dedos indicadores pela ponta do nariz até o queixo e recomeçar. Com a prática, este movimento pode ser feito com harmonia e de um modo contínuo. Seu efeito é muito calmante. Repetir seis vezes.

10. Fazer amassamento nas bochechas com as pontas dos dedos, fazer pequenos círculos sob e sobre (arcos zigomáticos) as bochechas. Assim, o terapeuta massageará o músculo masseter, um dos músculos mais comuns no corpo inteiro para pontos-gatilho. Até bebês podem ter uma tensão considerável nesta área, em virtude das ações quase constantes de sucção, mastigação e abocanhamento de objetos. Dor ou lesões nos dentes podem desencadear tensão no

masseter, mesmo em crianças pequenas. Na idade adulta, infelizmente, muitas pessoas têm nós substanciais neste músculo. Executar o amassamento com cuidado, de maneira lenta e completa. Continuar por 30 segundos ou mais.

11. Executar deslizamento no ombro e no pescoço 10 vezes.

12. Executar exercícios de amplitude de movimento passivo para o pescoço (eles incluem flexão, extensão, rotação e flexão lateral da coluna cervical; ver p. 67).

13. Realizar um movimento de estimulação cutânea. Escolher um desses:
    - Dedilhamento gentil de todo o rosto com as pontas dos dedos, cuidando para evitar os olhos.
    - Retirar o óleo de massagem da face com um pano. Ele pode ser mergulhado e torcido em água morna, em um dia frio, ou em água fria, em um dia quente.

14. Terminar com a seqüência básica de relaxamento.

MASSAGEM NO PEITO E ABDOME

Ficar em pé na cabeceira da mesa de terapia. A seqüência a seguir é resumida no Quadro *Checklist* 3.5.

1. Executar a seqüência básica de relaxamento (ver p. 70) e o toque passivo no alto dos ombros.

2. Espalhar óleo ou loção.

3. Executar deslizamento no peito e abdome (ver Fig. 3.34). Colocar as mãos no peito da criança, onde as clavículas se encontram. Apontar as pontas dos dedos na direção dos pés. Com as mãos paralelas, deslizar para o centro do peito até a parte inferior do abdome. Neste ponto, afastar as mãos uma da outra para as laterais e deslizá-las sobre as cristas ilíacas anteriores até a região lateral dos quadris e torso, até a parte superior do peito e de volta à posição inicial.

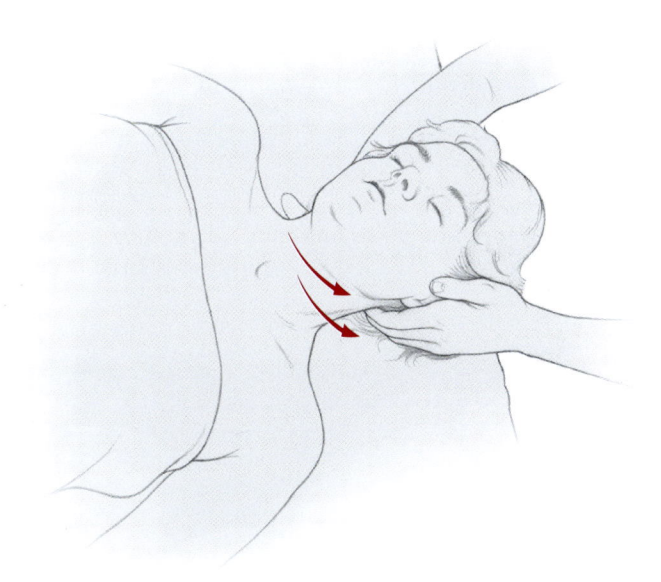

FIGURA 3.28 Movimento diagonal do pescoço.

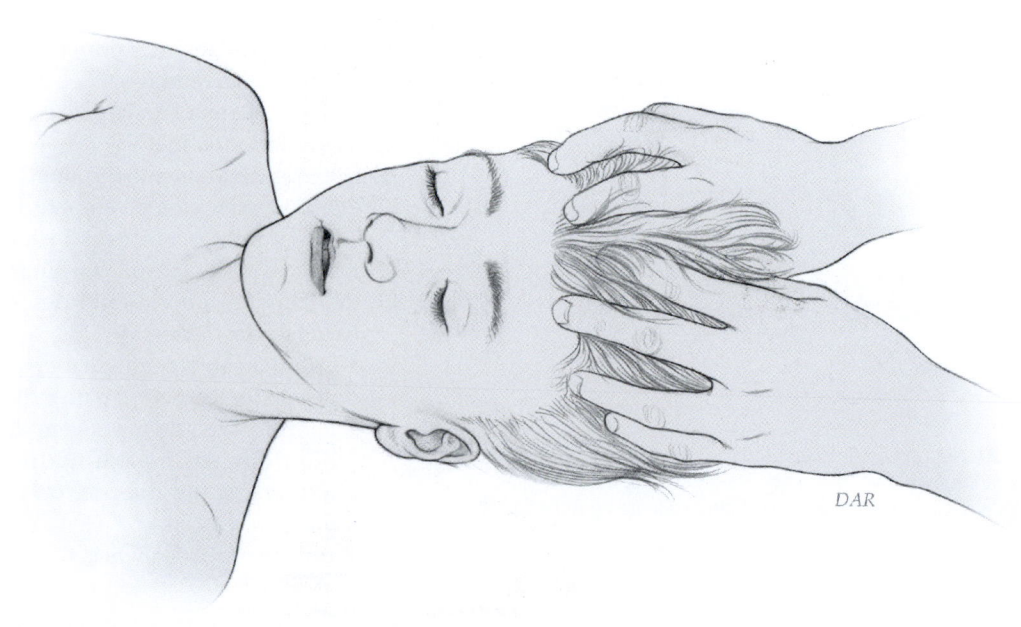

FIGURA 3.29 Amassamento no escalpo.

Aplicar pressão suave, aumentando gradualmente à medida que a pele da criança se aquece e ela relaxa mais. Repetir 10 vezes.

Ter cuidado para preservar o recato da criança e respeitar seu direito de recusar massagem no peito. O recato geralmente não é uma preocupação para crianças muito pequenas, mas com crianças maiores você deve obter permissão antes de massagear a área do peito. Embora os meninos não se preocupem muito com isso, ainda assim é melhor pedir permis-

são. Os seios e os mamilos nunca devem ser massageados, a menos que o terapeuta, a criança e um dos pais tenham concordado sobre uma finalidade terapêutica para isso.

- Preparar a criança antes de remover o lençol que cobre o torso e o abdome. Dizer, por exemplo: "Vou descobrir seu peito e barriga agora. Tudo bem para você? Posso fazer massagem em seu peito?" Se a criança demonstrar alguma preocupação, cobrir a área do peito e massagear apenas o abdome.

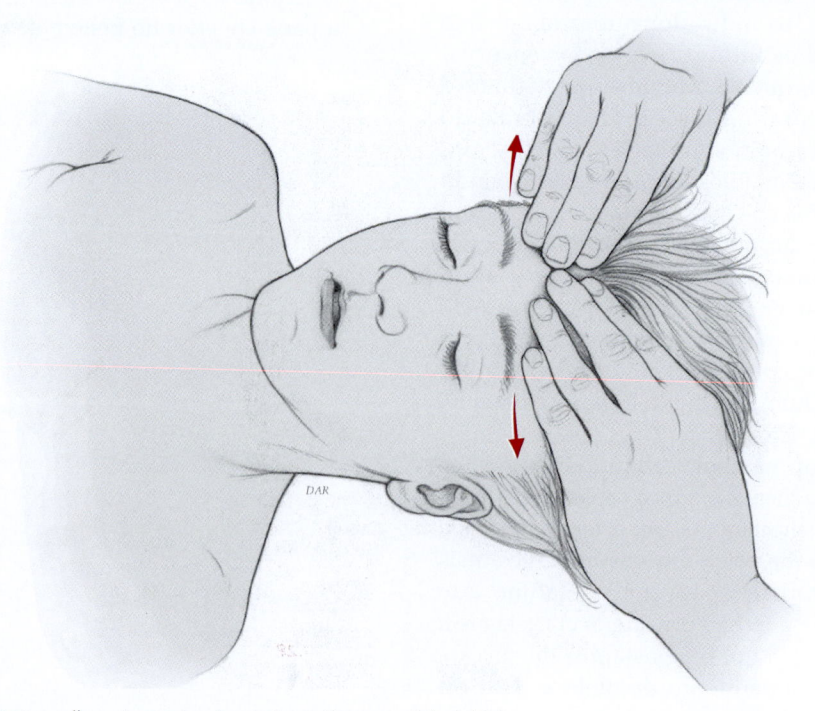

FIGURA 3.30 Círculos na testa e olhos. As pontas dos dedos estão na posição inicial.

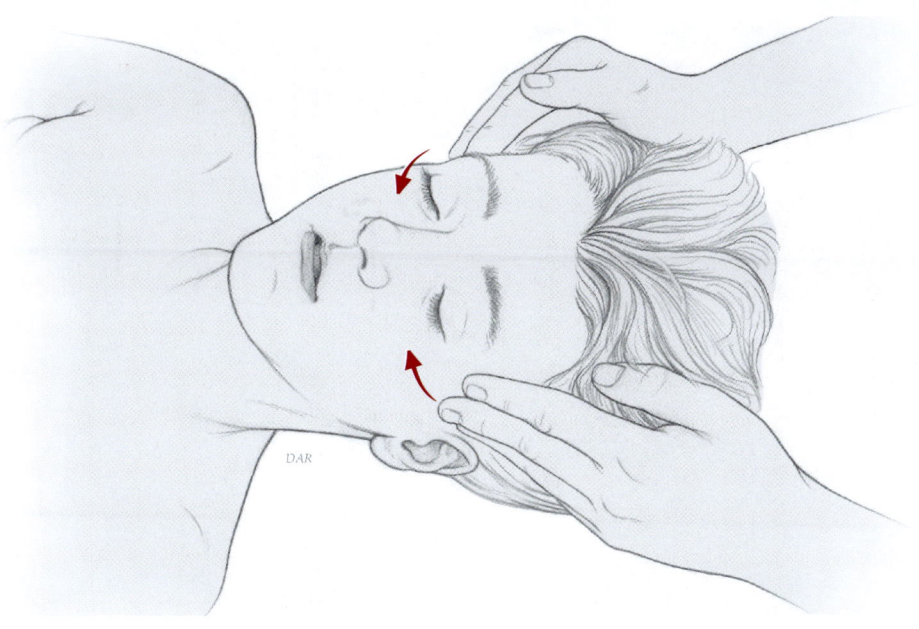

FIGURA 3.31 Círculos na testa e olhos. As pontas dos dedos chegaram às têmporas e estão prontas para deslizar sob os olhos.

■ Um modo muito útil de ajudar a criança a sentir a conexão entre a região superior e inferior do seu corpo é combinar este movimento com a última parte do movimento de deslizamento para ombro e pescoço. Em vez de voltar à posição inicial no peito, enquanto suas mãos movem-se para cima nas laterais dos quadris e pescoço, deixá-las deslizar sobre as pontas dos ombros, ao longo da parte descendente do trapézio sob a região posterior do pescoço, sob a cabeça e para o lado de fora dela.

4. Executar fricção no peito (ver Fig. 3.35). Posicionar as mãos como faria para o início do deslizamento no peito e abdome. Depois, deslizá-las apenas alguns centímetros para baixo pelo centro do peito (sobre o esterno) com sua mão direita e retorná-la à posição inicial e deslizar alguns centímetros sobre o esterno com a mão esquerda; levá-la à posição inicial e deslizar alguns centímetros com a mão direita. Se o paciente for uma menina, ter cuidado para que o movimento permaneça sobre o esterno e que a área das mamas não seja massageada. Continuar alter-

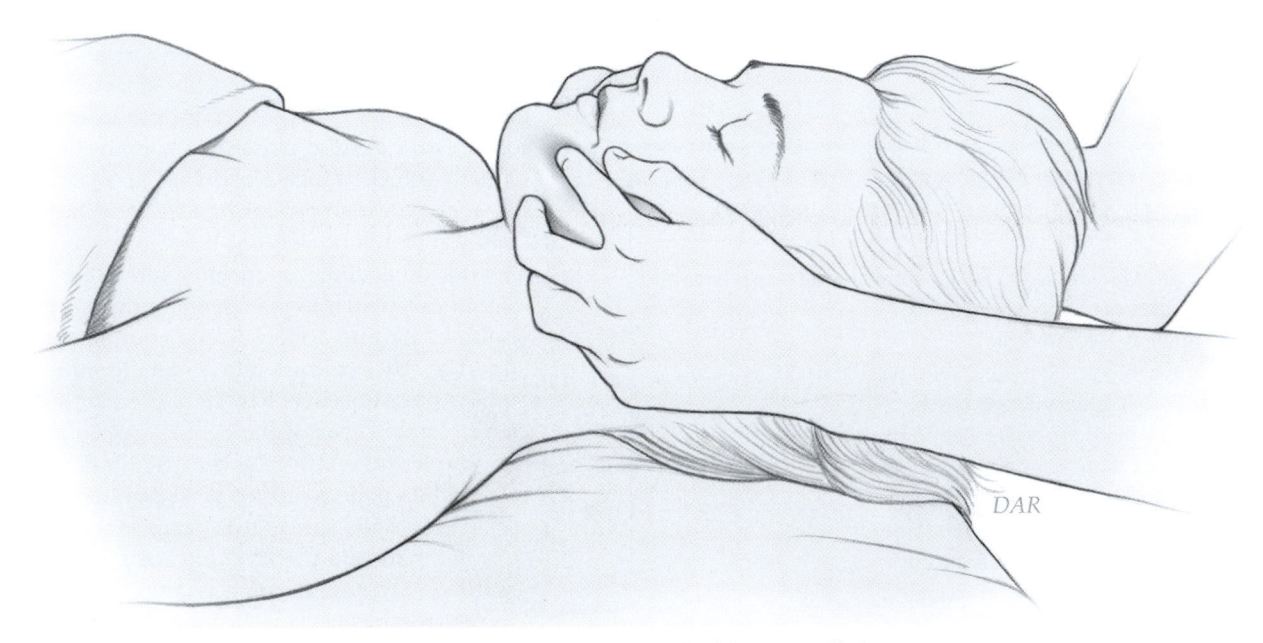

FIGURA 3.32 Deslizamento na face. Os dedos contornam simultaneamente o maxilar, lábios e mandíbula.

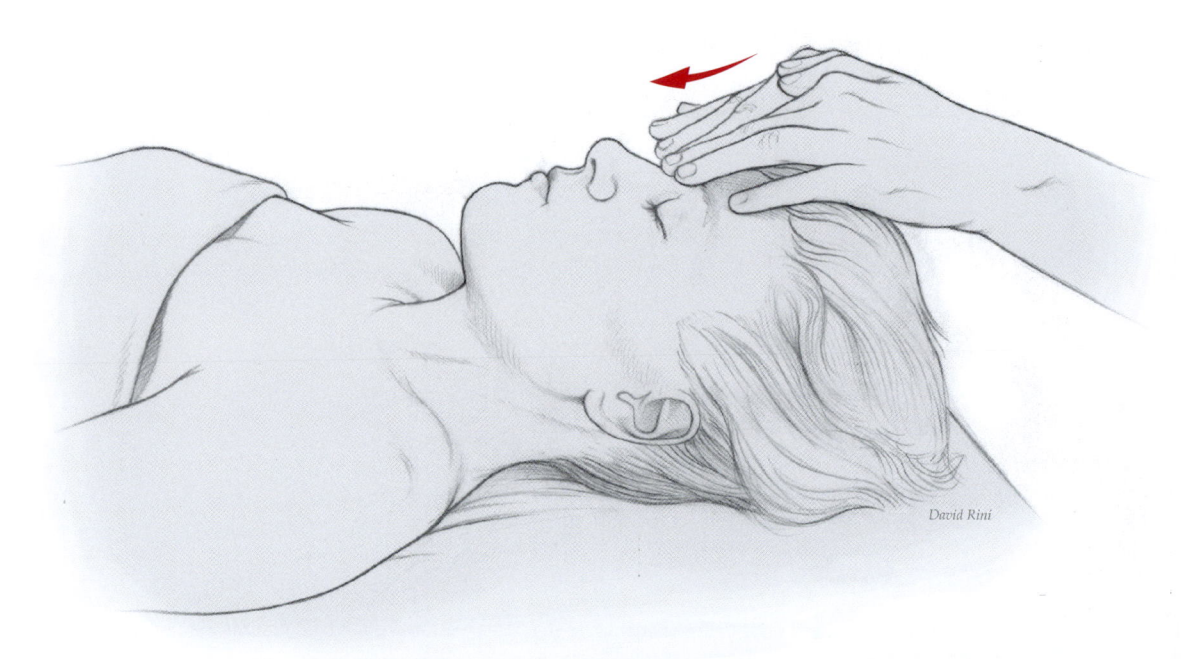

FIGURA 3.33 Deslizamento no rosto. Os dedos sobem na lateral do rosto para o meio da testa e estão prontos para deslizar para baixo, pelo centro do rosto e rumo ao queixo.

nando as mãos, movendo-se rapidamente. A dimensão do peito da criança determinará a extensão do movimento; tentar cobrir a área do manúbrio do esterno à porção inferior do corpo do esterno, mas não pressionar sobre o processo xifóide. Manter as mãos soltas, para que deslizem suavemente sobre as costelas; aplicar pressão suave. Continuar por cerca de 30 segundos. Como ocorre com qualquer movimento de fricção, as mãos do massoterapeuta e a pele da criança logo parecerão imensamente aquecidos.

5. Realizar deslizamento no peito e abdome três vezes. Depois, deixar a cabeceira da mesa e colocar-se ao lado direito da mesa, ao lado do ilíaco direito.

✓ **QUADRO *CHECKLIST* 3.5**
MASSAGEM PARA O PEITO E A BARRIGA

1. Seqüência básica de relaxamento e toque passivo no alto dos ombros.
2. Espalhar óleo ou loção.
3. Deslizamento no peito e abdome, 10 vezes.
4. Fricção no peito, 30 segundos.
5. Deslizamento no peito e abdome, três vezes.
6. Deslizamento abdominal, 10 vezes.
7. Amassamento no abdome, 1 minuto.
8. Deslizamento no peito e abdome, 10 vezes.
9. Movimento de estimulação cutânea.
10. Seqüência básica de relaxamento.

---

6. Executar deslizamento abdominal (ver Fig. 3.36). O abdome é uma área mais vulnerável. Em termos físicos, os órgãos internos do abdome não possuem proteção óssea, se comparados ao coração, pulmões ou órgãos pélvicos, que são cercados por ossos. Esta pode ser a causa da maior vulnerabilidade que muitos adultos e crianças sentem nessa área. O terapeuta deve ser especialmente cuidadoso quando tocar o abdome pela primeira vez. Se a criança tiver qualquer histórico de abuso ou simplesmente parecer insatisfeita com a massagem nesta área, não avançar sem o consentimento específico. Principiar o contato lentamente, usando a palma da mão direita (a mais próxima do abdome). Repousá-la suavemente sobre o abdome por alguns instantes para que a criança se acostume com o toque. Fazer círculos no sentido horário com a palma da mão, cobrindo todo o abdome. Após alguns círculos, incluir a mão esquerda; esta fará movimentos semi-circulares no sentido horário sobre a metade superior do abdome, enquanto a direita faz a metade inferior do círculo. Depois, retirar a mão esquerda do abdome, até que a mão direita complete a metade superior do círculo e volte à metade inferior dele. Aplicar pressão suave. Repetir 10 vezes. Se a criança estiver com cócegas, tentar cobrir a região abdominal com um lençol e mover-se com gentileza nesta área; esta medida pode reduzir o nível de estimulação sensorial o suficiente para que a criança se aquiete.

- Talvez não seja possível encaixar toda a palma sobre o abdome de uma criança pequena e seja necessário deslizar mais com as pontas dos dedos.

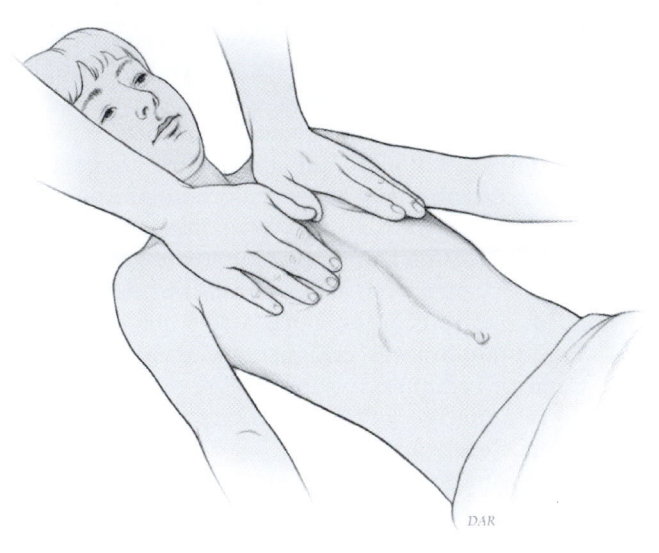

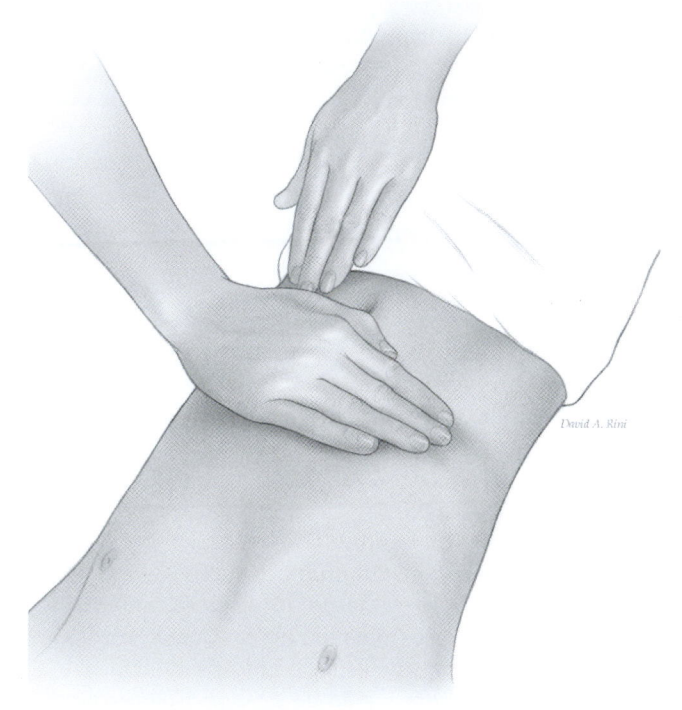

FIGURA 3.34 Deslizamento no peito e no abdome.

Mesmo assim, lembrar-se de que este deslizamento deve ser realizado com tanta suavidade quanto possível; não fazer muita pressão com a ponta do dedo nem aplicar pressão direta no abdome. Da mesma forma, não tocar ou depositar qualquer pressão no processo xifóide.

FIGURA 3.36 Deslizamento no abdome.

7. Fazer amassamento no abdome (ver Fig. 3.37). Estender a mão por sobre a região abdominal e começar acima da crista ilíaca esquerda, fazendo amassamento no abdome e terminando acima da crista ilíaca direita. Continuar por cerca de 1 minuto. Muitas crianças são bem magrinhas nessa área e o amassamento pode ser difícil – simplesmente não há muito tecido para pegar.

8. Executar deslizamento no peito e abdome. Voltar à posição inicial, de pé na cabeceira da mesa de terapia, e repetir o deslizamento no peito e abdome 10 vezes.

9. Movimento de estimulação cutânea. Escolher um dos seguintes:
   - Cobrir o peito e abdome com uma fronha ou lençol e massagear gentilmente com um instrumento de massagem texturizado ou escova de cabelos de cerdas macias. Isso pode causar cócegas, o que nem todas as crianças apreciam. Perguntar: "Quer que eu pare?" Se a criança não responder, procurar ser cauteloso(a) e passar para o próximo movimento.

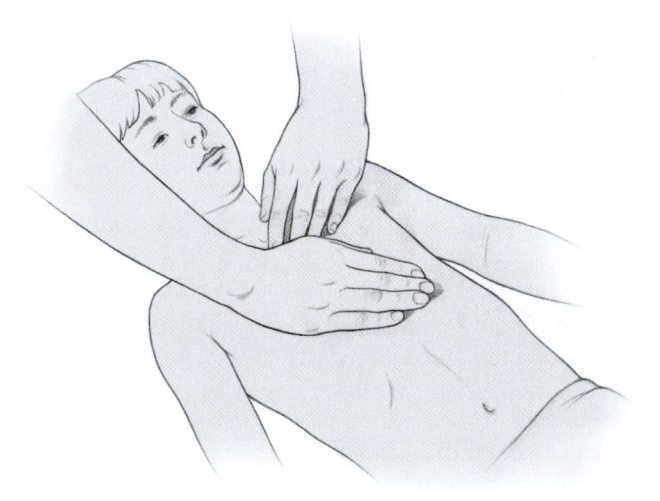

FIGURA 3.35 Fricção no peito.

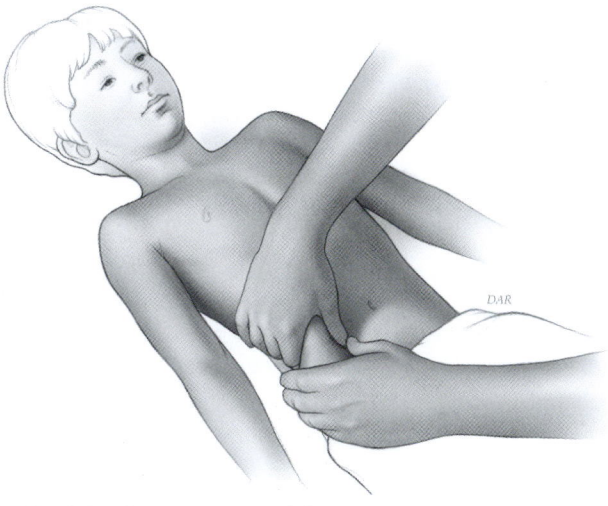

FIGURA 3.37 Amassamento no abdome.

- Secar o óleo ou a loção de massagem com um pano.
- Usar uma toalha pré-aquecida, grande o suficiente para cobrir todo o torso e abdome. Cobrir toda a área com uma toalha e executar um ou dois deslizamentos sobre ela, para levá-la ao contato com a pele da criança. Depois, deixar a toalha e cubri-la com um lençol, para manter o calor.

10. Terminar com a seqüência básica de relaxamento.

MASSAGEM NO BRAÇO

O terapeuta deve colocar-se de frente para o braço, mais ou menos no nível da mão da criança. A seqüência a seguir é resumida no Quadro *Checklist* 3.6.

1. Executar a seqüência básica de relaxamento (ver p. 38) e toque passivo na mão ou antebraço.
2. Espalhar óleo ou loção.
3. Executar deslizamento no braço (ver Fig. 3.38). Este movimento é semelhante ao de deslizamento na região posterior e frontal da perna. Começar posicionando sua mão que está do lado de dentro palma contra palma com a mão da criança. Colocar a mão do lado de fora com a palma voltada para baixo no dorso da mão da criança. Com as pontas dos dedos apontando para o ombro, deslizar para cima no braço, com as duas mãos. Manter as mãos paralelas. Quando a mão de dentro chegar à axila, ela simplesmente deslizará de volta pelo interior do braço. A mão externa deslizará para cima e sobre o alto do ombro, cruzando o deltóide anterior, a extremidade lateral da clavícula, o deltóide posterior e então, finalmente, deslizará de volta pela região lateral do braço. Sincronizar as mãos, tornando mais lenta a mão que executa os movimentos internos enquanto ela deixa a axila, até que a mão dos movimentos externos tenha feito um círculo no ombro e volte paralela à outra mão. Então, as duas mãos continuam ao mesmo tempo, deslizando por todo o braço e mão, suavemente, até as pontas dos dedos. Se a criança sentir cócegas, evitar a área que a provoca. Toques muito leves geralmente pioram as cócegas. Começar com pressão superficial e, enquanto o tecido se aquece e a criança relaxa, aplicar pressão média. Repetir 10 vezes.

4. Fazer amassamento com os polegares na região medial do braço (ver Fig. 3.39). Partir do punho e trabalhar até a axila, saltando a região anterior do cotovelo. Evitar qualquer área que possa causar cócegas. Aplicar pressão média. Massagear a área interna do braço uma vez, lenta e cuidadosamente. Isso deve consumir cerca de 1 minuto.
5. Executar deslizamento no braço três vezes.
6. Fazer arrastamento na região lateral do braço (ver Fig. 3.40). Começar no alto do ombro e trabalhar para baixo na região lateral do braço e alto do antebraço até o punho. Fazer uma vez, lenta e completamente, aplicando pressão média. Isso exigirá cerca de 1 minuto.
7. Executar deslizamento no braço três vezes.
8. Fazer fricção na mão. Principiar esfregando as mãos como se as aquecesse. Depois, fazer um "sanduíche de mãos" com a palma da mão interna contra a palma da criança e a palma da mão externa sobre o dorso da mão da criança. Então, friccionar rapidamente, assim como para aquecer as mãos. Continuar por 15 segundos ou mais.
9. Fazer amassamento com os polegares no dorso da mão (ver Fig. 3.41). Partindo da base dos dedos, fazer amassamento com os polegares em todo o dorso da mão até o punho. Aplicando pressão média. Prosseguir por 30 segundos ou mais.
10. Fazer amassamento com os polegares na palma (ver Fig. 3.42). Realizar o movimento em toda a palma, empurrando a partir da base dos dedos na direção do punho e alisando todas as dobras de pele. Prosseguir por 30 segundos ou mais.
11. Esticar os dedos (ver Fig. 3.43). Usar o polegar no alto e o indicador por baixo, enquanto massagear cada dedo. Começando na base do dedo da criança, deslizar até a ponta do dedo, puxando levemente, ao mesmo tempo. Beliscar delicadamente a ponta de cada dedo enquanto desliza para fora dele, de modo que a ponta do dedo receba alguma estimulação adicional. Fazer cada dedo três vezes.
12. Executar deslizamento no braço 10 vezes.
13. Executar exercícios da amplitude de movimento para toda a extremidade superior:

☑ QUADRO *CHECKLIST* 3.6
MASSAGEM NO BRAÇO

1. Seqüência básica de relaxamento e toque passivo.
2. Espalhar óleo ou loção.
3. Deslizamento no braço, 10 vezes.
4. Amassamento com os polegares na região medial do braço, 1 minuto.
5. Deslizamento no braço, três vezes.
6. Arrastamento na região lateral do braço, 1 minuto.
7. Deslizamento no braço, três vezes.
8. Fricção na mão, 15 segundos ou mais.
9. Amassamento com os polegares no dorso da mão, 30 segundos.
10. Amassamento com os polegares na palma, 30 segundos.
11. Estender os dedos, três vezes para cada dedo.
12. Deslizamento no braço, 10 vezes.
13. Exercícios de amplitude de movimento para os ombros, cotovelo, punho e articulações dos dedos.
14. Movimento de estimulação cutânea.
15. Rolagem de bola.
16. Seqüência básica de relaxamento.

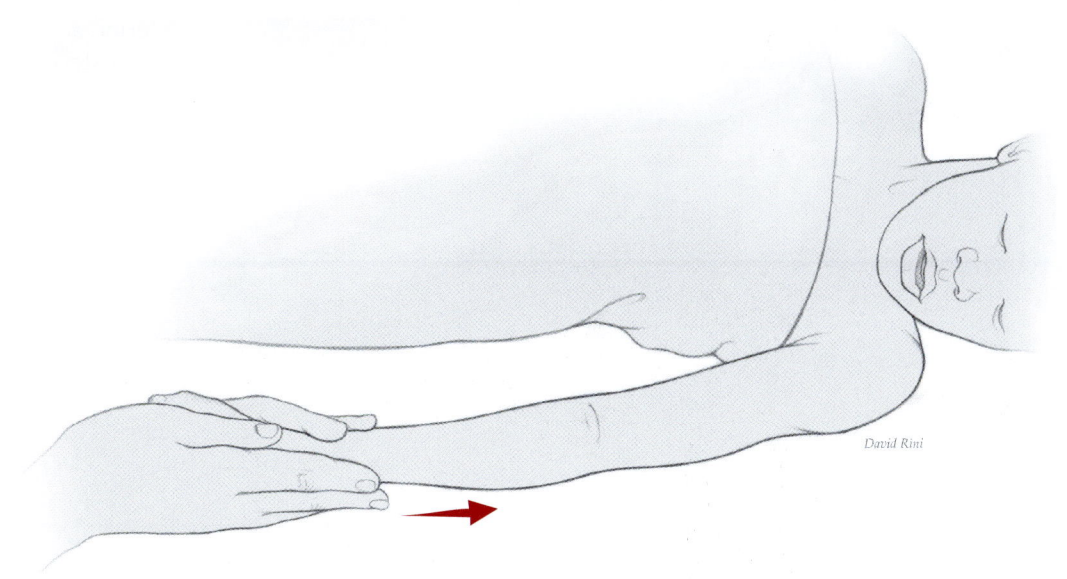

FIGURA 3.38 Deslizamento no braço.

- Fazer exercícios da amplitude de movimento para a articulação do ombro, incluindo flexão, extensão, abdução, adução e rotação medial e lateral do ombro (ver p. 65).
- Realizar exercícios da amplitude de movimento para a articulação do cotovelo, incluindo flexão e extensão do cotovelo e pronação e supinação do antebraço (ver p. 65).
- Fazer exercícios da amplitude de movimento para a articulação do punho, incluindo hiperextensão e flexão do punho (ver p. 66).
- Fazer exercícios para amplitude de movimento para os dedos, incluindo extensão e flexão (ver p. 66).

14. Movimento de estimulação cutânea. Escolher um:
    - Cobrir o braço com um lençol e massagear sobre ele com um instrumento texturizado de massagem ou escova.
    - Fazer beliscamento ou percussão de todo o braço.
    - Secar o óleo ou loção de massagem com um pano ou pedaço de pele sintética.
    - Realizar o calor do sal em todo o braço.
15. Empreender rolagem de bola em todo o braço. Mover a bola para cima e para baixo em toda a extensão do braço, depois massagear o dorso da mão e cada dedo com a bola, movendo-a em pequenos círculos. Pressionar cada dedo na superfície de massagem firmemente.
16. Terminar com a seqüência básica de relaxamento. Passar para o outro braço e repetir esta série.

MASSAGEM NA PERNA (FRENTE)

Sentar-se ao pé da mesa de massagem, próximo à lateral do pé da criança. Crianças pequenas podem estender a perna no colo do terapeuta. Para uma mecânica corporal melhor, ficar de pé junto à região lateral da perna na qual se trabalha quando tratar crianças grandes; não se inclinar ou estender o corpo para cobrir a área inteira. A seqüência a seguir é resumida no Quadro *Checklist* 3.7.

1. Executar a seqüência básica de relaxamento (ver p. 68) e toque passivo no dorso do pé ou porção inferior da perna.
2. Espalhar óleo ou loção.
3. Deslizamento na perna (ver Fig. 3.44 e 3.45). Este movimento é similar ao deslizamento para região posterior da perna (ver p. 75). Aplicar pressão média. Posicionar as palmas sobre o tornozelo. Com as pontas dos dedos apontando para a cabeça e as mãos paralelas, deslizar até o alto da perna. A mão que está do lado de dentro cobrirá a região medial da perna e a mão do lado de fora cobrirá a região lateral da perna. Mantê-las diretamente de frente uma para

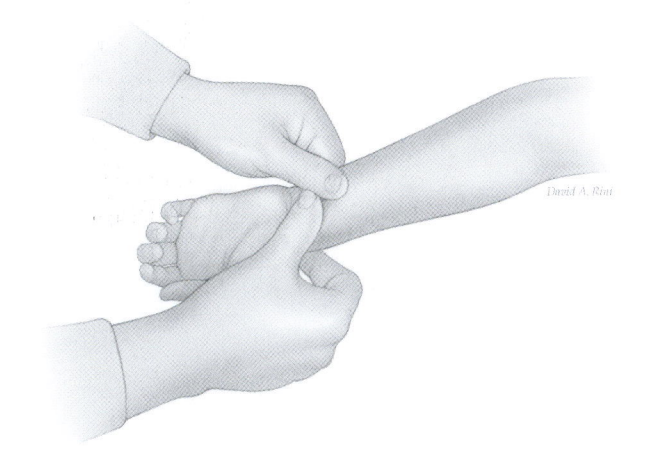

FIGURA 3.39 Amassamento com polegares na região medial do braço.

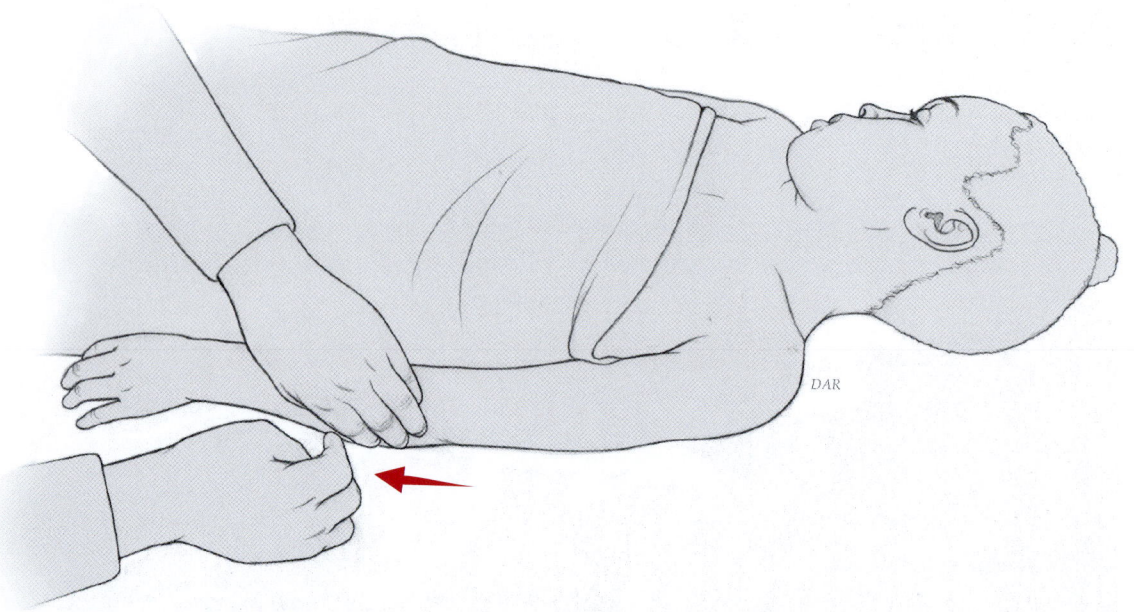

FIGURA 3.40 Arrastamento na região lateral do braço.

a outra. Quando a mão de dentro chegar ao alto da perna, ela simplesmente deve deslizar de volta para baixo, na região medial da perna novamente. Deslizar a mão de fora para cima na metade lateral da perna, traçar a crista ilíaca anterior a partir de sua borda medial até sua borda lateral e então deslizar de volta pela região lateral da perna. Sincronizá-las, retardando o ritmo da mão de dentro enquanto esta

deixa o alto da perna, até que a mão de fora tenha traçado a crista ilíaca e voltado paralela à mão de dentro. Assim, as duas mãos deslizam em todo o percurso descendo pela perna e pé ao mesmo tempo, movendo-se gentilmente sobre o dorso do pé e saindo pelas pontas dos dedos. Aplicar pressão superficial, inicialmente. À medida que o tecido da criança se aquecer e ela relaxar, pressão média pode ser

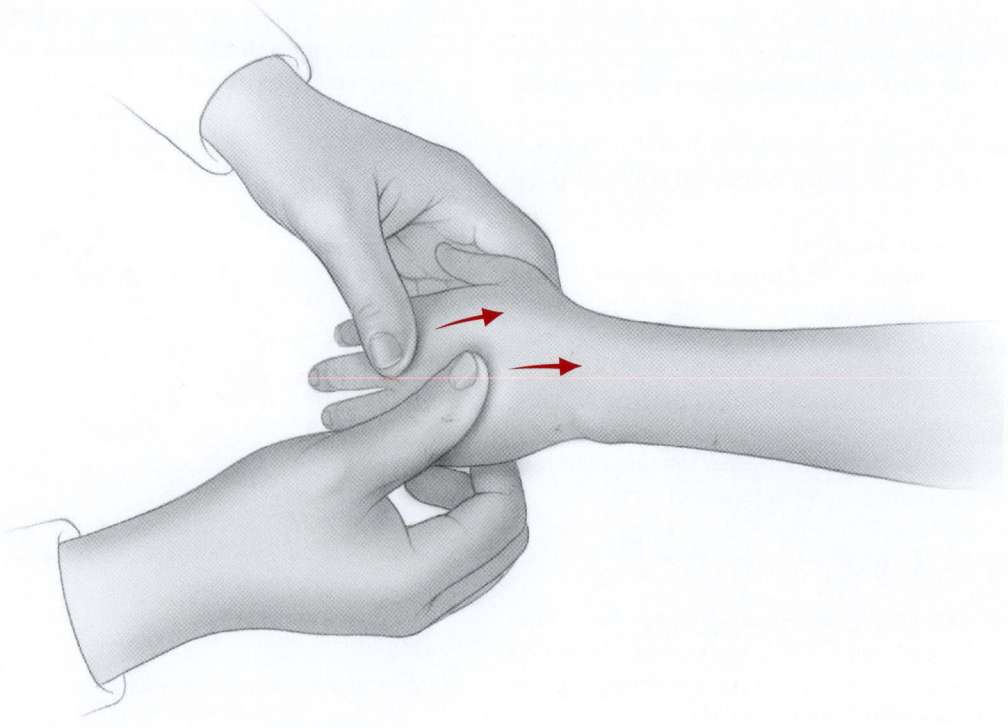

FIGURA 3.41 Amassamento com os polegares no dorso da mão.

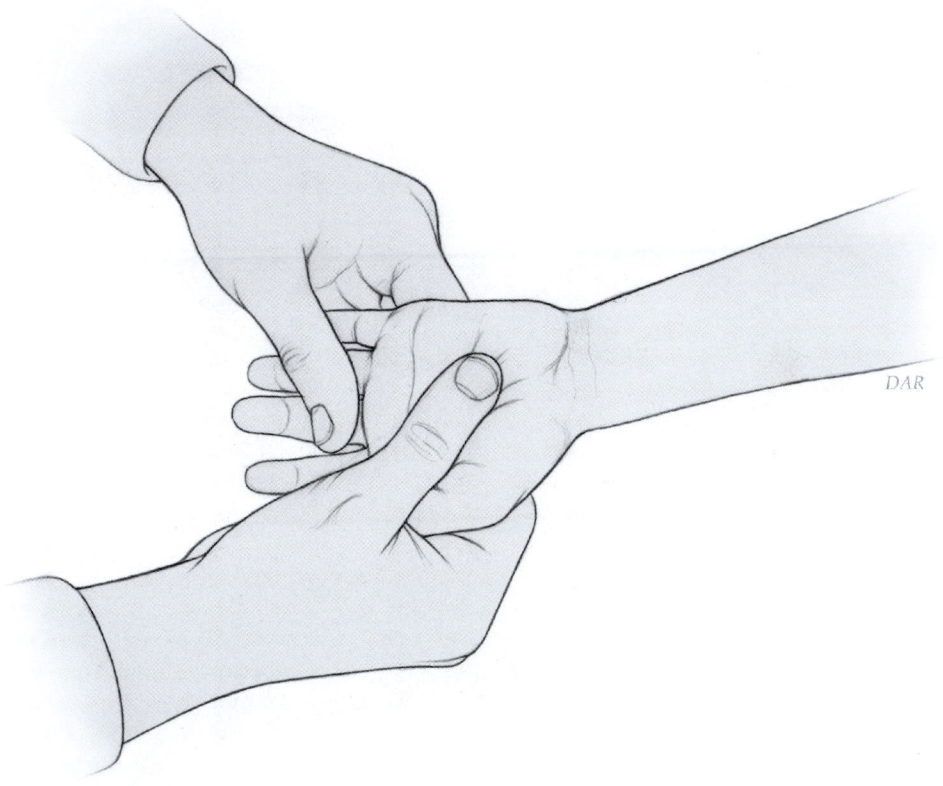

FIGURA 3.42 Amassamento com polegares na palma da mão.

empregada. Repetir 10 vezes.

4. Fazer arrastamento na região lateral da perna (ver Fig. 3.46). Iniciar no alto da perna. Mover-se na direção dos pés; executar arrastamento em toda a coxa e em torno da patela. Continuar na direção do pé, arrastar os músculos na região medial da tíbia, do joelho ao tornozelo, e depois os músculos na região lateral da tíbia, do joelho ao tornozelo. Fazer a perna inteira uma vez, lenta e completamente. Aplicar pressão média. Todo o movimento deve levar cerca de 1 minuto.

5. Realizar círculos nas laterais dos joelhos. Usar a palma e as pontas dos dedos das duas mãos ao mesmo tempo, fazendo amplos círculos em cada lado do joelho; de maneira similar a um pequeno movimento de deslizamento. Repetir seis vezes.

QUADRO *CHECKLIST* 3.7
MASSAGEM NA PERNA (FRENTE)

1. Seqüência básica de relaxamento e toque passivo.
2. Espalhar óleo ou loção.
3. Deslizamento na perna, 10 vezes.
4. Fazer arrastamento na frente da perna, 1 minuto.
5. Fazer círculos nas laterais dos joelhos.
6. Fazer percussão diretamente sobre a patela.
7. Deslizamento na perna, três vezes.
8. Fricção no pé, 15 segundos ou mais.
9. Amassamento com polegares no dorso do pé, 30 segundos.
10. Tracionar e massagear os dedos dos pés, três vezes para cada dedo.
11. Deslizamento na perna, 10 vezes.
12. Exercícios para amplitude de movimento do quadril, joelho, tornozelo e articulações dos dedos dos pés (ver pp. 66, 67).
13. Movimento de estimulação cutânea.
14. Rolagem de bola.
15. Seqüência básica de relaxamento.

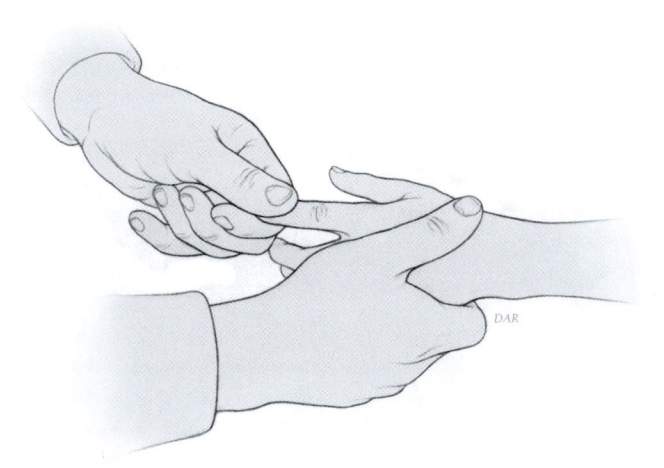

FIGURA 3.43 Tracionamento dos dedos.

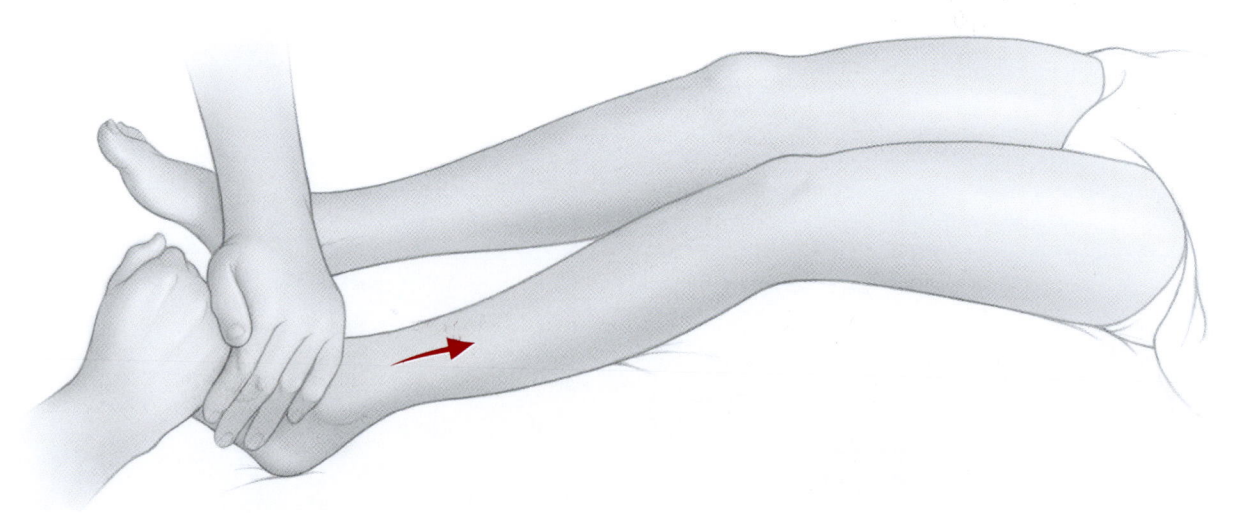

FIGURA 3.44 Deslizamento na perna. Posição inicial.

6. Executar percussão diretamente na patela com os dedos das duas mãos. Continuar por 10 segundos.
7. Executar deslizamento na perna três vezes.
8. Realizar fricção no pé (ver Fig. 3.47). Começar esfregando as mãos como se as aquecesse. Fazer um "sanduíche de pé", colocando a palma de fora no dorso do pé e a palma de dentro na planta do pé. Então, friccionar de leve, como feito para aquecer as mãos. Prosseguir por 15 segundos ou mais.
9. Fazer amassamento com polegares no dorso do pé (ver Fig. 3.48). Começando na base dos dedos do pé, executar amassamento com os polegares em todo o dorso do pé até o tornozelo. Imaginar os polegares cobertos de tinta e que eles têm de pintar totalmente o dorso do pé. Aplicando pressão média, realizar o movimento por 30 segundos ou mais.
10. Tracionar e massagear os dedos do pé (ver Fig. 3.49). Manter o pé firme, colocando a palma da sua mão externa no alto do tornozelo. Com a mão mais próxima, tracionar e massagear um dedo de cada vez. Começando com o polegar, segurar cada dedo e girá-lo levemente em um círculo, três vezes, depois girá-lo na direção oposta três vezes. Para massagear, posicionar o dedo indicador sob cada dedo e o polegar no alto;

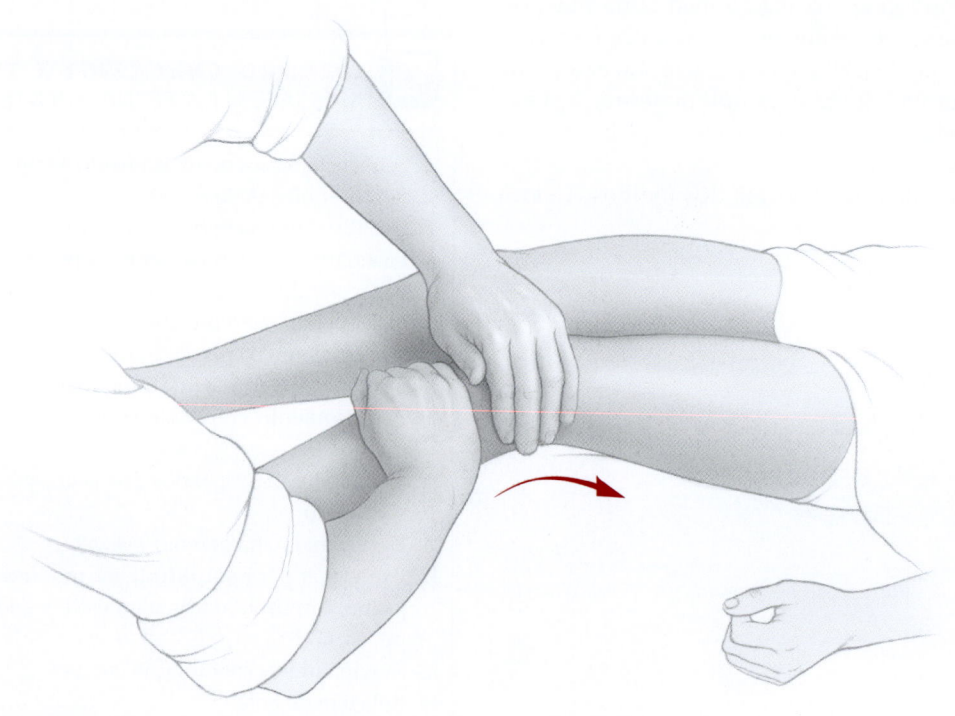

FIGURA 3.45 Deslizamento na perna. As mãos do massoterapeuta deslizaram sobre o joelho e continuarão até o alto da perna antes de voltarem à posição inicial.

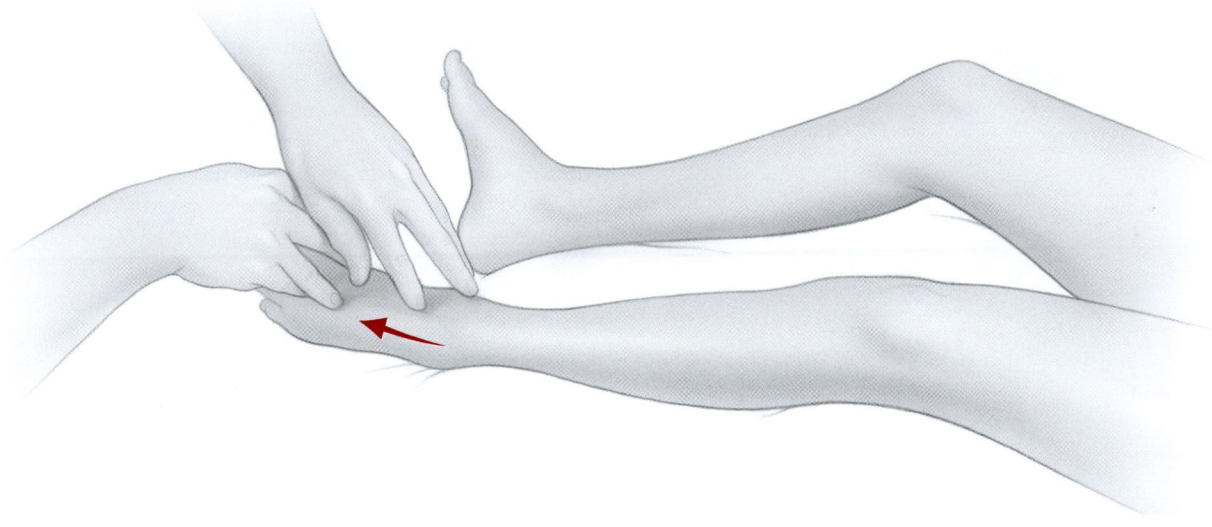

FIGURA 3.46 Arrastamento na frente da perna.

puxar levemente enquanto desliza da base até a ponta e pára. Beliscar de leve a ponta de cada dedo, enquanto desliza para terminar a massagem no pé, de modo que a ponta receba um pouco de estimulação extra. Massagear cada dedo três vezes. Se a criança sentir cócegas, pular esse movimento e voltar à fricção no pé.

11. Executar deslizamento na perna 10 vezes.
12. Realizar exercícios para amplitude de movimento para todo o membro inferior:
    - Fazer exercícios de amplitude de movimento da articulação do quadril, incluindo flexão, extensão, rotação medial e lateral, adução e abdução (ver pp. 66-67).
    - Realizar exercícios de amplitude de movimento para a articulação do joelho, incluindo flexão e extensão (ver pp. 66-67).
    - Executar rotação do tornozelo (ver p. 67).
    - Executar rotação do dedo do pé (ver p. 67).

13. Fazer um movimento de estimulação cutânea. Escolher um:
    - Cobrir toda a perna e pé com um lençol e massagear com um instrumento texturizado de massagem ou uma escova de cabelos.
    - Fazer beliscamento ou dedilhamento em toda a perna e pé, incluindo a patela.
    - Enxugar o óleo ou loção de massagem com um pano ou pedaço de pele sintética.
    - Realizar o calor do sal em toda a perna.
14. Empreender rolagem de bola da perna inteira.
15. Terminar com a seqüência básica de relaxamento. Passar para a outra perna e repetir.

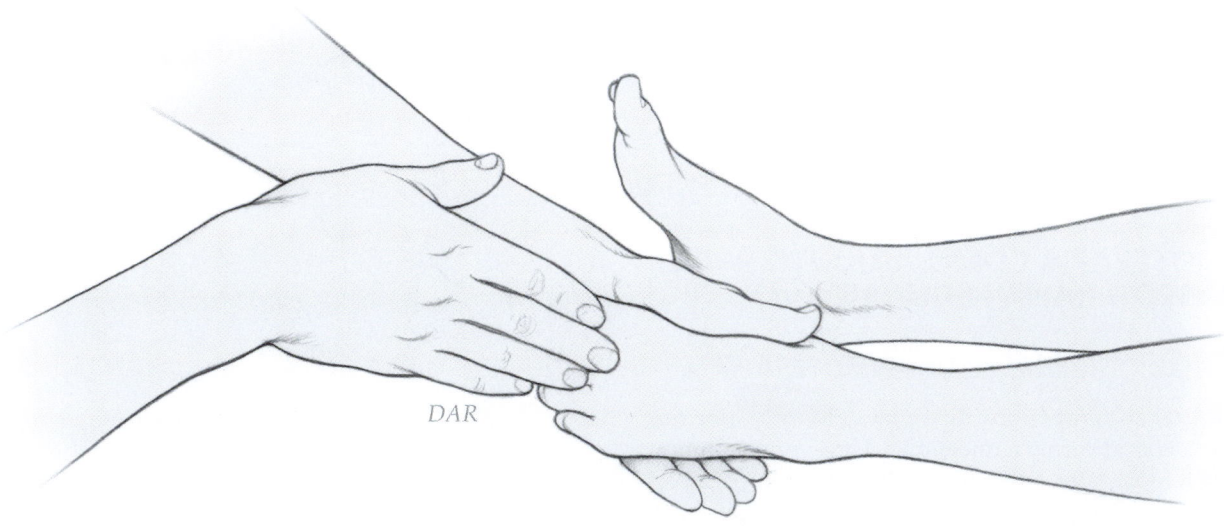

FIGURA 3.47 Fricção no pé.

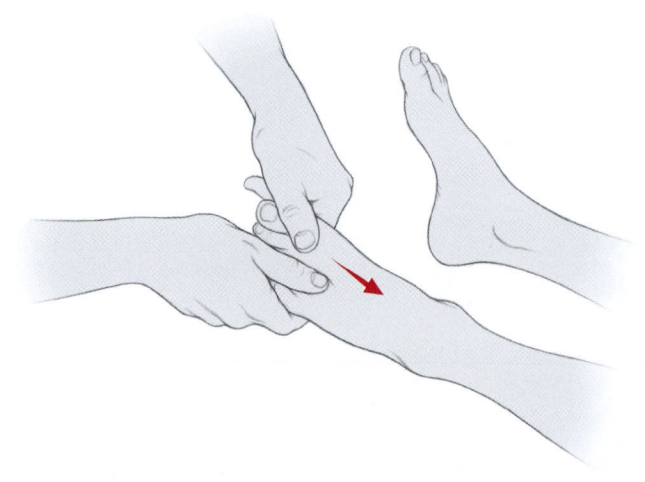

FIGURA 3.48 Amassamento com polegares no dorso do pé.

MASSAGEM DE PONTO DE PRESSÃO (ACUPRESSÃO)

Muitas das técnicas básicas de massagem para o corpo todo ensinadas até agora são suaves, deslizantes e cobrem áreas amplas. Exceto durante o toque passivo, as mãos estão sempre em movimento. A acupressão é uma abordagem diferente. Como mostrado na Figura 3.50, os dedos aplicam, individualmente, pressão lenta e constante sobre áreas pequenas e específicas. A massagem de ponto de pressão é um modo eficaz de liberar a tensão profunda, desde que seja tomado muito cuidado para aplicar o nível correto de pressão. Muito pouca pressão não liberará a tensão profunda; pressão demasiada será dolorosa para a criança. Nos Capítulos 4, 5 e 6, será mostrado como usar a acupressão combinada com os movimentos básicos da massagem sueca para o tratamento de lesões e desconfortos comuns.

Para cada novo ponto de pressão, posicionar o polegar ou dedos no ponto específico. Usar a parte plana do polegar, não a ponta. Aumentar lentamente pressão, até que a criança diga que está começando a doer. Liberar um pouco a pressão, para aliviar a dor. Manter cada ponto por cerca de 10 segundos, depois diminuir lentamente a pressão e afastar o dedo. Se for difícil localizar um ponto, a criança poderá dizer onde está especialmente sensível ou tensa.

TERMOTERAPIA COMO ADJUNTO PARA A MASSOTERAPIA PEDIÁTRICA

BENEFÍCIOS E TÉCNICAS DA TERMOTERAPIA

A aplicação terapêutica de água, gelo ou vapor no corpo é conhecida como termoterapia. Uma vez que, como a massoterapia, a termoterapia pode relaxar músculos, aumentar a circulação, reduzir espasmos musculares, aliviar a dor musculoesquelética e ajudar uma criança a se

sentir cuidada, ela reforça os efeitos da massagem. O uso da termoterapia antes da massagem permite ao terapeuta trabalhar de forma mais eficaz e pode melhorar imensamente o conforto e relaxamento de uma criança.

Nos Estados Unidos, a termoterapia nem sempre está dentro do âmbito da prática de um massoterapeuta. Isso varia de um para outro estado. No estado de Oregon, por exemplo, a prática da massagem inclui "uso externo de calor, frio e preparações tópicas, como lubrificantes". Os massoterapeutas devem examinar os regulamentos de seus estados, antes de tratarem crianças com técnicas de termoterapia, como as descritas neste livro.

Durante tratamentos com termoterapia, a água pode ser aplicada externamente, no corpo inteiro ou em áreas específicas. Os banhos podem ser em temperaturas variadas. Borrifos, fricções, bolsas quentes ou frias, compressas quentes ou de gelo, banhos de ducha, saunas ou vapor também são tratamentos externos. A água também pode ser aplicada internamente, na forma de inalação de vapor, enxágües nasais, gargarejos, duchas e consumo de água.

As formas mais comuns de termoterapia usadas pelos massoterapeutas, atualmente, são a aplicação de calor úmido ou gelo. A aplicação de calor úmido em uma área específica antes da massagem aumenta o fluxo sangüíneo, relaxa o tecido e reduz a dor, permitindo o trabalho em tecidos mais profundos, com menos desconforto para o pequeno cliente. Uma aplicação local de gelo antes da massagem melhora a circulação local e diminui a dor e o espasmo muscular, proporcionando a massagem de uma área menos sensível e com maior fluxo sangüíneo. As aplicações da termoterapia não apenas têm os efeitos fisiológicos diretos mencionados acima, mas também envolvem grande atenção pessoal e toque, o que acrescenta outro elemento de envolvimento terno a uma sessão de massagem. Antes de se usar qualquer aplicação de termoterapia com crianças, explicar sempre em que consiste a aplicação e qual o objetivo de usá-la. Assegurar que a criança se sinta confortável durante a aplicação e nunca permitir que ela se resfrie. As crianças têm uma proporção maior de área de superfície cutânea e podem resfriar-se com mais

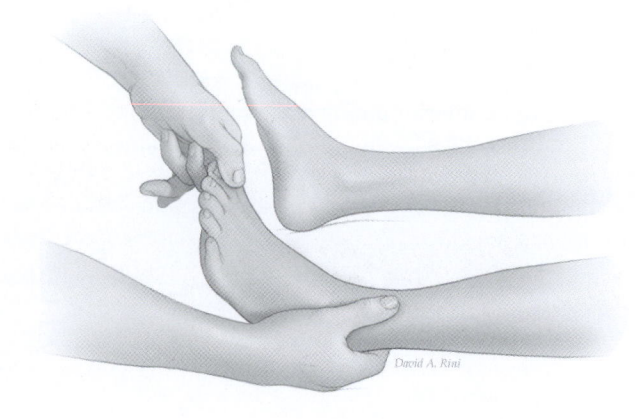

FIGURA 3.49 Tracionamento e massagem dos dedos dos pés.

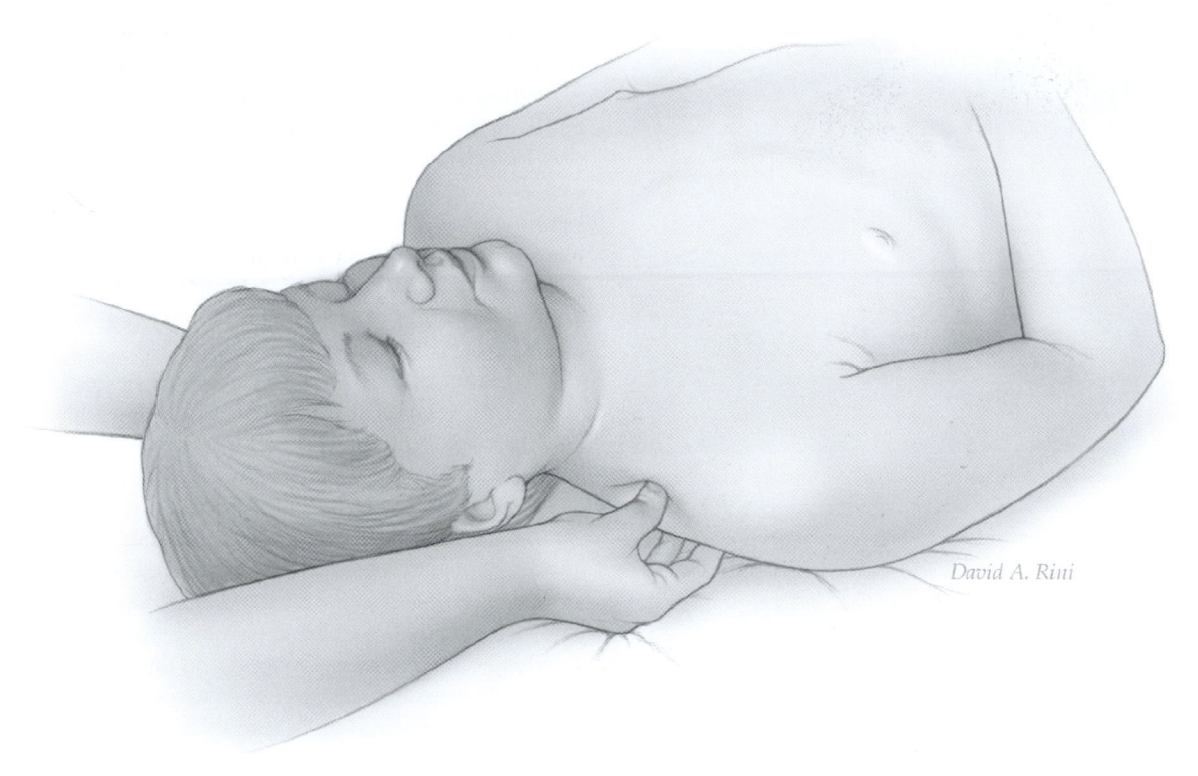

FIGURA 3.50 Acupressão.

facilidade que um adulto. Observá-las com atenção e, se perceber que a reação ao tratamento não é adequada, pare-o imediatamente.

Efeitos de aplicações e tratamento com frio

O principal efeito de uma aplicação de frio é a contração de pequenos vasos sangüíneos da pele. Ocorre uma redução imediata no fluxo sangüíneo enquanto a pressão capilar do sangue cai 6 a 11 mmHg e a pele torna-se mais pálida. O sangue é levado ao interior do corpo enquanto os vasos sangüíneos da pele contraem-se e os vasos sangüíneos internos se dilatam. Esta constrição dos capilares cutâneos dura de 5 a 8 minutos após a remoção da aplicação de frio, quando os capilares então se dilatam. O resultado final é um diâmetro capilar maior que antes da aplicação do frio. Este é o efeito secundário da aplicação de frio.

A contração dos vasos sangüíneos na pele e o desvio do sangue para o interior é uma reação reflexa ao frio sobre a pele, e ocorre antes mesmo de o tecido resfriar-se consideravelmente. A reação é uma tentativa do corpo de manter a temperatura básica em 37 graus centígrados; ao desviar o sangue aquecido de volta para o interior do corpo, o cérebro e outros órgãos vitais permanecem aquecidos e a perda de temperatura pela pele é reduzida. Quando o frio é removido, este padrão é invertido; os pequenos vasos sangüíneos da pele dilatam-se e os vasos sangüíneos internos se contraem. Uma quantidade maior de sangue flui para os capilares e a pele ruboriza-se, enquanto o sangue é levado para a superfície.[13]

Durante a aplicação de frio, a redução no fluxo sangüíneo da superfície, por sua vez, reduz a inflamação. Isso torna a terapia com frio apropriada para torções agudas, hematomas, tensões musculares, bursite aguda e inflamação aguda das articulações.

Massagem com gelo

A massagem com gelo consiste na aplicação de gelo sobre a pele, usando-se um cubo ou pedaço de gelo. Após uma lesão (como um hematoma intenso ou torção de uma articulação) ou para espasmo muscular profundo, a massagem com gelo pode diminuir o inchaço e a inflamação no local e aliviar o espasmo muscular. Fazer um grande cubo de gelo, enchendo um copo de papel com água e o congelando. Manter o copo com gelo em uma das mãos e friccioná-lo com delicadeza em um movimento circular na área específica do corpo, incluindo alguns centímetros acima e abaixo da área (ver Fig. 3.51). Fazer massagem com gelo por cerca de 5 minutos.[14] Após uma lesão, a massagem com gelo pode ser feita de hora em hora, para aliviar a dor e aumentar a circulação.

Muitas crianças não gostam de aplicações de gelo, a menos que algumas precauções simples sejam seguidas. Em primeiro lugar, garantir que a criança esteja aquecida e que não escorra água por uma área sensível. Envolver com toalhas as áreas que não receberão o gelo, se necessário. Em segundo lugar, aquecer a criança antes de o gelo tocar sua pele. Finalmente, se ela se queixar de frio após alguns minutos, interromper o procedimento por alguns instantes, depois tentar outra vez. A massagem com gelo parece

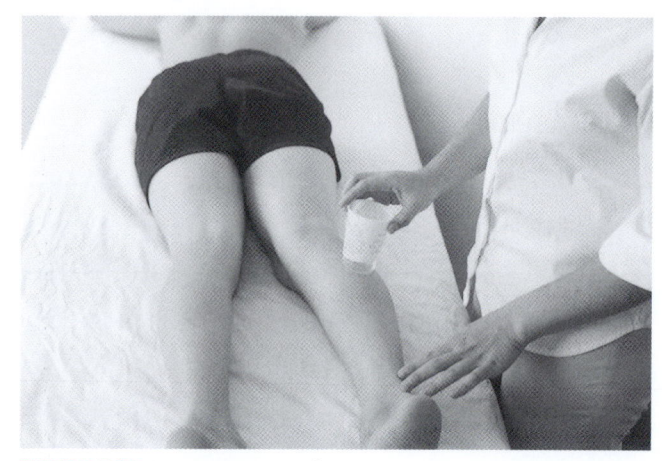

FIGURA 3.51 Massagem com gelo.

mais intensa que uma bolsa de gelo e, para algumas crianças, é mais difícil de tolerar.

Aplicação de bolsa de gelo

Bolsas de gelo comerciais são fáceis de se obter, mas bolsas de gelo caseiras (um saco plástico cheio de gelo picado ou cubos de gelo) também podem ser utilizadas. Depôr uma camada fina de tecido, como uma fronha, sobre a pele e depositar ali a bolsa de gelo. As aplicações não devem durar mais que 15 minutos; após uma lesão, elas podem ser feitas em intervalos de 15 minutos. Repetir conforme a necessidade. O período de repouso evita danos causados pelo frio no tecido da criança, como queimaduras.

Muitas crianças relutam em receber gelo sobre o corpo. Assim, o terapeuta deve alertá-las antes de aplicá-lo e dizer-lhes que fará todo o possível para manter o resto de seus corpos aquecido.

Compressas quentes

Uma compressa quente é uma aplicação leve e prolongada de calor úmido que, apesar do nome, começa com água fria. Ela geralmente é aplicada por várias horas ou da noite para o dia. Tipicamente, um tecido de algodão mergulhado em água fria é aplicado em uma área do corpo e então coberto com lã ou outro material isolante. A criança sempre deve estar completamente aquecida antes da aplicação. Compressas quentes são usadas para relaxar músculos e aliviar dor de garganta, articulações reumáticas ou congestão no peito, e podem aliviar também a congestão em certas áreas. O tratamento com meias frias (ver p. 121), usado para descongestionar a cabeça quando uma criança está resfriada, é um tipo de compressa quente.

Aplicação e tratamento com calor

O principal efeito da aplicação local de calor é a dilatação dos vasos sangüíneos da pele, que aumenta a perda de calor da pele e ajuda o corpo a manter sua temperatura de 37 graus centígrados, protegendo o cérebro e outros órgãos internos de superaquecimento.

Os vasos sangüíneos periféricos dilatam-se como reação reflexa, mesmo antes de a área aquecer-se substancialmente. À medida que o sangue corre para a área, a pele torna-se rosada, o metabolismo do tecido local aumenta e mais leucócitos movem-se para a área. O tecido sob a aplicação de calor começa a suar, os músculos relaxam e a dor é reduzida.

O massoterapeuta pode tirar vantagem terapêutica da reação do corpo ao calor de muitas maneiras. O principal efeito do calor, a dilatação dos vasos sangüíneos, transfere sangue de outra parte do corpo para encher os vasos dilatados. Quando a congestão estiver causando sintomas, como enxaqueca e dores de cabeça de origem nos seios faciais, um escalda-pés ou colocar as mãos de molho na água quente pode ajudar a retirar a congestão daquela área (ver Enxaquecas, pp. 135-136). Aplicações de calor em áreas locais aliviam a rigidez muscular e a dor. O calor, como o toque, é experimentado pelas crianças como reconfortante e protetor. Quando uma criança está tensa ou nervosa em relação à massagem, o acréscimo de calor por lençóis aquecidos, pacotes cheios de arroz que podem ser levados ao microondas ou bolsas de água quente podem ajudá-la a relaxar. Não aplicar calor nos estágios agudos de lesões como hematomas, torções ou deslocamentos.

Escalda-pés

Os escalda-pés são tratamentos com calor localizado. A criança senta-se em uma cadeira, enrolada em um lençol ou cobertor, com os dois pés mergulhados em um recipiente com água (43°C) por cerca de 20 minutos; ao mesmo tempo, ela recebe uma compressa fria na testa. Entretanto, um escalda-pés também pode ser feito com a criança deitada em decúbito dorsal na mesa de terapia, com os pés no recipiente (ver Fig. 3.52). A temperatura da água deve permanecer em 43°C durante todo o tratamento e a compressa fria deve ser trocada a cada 3 minutos. Ao término, o terapeuta brevemente derrama água fria nos pés da criança, seca-os e a deixa repousando por 10 a 15 minutos. Esta técnica é contra-indicada para crianças com diabetes dependente de insulina ou com perda da sensibilidade nos pés.[13]

Aplicação de bolsas quentes ou toalha com calor úmido

A aplicação de calor úmido relaxa os músculos, alivia a dor e ajuda a criança a sentir-se reconfortada e cuidada. Ela também a mantém aquecida durante a massagem. O calor úmido é usado porque penetra mais profundamente que o calor seco.

- Bolsas de aquecimento a calor úmido ou bolsas *Hydrocollator*: colocar uma ou duas toalhas secas sobre a área que será tratada. Depois, aplique uma bolsa de calor úmido ou bolsa *Hydrocollator* e cobrir com outra toalha seca. A toalha seca contra a pele da criança protege contra queimaduras e aquela colocada sobre a bolsa quente conserva o calor. Assegurar que a aplicação de calor não seja quente demais, e verificar freqüentemente com a criança. Adicionar mais toalhas sob a bolsa quente, se o calor for excessivo. Cobrir a

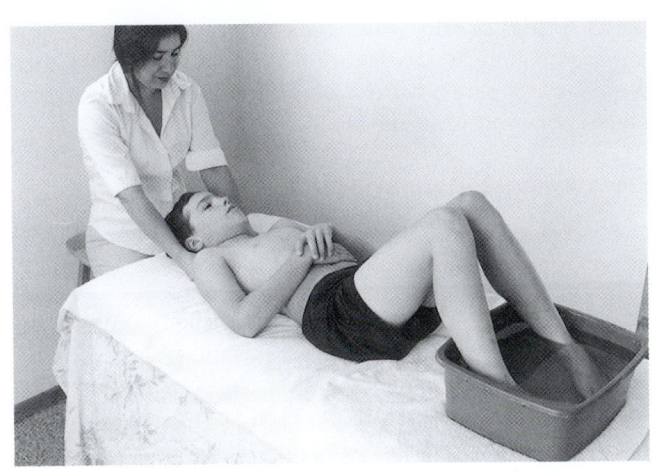

FIGURA 3.52 Escalda-pés. Normalmente, a criança estaria coberta por um lençol ou cobertor, que foi removido para maior clareza.

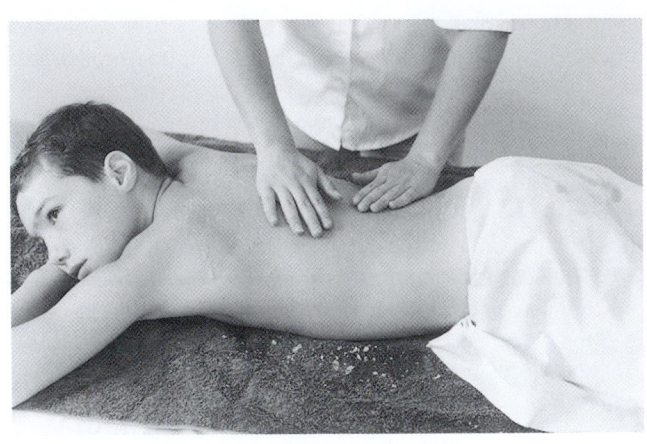

FIGURA 3.53 Massagem de calor do sal. Execução de massagem usando sal; a pele torna-se rosada como resultado do aumento da circulação cutânea.

criança com um lençol. Bolsas quentes devem ser deixadas no local por 15 minutos, a menos que outro modo tenha sido indicado.

- Toalhas de calor úmido: elas podem ser aplicadas diretamente sobre a pele da criança, uma vez que sua temperatura, geralmente, não é tão elevada quanto às das bolsas quentes ou de *Hydrocollator*. Torcer as toalhas em água aquecida, aplicar sobre a pele e cobrir com uma toalha seca. Conferir com a criança para garantir que as toalhas não estão quentes demais e verificar a pele com freqüência.

Calor do Sal

O calor do sal, ou fricção com sal, é estimulante e relaxante para a pele e os músculos subjacentes. Ele também aumenta o fluxo sangüíneo no local. Muitas crianças gostam do sal em combinação com a massagem nas costas e sentir "coçar as costas". A técnica é excelente para qualquer criança imobilizada em virtude de doença ou ferimento que não pode melhorar sua própria circulação por meio de exercícios. Durante o calor do sal, três tipos de estimulação cutânea são combinados: a temperatura da água, a fricção com o sal efetivamente e o lavar e secar da pele. Embora seja possível fazer o calor do sal em todo o corpo, seria necessário usar uma banheira para tal e despir totalmente a criança. Assim, é mais prático executá-lo em áreas menores, como costas, pernas e pés, ou braços e mãos. O calor do sal nas costas é apresentado nas Figuras 3.53 e 3.54. Para uma criança sensível ou com defesa tátil, é melhor realizar uma fricção com sal em uma área muito pequena, como as mãos. O seguinte equipamento será necessário:

- duas tigelas de água quente a 43°C;
- uma toalha;
- dois esfregões ou luvas felpudas de banho;
- cerca de um quarto de xícara de sais de Epsom umedecidos com água suficiente para compactá-los, mas não dissolvê-los.

Para realizar o calor do sal em uma parte do corpo, começar com a criança deitada sobre uma toalha na mesa de terapia ou no chão. Explicar que ela sentirá a água quente sobre aquela área do corpo. Lavar gentilmente as costas, braço ou perna com água morna. Então, explicar à criança que ela sentirá o sal em determinada parte do corpo. Pegar cerca de uma colher de sopa do sal umedecido nas mãos e espalhá-lo sobre as costas, o braço ou a perna. Talvez seja preciso mais sal, dependendo do tamanho da área. Realizar um movimento ascendente e rápido com uma das mãos, enquanto faz um movimento descendente e rápido com a outra; ao alternar as mãos, uma massagem semelhante à fricção será feita. Mover de uma ponta a outra da área e retornar, aplicando pressão leve e sempre com rapidez. Continuar por 1 a 3 minutos, dependendo do tamanho e da reação da criança. A pele se tornará rapidamente rosada. Pedir para a criança dizer quando a pele começar a "arder" por causa do sal. A criança geralmente vai achar agradável a propriedade estimulante e abrasiva do sal, mas até determinado momento começará a sentir seus efeitos abrasivos. Se a criança queixar-se de que o calor do sal é desconfortá-

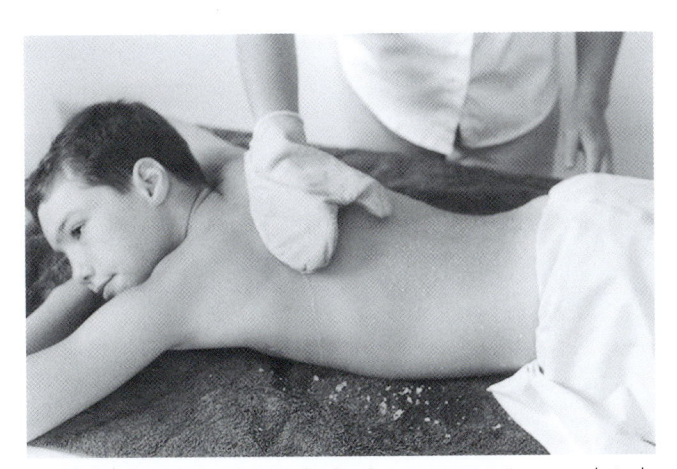

FIGURA 3.54 O calor do sal é finalizado com a remoção suave de todo o sal com água.

vel, parar imediatamente. Para completar, retirar com delicadeza o sal da pele com pano ou luva felpuda molhada e secar a criança com a outra mão enluvada, ou segurando outro pano. Uma técnica adicional de estimulação sensorial que pode ser acrescida neste ponto é retirar o sal com água, depois usar uma pequena quantidade de sabonete líquido e lavar as costas com espuma, enxaguá-las com água morna e secá-las. Isto dá à criança um contraste imenso entre a sensação de ser arranhada, proporcionada pelo sal, e a sensação cremosa da espuma do sabonete.

A toalha que estava sob a criança terá cristais de sal que caíram e deve ser removida antes de prosseguir com a massagem. Pedir para a criança rolar primeiro para um lado e depois para o outro, enquanto o terapeuta dobra a toalha sobre os cristais para removê-la.

O calor do sal é contra-indicado se a área envolvida apresentar cortes, erupções ou qualquer escoriação por onde o sal possa penetrar. Ele também é contra-indicado em qualquer criança que demonstre muito medo.

Tratamentos por contraste

Os tratamentos por contraste são aplicações de calor alternadas com aplicações de frio. Eles produzem uma melhora bem maior na circulação local que apenas uma aplicação de calor ou de frio. Alternar aplicações de calor e frio faz com que os vasos sangüíneos se dilatem e se contraiam alternadamente, aumentando a circulação para uma área em cerca de 70% a 100%. Tratamentos por contraste são excelentes para a redução de edemas após torções e outras lesões traumáticas e podem reduzir imensamente a dor.[13]

Nesses tratamentos, um ciclo de calor, seguido por um de frio, é chamado de *mudança*. O número de mudanças pode ser diferente para diferentes problemas, assim como o tempo em que o calor ou frio é aplicado. Um tratamento padrão por contraste, entretanto, consiste em três mudanças de 3 minutos de calor seguidas por 30 segundos a 1 minuto de frio. Diferentes formas de aplicar calor, como água quente, bolsas de *Hydrocollator*, bolsas de calor úmido ou compressas quentes podem ser usadas, bem como dife-

rentes formas de frio, como água fria, compressas frias ou massagem com gelo. A Figura 3.55 mostra um tratamento por contraste para o peito, e a Figura 3.56 mostra um tratamento por contraste para os olhos.

Precauções de segurança para a termoterapia

A termoterapia é segura, mas recomendamos que o massoterapeuta sempre tome estas precauções, usando o bom-senso:

1. Uma vez que alguns tratamentos de termoterapia envolvem a imersão de uma parte do corpo na água, é possível que ela se espalhe pelo chão. Secar quaisquer transbordamentos imediatamente para prevenir escorregões.
2. As crianças devem ser monitoradas ainda com maior atenção que os adultos quanto suas reações às aplicações de termoterapia. A pele infantil é mais fina e pode queimar-se mais rapidamente com aplicações quentes. Usar muitas toalhas sob bolsas quentes para evitar queimaduras. Perguntar freqüentemente como a criança se sente com a bolsa quente sobre a pele e ocasionalmente levantar a bolsa e conferir. Adicionar mais toalhas sobre a pele, se necessário.
3. Embora seja altamente improvável que a criança sofra danos cutâneos pela terapia com gelo, essa é sempre uma possibilidade. Observar o relógio quando realizar tratamentos com gelo – não deixá-lo por mais tempo que o necessário.
4. Prestar muita atenção ao paciente pediátrico. Se uma criança reagir de forma incomum, perguntar-lhe imediatamente qual é o problema. Interromper o tratamento se a criança parecer desconfortável.
5. Sempre verificar a temperatura da água com um termômetro apropriado e com a mão.
6. Ter cautela ao lidar com bolsas quentes para não queimar as mãos. Usar pinças de metal ou luvas de borracha ou couro para manusear bolsas quentes de qualquer tipo.

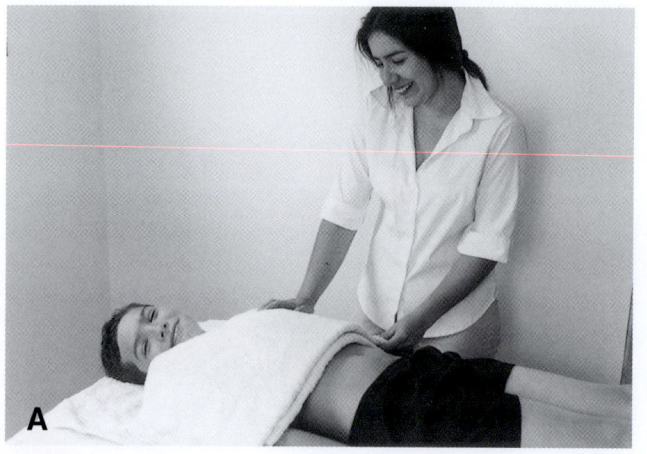
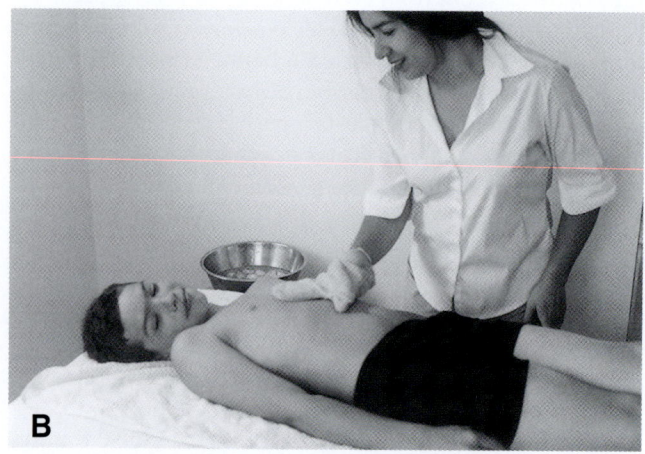

FIGURA 3.55 Tratamento por contraste para o peito. **A**, O menino acaba de receber uma bolsa quente sobre seu peito. **B**, A terapeuta fricciona seu peito com água fria.

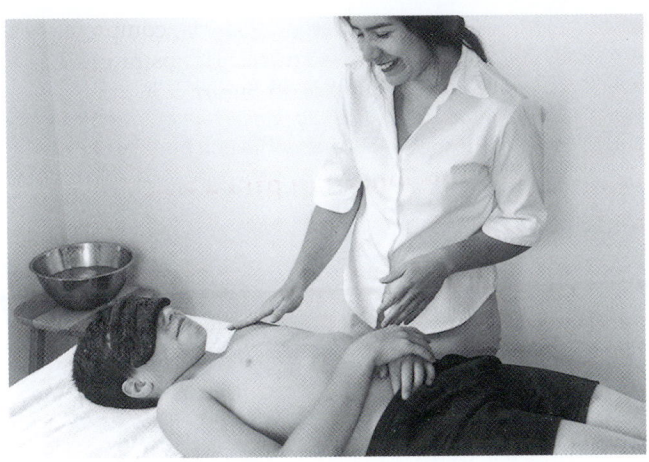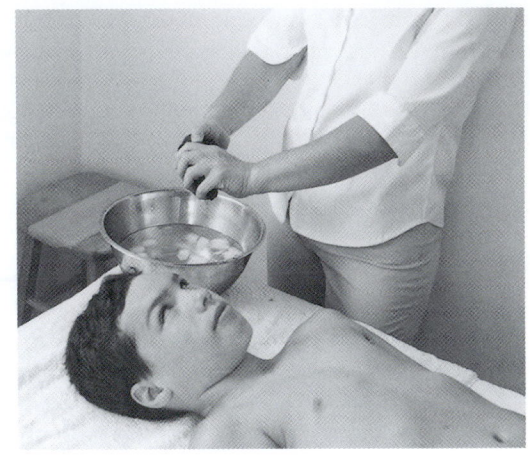

FIGURA 3.56 Tratamento por contraste para os olhos. **A**, O menino acaba de receber uma compressa de água quente sobre os olhos. **B**, Uma toalha sendo mergulhada em água fria para a compressa fria em seus olhos.

Neste capítulo, foi ensinado como executar uma massagem sueca para o corpo inteiro apropriada para todas as crianças. Ele incorpora as técnicas suecas clássicas de toque passivo, deslizamento, amassamento, percussão, fricção e exercícios para a amplitude de movimento. Ele também inclui técnicas de estimulação sensorial e de relaxamento. Depois de totalmente aprendidas, essas técnicas-podem ser enriquecidas, incluindo técnicas de outras formas de massagem e trabalho corporal. Entretanto, as técnicas básicas apresentadas neste capítulo contêm variação e possibilidades criativas suficientes para manter o tratamento eficaz e interessante por muitos anos. Nos Capítulos 4, 5 e 6, serão mostradas adaptações das técnicas básicas para situações específicas, o que permitirá tratar crianças com ferimentos, desconfortos leves, necessidades especiais e condições crônicas.

QUESTÕES DE REVISÃO

1. Explicar os benefícios do uso da massagem sueca, exercícios para a amplitude de movimento passivo, técnicas de estimulação cutânea, massagem com bola e massagem de ponto de pressão (acupressão) com crianças.

2. Discutir algumas razões para o uso de técnicas de relaxamento antes e durante a massagem.

3. Dar três exemplos de como um terapeuta pode alterar os movimentos e estrutura de uma sessão de massagem para refletir as necessidades e preferências únicas de determinada criança.

4. Explicar como as técnicas de massagem apresentadas neste capítulo podem ser adaptadas para estas crianças:
   a. Uma criança de 3 anos com ansiedade frente a estranhos.
   b. Um menino ativo e na pré-adolescência que apresenta muitos hematomas e arranhões em vários estágios de recuperação.

c. Uma adolescente atlética que se preocupa profundamente com o peso, apesar de já estar no peso ideal.
d. Um adolescente que está passando por grande estresse. Ele foi encaminhado pelo clínico geral para receber ajuda para fortes dores de cabeça. Ele preferiria "morrer" a remover uma peça de vestuário na frente da mãe, menos ainda na frente de um terapeuta estranho.

5. Discutir as reações orgânicas à aplicação local de calor. Por que o corpo reage dessa forma à aplicação de calor? Listar três exemplos de situações nas quais a aplicação local de calor é indicada.

6. Discutir as reações do corpo à aplicação local de frio. Por que o corpo reage dessa forma à aplicação de frio? Relacionar três exemplos de situações em que uma aplicação de frio é indicada.

REFERÊNCIAS BIBLIOGRÁFICAS

1. Boone DC, Azen SP: Normal range of motion in male subjects. *Journal of Bone and Joint Surgery*, 61-A: 756, 1979.
2. Upledger J: Mighty Joe Defies the Odds. *Massage Today*, June 2002, p 10
3. Kozier N, Erb G, Berman A, Snyder S: *Fundamentals of Nursing*. Upper Saddle River, NJ: Prentice-Hall, 2000, p 1003-1007
4. McBrien R: Using relaxation with first grade boys. *Elementary School Guidance and Counseling*, February 1978, p 146-152
5. Richter I, et al: Cognitive and relaxation treatment of pediatric migraine. *Pain*, 25: 195-203, 1986
6. Bernstein D: *Progressive Relaxation Training: A Manual for the Helping Professions*. Champaign, IL: Research Press, 1973, p 8
7. Olness K: *Hypnosis and Hypnotherapy with Children*, New York: Guilford Press, 1996
8. Cautela J, Groden J: *Relaxation: A Comprehensive Manual for Adults, Children and Children With Special Needs*. Champaign, IL: Research Press, 1978

9. Jacobson E : *You Must Relax.* New York: McGraw-Hill, 1934

10. Jacobson E: *Progressive Relaxation.* Chicago: University of Chicago Press, 1938

11. Platania A, et al: Relaxation therapy reduces anxiety in child/adolescent psychiatry patients. *Acta Paedopsychiatrica,* 55: 115-120, 1992

12. Simons D, Travell J: *Myofascial Pain and Dysfunction: The Triggerpoint Manual,* vol. 1., ed. 2. Baltimore, MD: Lippincott Williams & Wilkins, 1999 p 430

13. Thrash A: *Home Remedies: Hydrotherapy, Massage, Charcoal and Other Simple Treatments.* Seale, AL: Thrash Publications, 1981, p 34-38

14. Packman H: *Ice Therapy: Understanding Its Application,* ed. 4. Whitestone, NY: self-published booklet, 1998

MASSOTERAPIA E TERMOTERAPIA PARA LESÕES PEDIÁTRICAS

4

PONTOS-CHAVE

Após a leitura deste capítulo, o aluno poderá:

1. Explicar as causas mais comuns de lesões na infância e relacionar estratégias para sua prevenção.
2. Oferecer exemplos específicos de lesões mais prováveis em crianças que em adultos e explicar por quê.
3. Discutir, em detalhes, o impacto de luxações, fraturas e entorses sobre o tecido mole nos locais ou próximo aos locais dessas lesões.
4. Entender as diferenças entre lesões agudas e seus efeitos a longo prazo e oferecer exemplos.
5. Explicar a lógica por trás do uso de massagem e termoterapia para o tratamento de cada lesão mencionada neste capítulo.

Uma criança raramente chega à idade adulta sem ter pequenos ferimentos ou, no mínimo, um ferimento grave. Uma vez que ainda não estão suficientemente maduras para avaliar o perigo ou entender as conseqüências de seu comportamento, as crianças estão muito mais propensas que os adultos a se ferirem em acidentes. Saltar de alturas perigosas, andar de bicicleta sem equipamento de segurança, brincar com fogo e atravessar correndo ruas movimentadas são apenas alguns dos comportamentos de risco que colocam as crianças em perigo. Ferimentos são a principal causa de morte pediátrica e a segunda causa de hospitalização nos Estados Unidos.[1] Em 1999, 25% das crianças americanas sofreram um ferimento que exigiu atenção médica. Dessas crianças, aproximadamente 120.000 sofreram ferimentos suficientemente graves para tornarem-se permanentemente incapacitadas. Uma em cada 25 crianças recebeu atenção médica como resultado apenas de lesão craniana (essas estatísticas não incluem o número de crianças feridas por atos violentos ou tentativas de suicídio, considerados violência intencional, em vez de acidentes). Qualquer massoterapeuta que trabalhe com crianças está muito propenso a tratar lesões agudas e crônicas.

LESÕES PEDIÁTRICAS

PADRÕES DE LESÕES PEDIÁTRICAS

Conhecer as causas das lesões pediátricas pode ajudá-lo a entender quando as crianças estão em maior risco de sofrer ferimentos e quantos desses podem ser evitados.

- Quedas e acidentes com veículos automotores são as duas principais causas de ferimentos, seguidas por afogamento e incêndios. Uma concussão causada por queda é uma razão comum para hospitalização por trauma. Entretanto, uma queda também pode causar lesão séria a outras partes do corpo. Veículos automotores são uma fonte tão séria de lesões que o cirurgião ortopédico John Ogden chama o automóvel de "o principal mutilador de crianças".[2] Crianças feridas em acidentes com veículos motores podem ser envolvidas como passageiras, pedestres ou ciclistas.

- 10 a 25% dos ferimentos em crianças na idade pré-escolar é resultado de abuso.[2]
- 40% das consultas a emergências hospitalares por lesões ocorrem entre maio e agosto, quando as crianças do hemisfério norte estão mais propensas a brincar na rua sem supervisão de adultos. A maioria dos acidentes ocorre à noite, pela mesma razão.
- 50% das lesões não-fatais ocorrem em casa ou nas proximidades dela. Colisões típicas com bicicletas ocorrem no perímetro de 1 quilômetro e meio da casa.[3]
- Em todos os estágios da infância, os meninos sofrem bem mais ferimentos que as meninas, como resultado de seu envolvimento em brincadeiras mais violentas e em atividades mais perigosas.
- Crianças de baixa situação sócio-econômica têm níveis superiores de ferimentos não-fatais e fatais.

REDUÇÃO DE LESÕES PEDIÁTRICAS

Uma vez que as lesões pediátricas são um importante problema de saúde pública, informações sobre sua prevenção deveriam ser de amplo conhecimento de todos. A redução de ferimentos não-intencionais na infância é possível por meio das seguintes medidas preventivas:

- Uso de equipamento de proteção para atividades como ciclismo, hipismo, skate, patinete, patinação e snowboarding. Se uma criança bate com a cabeça durante uma dessas atividades, os capacetes podem reduzir o risco de lesão cerebral em até 88%; entretanto, apenas 15 a 25% das crianças usam capacetes quando andam de bicicleta. Em um estudo norte-americano em nível nacional, 56% das crianças hospitalizadas por uma lesão envolvendo o uso de bicicleta tinham uma lesão cerebral traumática; quase todas haviam sido causadas por colisões com automóveis.[3] Outros exemplos de equipamentos de proteção são joelheiras e cotoveleiras, e protetores atléticos para a boca.
- Uso de cinto de segurança em veículos.
- Oferta de supervisão adequada durante esportes e em casa. A responsabilidade pela segurança no trânsito não deve ser dada às crianças; aquelas com menos de 11 a 12 anos não estão suficientemente maduras para avaliarem a distância e velocidade e para lidarem com segurança com o tráfego.[4]
- Instrução sobre ignição segura de fogos às crianças.
- Instrução sobre segurança doméstica, na escola e em público. A segurança no trânsito deveria ser uma prioridade, pois um grande número de ferimentos graves em crianças envolve veículos motores.

ABORDAGENS GERAIS PARA LESÕES PEDIÁTRICAS

Quando cautelas e contra-indicações médicas são seguidas, a massagem e a termoterapia podem ser extremamen-

QUADRO PONTO DE INTERESSE 4.1
Lesões pediátricas nos esportes

Os esportes com mais alto risco para crianças são futebol americano, basquete, ginástica, futebol e beisebol.[1] Os ferimentos ocorrem, com maior freqüência, em esportes de contato; por exemplo, 20 a 40% dos atletas de futebol americano do ensino secundário machucam-se a cada ano nos Estados Unidos. Crianças mais velhas estão mais propensas do que as menores a se ferirem durante a prática de esportes de contato, provavelmente porque a agressividade no esporte aumenta à medida que crescem. As lesões em jovens atletas cobrem um amplo espectro de danos aos ossos e tecidos moles; a gravidade do ferimento dependerá da idade esquelética e fisiológica da criança, do esporte que pratica e da gravidade do trauma.[2] Os adolescentes têm mais traumas nos membros inferiores, com lesões nos joelhos sendo as mais comuns, e atletas mais jovens têm mais contusões, entorses e fraturas simples nos membros superiores. A articulação com maior índice de entorses é o tornozelo.[1] Esportes organizados respondem por apenas um terço das lesões esportivas, com o restante ocorrendo em aulas de educação física e em esportes não-organizados, como skate.[1] A prevenção de lesões esportivas deve incluir:

1. O uso de equipamentos de segurança apropriados para cada esporte, incluindo capacetes, protetores para o rosto e olhos, calçados apropriados, protetores acolchoados e outras proteções para o corpo.
2. Supervisão cuidadosa das crianças enquanto brincam.
3. Obediência a determinadas regras.
4. Um programa de condicionamento pré-temporada, incluindo aquecimento, alongamento, corridas, treinamento com pesos e desenvolvimento de habilidades. Este tipo de programa pode prevenir lesões, especialmente em esportes de contato e colisão.[1]
5. Reabilitação adequada de ferimentos. A reabilitação incorreta provavelmente responde por um quarto das lesões relacionadas aos esportes, devido a problemas residuais de lesões anteriores.[1]

Referências Bibliográficas

1. Morrissy R: *Lovell and Winter's Pediatric Orthopaedics*. Vol. 2. Baltimore, MD: Lippincott Williams & Wilkins, 2001 p. 1289, 1290.
2. Waters P, Willis M: Hip and pelvic injuries in the young athlete. *Clinics in Sports Medicine, 7:* 525, 1988.

te importantes para o aliviar o desconforto, promover a recuperação, prevenir a disfunção e dor do tecido mole a longo prazo, e auxiliar nos sintomas a longo prazo por lesão medular e traumatismos cranianos.

AMPUTAÇÕES

"É crucial, ao massagearmos uma pessoa com uma amputação ou qualquer outra deformidade, abordá-la com puro afeto, respeito e disposição... abordar seu corpo com confiança. Essa pessoa é uma sobrevivente!"

Dianne Percoraro[1]

Uma amputação é a remoção de um membro ou uma parte de um membro. O trauma é a principal causa de amputação na infância. Cortadores elétricos de grama são a principal causa de lesões traumáticas que resultam em amputação nos Estados Unidos, seguidos por acidentes com veículos automotores, ferimentos em áreas rurais e por armas de fogo. Em países assolados por guerras, minas terrestres são as causas mais freqüentes de amputação. Amputações das extremidades superiores, mais comuns que as de membros inferiores, são causadas com maior freqüência por máquinas. Elas também podem resultar de dano aos tecidos por tumores, queimaduras ou gangrena. Os meninos sofrem duas vezes mais amputações que as meninas.[2]

ABORDAGEM E OBJETIVOS

A amputação traumática é extremamente estressante, porque envolve dor efetiva, tratamento médico cansativo e uma alteração significativa na imagem corporal da criança. Muito depois do ferimento inicial, o uso de próteses e mudanças na mobilidade e aparência podem ainda causar muito sofrimento à criança. Entretanto, a situação de cada criança é diferente; o efeito de uma amputação a longo prazo depende de sua localização, da alteração na aparência da criança em relação a outras crianças e na quantidade de apoio emocional que ela possui.

Os objetivos iniciais da fisioterapia para crianças com amputações são a manutenção da amplitude de movimento e força muscular. A massagem ajuda a manter a amplitude de movimento e também beneficia a criança de outras formas. Em termos locais, ela amacia aderências no coto e reduz o edema localizado nesse ou em torno desse, podendo aumentar a amplitude de movimento nas articulações proximais ao coto. Ao compensarem a parte perdida do corpo, outros músculos podem tornar-se excessivamente tensos ou doloridos. Por exemplo, quando uma perna é amputada acima do joelho, ocorrem compensações e desconforto na coxa, diretamente acima do joelho, em toda a outra perna ou nas costas. A massagem ajuda no alívio do desconforto e tensão nos músculos compensadores e previne o desenvolvimento de contraturas. A massagem pode ajudar as crianças a aceitarem o coto e a terem uma imagem corporal positiva e íntegra.

Use as técnicas básicas de massagem apresentadas no Capítulo 3, ajustando a pressão de acordo com o nível de tolerância da criança, sem causar dor. Uma massagem de corpo inteiro é ideal para qualquer criança com uma amputação, porque compensações musculoesqueléticas

QUADRO PONTO DE INTERESSE 4.2
Massagem para crianças com membros amputados na Tailândia

Pamela Yeaton, enfermeira e massoterapeuta, trabalhou no atendimento à saúde e educação sanitária em diversos países em desenvolvimento, incluindo 3 anos com o Peace Corps, em Bancoc, na Tailândia. Lá, ela trabalhou com a Foundation for the Welfare of the Crippled, tratando crianças, treinando auxiliares de fisioterapia e supervisionando a terapia de mais de 200 crianças. Incapacitadas pela poliomielite, paralisia cerebral e acidentes, as crianças vinham de todo o país. Aquelas com amputações, geralmente por ferimentos nas pernas causados por minas terrestres, chegavam à fundação aproximadamente 6 meses após a cirurgia. Lá, pequenos pacientes, alguns com apenas 5 anos de idade, aprendiam a automassagear e a estimular seus cotos, ajudando umas às outras com exercícios de amplitude de movimento passivo. Grande parte das informações apresentadas nesta seção foi extraída da extensa experiência da senhora Yeaton (Yeaton P, comunicação pessoal, abril de 1992).

tendem a ser encontradas em todo o corpo. Uma criança que usa bengalas, por exemplo, terá maior rigidez e tensão nos músculos superiores do tronco. A técnica de massagem a seguir é eficaz para o tratamento de desconforto local e tensão muscular:

- Um método ideal de tratamento do coto consiste em 10 minutos de massagem pela manhã, antes da colocação da prótese, e 10 minutos à noite, após sua remoção.
- Um dos pais, ou outro parente, seria a pessoa ideal para a execução dessa terapia diária.
- Qualquer toque pode ser difícil em um coto dolorido. A termoterapia é um modo excelente de melhorar a tolerância da criança para a estimulação tátil; ela pode melhorar a circulação para o coto e é um excelente começo para a experiência de massagem.

MASSAGEM E TERMOTERAPIA PARA AMPUTAÇÕES

TRATAMENTO POR CONTRASTE PARA O COTO

Ao realizar um tratamento por contraste, é preciso ter cautela com a temperatura das aplicações de calor e frio. Se o coto estiver sensível, aplicações de calor talvez precisem ser menos quentes, e as aplicações de frio, menos frias. Pedir para a criança dizer a temperatura mais agradável. O tratamento por contraste pode ser estendido para toda a extremidade usando uma bolsa quente maior ou múltiplas bolsas quentes.

1° passo. Aplicar uma bolsa de calor úmido ou bolsa *Hydrocollator* no coto da amputação por 3 minutos.

2° passo. Mergulhar um pano em água gelada e friccionar o coto por 30 segundos, ou massagear com gelo por 1 minuto.

3° passo. Repetir a aplicação de quente e frio duas vezes (3 trocas no total).

SEQÜÊNCIA DE MASSAGEM PARA AMPUTAÇÕES

1° passo. Começar com a seqüência básica de relaxamento, seguida por visualização. A criança deve visualizar o membro perdido e então respirar nele, enquanto expira. Por exemplo, se ela teve uma das mãos amputada, pode então visualizá-la enquanto inspira e, ao expirar, soltar todo o ar sobre as pontas dos dedos que visualiza na imaginação.

2° passo. Aplicar óleo ou loção em toda a extremidade, mas não no coto. Manteiga de cacau ou óleo de vitamina E sobre a incisão, se recém cicatrizada, para prevenir rachaduras e ressecamento do tecido cicatricial e aliviar a coceira.

3° passo. Usar os movimentos de deslizamento para o braço ou perna apresentados no Capítulo 3 e oferecer 2 a 3 minutos de deslizamento superficial de aquecimento no coto e em toda a extremidade.

4° passo. Massagem específica do coto da amputação.

- Começar com pressão gentil, mas firme, no coto e em torno dele; manter a pressão enquanto conta até 10. Quando a criança puder tolerar esta pressão, trabalhar lentamente com técnicas de massagem suaves. Se a dor persistir, consultar o fisioterapeuta da criança, o médico ou o protético.

- Usar massagem de amassamento com polegares em movimentos delicados sobre o coto por cerca de 2 minutos, dependendo da tolerância da criança.

5° passo. Exercícios de amplitude de movimento passivo. Executar exercícios de amplitude de movimento passivo em todas as articulações do membro. Se a mão da criança foi amputada, por exemplo, fazer exercícios para as articulações do punho, cotovelo e ombro. Os exercícios devem ser sempre feitos também no outro membro. Embora exercícios de amplitude de movimento passivo sejam úteis, quando a articulação apresenta toda a amplitude de movimento, a criança deve aprender a realizar exercícios para a amplitude de movimento ativo.

> ⚠️ Consulte o médico da criança para obter permissão, antes de realizar massagem no coto de amputação de uma criança.

TRAUMA DE PARTO

Quando o trabalho de parto começa, a cabeça fetal possui quase metade da massa corporal total e é o maior impedimento à passagem pelo canal de parto. A mandíbula inferior é relativamente subdesenvolvida – um queixo saliente e ossudo tornaria o parto ainda mais difícil. Para que a cabeça e o corpo do feto deixem o útero durante o processo normal do parto, a pelve da mãe precisa alargar-se o máximo possível, e a cabeça do feto deve estreitar-se tanto quanto possível (para prepararem-se para o parto, os ligamentos pélvicos da mãe começam a tornar-se mais flexíveis meses antes do parto). Quando o trabalho de parto começa, os músculos da parede vaginal estiram-se e o cérvix alarga-se. Enquanto os músculos uterinos da mãe impelem o feto pelo canal do parto, a cabeça é comprimida e o crânio alonga-se e se estreita, enquanto os ossos cranianos sobrepõem-se um ao outro. Em 95% de todos os partos, o occipício do bebê está de frente para a superfície interna do osso púbico da mãe, com um dos ossos zigomáticos voltado para o cóccix da mãe. O alto da cabeça do bebê, que é a parte mais estreita, passa pelo canal de parto primeiro (ver Fig. 4.1). O occipício ainda está separado em quatro partes e recebe grande pressão enquanto lidera a passagem para fora do canal de parto. Normalmente, suas bordas superiores deslizam sob o osso parietal. Um ou ambos os côndilos do occipício podem ser comprimidos, ou um pode mover-se para frente e o outro, para trás.[1]

O parto normal descrito acima causa certo estresse sobre todos os bebês, mas não uma lesão física real. As complicações que podem levar ao trauma ou a lesão de parto incluem:

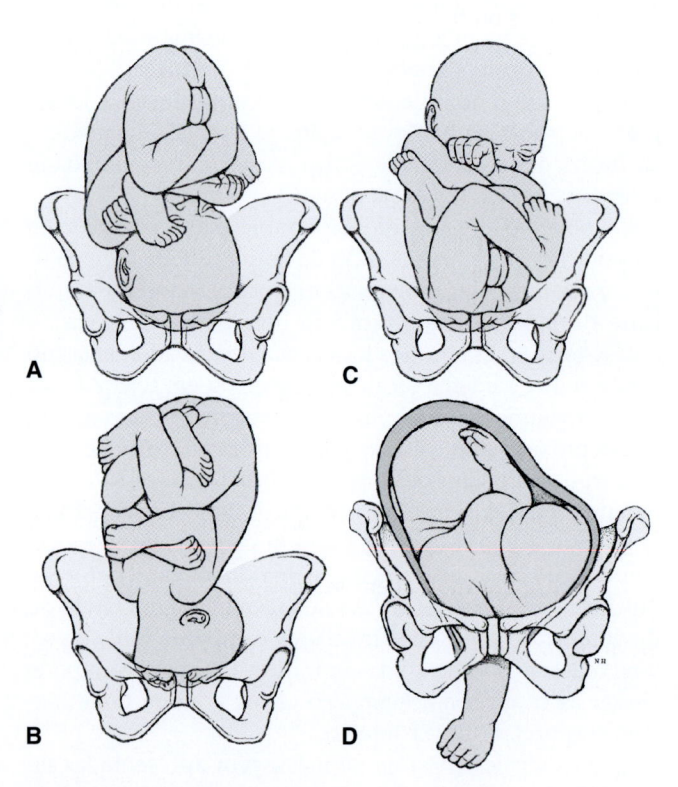

FIGURA 4.1 Várias posições fetais no parto. Reimpresso com permissão de *Stedman's Medical Dictionary*. Ed. 27, Baltimore, MD: Lippincott Williams & Wilkins, 2000, p. 1441.

1. Parto cesáreo. Antes dessa cirurgia ocorrer, o trabalho de parto pode ter sido prolongado por alguma razão, como pelve estreita demais para acomodar a cabeça do feto. A moldagem dos ossos cranianos pode ser exagerada, como quando o osso frontal sobrepõe-se ao osso parietal.[1]
2. Parto por fórceps. O uso de fórceps para puxar a cabeça do feto para fora do canal do parto pode causar compressão dos ossos temporais, compressão das asas do osso esfenóide ou dos ossos do maxilar. E, ainda, pode ocorrer paralisia facial se a pressão aplicada às laterais da cabeça irritar os nervos da face. Essa condição com freqüência desaparece espontaneamente em algumas semanas; entretanto, a pressão pode ter efeitos de longa duração sobre o tecido mole do bebê.
3. Indução do parto e parto prolongado ou precipitado pode traumatizar o crânio do feto. Uma pequena porcentagem de bebês adquire hematomas cefálicos (acúmulo de sangue sob a pele do escalpo, na região posterior ou lateral da cabeça) causados por trauma aos vasos sangüíneos no escalpo durante o parto. Raramente essa hemorragia ocorre juntamente com dano ao cérebro. Contrações uterinas intensas ou prolongadas também podem causar hemorragia subdural ou pressão suboccipital.[2]
4. Um parto com apresentação de nádegas ocorre em cerca de 3% dos partos. Problemas na saída da cabeça do feto podem resultar em torcicolo muscular; luxações ou fraturas da articulação da clavícula, coxa ou ombro e paralisia do plexo braquial do parto. Dano leve à coluna pode ocorrer durante o parto de nádegas, com tração aplicada ao tronco durante manipulação da cabeça.[3] Uma vez que a posição de nádegas no útero é, atualmente, uma indicação para uma cesárea, partos de nádegas são menos freqüentes que no passado.
5. Trauma grave à mãe durante a gestação, como acidente com veículos automotores que resultam em fratura pélvica.
6. Outros problemas com a passagem da cabeça, como às vezes ocorre quando gêmeos estão um sobre o outro no útero, ou em apresentações de face ou transversal.

Os ossos cranianos de todos os bebês são moldados, até certo ponto, para a passagem pelo canal do parto. Em um parto normal, a moldagem se corrige em 5 a 6 dias, em parte por meio do choro vigoroso e sucção ativa.[1] Se a posição do bebê foi anormal durante o parto, a posição dos ossos cranianos pode ser afetada. Pode haver compressão ou tensão lateral da base craniana, ou uma distorção dos côndilos occipitais pode afetar o modo como o occipital é posicionado no alto do atlas (primeira vértebra cervical). O trauma de parto pode ter efeitos duradouros, como nos exemplos a seguir:

1. O trauma de parto pode dar início a padrões de restrição miofascial, desalinhamento dos ossos ou pontos-gatilho miofasciais, que continuam influenciando uma pessoa pelo resto da vida. Por exemplo, embora ainda não tenha sido comprovada uma ligação entre hematoma cefálico ao nascer e a presença de pontos-gatilho na cabeça e no pescoço em crianças mais velhas, o nível de força necessário para causar trauma aos vasos sangüíneos e escalpo também é suficiente para causar pontos-gatilho na aponeurose do crânio. O psiquiatra e ex-pediatra David Cheek, que usa terapia de regressão etária, descobriu uma ligação entre a enxaqueca que acompanhava um homem de 50 anos durante a vida inteira e o parto desse paciente. Devido ao uso do fórceps durante o parto, uma das lâminas havia pressionado um pouco acima de uma das órbitas, e a outra havia comprimido o occipício.[4] Pontos-gatilho nas regiões temporal, occipital e cervical posterior, que podem ser causados por trauma de parto, induzem comprovadamente a enxaquecas.[5]
2. A paralisia do plexo braquial por parto é uma lesão que causa paralisia dos músculos do braço. Ocorrendo em cerca de um em cada 400 partos, ela é mais comum em bebês grandes, bebês que passaram por partos prolongados ou traumáticos, especialmente quando foram usadas técnicas de extração; bebês nascidos em posição de nádegas e naqueles com apresentação de ombros. Nessas situações, o ombro do bebê é facilmente estirado e os nervos podem ser estirados, rompidos ou lacerados. O sítio real da lesão é o tronco superior do plexo braquial (menos comum) ou raízes dos nervos cervicais C5 e C6 (mais comum). O dano ao nervo causa debilitação nos músculos deltóide, bíceps, braquial, supinador, supra-espinal, infra-espinal e subescapular. Lesões que não se recuperam bem tendem a causar fraqueza permanente, deformidades e contraturas nos membros superiores.[6] Massagens regulares são uma terapia eficaz para os sintomas desta condição. A autora teve um paciente com paralisia do plexo braquial adquirida no parto, em 1930, na Alemanha. Quando criança, o paciente comparecia semanalmente a um fisioterapeuta que massageava e alongava seu braço. Até parar com os tratamentos, aos 11 anos, o braço normalizou-se e readquiriu os movimentos plenos. Então, começou a flexionar-se cada vez mais contra seu peito até que, próximo aos quarenta anos, fixou-se permanentemente nessa posição (Ze'ev O, comunicação pessoal, julho de 1991).
3. 10% dos casos de paralisia cerebral devem-se a lesões de parto.[2]
4. Embora não existam estatísticas, as pesquisas geralmente apóiam a teoria de uma maior incidência de transtorno de déficit de atenção em crianças que tiveram problemas durante o parto, como trabalho prolongado ou difícil de parto, ou parto com fórceps.[7]
5. Clint Nelson, massoterapeuta e dentista especializado em problemas no crânio, acredita que ossos cra-

nianos comprimidos em posições anormais durante o parto podem fazer com que outros ossos, como o maxilar, mudem de posição, ossifiquem-se e levem a problemas de oclusão e de mordida (Nelson C, comunicação pessoal, julho de 2002).

ABORDAGEM E OBJETIVOS

Os massoterapeutas não devem tratar recém-nascidos se não têm treinamento especial para isso. Se o terapeuta trabalha com crianças, entretanto, tenha consciência de que, embora pequenas, elas podem ter restrição miofascial ou esquelética de longa duração por eventos ocorridos no parto. A massagem em bebês é uma excelente terapia que pode ajudar no relaxamento e aceitação do toque sadio. Alongamentos suaves, massagem facial e movimentos de deslizamento podem aliviar o desconforto por tensão suboccipital em recém-nascidos.[8] Barry Gillespie, dentista, massoterapeuta e professor, ensina uma seqüência de trabalho corporal para recém-nascidos que envolve terapia craniossacral, fascial e muscular. Primeiro, o occipício, sacro e ossos frontais da criança são tratados com manipulação craciossacral. Depois, o corpo inteiro é tratado com técnicas de liberação miofascial. Finalmente, a seqüência inclui massagem sueca que começa nas pernas e avança até a cabeça. O tratamento dura em média de 15 a 20 minutos. Se a criança teve parto descomplicado, sem grandes problemas, ela não precisará de trabalho corporal adicional até por volta de 1 ano de idade, quando as crianças começam a caminhar e, com freqüência, a cair.[9]

HEMATOMAS

Um hematoma é uma área de tecido sem coloração ou em tons de azul, resultante de uma lesão (geralmente alguma espécie de impacto). Os capilares por baixo da pele rompem-se e o sangue vaza para o tecido adjacente. Os hematomas podem ter qualquer tamanho, de um bem pequenino no dedo do pé até aquele que cobre grandes partes do corpo de uma criança. Os hematomas geralmente são dolorosos pelo menos nos 2 primeiros dias após a lesão e são comuns em crianças, especialmente naquelas muito ativas.

ABORDAGEM E OBJETIVOS

A massagem e a termoterapia podem aliviar uma área com hematoma, reduzir a tensão muscular causada pela dor e promover boa circulação para ajudar a curar o ferimento. Se o hematoma de uma criança é parte de um ferimento mais amplo, a massagem em uma área mais extensa pode ser indicada, para reduzir a tensão muscular e promover a cura. Se uma criança tem hematomas causados por uma queda de bicicleta e também um entorse do joelho, além de dor nos músculos das costas, a massagem deve ser feita acima e abaixo do ferimento. A massagem pode ser usada para abordar as outras áreas doloridas.

MASSAGEM E TERMOTERAPIA PARA HEMATOMAS

APLICAÇÕES DE GELO

O gelo deve ser aplicado tão logo ou após um ferimento. Aplicar uma bolsa de gelo por 15 minutos e depois a remover por 15 minutos; repetir essa seqüência várias vezes. Hematomas em áreas pequenas, como dedos das mãos e dos pés, podem ser colocados em água gelada (contendo cubos de gelo). O calor não deve ser usado durante as primeiras 24 horas. Massagem com gelo pode ser executada ao redor do hematoma. Deve-se ter muito cuidado para não pressionar áreas doloridas ou sensíveis.

TRATAMENTO POR CONTRASTE

1º passo. Mergulhar um pano ou toalha pequena em água quente, depois torcer. Pressionar a toalha sobre a área com hematoma por 3 minutos. Uma bolsa de calor úmido ou *Hydrocollator* também podem ser usadas.

2º passo. Trocar a aplicação de calor por outro pano ou toalha pequena que tenha sido mergulhada em água gelada, por 1 minuto. Uma bolsa de gelo também pode ser usada. Repetir duas vezes.

SEQÜÊNCIA DE MASSAGEM PARA HEMATOMAS

1º passo. Seqüência básica de relaxamento.

2º passo. Fazer deslizamento ao redor do hematoma. Começar massageando suavemente em volta do hematoma. É fundamental que a criança não sinta dor. A combinação de dor pelo ferimento e pela massagem cria proteção muscular e medo do toque. Usar as palmas das mãos (ou pontas dos dedos, se a área for pequena) e alternar as mãos. Mover na direção do coração. Começar com pressão suave e, à medida que a circulação aumenta e a área torna-se mais relaxada, usar maior pressão, desde que a criança não esteja sentindo dor. Continuar por aproximadamente 5 minutos.

⚠️ Não aplicar massagem ou termoterapia em uma região com hematoma, a menos que conheça a causa do ferimento. O médico da criança deve ser consultado a respeito de hematomas que se desenvolvem sem causa óbvia, pois pode ser um sinal de um grave problema de saúde, como leucemia ou distúrbio de coagulação sangüínea.

QUEIMADURAS

Eu sei que gosto mais de tocar meus amigos que de ser tocada. Tenho certeza de que isso tem a ver com uma grave queimadura que sofri na infância e que me levava a ser constantemente manuseada enquanto meu ferimento era tratado e enfaixado... Gosto muito do contato, mas não gosto de ser massageada.[1]

Helen Colton, terapeuta familiar

O fogo é a quarta causa principal de morte acidental nos Estados Unidos e a principal causa de morte de crianças de 1 a 4 anos de idade. Aproximadamente 100 crianças morrem nos Estados Unidos a cada ano por acidentes com fogo e queimaduras, e cerca de mais 5.000 sofrem ferimentos graves por esta causa. Incêndios de casas e por líquidos quentes são as duas principais causas de queimaduras na população pediátrica. Crianças pequenas têm dificuldade para fugir de uma casa que está pegando fogo e queimaduras com líquidos quentes ocorrem quando elas derramam algo ou saltam em uma banheira com água muito quente. A 51,5ºC, a água causa ferimentos graves à pele delicada das crianças em questão de segundos.[2] Infelizmente, até 10% das queimaduras pediátricas são resultado de abuso por adultos.[3] À medida que crescem, as crianças geralmente estão em risco maior para ferimentos por incêndios, porque se envolvem em mais comportamentos de risco. Os meninos estão em maior risco que as meninas, em parte porque estão mais propensos a brincar com fogo.[2]

Uma vez que uma queimadura grave destrói a derme e a epiderme, que não regeneram novamente, enxertos de pele são necessários.[2] Contraturas e cicatrizes na pele podem ocorrer em volta das articulações. Grandes queimaduras causam dor, às vezes extrema, e a criança pode senti-la durante muito tempo. Crianças com queimaduras graves podem ter que enfrentar múltiplos desafios, incluindo o estresse e a dor do ferimento original, procedimentos médicos dolorosos, cicatrizes sensíveis, desconforto pós-operatório e, talvez, deficiência física. Com essa população, além da dor há também a ausência de controle sobre grande parte dos seus cuidados. Alterações na aparência ou na capacidade funcional podem causar um sofrimento ainda maior. Embora seja importante que as crianças voltem à escola o quanto antes, provocações e ofensas ocorrem com freqüência. Insônia, ansiedade e depressão também são respostas comuns.

ABORDAGEM E OBJETIVOS

A massagem pode ter efeito apaziguador e curativo para crianças que sofreram queimaduras graves. Ela ajuda a melhorar sua auto-imagem, que sofre imensamente devido ao efeito desfigurador das queimaduras. Ela ajuda para que as crianças confiem mais no toque, que talvez tenham aprendido a associar com a dor. A massagem amacia gradualmente fibras de tecido cicatricial que restringem músculos e fáscia, ajudando na redução da tensão e aumentando a amplitude de movimento. Se os pais da criança aprendem a oferecer massagem, isso também os ajuda a sentirem-se mais confortáveis com a mudança no corpo do filho. Salientar as habilidades de relaxamento ajuda para que as crianças aprendam como controlar, até certo ponto, sua resposta à dor. Os psiquiatras pediátricos Karen Olness e David Cohen usam a hipnose médica para que as crianças aprendam a controlar suas respostas à dor e para facilitar a cura; eles usam a hipnose até mesmo para anestesia durante cirurgias.[4]

Três estudos realizados no Touch Research Institute exploraram o uso da massoterapia com sobreviventes adultos e pediátricos de queimaduras. No primeiro estudo, movimentos simples de pressão oferecidos a adultos antes do debridamento diminuíam a depressão e raiva e baixavam a pressão arterial e os níveis circulantes de cortisol desses pacientes, comparados com indivíduos que não recebiam massagem. Eles pareciam menos ansiosos e também relatavam menos dor.[5] Pacientes queimados adultos que participaram do segundo estudo foram distribuídos aleatoriamente em um grupo de massoterapia ou um grupo controle com tratamento tradicional no começo do estágio de formação da cicatriz. O grupo de massagem recebia 30 minutos desse procedimento com manteiga de cacau, duas vezes por semana, por 5 semanas; o outro grupo não recebia massagem. Os pacientes do grupo de massoterapia tinham auto-relatos mais positivos sobre seus níveis de ansiedade, depressão, dor e coceira imediatamente após a primeira e a última sessão de terapia e suas classificações sobre essas medidas melhoraram durante o período de 5 semanas.[6] Finalmente, o terceiro estudo encontrou que crianças vítimas de queimaduras mostravam menos sofrimento durante trocas dolorosas de curativos após uma massagem de 15 minutos, comparado com as crianças que não recebiam massagem.[7]

A autora já tratou crianças que sofriam dor excruciante por queimaduras recentes. Para manter a amplitude de movimento, elas estavam recebendo fisioterapia que, embora necessária, era extremamente dolorosa. A massagem sueca nas áreas sem queimaduras dava às crianças uma liberação significativa do estresse intenso pelo qual passavam, não apenas em termos do próprio ferimento, mas também da tensão e dor de sua reabilitação. Quando as queimaduras cicatrizam, a massagem pode liberar a tensão, amaciar o tecido cicatricial e ajudar para que as crianças sintam que seus corpos são normais. Massagens de corpo inteiro são importantes para integrar áreas queimadas na imagem corporal da criança. Também é útil incorporar regularmente exercícios de amplitude de movimento passivo em cada tratamento com massagem, para prevenir contraturas e ensinar a criança a liberar a tensão em torno das articulações.

A massagem também pode reabilitar mãos seriamente queimadas. Se há hipersensibilidade (dor com qualquer estimulação moderada), a área pode receber massagem com o uso de pressão gradativamente maior, enquanto a mão torna-se menos sensível. Se existem faixas de tecido cicatricial nos espaços entre os dedos ou na palma, use massagem circular com as pontas dos dedos, aplicada perpendicularmente às faixas cicatriciais, usando pressão firme. Além disso, estique a pele, para aumentar sua área de superfície.

SEQÜÊNCIA DE MASSAGEM PARA QUEIMADURAS

SEQÜÊNCIA DE MASSAGEM PARA QUALQUER PARTE DO CORPO, COM DURAÇÃO DE NO MÁXIMO 10 MINUTOS

1º passo. Seqüência básica de relaxamento.
2º passo. Aplicar manteiga de cacau ou óleo de vitamina E para ajudar a manter macio o tecido da cicatriz.

3° passo. Executar deslizamento superficial, com movimentos lentos e suaves. Mover-se de uma posição distal para proximal (na direção do coração). Isso permite que qualquer edema seja prontamente absorvido pelo tecido muscular, em vez de se alojar em regiões com pouco tecido muscular e, portanto, com pouca circulação. Repetir durante mais ou menos 5 minutos.

4° passo. Levantar a pele e a rolar suavemente entre o polegar e os dedos, como no beliscamento, mas com lentidão. Nunca causar dor. Se as regiões queimadas forem massageadas regularmente, com o tempo a tolerância da criança para a pressão aumentará. Repetir por 1 a 2 minutos.

5° passo. Usar pressão mais profunda. Usando os ossos como guias, deslizar sobre regiões enquanto pressiona com as pontas dos dedos. Por exemplo, se estiver massageando o antebraço, usar o polegar e os dedos para movimentar-se ao longo do rádio e da ulna a partir da área sob o punho.

6° passo. Executar deslizamento superficial por 1 minuto.

7° passo. Quando a área queimada estiver em um dos membros, executar exercícios da amplitude passiva de movimento em toda a extremidade.

⚠ Não executar massagem logo após uma queimadura. Conferir com o médico ou fisioterapeuta da criança para descobrir quando é seguro iniciar a massagem. Entretanto, o terapeuta pode massagear as partes não queimadas do corpo da criança a qualquer momento, para acostumá-la com a massagem e ajudá-la a aprender a relaxar.

LUXAÇÕES

Uma luxação é uma perturbação na relação normal entre os ossos que formam uma articulação, na qual uma força tão grande é aplicada que os ossos se separam entre si. Uma luxação não é apenas uma perturbação na cápsula articular e em seus ligamentos, mas também pode estar associado a uma ampla variedade de outras lesões, incluindo laceração da cápsula, estiramento ou ruptura dos ligamentos auxiliares e desnudamento do periósteo do osso. Músculos, vasos sangüíneos e nervos também podem ser rompidos. As inserções do tecido mole das crianças são mais flexíveis que as dos adultos, e a mobilidade de suas articulações é maior, tornando as articulações o ponto de menor resistência quando partes de seus corpos são sujeitas a traumas. Certas condições, como verdadeira hipermobilidade e síndrome de Down, também podem predispor a luxações.

Durante a infância, os cotovelos são luxados com mais freqüência que qualquer outra articulação, geralmente quando as crianças caem sobre uma mão estendida com o cotovelo parcialmente flexionado.[1] Outra luxação pediátrica comum é uma luxação anterior da cabeça do úmero, que pode ocorrer no futebol americano, esqui e luta livre. Tipicamente, a força aplicada à articulação não apenas tira

de sua posição a cabeça do úmero sob o processo coracóide, mas também rompe a cápsula anterior da articulação do ombro e estira os músculos subescapular e supra-espinal.

O tratamento médico tradicional para uma luxação começa com avaliação cuidadosa da lesão. Uma vez que é causada por uma grande força, é provável que fraturas ou outras lesões aos tecidos moles também estejam presentes. Em segundo lugar, uma redução de uma luxação – colocação dos ossos de volta na posição normal – é crítica. Uma vez que luxações e reduções podem ser dolorosas, as crianças podem receber analgésicos para a sua redução. Em terceiro lugar, algum grau de imobilização quase sempre é necessário enquanto os ligamentos recuperam-se. Dependendo da articulação e da extensão da lesão, isso pode vir na forma de repouso acamado, tração ou uso de gesso ou tala. Para instabilidade no longo prazo, a **proloterapia** pode ser útil, ou o paciente pode ser submetido a cirurgia para encurtar os ligamentos.

O tratamento para as duas luxações pediátricas mencionadas anteriormente é o seguinte: no cotovelo, envolve edema imediato e, se a articulação não for reduzida dentro de aproximadamente 15 minutos, o edema, o espasmo muscular e a dor podem ser tão intensos a ponto de ser necessário o uso de anestésico durante a redução (se uma articulação luxada do cotovelo não for reduzida por vários meses ou mais, o úmero distal, o rádio proximal e a ulna proximal podem apresentar deformidade progressiva).[1] Portanto, o médico primeiro reduz a luxação, depois confere as possíveis lesões associadas (fratura do epicôndilo medial é comum) e finalmente prescreve imobilização, em geral algum tipo de tala. Esta será usada por algumas semanas, até que os ligamentos possam manter a articulação no lugar. Exercícios de amplitude de movimento passivo para o cotovelo devem começar após 2 semanas, para a minimização do risco de contratura e para eliminar a rigidez. Quando o dano à cápsula da articulação e ligamento adjacente é extremo e os ligamentos não suportam a articulação, às vezes é necessário encurtá-los cirurgicamente.

Uma luxação anterior do ombro também será reduzida o mais brevemente possível, e o braço afetado será imobilizado em uma tipóia por aproximadamente 3 semanas. Exercícios para reforço dos músculos devem iniciar tão logo a tipóia seja removida e exercícios de amplitude de movimento devem começar tão logo a criança esteja livre de dor. Infelizmente, 60 a 85% das crianças têm luxações repetidas no período de 2 anos, porque seus ligamentos não conseguem apoiar adequadamente a articulação.[2]

ABORDAGEM E OBJETIVOS

A massagem não reforça os ligamentos ou a cápsula articular e é contra-indicada no estágio agudo da recuperação. Entretanto, tratamentos por contraste bem acima (em localização proximal) da lesão podem melhorar a circulação e o conforto no estágio agudo. A termoterapia para o membro oposto pode melhorar a circulação no membro imobilizado, causando vasodilatação reflexa.[3] Massagem sueca pode ser feita de forma suave para aumentar a circulação e relaxar as áreas adjacentes, embora a articulação luxada não deva ser movida de forma nenhuma.

Uma vez que a imobilização seja removida, tratamentos por contraste podem ser usados diretamente sobre a articulação que sofrera a luxação, para melhorar a circulação. Também nesse período a massagem pode ser usada para evitar a deflagração da proteção muscular na área, tratamento de pontos-gatilho e liberação de qualquer restrição fascial ou contraturas causadas por imobilização prolongada. Ela também pode prevenir a formação de tecido cicatricial no tecido mole em torno da articulação e melhorar imensamente a circulação de sangue e linfa.

MASSAGEM E TERMOTERAPIA PARA LUXAÇÕES DO COTOVELO

O cotovelo é usado como um exemplo por ser a luxação pediátrica mais comum; entretanto, esses tratamentos podem ser usados com qualquer articulação.

TRATAMENTO POR CONTRASTE – FASE AGUDA

Não aplicar termoterapia sobre ou próximo a um cotovelo machucado. Um tratamento por contraste pode ser realizado no mesmo ombro, melhorando a circulação na área proximal ao cotovelo. Um tratamento por contraste com calor e gelo também pode ser executado no cotovelo sem lesão, com uso de calor e gelo para causar uma vasodilatação reflexa.

Posicionamento: a criança deve deitar-se em posição de decúbito dorsal e apoiar completamente o cotovelo lesado com travesseiros.

1° passo. Aplicar calor úmido no ombro por 3 minutos.
2° passo. Aplicar bolsa de gelo ou executar massagem com gelo no ombro por 1 minuto.
3° passo. Repetir os 1° e 2° passos.
4° passo. Repetir os 1° e 2° passos, totalizando três trocas.

TRATAMENTO POR CONTRASTE – APÓS A FASE AGUDA

Posicionamento: a criança deve deitar-se em decúbito dorsal e apoiar completamente o cotovelo lesionado com travesseiros.

1° passo. Aplicar calor úmido no cotovelo por 3 minutos.
2° passo. Aplicar bolsa de gelo ou executar massagem com gelo no cotovelo por 1 minuto.
3° passo. Repetir os 1° e 2° passos.
4° passo. Repetir os 1° e 2° passos, totalizando três trocas.

SEQÜÊNCIA DE MASSAGEM PARA LUXAÇÕES

1° passo. Seqüência básica de relaxamento e toque passivo sobre a articulação luxada.
2° passo. Aplicar óleo ou loção.
3° passo. Deslizamento acima e abaixo da articulação luxada. Começar massageando suavemente acima e abaixo da articulação. Usar as palmas das mãos (ou pontas dos dedos, se a área for pequena) e alternar as mãos. Mover para cima, na direção do coração. Para um cotovelo pós-luxado, mover para cima pelo antebraço até o alto do úmero, depois com as pontas dos dedos massagear dos dedos aos punhos. Repetir por 5 minutos.
4° passo. Deslizamento com os polegares sobre a articulação. Tomar muito cuidado. Fazer movimentos curtos na direção do coração. Massagear a área que sofrera a luxação e alguns centímetros em torno dela. Sentir se há tecido cicatricial, tensão muscular e pontos-gatilho. Se a criança puder tolerar pressão mais profunda sem dor, esta deve ser aplicada após 2 a 3 minutos. Repetir por 2 a 5 minutos.
5° passo. Repetir o 3° passo.

 Consultar o médico da criança antes de executar quaisquer experiências com amplitude de movimento.

FRATURAS

O osso geralmente é considerado como uma estrutura sólida e estática; na realidade, ele é um tecido dinâmico e sensível. Especialmente em crianças, os ossos mudam em resposta à idade, nutrição, saúde geral e nível de atividade do indivíduo (ver Quadro Ponto de Interesse 4.3). A privação emocional pode afetar ainda mais o crescimento ósseo, como no caso de crianças com retardo do crescimento, discutido no Capítulo 1. Durante a vida fetal, todo o esqueleto é formado por cartilagem e consiste em 330 ossos separados. A ossificação começa de fato no útero, mas completa-se apenas por volta dos 25 anos, quando é alcançado o ápice da massa óssea. Mesmo quando o indivíduo já alcançou o crescimento esquelético pleno, o osso ainda é um tecido dinâmico que recebe 5% do suprimento de sangue total do corpo para atender às suas necessidades metabólicas.[1-3]

Os ossos longos do corpo incluem os dos braços, mãos, pernas e pés. Durante a infância, eles crescem a partir da haste (diáfise) para as pontas (epífise). No nascimento, as diáfises estão separadas das epífises. O crescimento ocorre nas epífises, onde novas células ósseas são produzidas em uma placa de crescimento, uma área com células de rápida proliferação. O crescimento ósseo pediátrico é surpreendentemente rápido, comparado ao de um adulto. Por exemplo, entre o nascimento e os 4 anos de idade, a coluna vertebral, fêmures, tíbias e ossos do braço e da mão quase que duplicam em comprimento. Entre 14 e 20 anos, as crianças chegam ao crescimento ósseo completo, as placas de crescimento param de produzir novas células, as diáfises fundem-se com as epífises e o esqueleto agora consiste em apenas 206 ossos separados.

Uma fratura é qualquer tipo de ruptura em um osso. Este termo inclui uma gama de danos aos ossos, de pequenas fissuras, passando por rupturas completas, até a fragmentação do osso. O grau de dano a um osso e aos seus tecidos moles

QUADRO PONTO DE INTERESSE 4.3
Resposta dos ossos ao estresse

Os ossos crescem de acordo com as demandas colocadas sobre eles. Por exemplo, crianças com paralisia cerebral espástica, cujos músculos contraem-se constantemente, têm ossos mais fortes, devido à estimulação constante que recebem dos músculos. O mesmo ocorre com crianças atléticas. Quando crianças com hemofilia sangram em suas articulações, a hiperemia estimula o crescimento ósseo. Isso pode levar a diferenças no comprimento das pernas, na medida em que um dos ossos cresce mais que o outro, assim como a aumentos ósseos das articulações.[1] A inflamação das articulações na artrite reumatóide juvenil pode causar crescimento ósseo, pela mesma razão. Crianças com hidrocefalia podem ter aumento dos ossos cranianos, porque os ossos crescem para acomodar o maior volume de líquido em torno do cérebro.

A ausência de movimento ativo nos membros, devido a fraqueza muscular (por problemas como distrofia muscular, paralisia cerebral hipotônica ou poliomielite, ou simplesmente por permanecer em uma cadeira de rodas a maior parte do dia) pode resultar no efeito oposto – ossos fracos, causados por falta de estimulação. Em um grupo de crianças com poliomielite que haviam sofrido fraturas, 57 das 62 fraturas eram em membros severamente paralisados e apenas cinco eram em membros não paralisados das crianças. A causa mais comum das fraturas era a imobilização do membro paralisado em uma tala de gesso para a correção de contraturas, e a perda da força óssea enquanto o membro não estava sendo usado. Um osso da perna imobilizado em gesso pode tornar-se 30% descalcificado em um período de algumas semanas.[2]

Referências Bibliográficas

1. Anderson A, Hotzan T, Masley J: Physical Therapy in Bleeding Disorders. National Hemophilia Foundation booklet, 2000, p 9
2. Ogden J: *Skeletal Injury in the Child.* Philadelphia, PA: Lea and Febiger, 1982, p 183

adjacentes depende da força do impacto que causou a fratura. Uma força que mal exceda o ponto de ruptura do osso pode fissurá-lo; com mais força, ele pode romper-se totalmente; e com força extrema, pode estilhaçar-se.

A maior parte das crianças sofre pelo menos uma fratura, até chegar à idade adulta. Uma vez que ainda não estão totalmente ossificados, seus ossos são mais porosos que os dos adultos. Fraturas são mais comuns na infância, comparadas com lesões nos ligamentos e luxações, que são mais comuns na idade adulta. Felizmente, os ossos infantis recuperam-se muito mais rapidamente que os ossos adultos. Quanto mais jovem a criança, mais rápida é a cura. Por exemplo, uma fratura do fêmur pode curar-se em apenas 3 semanas em um bebê, enquanto em um adulto esse tempo é normalmente de 20 semanas.

O Quadro Ponto de Interesse 4.4 identifica as fraturas ósseas mais comuns em crianças. Uma vez que a diáfise e a epífise ainda não se fundiram, a placa de crescimento pode ser o ponto mais fraco (ou o ponto de menor resistência), quando a criança sofre um impacto. De fato, 15% de todas as fraturas pediátricas envolvem a placa de crescimento. Esta pode ser uma situação grave, porque se a rápida proliferação celular na placa de crescimento é perturbada por uma lesão, o crescimento ósseo pode ser permanentemente paralisado. Isso pode levar a uma deformidade no osso, ou a um osso mais curto do que teria sido de outro modo. Essa anormalidade do osso pode ter conseqüências permanentes. Por exemplo, uma fratura do fêmur na placa do crescimento pode causar

QUADRO PONTO DE INTERESSE 4.4
Ossos mais propensos a fraturas em crianças

Se você estiver oferecendo massagem a crianças, provavelmente tratará com mais freqüência alguns tipos de fraturas[1]; por exemplo:

- Meninos de todas as idades têm mais fraturas que as meninas da mesma idade, porque se envolvem mais em atividades impulsivas e perigosas.
- Durante a infância, fraturas em membros superiores são sete vezes mais comuns que aquelas nos membros inferiores. Fraturas de clavícula são comuns durante toda a infância. Fraturas do antebraço e punho compreendem 30 a 50% de todas as fraturas. A taxa de fraturas do antebraço aumenta progressivamente com a idade até a metade do ensino secundário, quando começa a diminuir. O rádio é o osso fraturado com mais freqüência. Complicações de fraturas do antebraço envolvem repetição da fratura; redução na rotação do antebraço e sinosteose, o crescimento de novo osso entre o rádio e a ulna.
- A maior parte das lesões nas mãos durante a primeira infância são causadas por impactos e, na adolescência, por atividades esportivas.
- Fraturas pélvicas são raras. A pelve imatura é mais maleável que a de um adulto, porque uma grande porcentagem ainda é formada por cartilagem e as articulações são mais flexíveis nessa área.
- Fraturas da coluna vertebral, tornozelo e pé também são incomuns, respondendo por algo em torno de 15% de todas as fraturas na infância.
- Fraturas da tíbia respondem por 10 a 15% de todas as fraturas. A maior parte das fraturas por estresse em adolescentes, que ocorrem no terço proximal da tíbia, está associada com corridas de resistência.

Referências Bibliográficas

1. Morrissy R: *Lovell and Winter's Pediatric Orthopaedics.* Vol. 2. Baltimore, MD: Lippincott Williams & Wilkins, p 1355-1411, 2001

seu encurtamento e levar a uma desigualdade no comprimento das pernas, o que pode ser um grave problema. Uma perna mais curta em um lado do corpo pode levar a uma inclinação da pelve quando a criança está de pé, escoliose de compensação, ativação de pontos-gatilho no quadril, tórax e músculos do pescoço, e dor crônica nas costas.[3-5]

À medida que um adolescente alcança a maturidade esquelética, os ossos tornam-se mais densos (mais calcificados) e as epífises fundem-se com as diáfises. Daí por diante, os ligamentos e as estruturas musculotendíneas estarão mais vulneráveis a lesões que os ossos, e o trauma será transmitido pelo do tecido mole.

O tratamento de fraturas é variado, dependendo da gravidade e localização. Tão logo seja possível, após a ocorrência da lesão, o osso é colocado em tala para prevenir dano adicional e também evitar que as pontas cortantes prejudiquem vasos sangüíneos, nervos e outros tecidos adjacentes ao osso. Os músculos adjacentes à fratura sofrem espasmo como resultado da dor que a criança sente, proveniente das bordas partidas do osso. Com freqüência, a imobilização das fraturas é feita com gesso; entretanto, aparelhos ortopédicos, placas e pinos ou parafusos podem ser necessários para unir as extremidades do osso. Conforme novas células ósseas e cálcio depositam-se entre as extremidades dos ossos fraturados, esses se soldam novamente. Com freqüência, o osso recupera-se tão bem que a fratura recuperada torna o osso mais forte que antes da lesão. Em resposta à lesão, o osso da criança cresce em uma taxa acelerada, por 6 a 8 meses.

Quando o gesso é removido, os músculos em torno da ruptura geralmente estão mais fracos. Para cada semana de imobilização, em geral, são necessárias cerca de 6 semanas de uso ativo, antes de os músculos readquirirem sua força plena. Também pode haver edema e má circulação. À medida que começam a usar a parte do corpo novamente, as crianças a levam de volta à sua amplitude de movimento normal, normalizando também o tecido mole e a força muscular. Entretanto, quando uma força suficiente para fraturar um osso foi aplicada a uma área, podem ser observados efeitos de longa duração no tecido mole circundante (ver Fig. 4.2). Esses podem incluir:

1. Distensão ou laceração dos músculos, tendões ou camadas fasciais adjacentes.
2. Avulsão do periósteo ou formação de tiras no periósteo do osso.

3. Superestiramento ou ruptura completa dos ligamentos a partir do osso.
4. Laceração da cartilagem.
5. Tecido cicatricial excessivo, com possíveis efeitos permanentes. Por exemplo, o colo condilar da mandíbula é um lugar relativamente comum de fratura em crianças, resultando de uma lesão como um acidente de bicicleta. Se a fratura se recupera com tecido cicatricial extenso e restrição, a mandíbula não pode crescer para baixo e para frente, como normalmente ocorreria, e um dos seus lados pode não crescer tanto quanto o outro. [6]
6. Ativação de pontos-gatilho na fáscia, músculos, ligamentos e até mesmo no periósteo. Pontos-gatilho nos músculos em torno do local da fratura podem ser causados por distensão, laceração ou hematomas, pela contração instintiva dos músculos para proteção da área atingida, ou por reação à dor da fratura. Pontos-gatilho de curta duração nas áreas em torno de uma fratura contribuem para dor, edemaciamento e cura lenta como resultado de nutrição deficiente no local da fratura.[7]

A seguir estão exemplos de pontos-gatilho subseqüentes a uma lesão: fratura do úmero proximal pode ativar pontos-gatilho no subescapular; fratura nas costelas superiores pode ativar pontos-gatilho no peitoral menor; um acidente que cause uma fratura no tornozelo ou perna pode iniciar ou ativar pontos-gatilho nos músculos gastrocnêmio e/ou quadrado lombar; fraturas por estresse da tíbia e fíbula, geralmente associadas com corridas de resistência na adolescência, podem ativar pontos-gatilho nos músculos extensor longo dos dedos dos pés, extensor longo do hálux e outros músculos intrínsecos superficiais e profundos do pé; e fraturas dos ossos pequenos dos pés podem ativar pontos-gatilho dos músculos intrínsecos do pé.[3-4]

A imobilização da fratura também pode contribuir para o desenvolvimento de pontos-gatilho. Por exemplo, a imobilização do braço em uma tipóia ou gesso em uma posição aduzida pode iniciar pontos-gatilho no peitoral maior.[3] Um aparelho de imobilização para andar, usado para fraturas do tornozelo ou perna, fixa o tornozelo, imobiliza e descondiciona os músculos gastrocnêmios, o que promove o desenvolvimento de pontos-gatilho. A imobilização após fraturas por estresse da tíbia e fíbula

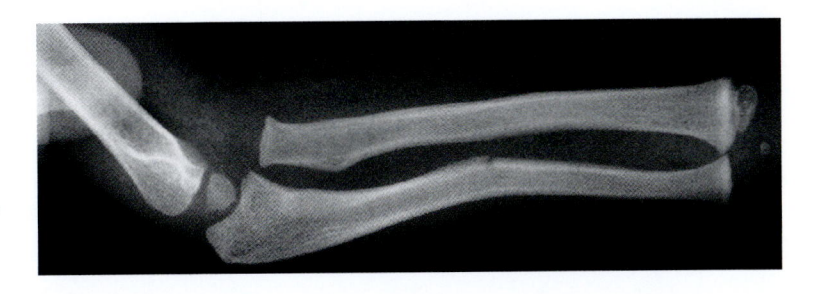

FIGURA 4.2 A força que causou a fratura da ulna dessa criança também causou uma luxação anterior da cabeça do rádio. Reimpresso com permissão de Morrissy R: *Lovell and Winter's Pediatric Orthopaedics*. Vol. 2. Baltimore, MD: Lippincott Williams & Wilkins, 2001 p 1357

pode ativar pontos-gatilho no extensor longo dos dedos dos pés e extensor longo do hálux.[4]

ABORDAGEM E OBJETIVOS

Após a recuperação de uma fratura e remoção do gesso, os músculos em torno da fratura geralmente estão rígidos e fracos. Para cada semana de imobilização, geralmente são necessárias cerca de 6 semanas para que os músculos recuperem sua força total. Pode haver edema no tecido em torno da fratura e os músculos podem estar doloridos. A massagem e a termoterapia podem promover a circulação para músculos debilitados sem cansá-los e reduzir a rigidez e espasmo muscular causados pela dor; isto ajuda na recuperação dos movimentos plenos. A massagem ajuda no relaxamento da área, prevenindo a proteção muscular crônica causada pelo trauma e dor. Ela também ajuda a dar à criança uma sensação corporal positiva em uma área que foi vista com muita negatividade. É importante massagear acima e abaixo do ponto da fratura, e conferir a amplitude de movimento das articulações em cada lado. Os pontos-gatilho e a restrição miofascial também podem precisar ser tratados com outras técnicas específicas.

MASSAGEM E TERMOTERAPIA PARA FRATURAS

Escolher um tratamento de termoterapia para realizar antes da massagem:

TRATAMENTO POR CONTRASTE – DURANTE A IMOBILIZAÇÃO

A termoterapia da área sem lesão no lado oposto do corpo causa vasodilatação reflexa e pode ser executada enquanto a criança ainda está com gesso. Por exemplo, se o tornozelo esquerdo está engessado, realizar um tratamento por contraste no tornozelo direito. Usar o tratamento por contraste padrão, descrito no Capítulo 3, com três trocas de calor e frio.

TRATAMENTO POR CONTRASTE – APÓS A RECUPERAÇÃO DA FRATURA

Após a remoção do gesso, usar um chuveirinho de mão para oferecer estimulação mecânica, assim como efeito circulatório.

1° passo. Esguichar água na área por 2 minutos. A água deve estar o mais quente que a criança puder tolerar (cerca de 40 a 43°C).
2° passo. Esguichar a região com água mais fria que a criança puder tolerar por 30 segundos.
3° passo. Repetir duas vezes, um total de três trocas. Este tratamento pode ser feito três vezes ao dia.

APLICAÇÃO DE CALOR ÚMIDO

1° passo. Mergulhar um pano ou toalha de banho pequena em água quente e então o torcer.
2° passo. Moldar a tolha sobre a área da fratura e deixar por 3 minutos, depois trocar por outra igualmente quente por 3 minutos.
3° passo. Alternar toalhas por 9 a 12 minutos. Umedecer panos quentes ou usar bolsas *Hydrocollator*.
4° passo. Friccionar a região rapidamente com um pano mergulhado em água gelada ou mergulhar a parte do corpo em um recipiente com água fria por 10 segundos.

EXERCÍCIO NA ÁGUA

Para fraturas de clavícula, escápula, costelas, coluna vertebral, pelve, coxa e parte superior do braço, usar hidromassagem no corpo inteiro e exercitar a área sob a água, em uma temperatura de aproximadamente 34,5°C ou mais, se tolerado. A água não precisa ser tão quente quanto para banho quente, porque a criança estará se exercitando e produzindo calor corporal.

MASSAGEM DURANTE A IMOBILIZAÇÃO

A massagem pode ser feita acima e abaixo do gesso ou da tala, reduzindo a dor e o edema, e melhorando a circulação. Para fratura da tíbia, por exemplo, usar deslizamento e amassamento para massagear acima do joelho, no alto da coxa e abaixo do gesso até as pontas dos dedos dos pés. Isso pode ser feito até três vezes por dia, até a remoção do gesso. Massagem no lado oposto causa vasodilatação reflexa na área da fratura.

SEQÜÊNCIA DE MASSAGEM PARA FRATURAS – APÓS A CURA

Após a remoção do gesso, a massagem pode ser feita de uma a três vezes por dia. Não cause dor ou desconforto!

1° passo. Seqüência básica de relaxamento (ver p. 68).
2° passo. Toque passivo sobre o local da fratura.
3° passo. Aplicar óleo ou loção.
4° passo. Deslizamento suave em torno do local da fratura. Usar as palmas das mãos (ou pontas dos dedos, se a área for pequena) e alternar as mãos. Movimentar para cima, na direção do coração. Se o local da fratura não estiver sensível, é possível começar a massageá-lo delicadamente. Após 1 a 2 minutos, é possível usar mais pressão, sempre trabalhando no nível de tolerância da criança. Fazer deslizamento por aproximadamente 2 minutos.
5° passo. Deslizamento com os polegares em torno do local da fratura. Mover na direção do coração. Cobrir o local da fratura e alguns centímetros em torno dele. Usar pressão média. Fazer amassamento com os polegares por 2 minutos.
6° passo. Fazer deslizamento acima e abaixo do ponto da fratura. Usar as palmas das mãos e massagear a partir de um ponto afastado do local da fratura.

ESTUDO DE CASO 4.1

Histórico

Rosita, uma moça de 18 anos, machucou-se ao cair de um penhasco quando tinha 11 anos. No acidente, ela fraturou a vértebra T10 e, pelo menos, cinco costelas. A coluna vertebral foi fundida cirurgicamente de T10 a L5. Rosita vivia em casa e usava cadeira de rodas; ela desenvolveu graves úlceras de pressão e começou a comparecer a uma clínica para crianças com deficiências para tratá-las. Naquele local, ela ficou em uma cadeira de rodas reclinável por 7 meses, até voltar a sentar-se em uma cadeira de rodas, 3 dias atrás. Após a lesão à medula, ela sente dor constante em toda a região lombar e também na área das costelas fraturadas, sempre que inspira. Após 3 dias na cadeira de rodas, ela sente dor nos braços e maior dor na região lombar inferior, enquanto se ajusta à posição sentada.

Impressão

Dor secundária à fratura vertebral, fratura das costelas, lesão à coluna vertebral e compensações secundárias pela restrição de movimento gerada pela fusão vertebral. Dor recente devido à sensibilidade muscular. Alto nível de estresse crônico.

Tratamento

Rosita foi transferida, com ajuda, da cadeira de rodas para a mesa de terapia. Tímida e bastante recatada, ela não se despiu, limitando-se a levantar o sutiã e a blusa que usava. Eu prendi um lençol em sua calcinha e ela as baixou até a fissura glútea, expondo a maior parte das costas. Inicialmente, usei deslizamento superficial em toda a região exposta das costas, para avaliar seus tecidos. Ao apalpar suas costas, senti extrema tensão em seus músculos eretor da espinha e intercostais, assim como tecido cicatricial em torno das costelas fraturadas; ela não tinha praticamente nenhuma flexibilidade nas costas. Ela reagiu à massagem com tanto prazer que percebi claramente seu anseio por toque protetor e seguro, e que o deslizamento superficial simples era profundamente reconfortante para a menina, em termos emocionais e físicos. A primeira meia hora de tratamento consistiu apenas nesse movimento nas costas. Não fiz qualquer esforço para usar pressão mais profunda ou

uma variedade de movimentos, porque ela já parecia bastante satisfeita. Rosita voltou dois dias depois e indicou que a dor nas costas apresentara grande alívio, e que sofria menos agora ao respirar. A sessão seguinte consistiu novamente em deslizamento superficial nas costas, com pressão de aumento gradativo. Uma vez que isto foi bem tolerado, executei amassamento com os polegares em torno do tecido cicatricial na área das costelas, assim como arrastamento entre as costelas, para reduzir a tensão em seus músculos intercostais. Fiz deslizamento abdominal com a paciente em decúbito dorsal, totalmente vestida e com exposição apenas do abdome. O deslizamento abdominal salientou os músculos abdominais no lado inferior de sua caixa torácica, para liberar a tensão em torno das costelas inferiores.

Rosita voltou 2 dias depois para a sua terceira sessão, cheia de entusiasmo, e indicou que a dor nas costas e costelas havia diminuído ainda mais. As três sessões seguintes foram semelhantes às duas primeiras. No fim da quinta sessão, a dor nas costas e costelas foi gradualmente reduzida e ela já podia respirar muito mais profundamente que antes, com menos dor. Isso concluiu seu tratamento. Devido à gravidade dos seus ferimentos e aos muitos anos que ela havia passado em uma cadeira de rodas, além de sua óbvia necessidade por toque afetuoso, ela teria se beneficiado com tratamentos adicionais. Uma vez que sua tensão muscular fosse reduzida ainda mais e a restrição no tecido cicatricial fosse aliviada, poderíamos ter dirigido a atenção para a redução da tensão muscular em outras partes do seu corpo e ao aumento de sua amplitude de movimento nas articulações. Entretanto, seu tratamento inicial foi dirigido para o tratamento dos efeitos de suas fraturas na coluna e costelas sobre o tecido mole.

Questões para Discussão

1. Que tecidos foram lesados ou afetados pela lesão medular de Rosita?
2. Quais eram os seus sintomas?
3. Que outras áreas de seu corpo haviam sido afetadas pela lesão medular?
4. Como os limites pessoais de Rosita foram respeitados durante seu tratamento?

Por exemplo, se o cotovelo foi fraturado, massagear toda a parte superior do braço, o antebraço e a mão. Usar pressão média; massagear por 2 ou 3 minutos.

7º passo. Exercícios de amplitude de movimento para as articulações acima e abaixo do ponto da fratura.

8º passo. Seqüência básica de relaxamento.

TECIDO CICATRICIAL

O tecido cicatricial é o acúmulo de fibras de colágeno que substitui o tecido danificado no local de uma lesão.

Embora ele possa apresentar problemas após a recuperação de um ferimento ou queimadura, o processo de formação da cicatriz, no qual o corpo entremeia pele e fáscia, é sofisticado e complexo. Mecanismos de recuperação de ferimentos incluem um maior número de fibroblastos que formam o tecido cicatricial e maiores níveis das enzimas necessárias para a cura. Esses ocorrem aproximadamente 7 a 10 dias após uma lesão ou incisão cirúrgica. Fibras de colágeno, mais densas que o tecido normal, formam-se 1 a 6 semanas após a lesão e se orientam em torno dessa, crescendo juntas e formando uma cicatriz espessa e firme. Infelizmente, o crescimento de colágeno na área do ferimento é aleatório, sem orientação do grão ou definição.

Durante o período de 1 ano, a colagenase da enzima digere o colágeno adicional na área da cicatriz e esta começa a suavizar-se e a tornar-se menos pronunciada. Nesse período, a cicatriz provavelmente apresenta-se com a aparência que terá em si mesma.

Problemas com o tecido cicatricial incluem:

- O tecido fibroso pode formar aderências da pele até muitas camadas de tecido abaixo, impedindo a movimentação livre da área. Camadas de fáscia devem deslizar uma sobre a outra, para que o tecido tenha o maior grau possível de movimento.
- As cicatrizes podem ser desconfortáveis, duras e restritivas. Durante estirões de crescimento, o tecido adjacente expande-se, mas não a cicatriz; isso pode causar dor em crianças.
- A circulação em torno da cicatriz pode ser deficiente.
- Pontos-gatilho no tecido cicatricial podem referir dor semelhante a ardência, agulhadas ou do tipo "choque" para o tecido adjacente.[1]
- Certas cicatrizes podem contribuir significativamente para a disfunção craniossacral.[2]

ABORDAGEM E OBJETIVOS

O calor úmido pode relaxar a área em torno da cicatriz e amaciar temporariamente o tecido cicatricial, em preparação para a massagem.

Dois tipos de massagem são apresentados nesta seção. O primeiro é a aplicação de vitamina E na cicatriz. A autora observou cicatrizes extensas, que se curavam sem praticamente deixar traços, quando esse regime era seguido. Pode haver a necessidade de a aplicação de vitamina E ser repetida por até 6 meses. Outro benefício dessa aplicação é que, quando a criança aplica o óleo e toca repetidamente a cicatriz, esta se torna uma parte mais natural do seu corpo. Isso é importante porque, após a cirurgia, a cicatriz tipicamente está dolorida ou insensível e tem aparência avermelhada, parecendo estranha para a criança.

A segunda técnica de massagem diz respeito à suavização do tecido cicatricial, pelo rompimento de aderências e afrouxamento das fibras restritivas. Quanto mais cedo uma cicatriz é tratada com massagem no tecido cicatricial, mais fácil e completa se torna a liberdade de movimentos e funcionamento do tecido. A massagem também tem uma qualidade de afirmação, que ajuda a criança a incorporar a cicatriz em sua imagem corporal, em vez de vê-la como feia ou estranha ao seu corpo.

O trabalho no tecido cicatricial pode ser doloroso para uma criança. A necessidade por tratar a restrição nas cicatrizes e em torno dessas deve ser pesada contra a necessidade para evitar que a massagem seja uma experiência negativa para o paciente. A fricção transversa, uma técnica clássica para tecido cicatricial e aderências, geralmente é feita na direção normal, na direção oposta e diagonalmente à direção da cicatriz. A fricção profunda ajuda a romper aderências entre fibras, ampliando vigorosamente o tecido e

produzindo um arranjo mais paralelo das fibras. Entretanto, a fricção transversa pode ser intensamente dolorosa. Se houver uma necessidade urgente de trabalhar com a cicatriz e a dor for um elemento importante, a criança, seus pais e o terapeuta devem concordar sobre sua realização ou não. A cicatriz pode apresentar-se dolorida após a massagem; portanto, a criança pode ser tratada com intervalos de dois a três dias. Uma solução ideal seria se o massoterapeuta tratasse a criança uma vez por semana e os pais aplicassem massagem na criança entre as sessões. Durante uma sessão de 30 a 60 minutos, você pode tentar massagear a cicatriz por 10 minutos, massagear outras áreas da criança por algum tempo e, depois, voltar à cicatriz por mais 10 minutos. A tolerância da criança para a massagem em torno da cicatriz deve ser o fator decisivo.

MASSAGEM E TERMOTERAPIA PARA TECIDO CICATRICIAL

APLICAÇÃO DE CALOR ÚMIDO

Usar calor antes de massagear o tecido cicatricial para amaciá-lo.

1° passo. Aplicar uma bolsa de água quente, ou de calor úmido ou bolsa *Hydrocollator* na área por 10 minutos.

2° passo. Realizar a massagem.

MASSAGEM COM ÓLEO DE VITAMINA E

A criança ou os pais podem executar esta técnica 2 semanas após a cirurgia. Esta não é realmente uma técnica de massagem, mas uma aplicação de vitamina E em óleo.

1° passo. Aplicar óleo de vitamina E na cicatriz.

2° passo. Friccionar óleo suavemente na cicatriz por 1 minuto, duas vezes ao dia. Quase nenhuma pressão é necessária.

3° passo. Usar pressão com a ponta dos dedos e mover os dedos em pequenos círculos sobre a cicatriz.

SEQÜÊNCIA DE MASSAGEM PARA TECIDO CICATRICIAL

Esta técnica é particularmente apropriada para ensinar aos pais, pois a criança pode precisar apenas de alguns minutos por dia de massagem, durante um período de semanas. A massagem pode ser feita todos os dias, por 10 a 15 minutos. Embora possa ser tentador começar a massagem antes, esta não deve ser iniciada menos de 6 semanas após a lesão.

1° passo. Seqüência básica de relaxamento.

2° passo. Aplicar óleo ou loção.

3° passo. Começar mobilizando gentilmente a cicatriz. Com as pontas dos dedos, mover suavemente a pele para trás e para frente sob o tecido subjacente. Isso dará ao terapeuta uma sensação do grau de restrição ou aderências fibrosas entre a pele e o tecido subjacente.

4° passo. Fazer deslizamento sobre a cicatriz e alguns centímetros em torno dela, usando as palmas das mãos (ou pontas dos dedos, se a área for pequena). Movimentar na direção da cicatriz e em ângulos retos. Continuar por 2 minutos.

5° passo. Fazer amassamento com as pontas dos dedos diretamente sobre o tecido cicatricial, usando tanta pressão quanto a criança puder tolerar. Movimentar também na direção da cicatriz, diagonalmente a ela e em ângulos retos. Tentar afastar o tecido entre seus polegares. Repetir por 2 minutos.

6° passo. Fazer deslizamento sobre e em torno do tecido cicatricial. Repetir por 2 minutos.

7° passo. Repetir o amassamento com as pontas dos dedos diretamente sobre o tecido cicatricial por 2 minutos.

8° passo. Mobilizar novamente o tecido superficial com delicadeza, movendo a pele para trás e para frente sobre o tecido mais profundo. Além disso, ensinar a criança a mobilizar o tecido cicatricial. Ao sentir a cicatriz e o tecido sob ela, a criança pode aceitá-la com mais facilidade como parte de si mesma.

9° passo. Massagear a área muito levemente com as pontas dos dedos.

10° passo. Seqüência básica de relaxamento.

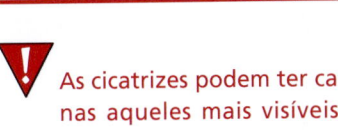

As cicatrizes podem ter camadas de pontos, não apenas aqueles mais visíveis; talvez você não consiga determinar a extensão completa da recuperação. Se tiver dúvidas sobre quando tratar uma cicatriz, consulte o médico da criança.

LESÕES MEDULARES

Quase todas as lesões medulares (LM) são causadas por acidentes com veículos motores, quedas ou violência (ver Fig. 4.3). 82% dessas lesões ocorrem em homens entre 16 e 30 anos de idade.[1] Em crianças menores, as LM podem ser causadas também por ferimentos durante a prática de atletismo, abuso ou parto de nádegas.[2] A lesão medular é menos freqüente em crianças do que em adultos, porque suas colunas são mais flexíveis, permitindo maior deformação sem fratura e a dissipação da força sobre um número maior de segmentos. Quando uma criança é exposta a muita força, a dimensão desproporcionalmente grande de seu crânio e outros aspectos estruturais colocam sua coluna em maior risco de LM. Trauma à região lombar inferior raramente causa LM em crianças.[1,2] Quando o trauma ocorre, a coluna espinhal pode ser seccionada, lesada ou lacerada. Quando ocorre dano medular, a sensação e os movimentos controlados podem perder-se parcial ou completamente, abaixo do nível da lesão. 35% das LM envolvem algum grau de lesão cerebral e, talvez, de outras lesões aos tecidos moles; 50% das crianças com fraturas de coluna resultantes de acidentes com veículos motores têm outros traumas associados.[3]

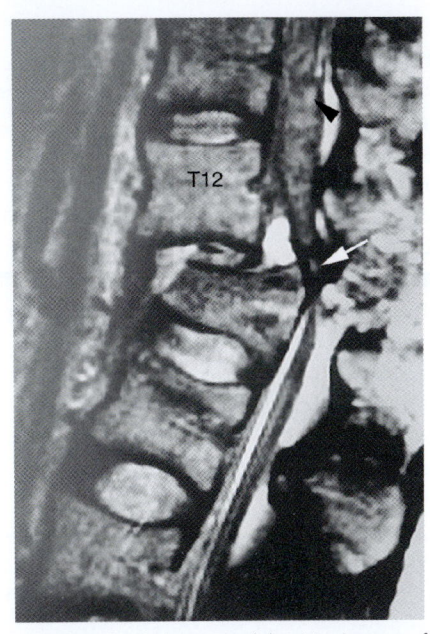

FIGURA 4.3 Radiografia de lesão medular. Um impacto forte causou esta lesão. Observe a compressão da coluna, causada pelo deslocamento posterior das primeiras vértebras lombares. Reimpresso com permissão de Werner R: *A Massage Therapist's Guide to Pathology.* Ed 2. Baltimore, MD: Lippincott Williams & Wilkins, 2002, p 213

Problemas comuns associados com LM incluem:

- Dor: em 40% daqueles com LM, a dor intensa interfere com suas rotinas diárias.[3]
- Contraturas e acentuação das curvaturas da coluna desenvolvem-se por espasticidade ou pela posição da criança em uma cadeira de rodas.
- Úlceras de pressão podem ocorrer em áreas do corpo onde a sensação foi perdida (Cap. 6, p. 191).
- Infecções urinárias são comuns em crianças que precisam de um cateter para urinar.
- Descalcificação dos ossos das pernas é possível, porque elas são magras e fracas devido à falta de exercícios.
- A temperatura corporal é difícil de controlar em clima quente.

ABORDAGEM E OBJETIVOS

A termoterapia pode ajudar a preparar o tecido da criança para a massagem e a aplicação de calor úmido pode relaxar os músculos e aumentar a circulação local. A força muscular pode ser estimulada temporariamente com termoterapia, permitindo que a criança faça exercícios de fortalecimento muscular (ver seção Hipotonia Muscular, p. 142).

A massagem sueca apresenta muitos benefícios para a criança com lesão medular, incluindo:

- senso de integridade física;
- respiração mais profunda;
- estimulação e aumento da circulação nas áreas parali-

sadas, ajudando a prevenir a atrofia;

- prevenção de edema;
- menos desconforto na área da lesão medular e/ou órtese de halo;
- alívio da fadiga e tensão muscular causadas por fisioterapia vigorosa;
- alívio da dor lombar causada por sentar-se em uma cadeira de rodas por longos períodos, assim como da dor causada por usar os músculos superiores do tronco para transferir-se da cadeira para a cama e vice-versa;
- músculos e tecido conjuntivo mais íntegros, ajudando a prevenir contraturas;
- alívio dos espasmos musculares nas pernas;
- manutenção da amplitude de movimento nas articulações;
- alívio da constipação.

Um estudo realizado pelo Touch Research Institute comparou os efeitos da massagem e exercícios com adultos com LM nos níveis C5 a C7. Os participantes recebiam massagem sueca por 40 minutos, duas vezes por semana por 5 semanas, ou executavam uma rotina de exercícios, também duas vezes por semana, durante 5 semanas. No fim do estudo, o grupo que recebeu massagem apresentava maior força muscular e amplitude de movimento do que o grupo com exercícios e escores mais baixos em testes de ansiedade e depressão.[4] Embora a massagem sueca seja altamente benéfica para aqueles com LM, outras modalidades de trabalho corporal também podem ser usadas ao mesmo tempo, como liberação miofascial e terapia craniossacral.[5] Massoterapeutas, incluindo Patty Tipton-Sproul (terapeuta da equipe de futebol americano Seattle Seahawks) e dr. Meir Schneider, têm tido sucesso com adultos com LM quando a terapia é iniciada logo após a lesão – ou até no mesmo dia – com aprovação do médico (Tipton-Spradlin P, entrevista: Seattle, WA, maio de 2000).[6]

Larry Burns-Vidlak, massoterapeuta especializado em massagem para deficientes, massageou crianças de apenas 2 anos de idade, com LM. Ele acredita que os músculos, tendões, ligamentos e tecido conjuntivo de uma criança precisam de massagem profunda; entretanto, ele alerta para o fato de que a massagem deve ser feita apenas até onde a criança a suporte. Se houver uma área dolorida, use pressão leve, inicialmente. Gradualmente, após várias sessões de tratamento, a massagem mais profunda será tolerada (Burns-Vidlak L, comunicação pessoal, outubro de 1992).

Uma massagem diária do corpo inteiro é ideal, usando técnicas de massagem sueca descritas no capítulo 3. Uma vez que partes do corpo não diretamente afetadas pela LM tendem a compensar as áreas com lesão, elas podem ser usadas em excesso e podem tornar-se tensas, rígidas, doloridas ou desconfortáveis. Os pais devem aprender a massagear seus filhos. Sempre que uma criança é rolada na cama ou movida, os pais devem massagear quaisquer áreas que tenham estado sob pressão. Entretanto, eles não devem friccionar quaisquer áreas com sinais iniciais de úlceras de pressão, como edema, alteração de cor, vermelhidão ou pele com feridas abertas (Cap. 6).

Apesar das diferenças em suas lesões, cada criança com uma LM é um indivíduo com diferentes preocupações e necessidades. Ao tomar a anamnese da criança, atente para descobrir qual é seu maior desconforto ou preocupação física.

MASSAGEM E TERMOTERAPIA PARA LM

APLICAÇÃO DE CALOR ÚMIDO

Aplicar uma bolsa de calor úmido ou bolsa *Hydrocollator* por 10 minutos, antes de massagear uma área. Depois, enquanto a área estiver sendo massageada, aplicá-la na próxima parte do corpo a receber massagem. Ter cuidado se uma área estiver insensível. Monitorar com cuidado a área sob o calor, de modo a prevenir queimadura.

IMERSÃO E EXERCÍCIOS EM ÁGUA FRIA

Ver seção sobre Hipotonia Muscular, no Capítulo 5, página 143.

MASSAGEM PARA ÁREAS ESPECÍFICAS DO CORPO DA CRIANÇA COM LM

Como mencionado anteriormente, uma massagem diária no corpo inteiro é ideal, usando técnicas de massagem sueca descritas no capítulo 3. Usar a seqüência básica de relaxamento para incentivar a respiração profunda. Depois, pedir para a criança imaginar que a área que está sendo massageada expande-se ao inspirar e volta à sua dimensão normal ao expirar. A criança deve respirar confortavelmente e sem esforço. Isso pode ajudar a aumentar a sensação em áreas nas quais a criança tem pouca sensibilidade. Exercícios de amplitude de movimento passivo também são importantes.

Massagem no Pescoço

Se a lesão foi nas vértebras cervicais da criança, seu pescoço pode estar tenso, rígido ou desconfortável, especialmente se as vértebras foram fundidas cirurgicamente. Massagear os músculos do pescoço em cada lado da coluna, usando as técnicas descritas no capítulo 3 e a seção sobre tensão no pescoço e ombro no capítulo 5. Se houver sensibilidade ou desconforto na área de uma órtese de halo, usar pressão suave com as pontas dos dedos até reduzí-la.

Massagem para Mão e Antebraço

Para tensão excessiva de mãos e antebraços, usar amassamento profundo, amassamento e movimentos para a amplitude de movimento de todas as articulações. Algumas crianças podem ter mais dor pelo uso excessivo dos membros superiores para sair e colocar-se na cadeira de rodas que pela LM.

Massagem na Perna

Para aliviar espasmos nas pernas, usar a massagem básica para as pernas descrita no capítulo 3, mas usar um tempo adicional massageando a frente da coxa e as nádegas. Realizar amassamento profundo e deslizamento, já que o tecido estará tenso e denso. A massagem sueca terá efeitos tem-

(Continua na página 114)

ESTUDO DE CASO 4.2

Histórico

Alejandro tem 13 anos e uma lesão medular no nível de T6. Ele é um dos 17 adolescentes e adultos jovens com LM que estão sendo tratados em uma clínica mexicana para crianças com deficiências. Desses, quinze têm dor lombar e desconforto por permanecerem sentados em cadeiras de rodas o dia inteiro. Dois pacientes, usando cadeiras de rodas reclináveis enquanto aguardam a recuperação de úlceras de decúbito, têm intenso desconforto lombar e contraturas em várias articulações, por permanecerem deitados por um extenso período. Todos têm má circulação nas pernas. Exceto por problemas associados com as LMs, nove pacientes têm preocupações relacionadas a lesões associadas, como fraturas ou ferimentos por arma de fogo. Todos estão lidando com o estresse de estarem incapacitados em um momento de suas vidas em que normalmente estariam no auge do vigor físico e da saúde, além de serem pobres e deficientes em um país em desenvolvimento – o nível de estresse nessas pessoas é extremamente alto. A massagem está sendo usada para tratar os efeitos das LMs e abordar a dor por lesões associadas; entretanto, ela também aborda a privação de toque e altos níveis de estresse.

Aos 12 anos, Alejandro foi atingido por um tiro que atravessou sua coluna. A bala entrou pela área do rombóide direito e saiu por sua axila esquerda. Logo após o ferimento, os médicos retiraram líquido de seu peito. Ele desenvolveu úlceras profundas de pressão (agora curadas) durante sua hospitalização inicial. Alejandro usa uma cadeira de rodas manual e comparece à escola. A dor intensa em seus ombros e região mediana das costas com freqüência o mantém desperto à noite, provavelmente causada pela combinação da lesão à coluna e o uso de seus braços para empurrar a cadeira pelas estradas de areia e terra de sua cidadezinha, e para transferir seu peso de um lugar para outro. Sua perna também lhe parece rígida.

Impressão

A dor secundária à LM, outro dano aos tecidos e tensão muscular, tudo possivelmente exacerbado por extremo estresse.

Tratamento

Alejandro transferiu-se da cadeira para uma mesa de terapia. Ele começou em decúbito ventral, tendo removido apenas a camisa. A massagem começou com leve deslizamento em toda a área das costas, para avaliar seus tecidos. Uma vez que suas costas estavam hipersensíveis e sua área do rombóide estava também muito sensível e dolorida ao toque, tentei apenas deslizamento superficial durante as duas primeiras sessões. Na terceira, fiz deslizamento superficial em toda a região lombar inicialmente e, à medida que Alejandro conseguia tolerar, deslizamento mais profundo em toda a área das costas. Uma vez que esta área estava tão sensível, o deslizamento mais profundo começou em torno dela, com movimentos ao longo das laterais da região lombar superior. Também executamos exercícios de amplitude de movimento do ombro e puxei as escápulas, para estirar os rombóides e incentivar o relaxamento dessa região. Uma vez feito isso, executei deslizamento superficial cautelosamente, seguido por deslizamento mais profundo.

Uma vez que consegui alcançar as regiões sob as camadas superficiais de tecido, agora aquecidas, descobri ali nós mais profundos. Havia muito tecido cicatricial e edema acentuado do tecido ao redor do ferimento de bala. A área também estava extremamente sensível. Eu experimentei uma abordagem gentil, mas persistente; usei também uma variedade de movimentos de massagem sueca, como amassamento, inicialmente em torno da área do rombóide e depois sobre ela. Cada movimento começava com pressão superficial, mas era concluído imediatamente, se o paciente não o tolerava. Finalmente, Alejandro conseguiu tolerar movimentos de deslizamento suave em determinada velocidade e em determinada direção (diagonal ao tecido cicatricial); após esta determinação, não fiz qualquer esforço nessa sessão para ir além. As sessões posteriores foram similares, com aumento gradual da pressão, de acordo com sua tolerância. Uma variedade de movimentos de massagem sueca foi usada nas costas e, depois, no peito. Alejandro era atendido diariamente, durante 8 dias.

Resposta

Após a terceira sessão, Alejandro relatou que se sentia muito melhor, em termos gerais, e a dor havia diminuído muito à noite, o que lhe proporcionava um sono mais tranqüilo. A hipersensibilidade em sua área rombóide foi imensamente reduzida. Ele chegava cedo para as suas sessões e ansiava por receber sua terapia. Ele foi atendido durante oito sessões e, a cada uma delas, mostrava-se entusiasmado com a melhora em seu bem-estar geral, redução da dor e maior capacidade para sentir a parte superior do seu corpo. Com o tempo, Alejandro teria se beneficiado de massagem sueca regular em suas pernas, onde sentia rigidez e tinha má circulação, devido à sua incapacidade para movê-las. Ele certamente teria feito ganhos maiores ao lidar com níveis mais profundos de tensão muscular e amplitude passiva de movimentos ampliada na região posterior do tronco. Oito sessões foram apenas o começo.

Questões para Discussão

1. Quais tecidos foram lesionados ou afetados pela lesão medular de Alejandro?
2. Quais sintomas estavam presentes?
3. Quais outras áreas do corpo de Alejandro poderiam ser afetadas por sua lesão medular?
4. Cite uma das demonstrações de respeito pelos limites pessoais do paciente durante seu tratamento.

porários sobre esse problema; o uso de terapia craniossacral ou de técnicas mais profundas, como liberação miofascial, pode ser mais apropriado.

Massagem nas Costas

É importante reservar um tempo adicional para massagear as costas, se houver dor por permanecer sentado por longos períodos na cadeira de rodas. As técnicas mencionadas no Capítulo 3 podem ser adaptadas para a massagem em uma cadeira de rodas, se isso for mais conveniente. O pescoço, os ombros e as costas podem receber massagem com o terapeuta atrás da criança. Posicionar a cadeira de rodas na mesa de forma que o paciente repouse a cabeça e os braços sobre um travesseiro ou uma almofada. Dessa forma, o terapeuta tem acesso a toda a região das costas.

Uma articulação movida ou forçada além da amplitude existente de movimentos pode machucar uma criança com paralisia flácida. Os músculos podem ser estirados e as articulações deslocadas sem que a criança perceba. Se a espasticidade muscular ocorrer durante a amplitude passiva de movimento, cessar o movimento temporariamente, mas continuar aplicando pressão lenta e suave naquela parte do corpo, até relaxar os músculos; depois, prosseguir com o movimento.[7]

ENTORSES

Uma entorse ocorre quando uma articulação é torcida ou forçada além de sua amplitude de movimento normal. Uma vez que o tecido mole é levado além de seu comprimento normal, minúsculas lacerações ocorrem nos ligamentos, estabilizando a articulação e deixando vazar sangue ou fluido para o tecido próximo. Pontos-gatilho podem ativar-se imediatamente nos ligamentos e cápsulas das articulações.[1] As entorses são classificadas de acordo com o número de fibras de ligamentos danificadas. Lacerações de primeiro grau, envolvendo apenas algumas fibras ligamentosas, caracterizam-se por edema leve, dor e perda da função. Lacerações de segundo grau, envolvendo muitas fibras ligamentosas, caracterizam-se por edema moderado, sensibilidade difusa e perda da função. Por exemplo, a criança terá dificuldade para suportar peso no tornozelo lesionado. Em uma laceração de terceiro grau, o ligamento realmente se rompe e não está mais anexado ao osso, envolvendo sangramento intenso, mais dor e instabilidade.[2]

As crianças estão mais propensas a fraturas que a entorses de articulações, porque seus ossos não estão completamente ossificados. Entretanto, à medida que um adolescente aproxima-se da maturidade esquelética, seus ligamentos e estruturas músculotendinosas tornam-se mais vulneráveis a lesões. Com a ossificação quase completa e com a fusão das epífises e apófises, os ossos podem suportar melhor a força, e o trauma é transmitido, agora, por meio das estruturas dos tecidos moles.[3]

Entorses do tornozelo compreendem a lesão esportiva pediátrica mais comum, ocorrendo em aproximadamente 6% de todos os participantes em esportes durante o ensino médio. Apenas 3% dessas entorses de tornozelo são dos ligamentos mediais; as restantes são entorses do ligamento talofibular anterior, causados por inversão e supinação do pé (ver Fig. 4.4). Outra lesão comum em esportes praticados por crianças é a entorse do ligamento colateral do polegar. A abdução vigorosa (como ocorre no futebol americano, esqui, hóquei, luta livre ou beisebol) lacera o ligamento colateral de sua conexão na falange proximal. Juntamente com a laceração do ligamento específico, pode haver laceração de toda a cápsula articular, estiramento dos músculos próximos e até mesmo uma fratura com lasca de osso.[4]

O tratamento típico para uma entorse depende da gravidade. Todos os níveis de entorse causam dor, inchaço e perda da estabilidade. Há sempre espasmo dos músculos próximos à articulação da entorse e, com freqüência, espasmos em pontos mais afastados. Com qualquer entorse, o ortopedista examinará para conferir se a criança sofreu uma fratura simultânea. Será dada atenção específica às placas de crescimento da fise, uma vez que uma lesão aqui pode afetar o crescimento e o comprimento final da tíbia. Como ocorre com qualquer lesão que envolva uma quantidade razoável de força, outros danos podem ocorrer no tecido mole em torno da articulação ou nos ossos individuais.[2]

Entorses de primeiro grau são tratadas com gelo; apoio adicional, com aparelhos ou faixas elásticas; compressão e elevação. Entorses de segundo grau são tratadas com apoio adicional, gelo, bengalas e exercícios isométricos. Uma entorse de terceiro grau é tratada com gesso e, talvez, cirurgia para reconectar o ligamento em seu local correto, seguida por exercícios de fortalecimento e estiramento quando o gesso é removido. É crucial que a articulação da criança readquira a estabilidade, porque um ligamento cronicamente solto pode predispor a entorses repetidas. Entorses repetidas e não protegidas do tornozelo em um ginasta jovem, por exemplo, podem levar a uma grave lesão por inversão, com completa perturbação ligamentosa e necessidade de reconstrução cirúrgica posterior.[5] A criança também pode tornar-se mais propensa ao desenvolvimento de osteoartrite, na idade adulta.

A proloterapia, a injeção de substâncias naturais no ponto exato de uma lesão para estimular o sistema imunológico de uma pessoa para reparar ligamentos danificados, demonstrou aumentar significativamente a massa do ligamento, sua espessura e comprimento, tanto em crianças como em adultos.[6]

ABORDAGEM E OBJETIVOS

Aplicações de gelo e tratamentos por contraste podem reduzir o inchaço e a dor, e a massagem com gelo pode aliviar o espasmo muscular. A massagem também pode aliviar a dor e o inchaço, que prejudicam a cura, e aliviar a tensão e espasmo musculares, que impedem o movimento.

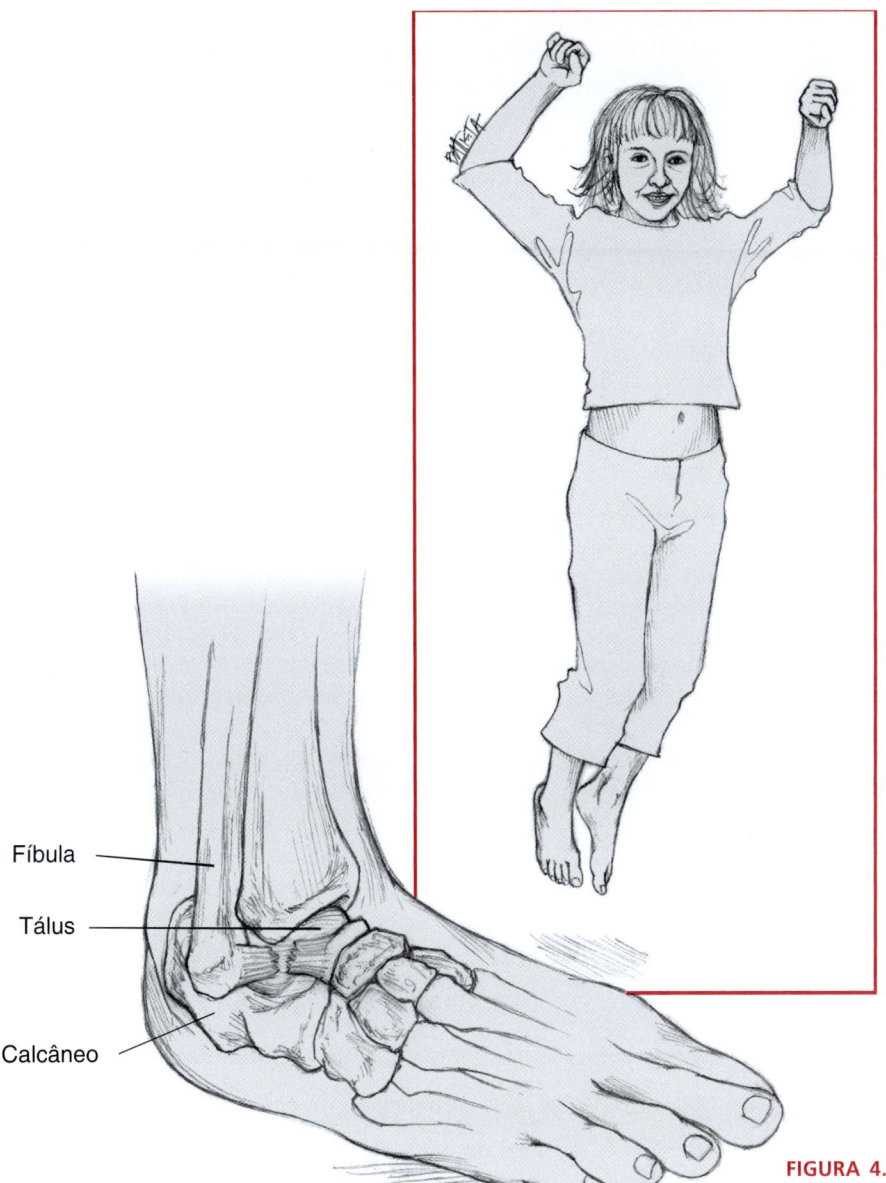

Fíbula

Tálus

Calcâneo

FIGURA 4.4 Entorse do ligamento talofibular anterior após flexão plantar e inversão forçadas.

Massagem imediata na área pode prevenir ou reduzir aderências. A massagem ajuda no relaxamento da área, prevenindo a proteção muscular crônica causada pelo trauma e pela dor.

Durante os estágios agudos de uma entorse (mais ou menos nas primeiras 48 horas), a massagem deve ser feita acima e abaixo da articulação lesionada, para o alívio de edema, aumento da circulação e redução do espasmo muscular e da dor. Após as primeiras 48 horas, a massagem pode ser realizada até três vezes ao dia, desde que não cause desconforto ou dor. A mioterapeuta Bonnie Prudden recomenda terapia do ponto-gatilho combinada com exercícios para o tratamento de uma entorse imediatamente após a lesão; contudo, isso deve ser feito apenas por aqueles profissionais com treinamento especial.[7]

MASSAGEM E TERMOTERAPIA PARA ENTORSES

APLICAÇÃO DE GELO

O frio (na forma de bolsas de gelo) geralmente é usado para tratar uma entorse nas primeiras 24 horas. Massagem com gelo também pode ser realizada. Usar um copo com gelo (ver p. 91) para massagear a área dolorida e cerca de 10 centímetros em torno dela. Continuar por cerca de 8 minutos.

TRATAMENTO POR CONTRASTE

Este tratamento pode ser feito em qualquer articulação; entretanto, um tratamento por contraste para o tornozelo é discutível, porque entorses de tornozelo são o tipo mais comum entre crianças. Tratamentos de contraste podem ser feitos três ou mais vezes por dia.

1° passo. Encher dois baldes fundos (ou banheiras) com água, um a 43,5°C e outro a 10°C.

2° passo. Colocar os pés da criança na água quente por 3 segundos.

3° passo. Colocar os pés da criança na água fria por 30 minutos.

4° passo. Repetir os 2° e 3° passos.

5° passo. Repetir os 2° e 3° passos.

6° passo. Repetir os 2° e 3° passos.

7° passo. Tirar os pés da criança da água e enxugá-los.

SEQÜÊNCIA DE MASSAGEM PARA ENTORSES

1° passo. Seqüência básica de relaxamento (ver p. 70).

2° passo. Aplicar óleo ou loção.

3° passo. Iniciar movimentos suaves acima e abaixo da entorse. Usar as palmas das mãos (ou pontas dos dedos, se a área for pequena) e alternear as mãos. Mover na direção do coração. Para um tornozelo com entorse, movimentar para cima pelas panturrilhas e até a coxa, depois usar as pontas dos dedos para massagear dos dedos dos pés ao tornozelo. Para uma entorse no punho, movimentar para cima pelo antebraço e braço, depois usar as pontas dos dedos para massagear dos dedos aos punhos. Repetir por 5 minutos.

4° passo. Fazer amassamento com polegares na entorse. Ter muito cuidado. Fazer movimentos curtos na direção do coração. Cobrir a entorse e alguns centímetros em torno dela. Repetir por 1 a 2 minutos.

5° passo. Repetir o 3° passo.

 Evitar mover a própria articulação, o que pode colocar estresse no ligamento lesionado e causar dor.

LESÃO CEREBRAL TRAUMÁTICA

A causa de deficiência mais comum na infância é uma lesão cerebral. Uma alta porcentagem de crianças – uma em cada 500 – tem lesão traumática do cérebro, a cada ano. Quedas, acidentes com veículos motores, agressões, abuso e lesões causadas por esportes e atividades recreativas são as principais causas de lesão cerebral traumática (LCT).[1] Em 1999, a maioria das mortes de crianças por LCT deu-se por colisões com veículos motores enquanto andavam de bicicleta.[2] O uso de capacete pode ajudar na prevenção de muitas dessas lesões.[3] Lesões específicas do cérebro incluem fratura dos ossos cranianos (os fragmentos podem causar danos ao cérebro); dano ou laceração das fibras nervosas do cérebro; e sangramento por vasos sangüíneos rompidos (entre o crânio e a dura, sob a dura ou dentro do próprio cérebro).

Dependendo da natureza do dano e dos cuidados recebidos após a lesão, uma variedade de conseqüiencias pode ocorrer, incluindo:

1. Prejuízos motores, como tremores por espasticidade, e ataxia (incapacidade de coordenação da atividade muscular voluntária durante os movimentos motores). A longo prazo, esses prejuízos podem levar a contraturas, deslocamentos e escoliose.
2. Perda das habilidades motoras orais.
3. Prejuízos sensoriais, como nistagmo e paralisia dos músculos dos olhos.
4. Prejuízos da fala e da linguagem.
5. Prejuízos cognitivos, como problemas com a atenção, aprendizagem, juízo e velocidade do processamento de informações.
6. Alterações de personalidade e comportamento, como irritabilidade, fraca tolerância para a frustração, agressividade, fraco controle emocional e apatia. Toda a personalidade da criança pode sofrer alterações. A criança também pode deprimir-se, devido à perda significativa das capacidades e aos esforços constantes para combater os prejuízos.

Lesões traumáticas cerebrais podem ter efeitos vitalícios sobre o funcionamento de um indivíduo. Um estudo de acompanhamento de adultos que tiveram LCT durante os anos da pré-escola revelou que, embora metade tivesse conquistado um desempenho médio na escola, apenas um quarto conseguia trabalhar em tempo integral.[1]

ABORDAGEM E OBJETIVOS

Cuidados agudos de reabilitação após a lesão cerebral traumática incluem virar a criança para prevenir úlceras de decúbito, prevenir contraturas pela execução de exercícios da amplitude passiva de movimentos e posicionar e proteger cuidadosamente os membros. Nessa fase aguda, após conferir com o médico da criança, a massagem pode ser usada para liberar a tensão, estimular a circulação, prevenir a atrofia e contraturas musculares e manter a amplitude de movimento nas articulações.

A reabilitação no longo prazo inclui lidar com complicações musculoesqueléticas pela imobilização ou prejuízos, incluindo dor, espasticidade e contraturas. As grandes forças mecânicas envolvidas com essa lesão podem causar danos não apenas ao cérebro, mas também aos tecidos moles e ossos do crânio, coluna e outras áreas. Conseqüentemente, as crianças podem desenvolver dores de cabeça, dor no pescoço, tensão nos músculos do escalpo, mandíbula e face; rigidez na região lombar superior ou ombros; respiração superficial; dor lombar e outros tipos de dor miofascial crônica.[4]

A massoterapeuta Dianne Keanne, que trata adultos com lesão cerebral traumática, encontrou que esses pacientes frequentemente têm tecido cicatricial e outras disfunções do tecido mole em torno dos ossos da coluna (Keanne

D., comunicação pessoal, setembro de 2002). O osteopata John Upledger encontrou que o traumatismo craniano pode causar desalinhamento dos ossos cranianos, que são forçados uns contra os outros. Upledger encontrou um padrão comum de desalinhamento – uma rigidez lateral da base craniana, disfunção nasal e zigomática e desnivelamento da base do crânio.[5]

A dra. Gail Denton é psicoterapeuta, massoterapeuta e sobrevivente de lesão cerebral. Em seu livro, *Brainlash: Maximize Your Recovery From Mild Brain Injury* (Attention Span Books, 1996), ela relata como diversas modalidades de trabalho corporal ajudaram na sua recuperação, incluindo massagem sueca para reforçar o estado natural de seus músculos, terapia craniossacral para ajudar a reparar o cérebro, e *Aston-Patterning*® para desfazer o impacto do acidente sobre seu tecido mole.[4]

Uma vez que as crianças com LCT tendem a ter níveis cronicamente altos de estresse, a oferta de relaxamento e toque afetuoso e ajuda para relaxarem pode ser tão útil quanto lidar com quaisquer queixas físicas que possam ter. A massagem também pode ser usada como um tratamento relaxante e agradável, após fisioterapia rigorosa ou dolorosa. A dor musculoesquelética por lesões associadas pode ser tratada com eficiência pela massagem. Consulte as queixas específicas discutidas neste livro. Quaisquer contraturas podem ser tratadas com massagem após a discussão com o fisioterapeuta da criança (ver Contraturas, Cap. 6). Exercícios de amplitude passiva de movimentos são importantes para tratar e prevenir contraturas e para aumentar a consciência corporal e relaxamento.

SEQÜÊNCIA DE MASSAGEM PARA CRIANÇAS COM LCT

MASSAGEM

Usar as técnicas para massagem de corpo inteiro descritas no capítulo 3 para relaxamento geral, assim como os tratamentos específicos apresentados nos capítulos 4 e 5 para queixas específicas. Certificar-se de executar todos os exercícios de amplitude passiva de movimento.

⚠️ Uma articulação movida ou forçada além da amplitude existente de movimento pode machucar uma criança com paralisia flácida. Os músculos podem ser distendidos e as articulações luxadas sem que a criança perceba. Se a espasticidade muscular ocorrer durante a amplitude passiva de movimento, cessar o movimento temporariamente, mas continuar aplicando pressão lenta e suave naquela parte do corpo, até relaxar os músculos. Depois, continuar com o movimento (Keanne D, comunicação pessoal, setembro de 2002).

QUESTÕES PARA REVISÃO

1. Explique por que as crianças estão mais propensas que os adultos a sofrerem amputações, queimaduras, fraturas e lesões cerebrais traumáticas.

2. Escolha três lesões agudas e explique seus tratamentos específicos com termoterapia e massagem.

3. Escolha três lesões que têm efeitos de longa duração e explique seu tratamento específico com termoterapia e massagem.

4. Discuta como as lesões musculoesqueléticas, como deslocamentos, fraturas e entorses podem deixar traços duradouros no tecido mole da criança. Como esses traços duradouros podem afetar a criança na idade adulta?

REFERÊNCIAS BIBLIOGRÁFICAS

1. Childhood Injury Fact Sheet. National SafeKids. Disponível em: www.Safekids.org. Acessado em: julho de 2001.
2. Ogden J: *Skeletal Injury in the Child.* Philadelphia, PA: Lea and Febiger, 1982, p 4, 198
3. Cody BE, O'Toole ML, Mickalide AD, Paul HP: A National Study of Traumatic Brain Injury and Wheel Related Sports. Washington, DC National SafeKids, 2002, p 3, 5
4. Rivara FP: Epidemiology and prevention of pediatric traumatic head injury. *Pediatric Annals*, 23:12-17, 1994

Amputações

1. Percoraro D: Applications of massage for chronic health conditions. *Massage Therapy Journal,* Spring:52, 1986
2. Morrissy R: *Lovell and Winter's Pediatric Orthopaedics.* Vol. 2. Baltimore, MD: Lippincott Williams & Wilkins, 2001, p 1255

Trauma de Parto

1. Dodson J: *Baby Beautiful: A Handbook of Baby Head Shaping.* Eugene, OR: Heirs Press, 1994, p. 133, 137, 147, 250
2. Batshaw M: *Children With Disabilities.* Baltimore, MD: Paul Brookes Publishing, 1997, p 101
3. Ogden J: *Skeletal Injury in the Child.* Philadelphia, PA: Lea and Febiger, 1982, p 186
4. Cheek D: Maladjustment patterns apparently related to imprinting at birth. *American Journal of Clinical Hypnosis*, 18:390, 1975
5. Simons D, Travell JG: *Myofascial Pain and Dysfunction The Triggerpoint Manual.* Vol. 1, Ed. 2. Baltimore, MD: Lippincott Williams & Wilkins, 1999, p 117
6. Morrissy R: *Lovell and Winter's Pediatric Orthopaedics.* Vol. 2. Baltimore, MD: Lippincott Williams & Wilkins, 2001, p 847
7. Hartsough CS, et al: Medical factors in hyperactive and normal children: prenatal developmental, and health history findings. *American Journal of Orthopsychiatry,* 55:190-210, 1985
8. Rockwell J, D.C., citado em *Fibromyalgia and Chronic Pain Syndrome, A Survival Manual.* Berkeley, CA: New Harbringer Publications, 1996 p 151
9. Gillespie B: *Brain Therapy for Children and Adults: Natural Care for People With Craniosacral, Dental, and Facial Trauma.* King of Prussia, PA: Productions for Children's Healing, 2000, p 103

Queimaduras

1. Colton H: *The Gift of Touch.* New York: Seaview/Putnam, 1983, p 109
2. Munster A: *Severe Burns: A Family Guide to Medical and Emotional Recovery.* Baltimore, MD: Johns Hopkins University Press, 1993, p xviii, xix, 11
3. Long T, Toscano K: *Handbook of Pediatric Physical Therapy.* Philadelphia, PA: Lippincott Williams & Wilkins, 2002, p 75
4. Olness K, Kohen D: *Hypnosis and Hypnotherapy With Children.* New York, NY: Guilford Press, 1996, p 273-279
5. Field T, et al: Bum injured benefit from massage therapy. *Journal of Burn Care and Rehabilitation,* 19:241-244, 1997
6. Field T: *Touch Therapy.* Edinburgh: Churchill Livingstone, 2000, p 58
7. Hernandez-Reif M, et al: Children's distress during burn treatment is reduced by massage therapy. *Journal of Burn Care and Rehabilitation,* 22:191-195, 2001

Deslocamentos

1. Ogden J: *Skeletal Injury in the Child.* Philadelphia, PA: Lea and Febiger, 1982, p 288, 290
2. Morrissy R: *Lovell and Winter's Pediatric Orthopaedics.* Vol. 2. Baltimore, MD: Lippincott Williams & Wilkins, 2001, p 1255
3. Thrash A: *Home Remedies: Hydrotherapy, Massage, Charcoal and Other Simple Treatments.* Seale, AL: Thrash Publications, 1981, p 45

Fraturas

1. Morrissy R: *Lovell and Winter's Pediatric Orthopaedics.* Vol. 2. Baltimore, MD: Lippincott Williams & Wilkins, 2001
2. Ogden J: *Skeletal Injury in the Child.* Philadelphia, PA: Lea and Febiger, 1982
3. Simons D, Travell JG: *Myofascial Pain and Dysfunction: The Triggerpoint Manual.* Vol. 1, Ed. 2. Baltimore, MD: Lippincott Williams & Wilkins, 1999, p. 600, 828, 847
4. Simons D, Travell JG: *Myofascial Pain and Dysfunction:The Triggerpoint Manual.* Vol. 2, Ed. 2 Baltimore, MD: Lippincott Williams & Wilkins, 1999, p. 41, 410, 411, 481, 511,533
5. Klein KK, et al: Asymmetries in the growth of the pelvis and legs of children: A clinical and statistical study 1964-1967. *Journal of the American Osteopathic Association,* 68:153-156, 1968
6. Proffit W, Fields H: *Contemporary Orthodontics.* St. Louis, MO: Mosby, 2000, p 117
7. Prudden B: *Fitness from Six to Twelve.* New York: Ballantine, 1987, p 416

Tecido Cicatricial

1. Simons D, Travell JG: *Myofascial Pain and Dysfunction: The Triggerpoint Manual.* Vol. 1, Ed. 2. Baltimore, MD: Lippincott Williams &Wilkins, 1999, p 43
2. Upledger J, Vredevoogd J: *Craniosacral Therapy.* Seattle WA: Eastland Press, 1983, p 240

Lesão Medular

1. Ogden J: *Skeletal Injury in the Child.* Philadelphia, PA Lea and Febiger, 1982, p 186, 391
2. Morrissy R: *Lovell and Winter's Pediatric Orthopaedics* Vol. 2. Baltimore, MD: Lippincott Williams & Wilkins 2001, p 1367
3. Senelick R: *The Spinal Cord Injury Handbook for Patient and Their Families.* Birmingham, AL: HealthSouth Press, l998, p 111
4. Diego M: Spinal cord patients benefit from massage therapy. *International Journal of Neuroscience,* 112:133-142, 2002
5. Brunie E: The road back—How bodywork and determination helped me recover from paralysis. *Massage Magazine,* January/February:73-83, 2001
6. Schneider D: Waking up from paralysis. School for Self-Healing Newsletter. Fundação Self-Healing Research, January 2000, p 847
7. Kozier B, Erb G, Bufalino, P: *Introduction to Nursing* Redwood City, CA: Addison-Wesley Health Sciences, 1989, p 546

Entorses

1. Simons D, Travell JG: *Myofascial Pain and Dysfunction:The Triggerpoint Manual.* Vol. 1, Ed.2 Baltimore, MD: Lippincott Williams & Wilkins, 1999, p 43
2. Morrissy R: *Lovell and Winter's Pediatric Orthopaedics* Vol. 2. Baltimore, MD: Lippincott Williams & Wilkins 2001, p 1290, 1292
3. Waters P, Millis M: Hip and pelvic injuries in the young athlete. *Clinics in Sports Medicine,* 7, 1988, p 525
4. Birrer R, Brecher D: *Common Sports Injuries in Youngsters.* Oradell, NJ: Medical Economics, 1987, p 85
5. Ogden J: *Skeletal Injury in the Child.* Philadelphia, PA: Lea and Febiger, 1982, p 192
6. Hauser R: *Prolo Your Pain Away.* Chicago, IL: Beulahland Publications, 1992, p 39
7. Prudden B: *Fitness from Six to Twelve.* New York, NY: Ballantine, 1987, p 433

Lesão Cerebral Traumática

1. Batshaw M: *Children With Disabilities.* Baltimore, MD: Paul Brookes Publishing, 1997, p 596, 609
2. Cody BE, O'Toole ML, Mickalide AD, Paul HP: A National Study of Traumatic Brain Injury and Wheel- Related Sports. Washington, DC: National SafeKids, May 2002, p 3
3. Sinclair M: Going out to play? Don't forget the helmets! *Corvallis Gazette-Times,* April 2000, p 4
4. Denton G: *Brainlash: Maximize Your Recovery From Milt Brain Injury.* Niwot, CO: Attention Span Books, 1996, p 245-249, 255
5. Upledger J, Vredevoogd J: *Craniosacral Therapy.* Seattle, WA: Eastland Press, 1983, p 115, 199
6. Kozier B, Erb G, Bufalino P: *Introduction to Nursing.* Redwood City, CA: Addison-Wesley Health Sciences, 1989, p 546

MASSOTERAPIA E TERMOTERAPIA PARA DESCONFORTOS COMUNS DA INFÂNCIA

Após a leitura deste capítulo, o aluno poderá:

1. Entender os desconfortos mais comuns da infância e explicar suas causas.
2. Entender os efeitos do estresse emocional sobre desconfortos mais comuns da infância.
3. Explicar os sinais e sintomas de cinco tipos diferentes de dor de cabeça.
4. Explicar a lógica para o uso da massagem e termoterapia para tratar cada desconforto comum.
5. Explicar a importância de ensinar as crianças a tratarem desses desconfortos por meio de abordagens holísticas e sem medicamentos.

Neste capítulo, o aluno aprenderá sobre a origem de muitos desconfortos comuns na infância e como usar a massagem e termoterapia para aliviá-los. Embora nenhuma dessas condições seja perigosa para a saúde das crianças a longo prazo, elas podem, ainda assim, ser bastante incômodas. Infelizmente, a dor física faz parte do crescimento. As lesões simples e as escoriações de pele, comumente conhecidas como machucados, são uma causa significativa de dor pediátrica. Depois dos machucados, as dores de cabeça são a causa mais comum de dor pediátrica não-patológica, seguida por dor de estômago e dor nas pernas.[1] Uma porcentagem surpreendentemente alta de crianças também tem dor músculoesquelética, que afeta diretamente seu humor e comportamento. As crianças não conseguem verbalizar facilmente suas sensações corporais; como resultado, os adultos com freqüência desconhecem a intensidade dessa dor e podem não buscar tratamento para ela. Em muitos casos, a dor é descoberta apenas quando as crianças participam de um levantamento sobre dor ou outro tipo de estudo no qual são indagadas especificamente se têm dor.[2] Em algum período a infância, a maioria das crianças tem picos de dor resultantes de dor de ouvido, constipação ou dores do crescimento. Embora outras condições não causem dor, elas ainda podem ser incômodas de outras maneiras: considerando que a criança média tem sete resfriados por ano, o resfriado comum pode causar desconforto significativo. A insônia é outra queixa comum que não envolve

dor, mas causa desconforto. Uma discussão sobre depressão também foi incluída neste capítulo, porque é um problema extremamente comum em crianças e, embora não cause sofrimento físico, é terrivelmente perturbador.

Tratamentos com massagem e termoterapia neste capítulo não apenas aliviam desconfortos comuns, mas também oferecem às crianças um modelo positivo para terapias holísticas e não-medicamentosas para cuidarem de si mesmas.

Muitos tratamentos apresentados neste capítulo combinam termoterapia, movimentos de massagem sueca no corpo inteiro e massagem de ponto de pressão. Consulte o capítulo 3 para descrições de técnicas básicas, se necessário. Depois de aprender os tratamentos básicos discutidos aqui, você poderá incorporar técnicas de outros estilos de massagem e trabalho corporal, pois esses promovem relaxamento. Muitos desconfortos cobertos neste capítulo podem não ser causados por estresse emocional; entretanto, o estresse provavelmente piora os sintomas. Quaisquer técnicas que ajudem as crianças a liberar a tensão e a aprender a relaxar promoverão cura.

O RESFRIADO COMUM

A maioria das crianças saudáveis tem cerca de sete resfriados por ano. Sintomas comuns incluem corrimento nasal (coriza), dor de garganta, tosse seca, rouquidão; sensação de mal-estar geral e, talvez, ligeira elevação de temperatura. Em geral, as crianças sentem-se bastante enfermas nos 3 ou 4 dias iniciais, começam a sentir-se gradualmente melhor e voltam ao normal, previsivelmente, em 1 a 2 semanas. Cerca de 20% das crianças desenvolvem uma infecção bacteriana nos últimos estágios do resfriado. Uma infecção dos seios da face ou dos ouvidos pode ocorrer se o muco não for drenado pelas passagens nasais inflamadas, por ser um ambiente muito propício para o crescimento de bactérias. A criança pode desenvolver infecção nos pulmões se aspirar muco contendo partículas virais. Os momentos em que uma criança está mais propensa a pegar um resfriado são descritos no Quadro Ponto de Interesse 5.1.

A seguir, são apresentadas medidas simples de prevenção da transmissão do resfriado de uma pessoa para outra:

- Cobrir o nariz e a boca ao tossir ou espirrar para evitar a proliferação do vírus para outros. Lavar as mãos imediatamente, já que elas contêm partículas de vírus.
- Lavar as mãos com freqüência durante o dia, para prevenir que se contraia o vírus presente em objetos ou em outras pessoas.
- Limpar com sabão germicida brinquedos e superfícies domésticas, como torneiras, chaves de luz, maçanetas e telefones.
- Usar lenços descartáveis e toalhas de papel.
- Não compartilhar toalhas, copos, pratos, utensílios domésticos ou escovas de dente. Esses artigos pessoais devem ser lavados com água quente para a eliminação do vírus.

ABORDAGEM E OBJETIVOS

Um tratamento tradicional com termoterapia no começo de um resfriado serve para elevar a temperatura de todo o corpo por meio de sauna, banho quente ou escalda-pés. Elevar a temperatura corporal melhora a resposta imunológica do corpo e elimina o vírus do resfriado. Entretanto, você não deve executar este tratamento sem treinamento especial e permissão de um médico, pois a temperatura pode ser elevada o suficiente para criar febre leve. Durante a fase subaguda de um resfriado, porém, muitos tratamentos de massagem e termoterapia podem aliviar os sintomas de congestão nasal e peitoral, e acalmar a aflição de uma criança. É importante beber muita água para ajudar a diluir o muco e eliminar o vírus, além de repousar muito para reforçar o sistema imunológico. As crianças devem ser atendidas por um médico se a temperatura superar a marca de 39,5°C, se houver rigidez no pescoço, dificuldade para respirar, se a criança estiver enferma demais para consumir líquidos, ou se os sintomas de resfriado persistirem por mais de 7 a 10 dias.

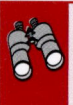

QUADRO PONTO DE INTERESSE 5.1
Quando as crianças estão mais propensas a resfriados?

- Resfriados comuns começam pelo nariz, porque os vírus do resfriado proliferam-se melhor a 33,5°C e a temperatura do nariz é menor que a temperatura de estruturas corporais mais profundas.[1] É por isso que os mais antigos relacionam pegar uma lufada de ar frio com contrair um resfriado.
- O vírus prolifera-se durante a estação mais úmida, pois pode sobreviver melhor fora do corpo quando a umidade está alta. Sob as condições certas, ele pode sobreviver por até 3 horas.
- Crianças pegam mais resfriados no inverno porque passam mais tempo em ambientes fechados, onde passam os vírus umas para as outras com maior facilidade. As crianças não atentam para precauções comuns, como cobrir a boca ao espirrar e lavar as mãos após fazer isso.
- Um alto nível de estresse praticamente dobra a probabilidade de ficar enfermo, quando exposto a um vírus de resfriado.[2]
- De acordo com o médico e escritor de *The Joy of Stress*, Peter Hanson, "Crianças pequenas geralmente são levadas ao médico por múltiplas infecções seguidas, durante os 5 ou 6 primeiros anos desde que começam a comparecer à creche ou escola. Em parte, isso se deve a [contrair] doenças contagiosas de outras crianças, mas principalmente pela menor resistência, pelo estresse de deixar o conforto da casa, semelhante ao do útero materno."[3]

Referências Bibliográficas

1. Thrash A: *Home Remedies*. Seale, AL: Thrash Publications, 1981, p 108
2. Roghman KJ: Daily stress, illness, and use of health services in young families. *Pediatric Research*, 7:520-526, 1973
3. Hanson P: *The Joy of Stress*. Kansas City, MO: Andrews, McNeeI and Parker, 1986, p 22

MASSAGEM E TERMOTERAPIA PARA DESCONGESTIONAR OS SEIOS DA FACE

Descongestionantes vendidos sem prescrição podem oferecer alívio sintomático, mas também podem causar hiperatividade e incapacidade para dormir. Em comparação, as técnicas de termoterapia a seguir são altamente eficazes para descongestionar os seios da face e vias nasais, e não têm efeitos adversos. Dessa forma, pode-se escolher uma das técnicas a seguir.

IRRIGAÇÃO DOS SEIOS DA FACE COM SOLUÇÃO SALINA

A água salgada ajuda a contrair as membranas inflamadas e enxágua temporariamente os seios da face, reduzindo o muco.

1° passo. Usar 1/4 de colher (chá) de sal para cada 1 xícara de água morna.

2° passo. Pedir para uma criança maior derramar um pouco da solução salina na palma da mão, cheirá-la com cada uma das narinas, senti-la no fundo da garganta e cuspi-la (em geral, é difícil convencer uma criança pequena a fazer isso, já que podem não conseguir fazê-lo sem engolir a água salgada).

3° passo. Repetir cinco vezes para cada narina. Fazer toda a irrigação três a cinco vezes por dia.

A irrigação dos seios da face também deve ser feita com um conector com ponta de irrigação em uma escova de dentes elétrica pulsátil (*Water Pik*) com um *neti pot*, usado pelos hindus e disponível em lojas de produtos naturais.

TRATAMENTO POR CONTRASTE

Este tratamento ajuda a drenar os seios da face e aumenta a circulação na área.

1° passo. Mergulhar um pano limpo em água a 43,5°C e torcê-lo. Colocar o pano atravessado sobre o nariz, deixando as narinas expostas. Dobrar as pontas do pano 90° a partir do centro, de modo que as pontas fiquem caídas nas laterais do nariz. Deixar por 2 minutos.

2° passo. Substituir o primeiro pano por outro ou por uma toalha pequena que tenha sido mergulhada em água gelada e torcida; deixar por 1 minuto.

3° passo. Repetir calor e frio (1° e 2° passos) duas vezes, totalizando três trocas.

VAPORIZAÇÃO

A vaporização alivia a congestão nasal e dos seios da face, alivia problemas do trato respiratório e fluidifica secreções, permitindo cuspi-las. Mostrar aos pais as duas principais maneiras de fazer a vaporização:

- Derramar 6 xícaras de água fervente em uma tigela pesada que não vire. Pedir para a criança sentar-se à mesa, cobrir toda a cabeça com uma toalha para formar uma espécie de "tenda", de forma que o vapor fique próximo do rosto da criança, e pedir para ela respirar o vapor da tigela pelo nariz, se possível. Continuar por 5 a 10 minutos. Algumas gotas de óleo de eucalipto ou menta podem ser adicionadas à água para abrir ainda mais as vias respiratórias.

- Outro modo de ajudar as crianças a inalarem o vapor é fazê-las tomar um banho quente, inalando o vapor por tanto tempo quanto possível. Se a criança estiver fraca, coloque uma cadeira de plástico no box do chuveiro, para que ela possa tomar banho sentada. Crianças muito pequenas entram no chuveiro, no colo de um dos pais.

MEIAS FRIAS

1° passo. Ensine os pais a torcerem um par de meias de lã em água bem fria e vesti-las no filho.

2° passo. Por cima das meias molhadas, os pais devem colocar um par de meias de algodão secas.

3° passo. Deixar as meias na criança durante a noite inteira. Inicialmente, os pés estarão frios, produzindo um efeito de vasoconstrição nos vasos sangüíneos dos pés; entretanto, eles se aquecerão gradualmente, enquanto as meias prendem o calor do corpo da criança. Os vasos sangüíneos dos pés se dilatarão com o calor e, ao final, terão um efeito secundário semelhante a um escalda-pés. Isso alivia a congestão nasal e ajuda a criança a ter uma boa noite de sono.

SEQÜÊNCIA DE MASSAGEM PARA CONGESTÃO DOS SEIOS DA FACE

Posicionamento: sentar-se na mesma posição de massagear a cabeça.

1° passo. Seqüência básica de relaxamento (p. 68).

2° passo. Aplicar algumas gotas de óleo ou loção no rosto da criança.

3° passo. Círculos na testa e olhos (Figs. 3.30 e 3.31). Repetir 10 vezes.

4° passo. Pousar seus polegares em cada lado do nariz no nível dos olhos; usar pressão firme e movimentar lentamente até a base do nariz. Repetir 10 vezes.

5° passo. Fazer pontos de pressão em torno dos olhos (ver Figs. 5.1 e 5.2).

6° passo. Fazer pontos de pressão nas laterais do nariz (ver Fig. 5.3). Começar pouco abaixo da base das órbitas. Pressionar em cada lado do nariz com os polegares, como se tentasse juntar seus polegares. Usar pressão de suave a moderada – tanto quanto a criança puder tolerar. Fazer um segundo ponto no meio do nariz e um terceiro ponto na base.

7° passo. Círculos na testa e olhos. Repetir 10 vezes.

8° passo. Seqüência básica de relaxamento.

MASSAGEM E TERMOTERAPIA PARA DESCONGESTIONAR O TÓRAX

A aplicação de calor sobre o tórax aumenta a circulação local, é reconfortante e afina secreções, facilitando a expectoração. A massagem também tem efeito calmante para uma criança doente e ajuda a relaxar os músculos da caixa torácica. Liberar a tensão nos músculos peitorais, intercostais, diafragma e da região lombar superior ajudará a criança a respirar com mais facilidade e profundidade. A percussão no tórax também afrouxa as secreções.

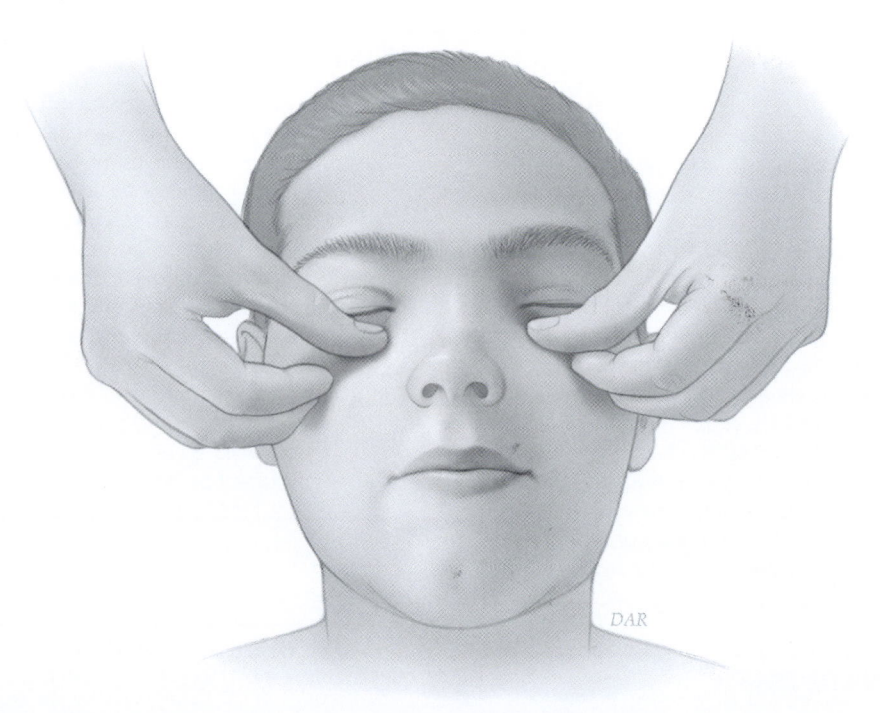

FIGURA 5.1 Pontos de pressão ao redor dos olhos.

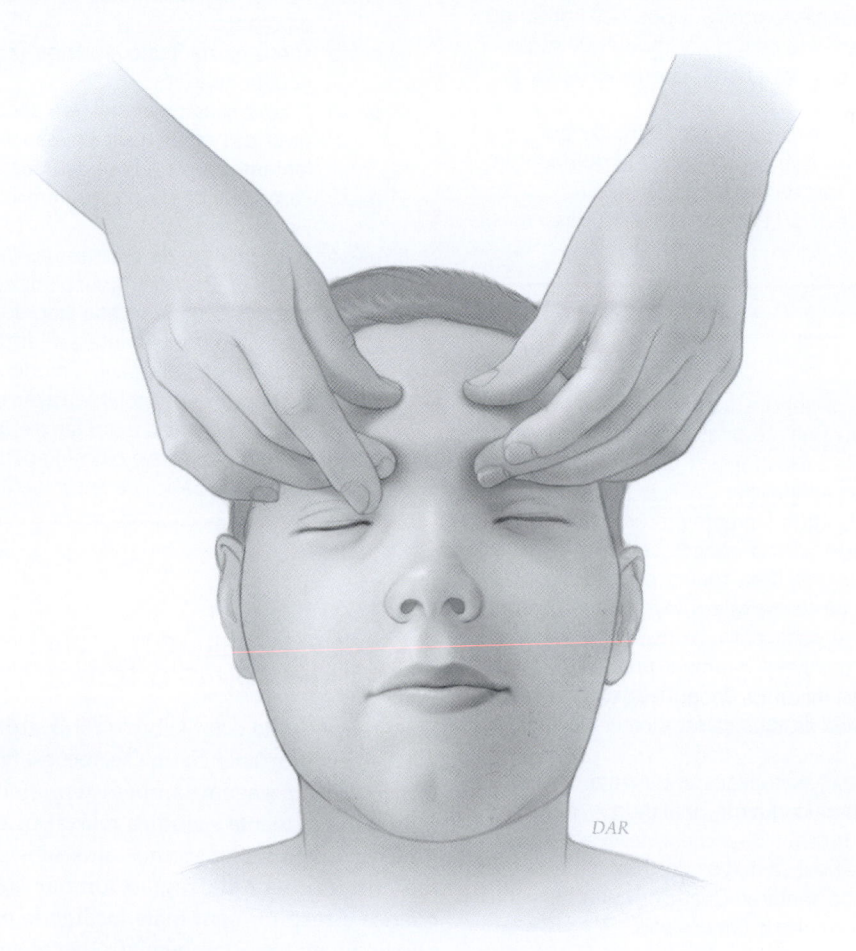

FIGURA 5.2 Pontos de pressão ao redor dos olhos.

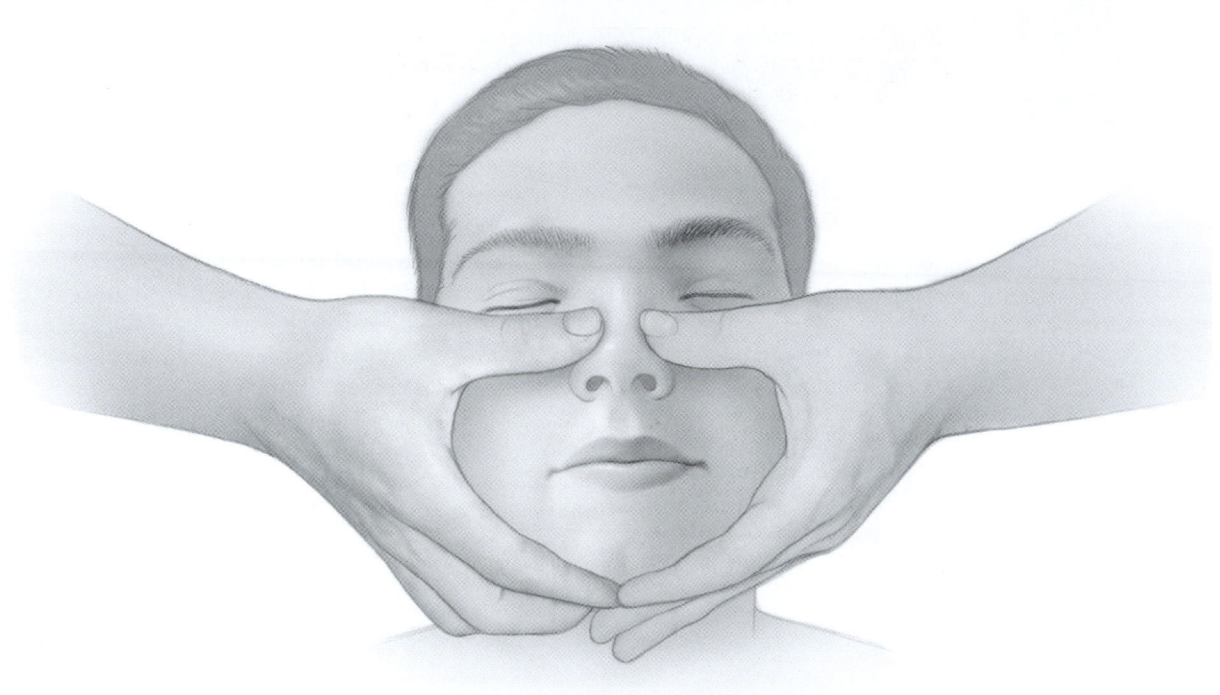

FIGURA 5.3 Pontos de pressão nas laterais do nariz. Estes pontos são usados para a promoção de drenagem dos seios da face.

TRATAMENTO POR CONTRASTE PARA O TÓRAX

Equipamento:

1. Roupas de cama: um pedaço de plástico; dois lençóis de algodão; um cobertor e pelo menos duas fronhas, panos ou luvas felpudas.
2. Uma tigela (tamanho: aproximadamente 1 litro) contendo cubos de gelo cobertos com água.
3. Uma almofada de aquecimento úmido sobre a qual a criança se deitará e uma para o tórax, ou duas bolsas *Hydrocollator*. Uma garrafa com água quente sobre um pano úmido é apropriada para o tórax de uma criança pequena.
4. Mesa de tratamento ou superfície de massagem coberta no chão.

Procedimento (ver Fig. 3.55):

1° passo. Cobrir a mesa de tratamento com um cobertor, cobrir o cobertor com o plástico e o plástico com um lençol de algodão.

2° passo. Colocar a almofada de calor úmido sobre o lençol, onde ficarão as costas da criança, e a cobrir com uma fronha ou toalha. A almofada de calor úmido deve ser posicionada de modo que toda a região lombar superior da criança faça contato com ela. Deitar a criança sobre a bolsa. Se parecer quente demais para ela, adicionar mais um pano ou toalha. Monitorar o calor atentamente, para não queimar a criança.

3° passo. Colocar uma ou duas fronhas ou toalhas sobre o tórax da criança, depois a almofada de calor úmido ou bolsa *Hydrocollator,* e então cobrir com mais uma toalha. Novamente, confirmar com a criança se o calor não é excessivo. Cobrir a criança com um lençol.

4° passo. Após 3 minutos, friccionar rapidamente todo o tórax com um pano ou uma luva felpuda que tenha sido torcida na água gelada. Primeiro, dizer à criança o que será feito: "Respire fundo. Vou friccionar seu tórax rapidamente, com este pano". Em geral, o frio parecerá agradável para a criança, porque seu tórax está muito quente.

5° passo. Após friccionar o tórax com o pano frio, recolocar rapidamente a almofada de calor úmido ou bolsa *Hydrocollator* no tórax da criança, uma toalha por cima e cobri-la com o lençol. Após 3 minutos, friccionar rapidamente seu tórax com água gelada e repetir a aplicação de calor.

6° passo. Após mais 3 minutos, remover o calor do tórax da criança e friccionar com o pano com gelo. Depois, secar a pele. Pedir para a criança sentar. Remover a almofada de calor colocada sob suas costas e friccioná-las com o pano torcido em água gelada. Secar a pele da criança. Não permitir que a criança sinta frio intenso. Substituir o lençol úmido por outro seco.

7° passo. Pedir para a criança deitar-se em decúbito dorsal e começar a massagem no tórax e região lombar superior.

SEQÜÊNCIA DE MASSAGEM PARA TÓRAX E REGIÃO LOMBAR SUPERIOR

1° passo. Seqüência básica de relaxamento.

2° passo. Deslizamento no tórax e abdome por 1 minuto (Fig. 3.4).

3° passo. Fricção no tórax por 1 minuto (Fig. 3.35).

4° passo. Tapotagem no tórax (Fig. 3.9). A tapotagem é usada no tórax e na região lombar superior para ajudar a mover o muco dos alvéolos para dentro dos brônquios, de onde a tosse o expelirá do organismo. Enquanto realizar a tapotagem, pedir para a criança fazer um ruído alto e ela adorará o "som engraçado" resultante disso. Primeiro, executar a tapotagem no tórax por cerca de 1 minuto. Relaxar as mãos e as curvar levemente, depois fazer tapotagem suave no tórax da criança, alternando movimentos flexionados e de extensão dos punhos. Isso não deve ser doloroso – manter firme, mas gentil. Evitar o tecido das mamas em meninas.

5° passo. Incentivar a criança a tossir.

6° passo. Repetir a fricção no tórax por 1 minuto.

7° passo. Repetir a tapotagem por 1 minuto.

8° passo. Incentivar a criança a tossir mais uma vez.

9° passo. Pedir para a criança virar-se de barriga para baixo (decúbito ventral) e então executar deslizamento nas costas por 1 minuto (Fig. 3.2).

10° passo. Executar tapotagem da região lombar superior por 1 minuto. Se o muco estiver muito profundo no tórax da criança, enquanto realizar tapotagem pedir para criança pender a cabeça na ponta da mesa e apoiar seu tórax com travesseiros. Um ângulo de 30° é eficaz para permitir a drenagem do muco.

11° passo. Incentivar a criança a tossir.

12° passo. Repetir o deslizamento nas costas por 1 minuto.

13° passo. Deitar a criança para descansar em uma posição na qual a gravidade ajude na drenagem do muco, como na posição apresentada no 10° passo. Outra boa posição é com a criança deitada de lado, com um travesseiro sob o ponto em que a caixa torácica toca a mesa. O tórax está mais alto que a boca nesta posição e o muco pode ser drenado da parte mais baixa do tórax, facilitando a expulsão pela tosse.

CONSTIPAÇÃO

Se uma criança com hábitos intestinais regulares não evacuar por 2 a 3 dias ou sente dificuldades, então ela está constipada. Se não evacuar em 4 dias, um médico deve ser consultado.

Uma dieta rica em fibras (como com grãos integrais) é o melhor modo de prevenir a constipação. Alimentos à base de farelo, como cereais, broas, feijão, pipoca, vegetais, frutas frescas e frutas secas, como ameixa e figo. Caldo de ameixa seca, assim como suco de damasco e de mamão são laxantes suaves. Beber muita água é importante; duplicar o consumo de água da criança por alguns dias geralmente resolve a constipação. Diuréticos, laxantes formadores de bolo fecal, cloridrato de metilfenidato (Ritalina) e certos anticonvulsivos e medicamentos que afetam os movimentos intestinais podem causar maior necessidade de consumo de líquidos e podem contribuir para a constipação.[1]

ABORDAGEM E OBJETIVOS

Os pais podem tentar um tratamento termoterápico simples para a constipação, fazendo com que a criança beba um ou dois copos grandes de água morna logo ao levantar, pelo menos meia hora antes do desjejum. Isso geralmente estimula o movimento intestinal. Se você ensinou os pais a realizarem deslizamento abdominal, isso pode ser feito imediatamente.

A massagem pode aliviar a constipação, relaxando a musculatura abdominal e estimulando movimentos peristálticos. Se uma criança tem constipação crônica, a massagem pode ser uma parte importante do programa regular para resolver o problema. Para algumas crianças, a tensão crônica nos músculos dos glúteos evita o relaxamento do esfíncter anal e o movimento intestinal. Sandra Wheeler, instrutora de massoterapia para bebês, ensinou massagem para a mãe de um bebê de 6 meses que apresentava constipação crônica. O pediatra do bebê disse que o problema parecia ser causado por um esfíncter pequeno demais e prescrevera supositórios. Entretanto, durante a instrução para a massagem, a sra. Wheeler percebeu que os músculos dos glúteos do bebê estavam extremamente tensos. Movimentos de massagem no abdome e massagem sueca simples nas nádegas resolveram completamente esse caso de constipação (Wheeler S, comunicação pessoal, abril de 1992). Embora a massagem para bebês não seja tema deste livro, esse caso ilustra que as crianças, mesmo aquelas muito jovens, podem ter tensão crônica nos glúteos que precisa ser tratada antes, para resolver a constipação.

MASSAGEM E TERMOTERAPIA PARA CONSTIPAÇÃO

APLICAÇÃO DE GARRAFA DE ÁGUA QUENTE OU BOLSA QUENTE

Colocar a garrafa ou bolsa quente sobre o estômago, por 10 minutos. Isso não afetará a constipação, mas aliviará o desconforto e relaxará o abdome na preparação para a massagem.

SEQÜÊNCIA DE MASSAGEM PARA CONSTIPAÇÃO

1° passo. Seqüência básica de relaxamento (ver p. 68).

2° passo. Aplicar óleo ou loção.

3° passo. Executar deslizamento abdominal (Fig. 3.36). Repetir 20 vezes.

4° passo. Fazer amassamento com os polegares no estômago (ver Fig. 5.4). Sentar-se à direita da criança. Começar exatamente dentro do ilíaco direito e fazer amassamento com o polegar reto até a caixa torácica, cruzando o alto do abdome e descendo pelo lado esquerdo. Parar pouco acima do ilíaco esquerdo. Movimentar lentamente, mas cobrindo toda essa área; o movimento completo deve levar 2 minutos para ser feito de cada vez. Usar pressão média. Este movimento é extremamente eficaz para descongestionar. Ocasionalmente, bebês e crianças pequenas podem ter um movimento intestinal durante a massagem abdominal. Crianças mais velhas podem precisar levantar-se e ir ao banheiro imediatamente.

5° passo. Realizar deslizamento abdominal. Repetir 20 vezes.

6° passo. Seqüência básica de relaxamento (ver p. 68).

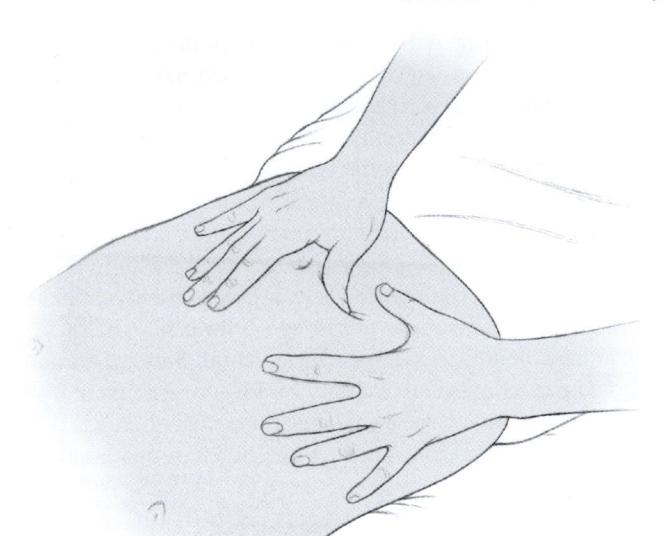

FIGURA 5.4 Amassamento com polegares no estômago. Um movimento mais profundo que segue o trajeto do intestino grosso.

DEPRESSÃO

Eu estava oferecendo massagem a uma moça de 20 anos pela primeira vez. Aos 14 anos, ela deprimiu-se intensamente pelo divórcio dos pais, fugiu de casa, viveu nas ruas, tornou-se dependente de heroína e finalmente ingressou em um programa de desintoxicação. Agora, 6 anos depois, embora esteja livre de sua dependência de heroína, ela continua lutando contra a depressão. A paciente me consultou para obter tratamento para espasmos musculares intensos e dor no pescoço. Tão logo comecei a massagear suas costas, ela virou-se, ergueu o olhar para mim e disse: "Isso é melhor que *qualquer* droga!" Antes disso, ela equacionava prazer com algo moral e fisicamente prejudicial. É lamentável que, após passar pela desintoxicação da heroína, ela pensasse que jamais voltaria a sentir prazer.

Annie Siemens, massoterapeuta
(comunicação pessoal, junho de 1999)

Estima-se que 2% das crianças e 8% (3 milhões) dos adolescentes norte-americanos sofrem de depressão.[1] A depressão é um transtorno de humor caracterizado por sensações de impotência, tristeza, solidão, falta de esperanças, baixa auto-estima e isolamento social. Esse transtorno é visto com maior freqüência após uma perda grave, como mudança de um amigo querido, morte na família ou mudança de bairro ou de escola. Conhecida como depressão reativa ou situacional, essa é uma reação normal à perda.

Quando uma criança sofre de depressão mais extrema, que continua por um período extenso, esta se transforma de uma reação normal de sofrimento para algo mais grave. Quando uma criança não apenas sente-se triste, mas também tem perturbações de sono e apetite; sensações de falta de valor, culpa e falta de esperança; fadiga e incapacidade para concentrar-se que duram 2 semanas ou mais, seu problema é considerado como depressão clínica.

Sinais de depressão em bebês e crianças pequenas incluem humor deprimido ou irritável, choro excessivo, perturbações no sono e alimentação, perda de peso, perda de interesse por atividades e redução na interação social. Em crianças mais velhas, alguns ou todos os sinais a seguir podem ser vistos: excesso ou redução na atividade, aparência triste, irritabilidade, ansiedade, apatia e dificuldade para lidar com a frustração. As crianças com freqüência têm queixas físicas, como maior tensão muscular, dor de estômago, de cabeça, insônia, diarréia ou fadiga.[2] Testes sangüíneos podem mostrar níveis aumentados de cortisol, um hormônio do estresse. Os sinais de depressão em adolescentes são semelhantes àqueles de crianças, mas também podem incluir abuso de substâncias, se os adolescentes começam a usar drogas ou álcool para acalmarem-se ou fugir de sentimentos dolorosos. Adolescentes que fumam podem usar a nicotina para lidar com sensações de depressão e estão mais propensos a se tornarem deprimidos que seus companheiros não-fumantes. Isso pode explicar por que as drogas antidepressivas podem ajudar os adultos no abandono do tabagismo.[3]

A depressão é influenciada por fatores genéticos e ambientais. O risco é maior para pessoas com um irmão/irmã ou parente com depressão.[2] Quanto maior o estresse total de vida de uma criança, maior a probabilidade de ela deprimir-se. Grandes traumas nos primeiros 4 anos de vida predispõem um adolescente a problemas psicológicos, incluindo depressão, quando situações estressantes ocorrem nos anos da adolescência.[4] Qualquer criança com um escore superior à média em uma escala de estresse de vida pode estar em risco para a depressão (Cap. 1).

O tratamento médico padrão para a depressão inclui medicamentos antidepressivos e psicoterapia. Medicamentos como um curso de tratamento de primeira linha são usados por crianças e adolescentes com sintomas tão graves que impedem a psicoterapia, crianças com depressão crônica e aquelas com episódios crônicos e recorrentes. Após a remissão dos sintomas, o tratamento com medicamentos e/ou psicoterapia normalmente continua por vários meses, no mínimo.[1] Algo entre meio milhão e um milhão de prescrições são escritas para depressão a cada ano para crianças e adolescentes norte-americanos, e o número está aumentando.[5]

Uma abordagem mente-corpo que tem efeitos positivos sobre a depressão infantil é o treinamento para o relaxamento. Ele pode reduzir a ansiedade e comportamentos de *acting out*, além de serem mais eficazes que a terapia "pela fala". Muitas técnicas hipnoterapêuticas para o tratamento de **transtornos de conversão** em crianças combinam a hipnoterapia para ajudar a criança a lidar com sua angústia imediata, com o tratamento de longa duração. As crianças podem aprender a auto-hipnose para o relaxamento e continuar com psicoterapia para o tratamento de depressão de longa duração e outros problemas emocionais.[6] Em um estudo, crianças deprimidas e internadas em um hospital psiquiátrico foram treinadas em técnicas de relaxamento (ioga e relaxamento progressivo) e receberam massoterapia. As crianças do estudo relataram redução na ansiedade e, segundo relatos dos enfermeiros, demonstraram menos ansiedade e humor mais positivo. Uma vez que esse estudo usou mais de uma técnica de relaxamento, não é possível dizer qual delas foi mais útil, embora todas as três técnicas tenham demonstrado eficácia para o alívio do estresse em crianças.[7]

ABORDAGEM E OBJETIVOS

Isoladamente, a massoterapia não é um tratamento primário para a depressão, mas pode ser um excelente tratamento adjunto. Três estudos do Touch Research Institute avaliaram o efeito da massoterapia em crianças deprimidas. No primeiro estudo, crianças dos 7 aos 18 anos, hospitalizadas por causa da depressão e outros transtornos emocionais, receberam 30 minutos por dia de massagem sueca, durante 5 dias. Elas mostraram-se menos ansiosas e deprimidas, dormiram melhor e demonstraram redução nos níveis de hormônios do estresse.[8] No segundo estudo, crianças dos 5 aos 10 anos que vivenciaram o furacão Andrew em 1990, na Flórida, e apresentavam transtorno de estresse pós-traumático, receberam 30 minutos de massagem sueca nas costas duas vezes por semana, durante 4 semanas; subseqüentemente, elas mostraram-se menos deprimidas.[9] No terceiro estudo, mães adolescentes que haviam dado à luz recentemente e sentiam-se deprimidas, receberam massagem sueca por 30 minutos, 2 dias por semana, durante 5 semanas consecutivas. Essas adolescentes se mostraram menos ansiosas e deprimidas, e apresentaram níveis reduzidos de hormônios do estresse após suas sessões.[10]

A autora tratou diversos adolescentes e adultos jovens com depressão e descobriu que a massagem não apenas oferece alívio para a tensão física acumulada, que é um componente importante da depressão, mas também ajuda no sentido de lhes dar outra pessoa com quem conversar e que se torna parte de seu sistema de apoio. Uma garota de 15 anos com depressão grave foi encaminhada por um terapeuta para a massoterapeuta Jane Megard. O terapeuta queria ajudar a menina a descobrir maneiras de se sentir melhor. Durante um período de 2 anos, uma combinação de medicação, psicoterapia e massagem provou ser altamente eficaz para o alívio de sua depressão (Megard J, comunicação pessoal, junho de 1999). A acupressão também alivia a depressão em crianças, segundo relatos.[11]

A filha da massoterapeuta Martha Pauly foi uma menina feliz e com excelente funcionamento até os 13 anos, quando começou a parecer triste e retraída, e a sofrer com dores de estômago e cansaço. O médico de família diagnosticou as dores de estômago, inicialmente, como sendo causadas por ansiedade e estresse. Quando as dores não melhoraram, ela foi atendida por um assistente social e por um psiquiatra; os dois diagnosticaram depressão grave. Durante meses, ela recebeu poderosos medicamentos psiquiátricos e foi hospitalizada, e sua condição deteriorou-se intensamente. Ela tornou-se **catatônica,** paranóide e suicida. A família então decidiu fazer uma mudança drástica no modo como a depressão da menina estava sendo tratada. Seus medicamentos psiquiátricos foram gradualmente descontinuados. Seu novo tratamento baseava-se na terapia craniossacral, ervas e suplementos vitamínicos, além de terapia. Após alguns meses, ela recuperou-se gradualmente de sua depressão, reingressou na escola e agora continua funcionando em um alto nível. A família acredita que a depressão da menina foi desencadeada por desequilíbrios hormonais, combinados com uma personalidade perfeccionista.[12] O osteopata John Upledger tratou muitos adultos deprimidos com terapia craniossacral e nunca viu um caso de depressão grave sem uma compressão anterior-posterior intensa da base craniana.[13]

MASSOTERAPIA PARA CRIANÇAS COM DEPRESSÃO

A massoterapia, embora útil, não é cura para a depressão. As crianças devem receber algum tipo de psicoterapia regular, além da massagem. As técnicas apresentadas no capítulo 3 podem ser usadas, assim como muitas outras formas de massagem e trabalho corporal. Comece cada massagem com uma seqüência de relaxamento progressivo para que a criança aprenda a relaxar e a liberar a tensão. Execute massagem de corpo inteiro por várias sessões, antes de concentrá-la em qualquer área em particular, para que as crianças tenham um senso claro de seu "eu" físico total. Qualquer terapia que ofereça relaxamento, toque afetuoso e contato pessoal com um adulto responsável, será benéfica. A massagem regular será necessária durante alguns meses, no mínimo, para uma criança gravemente deprimida. O terapeuta deve ter em mente que a criança pode ter uma necessidade tão grande de falar quanto de receber massagem.

DOR DE OUVIDO

Infecções do ouvido são as causas mais comuns de dor de ouvido em crianças. Quase 35% das crianças têm uma ou mais dessas infecções durante o primeiro ano de vida, o que pode predispô-las a problemas recorrentes dessa espécie durante muitos anos na infância.[1] Fatores de risco para infecções pediátricas do ouvido são identificados no Quadro Ponto de Interesse 5.2. Dores de ouvido também podem ser causadas pela exposição a frio intenso ou lesões como traumatismo craniano leve. Aos 7 anos, por exemplo, o filho da autora caiu de uma prancha de mergulho dentro de uma piscina de um modo que todo o seu peso corporal recaiu sobre seu ouvido. Posteriormente, ele sentia dor naquele ouvido em temperatura fria e quando nadava sob a água.

ABORDAGEM E OBJETIVOS

Tratamentos de massagem e termoterapia para dores de ouvido não substituem o tratamento médico. Quando uma criança tem dor de ouvido, apenas um médico pode determinar se há infecção e, se este for o caso, como deve

QUADRO PONTO DE INTERESSE 5.2
Fatores de risco para infecções de ouvido

Bebês e crianças têm mais infecções de ouvido que adultos, porque suas tubas auditivas são mais largas, mais curtas e mais horizontais. Assim, o ouvido médio de crianças não é tão eficiente na drenagem quanto o de adultos, e a abertura da tuba auditiva pode ser obstruída com mais facilidade por muco ou poeira. Isso acelera o processo de infecção bacteriana, uma vez que bactérias provenientes da garganta proliferam-se no ambiente úmido de uma tuba auditiva bloqueada. Contribuidores comuns para infecções de ouvido incluem:

- Problemas do trato respiratório superior, como resfriados, asma ou congestão nasal precedem aproximadamente 50% de todas as infecções de ouvido.[1] Bebês e crianças pequenas que freqüentam creches estão duas vezes mais propensos a contrair uma doença que dura mais de 10 dias, causa febre de 39°C por mais de 3 dias ou exige atenção médica que crianças que permanecem em casa não necessitam.[1]
- Altos níveis de certas substâncias químicas tóxicas industriais.[2]
- Alergias alimentares.
- Deficiências vitamínicas ou minerais.
- Ser amamentado com mamadeira nos primeiros meses de vida. Bebês amamentados no seio têm menos otites que aqueles amamentados com mamadeira, porque seus músculos da tuba auditiva são mais desenvolvidos e não permitem que ela se feche com tanta facilidade.
- Viver em uma casa com um ou mais tabagistas.
- Ser amamentado de costas, com a mamadeira verticalmente na boca, ou ser colocado no berço com uma mamadeira, à noite. Engolir enquanto deitado permite que os fluidos penetrem com mais facilidade e se acumulem na tuba auditiva.
- Ter síndrome alcoólica fetal.
- Ter síndrome de Down.

Referências Bibliográficas

1. Schmidt M: *Childhood Ear Infections: What Every Parent Should Know About Prevention, Home Care, and Alternative Treatment*. Berkeley, CA: North Atlantic Books, 1996, p 11, 179
2. Steingraber S: *Having Faith: Na Ecologist's Journey to Motherhood*. Cambridge, MA: Perseus Publishing, 2001, p 271

ser tratada. Tratamentos de massagem e termoterapia podem aliviar a dor, reconfortar a criança e, possivelmente, acelerar a recuperação.[2,3] A massagem, se feita com sutileza e sensibilidade, acalma e relaxa a área, melhorando a circulação sangüínea e o fluido linfático. O dr. Michael Schmidt, autor de *Childhood Ear Infections* (North Atlantic Books, 1996), recomenda que a frente e as laterais do pescoço sejam massageadas, para melhorar a função de tonsilas e adenóides, melhorar o ambiente da área da tuba auditiva e aumentar a drenagem linfática.[1]

Existe uma técnica especial de massagem para a drenagem da tuba auditiva que é eficaz para congestão, chamada de técnica endonasal, ensinada com freqüência aos pais de uma criança com congestão no ouvido. Ela não é abordada neste livro, porque pode não estar no âmbito da prática de massoterapeutas de muitos lugares. Para aprender mais sobre esta técnica, entre em contato com um médico naturopata.

MASSAGEM E TERMOTERAPIA PARA DOR DE OUVIDO

Usar um dos quatro tratamentos a seguir para a massagem:

APLICAÇÃO DE CALOR ÚMIDO NO OUVIDO

Aplicar calor no ouvido por 30 minutos, usando uma pequena bolsa quente, panos torcidos em água quente (tão quente quanto a criança possa tolerar) ou uma garrafa cheia de água quente. Usar um escalda-pés normal ao mesmo tempo, ajudará a aliviar a congestão e a dor.

GARGAREJO COM ÁGUA QUENTE

Fazer gargarejo com água tão quente quanto a criança puder tolerar por 10 minutos. Este é um tratamento mais apropriado para um adulto, porque crianças pequenas têm muita dificuldade em fazer isso sem engasgarem-se com a água; entretanto, um adolescente pode conseguir fazê-lo sem problemas. O calor alivia a congestão nasal e dos seios da face.

VAPORIZAÇÃO

Consultar as orientações na Seção sobre Resfriado Comum, na página 121.

TRATAMENTO POR CONTRASTE

1° passo. Mergulhar um pano ou uma toalha pequena em água quente. Com a criança deitada de lado, aplicar a toalha quente sobre o ouvido dolorido por 3 minutos. Para manter a toalha quente, cubri-la com um saco plástico e outra toalha.

2° passo. Mergulhar outro pano ou toalha pequena em água gelada. Aplicar no ouvido da criança e deixar por 30 segundos.

3° passo. Repetir calor e frio (1° e 2° passos) duas vezes, totalizando três trocas.

MASSAGEM SOBRE O MÚSCULO ESTERNOCLEIDOMASTÓIDEO

Posicionamento: deitar a criança em decúbito dorsal, com um travesseiro sob sua cabeça.

1° passo. Seqüência básica de relaxamento.

2° passo. Aplicar óleo ou loção delicadamente.

3° passo. Realizar deslizamento superficial do músculo esternocleidomastóideo. Começar colocando as pontas dos dedos sobre o esternocleidomastóideo, cerca de 2 centímetros acima da clavícula. Mover para baixo no músculo até a clavícula. A pressão deve ser dirigida como se para alongar o músculo e não deve ser dirigida contra o pescoço. Repetir 10 vezes. Depois, mover cerca de 2 centímetros para cima e novamente mover para baixo pelo músculo, na direção da clavícula. Repetir 10 vezes. Mover novamente para cima 2 centímetros e movimentar em direção à clavícula 10 vezes. Mover gradualmente para cima pelo músculo, rumo à orelha. Massagear por cerca de 1 minuto, depois repetir no outro lado.

4° passo. Aplicar pressão em pontos do músculo esternocleidomastóideo (Fig. 5.5), um lado por vez. Começar na base do músculo e pressionar quatro pontos separados entre a base do músculo na clavícula e a parte superior. Pinçar suavemente o músculo entre seu polegar e o dedo médio e puxá-lo, afastando-o do pescoço. Manter cada ponto por cerca de 10 segundos. Não pressionar no pescoço ou na garganta da criança. Pressionar cada ponto apenas até começar a doer de leve. Pedir para a criança lhe dizer quando isso ocorrer; por exemplo: "Diga-me quando começar a doer e eu pararei no mesmo instante". O terapeuta estabelece confiança com a criança ao trabalhar com sua tolerância e escutá-la com atenção. Pressionar *todos* os pontos no esternocleidomastóideo e então repetir no lado direito.

 Os pais de crianças com dor de ouvido devem confirmar com o médico ao suspeitarem que os filhos têm uma infecção. Uma criança com dor de ouvido deve sempre ser examinada por um médico se sua temperatura corporal estiver superior a 39°C, se a criança recusar-se a beber líquidos ou se apresentar rigidez no pescoço ou dor de cabeça.

FADIGA E TENSÃO OCULAR

Crianças não nascem com as capacidades visuais iguais às dos adultos. Quando nascemos, nosso sistema visual é tão imaturo que tudo parece turvo (a acuidade é de 20/600, isto é, 30 vezes pior que 20/20) e quase todas as habilidades visuais adultas estão ausentes. Essas incluem a capacidade para diferenciar cores, mover os olhos sem mover a cabeça ao mesmo tempo, usar os dois olhos juntos, localizar objetos no espaço, detectar contrastes, seguir objetos em movimento e perceber profundidade. Todas essas habilidades desenvolvem-se à medida que as conexões entre olhos e cérebro amadurecem. Somente alcançamos a visão de 20/20 entre 3 e 5 anos de idade; o desenvolvimento completo do sistema visual infantil ocorre tipicamente apenas depois dos 12 anos de idade.[1,2] O desenvolvimento

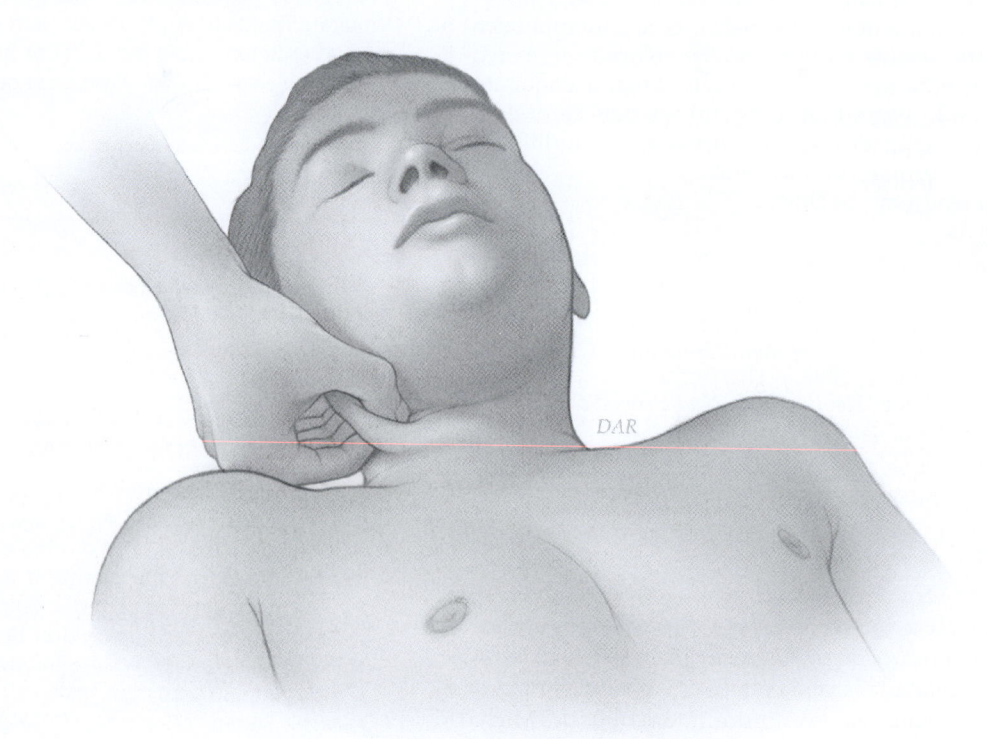

FIGURA 5.5 Pontos de pressão no músculo esternocleidomastóideo.

visual é um processo contínuo e profundamente afetado pelos estados físico e emocional das crianças e pelo ambiente em que vivem. Janet Goodrich, professora de cursos para a melhora da visão natural, descreve a visão como "uma expressão viva e mutável, que reflete intimamente a vida interna da criança."[3] Qualquer problema que obscureça a visão ou interfira com a coordenação normal dos olhos pode afetar o desenvolvimento visual da criança.

A fadiga e a tensão ocular podem ocorrer com qualquer criança, com ou sem um sistema visual normal. As queixas podem incluir cansaço nos olhos, ardência, secura ou coceira; visão turva; dor de cabeça; visão dupla, fadiga corporal ou tensão nos olhos, têmporas, testa, pescoço, ombros ou costas. As crianças podem queixar-se de dor de cabeça ou nos olhos após um período extenso de tarefas que exigem a visão de perto, como trabalhar em um computador ou ler um livro. Ou, ainda, elas podem simplesmente parecer cansadas demais, sem razão óbvia. A tensão crônica nos músculos da cabeça e parte superior do tronco pode ser um sinal de esgotamento crônico ou uso inadequado do sistema visual.

CAUSAS DA FADIGA OCULAR

O que causa a fadiga e a tensão?

1. Tentar usar os olhos quando há um problema de visão que não foi corrigido. Até 5% dos bebês nascem com alguma espécie de anormalidade visual ou desenvolvem uma nos primeiros anos de vida. Em crianças pequenas, as deficiências visuais mais comuns são **miopia, hipermetropia, astigmatismo** e **estrabismo.** Crianças maiores podem ou não superar esses problemas. Um levantamento nacional dos Estados Unidos sobre a saúde de 7.000 jovens com idades dos 12 aos 17 anos revelou que um em cada 12 tinha problemas visuais significativos, e 43% eram incapazes de ler no nível de 20/20.[4] Muitas das causas das deficiências comuns de visão são desconhecidas. Além de problemas mecânicos de visão, a nutrição, doença, trauma em estágios críticos do desenvolvimento visual e até mesmo o desalinhamento dos ossos do crânio podem afetar a visão de uma criança.[5,7]

2. Estresse emocional. "Certo dia, quando estava com 7 anos, eu estava brincando sozinho em meu quarto. Decidi descer até a cozinha para fazer um lanche. Recordo que desci as escadas e abri a porta da cozinha. Enquanto eu entrava ali, percebi a presença de minha mãe, meu pai e minha irmã. Vi quando meu pai jogou minha irmã em um canto. Ela caiu no chão e ele começou a chutá-la. Minha irmã e meu pai gritavam, e minha mãe e eu ficamos paralisados. Imagino agora se eu entrei em choque. Escutei uma batida e olhei para a porta deslizante de vidro da sala. Minha amiga, Ann, estava do lado de fora e tentava olhar para dentro de nossa casa. Ela podia me ver. Eu lembro que senti pavor, porque ela podia enxergar o que estava acontecendo na cozinha. Eu não conseguia me mexer e, então, percebi que minha visão estava mudando. Tudo ficou borrado e os objetos tornaram-se cada vez mais indefinidos. Nunca readquiri minha visão normal. Eu a perdi naquele dia. Logo depois usei meu primeiro par de óculos e preciso usar óculos há 40 anos" (paciente da autora, comunicação pessoal, outubro de 2002).

O estresse emocional pode manifestar-se por tensão crônica nos músculos internos dos olhos (aqueles que mudam a forma do cristalino e o tamanho da pupila) ou nos músculos externos que movimentam os globos oculares, fecham as pálpebras, franzem as sobrancelhas e apertam os olhos. Por exemplo, o estresse emocional faz com que as pupilas se dilatem para permitir melhor visão periférica e noturna. Muitos optometristas, indivíduos com problemas de visão, professores de aperfeiçoamento da visão natural e psiquiatras já observaram que o olho pode tornar-se o órgão-alvo para a expressão de uma variedade de conflitos emocionais e estresse.[8,9] Um período de alta tensão causada por eventos como morte ou divórcio na família, mudança de casa, ou uma situação negativa de aprendizagem na escola pode interferir com uma fase crítica do desenvolvimento visual normal.[2,5,10-13]

3. Trabalho excessivo com a visão para perto, como leitura, tarefas no computador ou execução de outros trabalhos semelhantes pode causar um imenso estresse em um sistema visual imaturo. Um estudo realizado na University of California, em Berkeley, com 253 crianças, revelou que o uso de computador durante muitas horas leva a problemas com o foco, além de distúrbios com a visão para perto e para longe. Antes de as crianças passarem tanto tempo na frente do computador, um padrão semelhante era visto naquelas que liam livros extensos antes da quarta série.[14] A sobrecarga de trabalho escolar nas primeiras séries pode colocar estresse no sistema visual a ponto de causar perturbação nas habilidades visuais da criança. Para executar trabalhos com a visão para perto, o sistema visual da criança precisa estar maduro o bastante para realizar uma variedade de tarefas visuais, como enfocar, acompanhar uma linha de material impresso na página, usar os dois olhos simultaneamente, convergir e reconhecer diferentes formas.

Para prevenir a tensão visual ao realizar tarefas com a visão para perto, as crianças devem fazer pausas no fim de cada página e olhar para fora de uma janela, respirar fundo e piscar. Isso repousa e umedece os olhos. Um grande bocejo também estimula a formação de lágrimas. Os olhos também devem repousar a cada 20 minutos enquanto a criança escreve, assiste TV ou usa o computador. Se as coisas parecem turvas quando a criança levanta o olhar, ela deve levantar-se e mover-se um pouco, antes de retomar a leitura.

ADAPTAÇÕES MÚSCULOESQUELÉTICAS A PROBLEMAS VISUAIS, ESTRESSE EMOCIONAL E TRABALHO EXCESSIVO COM A VISÃO PARA PERTO

A musculatura da cabeça e pescoço pode ser afetada e, de certa forma, moldada pela visão da criança. Por exemplo, o professor de terapia pelo movimento Moshe Feldenkrais observou que, com um olho dominante, os músculos que viram a cabeça são muito diferentes. "O músculo esternocleidomastóideo esquerdo em uma pessoa com predomínio do olho esquerdo será mais relaxado. O esternocleidomastóideo direito, que se contrai quando viramos a cabeça para a esquerda, será mais forte, mais rígido e menos hábil".[15]

Manter a cabeça em posições incomuns para acomodar problemas visuais pode causar tensão crônica na região lombar superior, cervical e em partes da face. A miopia não corrigida, por exemplo, pode ativar pontos-gatilho nos músculos suboccipitais como resultado da flexão prolongada da cabeça e pescoço para frente.[16] Se uma criança míope inclina-se para frente e faz força para enxergar, seus músculos da mandíbula, pescoço, ombros e eretor da coluna cervical podem apresentar tensão profunda.[17] O estrabismo vertical, quando um olho é mais alto que o outro, faz com que a criança incline a cabeça, na tentativa de manter os olhos no mesmo nível. Isso pode causar um tipo de torcicolo no qual a cabeça é flexionada persistentemente para um dos lados e girada no pescoço. Assim, o músculo esternocleidomastóideo e outros músculos cervicais são excessivamente contraídos para um lado.[18] A criança com acuidade visual reduzida, por qualquer razão, tende a ativar pontos-gatilho no músculo occipital, ao contrair persistentemente os músculos da testa e escalpo.[16] Qualquer pessoa que tenha sensibilidade à luz ou astigmatismo tende a franzir os olhos, o que pode ativar pontos-gatilhos no músculo orbicular do olho.[16] O astigmatismo é acompanhado, muitas vezes, por tensão nos músculos do pescoço, particularmente o músculo em torno das vértebras cervicais superiores.[19]

Usar óculos para a correção de problemas visuais também pode causar tensão na parte superior do corpo. Levantar a cabeça para evitar o reflexo de luzes vindas de cima pode colocar tensão crônica no esternocleidomastóideo.[16] Se as lentes têm um comprimento focal muito curto, fazendo com que a criança incline a cabeça em flexão constante para ler ou fazer outros trabalhos com visão para perto, ou se as armações dos óculos estão mal ajustadas (trazendo a necessidade de inclinar a cabeça demasiadamente para ler), pontos-gatilho podem ser ativados nos músculos suboccipital, semi-espinhoso, semi-espinhoso da cabeça, semi-espinhoso do pescoço e multífidos.[16] Todas as crianças que usam óculos devem ser examinadas para averiguação de tensão nos músculos da cabeça, pescoço e face.

ABORDAGEM E OBJETIVOS

A massagem e a termoterapia podem melhorar a circulação e aliviar a tensão muscular nos olhos e em torno deles. Aplicações de calor sobre os olhos são calmantes, aumentam a circulação e aliviam a dor e inflamação. A aplicação de calor causa, inicialmente, vasoconstrição, que então é seguida por vasodilatação. O frio é eficaz para o alívio da dor e promoção da recuperação dos olhos.[20] Alternar aplicações de calor e frio causa um aumento dramático no fluxo sangüíneo para os olhos. O objetivo da massagem é aliviar a tensão muscular e melhorar a circulação nos olhos e área adjacente. Uma vez que o esforço ocular pode causar tensão não apenas nos olhos, mas também em outras partes do corpo da criança, a massagem para o esforço ocular inclui técnicas para a face, especialmente em torno dos olhos, e técnicas para o pescoço e a parte descendente do trapézio. As crianças podem aprender a massagear em torno dos olhos para aliviar a tensão.

Muitos professores de aperfeiçoamento natural da visão têm reduzido ou eliminado o estrabismo, miopia, hipermetropia e astigmatismo em crianças com o uso de exercícios que relaxam e estimulam os olhos, e com massagens que tratam a tensão dos olhos e de toda a parte superior do corpo. Ajudar a criança a entender a contribuição do estresse para os problemas de visão tem sido uma parte importante da terapia.[3] O osteopata John Upledger tem sucesso no tratamento de casos de estrabismo e problemas com a acuidade visual com terapia craniossacral; ele acredita que o desalinhamento dos ossos cranianos, como lesões laterais da base do crânio por tensão, pode estar relacionado diretamente com problemas visuais.[7]

Outro modo de relaxar os olhos é colocando as palmas das mãos sobre eles, cruzando os dedos sobre o meio da testa. A criança pode executar a técnica sozinha. Os olhos e sobrancelhas não recebem pressão. O objetivo é simplesmente bloquear a luz. A criança então deve respirar profunda e tranqüilamente e deixar que os olhos relaxem. E por último, mas não menos importante, a criança pode aprender a massagear seu próprio rosto, especialmente em torno dos olhos.

MASSAGEM E TERMOTERAPIA PARA FADIGA E TENSÃO OCULAR

TRATAMENTO POR CONTRASTE

1° passo. Pedir para a criança deitar-se. Dobrar uma toalha em uma faixa estreita e mergulhar em uma tigela com água (temperatura de 43,5°C). Torcer o pano e o colocar sobre os olhos da criança. Uma vez que a pele sobre os olhos é muito delicada, perguntar se o pano não está quente demais e, em caso afirmativo, deixá-lo esfriar por alguns instantes antes de reaplicá-lo. Deixá-lo nos olhos por 3 minutos. Se o pano esfriar-se demais, trocá-lo por outro após 2 minutos.

2° passo. Dobrar outro pano de prato em uma faixa estreita e o mergulhar em uma tigela com água muito fria (colocar cubos de gelo na água para esfriá-la ao máximo). Torcer o pano e cobrir os olhos da criança, garantindo que as narinas estejam expostas. Deixá-lo por 1 minuto.

3° passo. Repetir a aplicação de calor e frio (1° e 2° passos) duas vezes, totalizando três trocas.

SEQÜÊNCIA DE MASSAGEM PARA FADIGA E TENSÃO OCULAR

Posicionamento: a criança deve deitar-se em decúbito dorsal na mesa de terapia ou no chão, enquanto o terapeuta senta-se junto à sua cabeça.

1° passo. Seqüência básica de relaxamento (ver p. 68).

2° passo. Aplicar óleo ou loção no rosto da criança.

3° passo. Executar círculos na testa e olhos (Figs. 3.30 e 3.31). Repetir 10 vezes.

4° passo. Fazer pequenos círculos nas têmporas lentamente e pressionar o quanto for possível sem causar dor. Repetir por 1 minuto ou mais.

5° passo. Amassamento com polegares entre as sobrancelhas. Fazer o amassamento na sua direção, em vez de para longe do seu corpo. Colocar seus polegares próximos um do outro entre as sobrancelhas. Massagear para cima com um deles, depois com o outro. Voltar seu primeiro dedo para a posição inicial e massagear para cima; levar seu segundo polegar de volta à posição inicial e mover-se para cima. Continuar por 30 segundos ou mais.

6° passo. Executar círculos na testa e no olho. Repetir 10 vezes.

7° passo. Pontos de pressão em torno dos olhos. Fazer ambos os lados de uma só vez (Figs. 5.1 e 5.2). Começar no canto interno de cada globo ocular, pouco abaixo do começo de cada sobrancelha. Com os indicadores, curvar os dedos levemente sob a ponte do nariz e pressionar para cima (não pressione sobre o olho). Pressionar até arder de leve, não até a criança sentir dor; recuar um pouco e manter a pressão por 10 segundos. Fazer um segundo e terceiro pontos, com espaçamento uniforme na parte do meio de cada globo, e terminar com um quarto ponto no canto externo. Manter cada ponto por 10 segundos. Usando seus polegares, pressione sobre um quinto e sexto pontos no meio do globo, sob o olho, e terminar com um sétimo ponto no canto interno.

8° passo. Deslizamento na face (Figs. 3.32 e 3.33).

9° passo. Amassamento do escalpo (Fig. 3.29).

10° passo. Pontos de pressão na base do occipital (Fig. 5.6). Deixar a cabeça da criança repousar em suas mãos, como no amassamento para a cabeça. Curvar as pontas dos dedos sob a crista óssea na base do crânio (próximo à linha dos cabelos).

Começar com um ponto de pressão bem próximo à linha média em cada lado. Fazer os dois lados de uma só vez. Pressionar para cima com seus dedos médios. Pressionar até o ponto da ardência (não dor), depois recuar levemente e mantenha por 15 segundos. Fazer mais dois pontos, movendo-se para fora na direção da orelha. Pedir para a criança ajudá-lo a localizar os pontos com tensão ou ardência. Manter cada ponto por 15 segundos.

11° passo. Pontos de pressão no músculo esternocleidomastóideo (Fig. 5.5).

12° passo. Pontos de pressão na parte descendente do trapézio (Fig. 5.7). Começar este movimento onde o pescoço une-se com o ombro, e fazer os dois lados de uma só vez. Com os polegares, pressionar diretamente para baixo (na direção dos pés), até a criança sentir ardência (não dor), depois recuar levemente e manter por 10 segundos. Fazer mais três pontos ao longo do alto do ombro (como se estivesse seguindo a costura do ombro em uma camisa), afastando-se do pescoço. Pedir para a criança ajudá-lo a localizar pontos que parecem tensos ou doloridos. Manter por 10 segundos em cada vez ponto.

13° passo. Deslizamento na face; repetir seis vezes.

14° passo. Curvar as mãos levemente sobre os olhos da criança, com as pontas dos dedos apontando umas para as outras. Ter cuidado para não pressionar sobre o globo ocular. Pedir para a criança relaxar os olhos. Manter por 30 segundos, depois afastar devagar as mãos.

15° passo. Seqüência básica de relaxamento.

DOR POR GASES

Há alguns anos, tratei um menino quadriplégico de 9 anos e que estava em um respirador há 5 anos. Ele engolia muito ar na tentativa de falar enquanto usava o respirador e sofria de dores de estômago horríveis. A massagem em seu estômago ajudava a aliviar a dor e os gases. Eu também massageava suas pernas, braços e peito. Ele gostava muito disso, pois lhe proporcionava muita estimulação sensorial e relaxamento.

Julie Fronzuto, RN (enfermeira de cuidados intensivos, comunicação pessoal, dezembro de 1991)

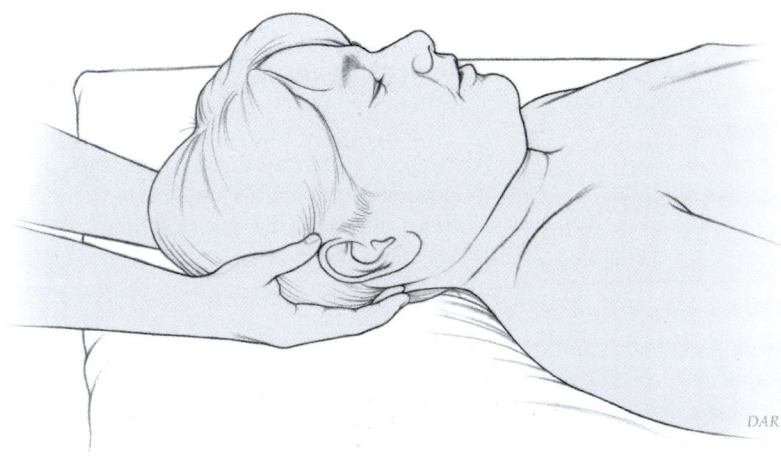

FIGURA 5.6 Pontos de pressão na base do occipital. Esses pontos são úteis na massagem para dor de cabeça por tensão.

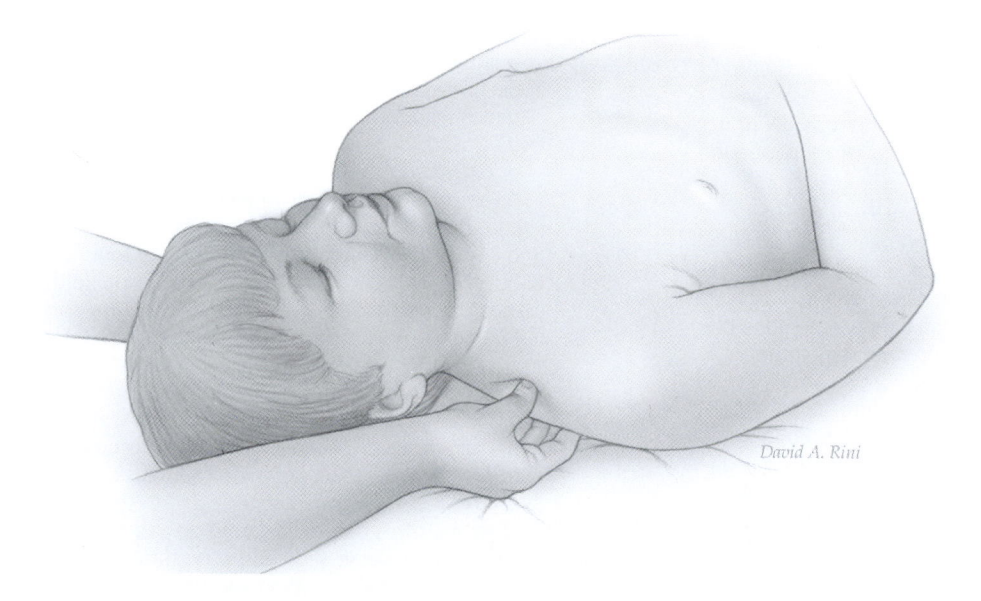

David A. Rini

FIGURA 5.7 Pontos de pressão na parte descendente do trapézio.

A dor por gases é causada pelo acúmulo excessivo de gases no estômago ou nos intestinos. Muitos pais vêem seus filhos sofrendo de dor abdominal tão intensa que chegam a acionar o médico da família, preocupados com a possibilidade de apendicite ou outro problema grave, e as crianças acabam soltando gases enquanto aguardam para serem chamadas pelo médico! Algumas sugestões simples para pais de crianças que enfrentam esse problema:

- Os alimentos devem ser ingeridos lentamente, fazer as refeições sem pressa.
- As crianças devem caminhar após comerem, em vez de permanecerem sentadas – isso movimenta os gases.
- Os alimentos que causam acúmulo de gases em determinada criança devem ser evitados.
- Bebidas quentes, especialmente chá de hortelã, podem ajudar na liberação de gases.

ABORDAGEM E OBJETIVOS

A termoterapia pode ajudar na preparação do abdome da criança para a massagem, relaxando a musculatura na área. A massagem abdominal é eficaz para a dor por gases, porque relaxa a musculatura abdominal ainda mais e estimula o movimento de gases pelo intestino.

MASSAGEM E TERMOTERAPIA PARA DOR POR GASES

APLICAÇÃO DE CALOR ÚMIDO

1° passo. Envolver a área da cintura da criança com uma toalha torcida em água quente e coberta com lã natural ou sintética, e deixar por 10 a 15 minutos.

SEQÜÊNCIA DE MASSAGEM PARA O ABDOME

1° passo. Usar os mesmos movimentos usados para o tratamento da constipação (ver p. 124).
2° passo. Concentrar a massagem em áreas menos sensíveis (se o abdome da criança estiver sensível à pressão) até que os músculos abdominais comecem a relaxar e os gases comecem a mover-se. A pressão deve estar no nível de tolerância da criança.
3° passo. Algumas gotas de óleo essencial de hortelã podem ser adicionadas ao óleo ou à loção de massagem.

DORES DO CRESCIMENTO NAS PERNAS

Dores do crescimento são definidas como sensações dolorosas profundas e recorrentes, tipicamente nas pernas, em crianças. Embora a dor não tenha causa conhecida, está claro que não há ligação com qualquer processo patológico. Aproximadamente 15 a 30% das crianças passam por essa experiência, entre os 4 e os 12 anos de idade. Em geral, dores do crescimento são sentidas no fim do dia ou à noite, muitas vezes com uma intensidade suficiente para despertar a criança. Além disso, podem passar-se dias, semanas ou meses, sem que ocorram.[1]

Embora não haja uma causa comprovada, a maioria dos médicos as atribui a espasmos musculares resultantes de fadiga e isquemia dos músculos das pernas que estiveram ativos durante o dia, ou a inflamação dos músculos das pernas como resultado de excesso de exercícios. Nenhuma das teorias explica por que uma criança pode estar ativa até a hora de dormir, ir para a cama sem dor e despertar com grande sofrimento causado por ela à noite. Alguns médicos acreditam que o estresse emocional também pode contribuir para as dores do crescimento.[2] Medicamentos e mergulho das pernas em água morna são o tratamento padrão.

ABORDAGEM E OBJETIVOS

O tratamento dos músculos das pernas demonstra eficácia para as dores do crescimento. Os pediatras Talcott Bates e Edward Grunwaldt relatam o caso de um menino de 3 anos que sofria de dor tão intensa na panturrilha que mal conseguia cochilar durante o dia e despertava gritando de dor pelo menos cinco vezes, todas as noites. O tratamento de pontos-gatilho nos músculos vasto lateral e glúteo mínimo de ambas as pernas foi realizado quatro vezes em intervalos de 2 dias, usando *spray* de cloreto de etila e alongamento. A criança não teve mais queixa de dor e começou a dormir bem, na hora do cochilo e à noite.[3] Outro tratamento muscular que se obtém sucesso é o alongamento dos músculos quadríceps, gastrocnêmio, sóleo e isquiotibiais (Figs. 5.8). Um estudo realizado com 34 crianças entre 5 e 14 anos de idade distribuiu os participantes para um grupo de controle, que não recebia exercícios de alongamento, ou para um grupo com alongamento muscular. Os pais de crianças do segundo grupo aprenderam a alongar os músculos das pernas dos filhos por 10 minutos, duas vezes por dia. Crianças do grupo com alongamento muscular demonstraram uma redução significativa nas dores do crescimento, comparadas com aquelas do grupo de controle.[2]

A massoterapia e a termoterapia podem amenizar dores do crescimento, aliviando a tensão muscular e aumentando a circulação nas pernas. Esses tratamentos calmantes são especialmente apropriados para uso pelos pais, porque precisam ser feitos quando a criança sente dor, o que geralmente ocorre à noite.

MASSAGEM E TERMOTERAPIA PARA DORES DO CRESCIMENTO

BANHOS MORNOS

Um simples banho morno, a 39°C por 20 minutos, alivia dores do crescimento para muitas crianças; entretanto, isso não estimula a circulação nas pernas tanto quanto o tratamento por contraste.

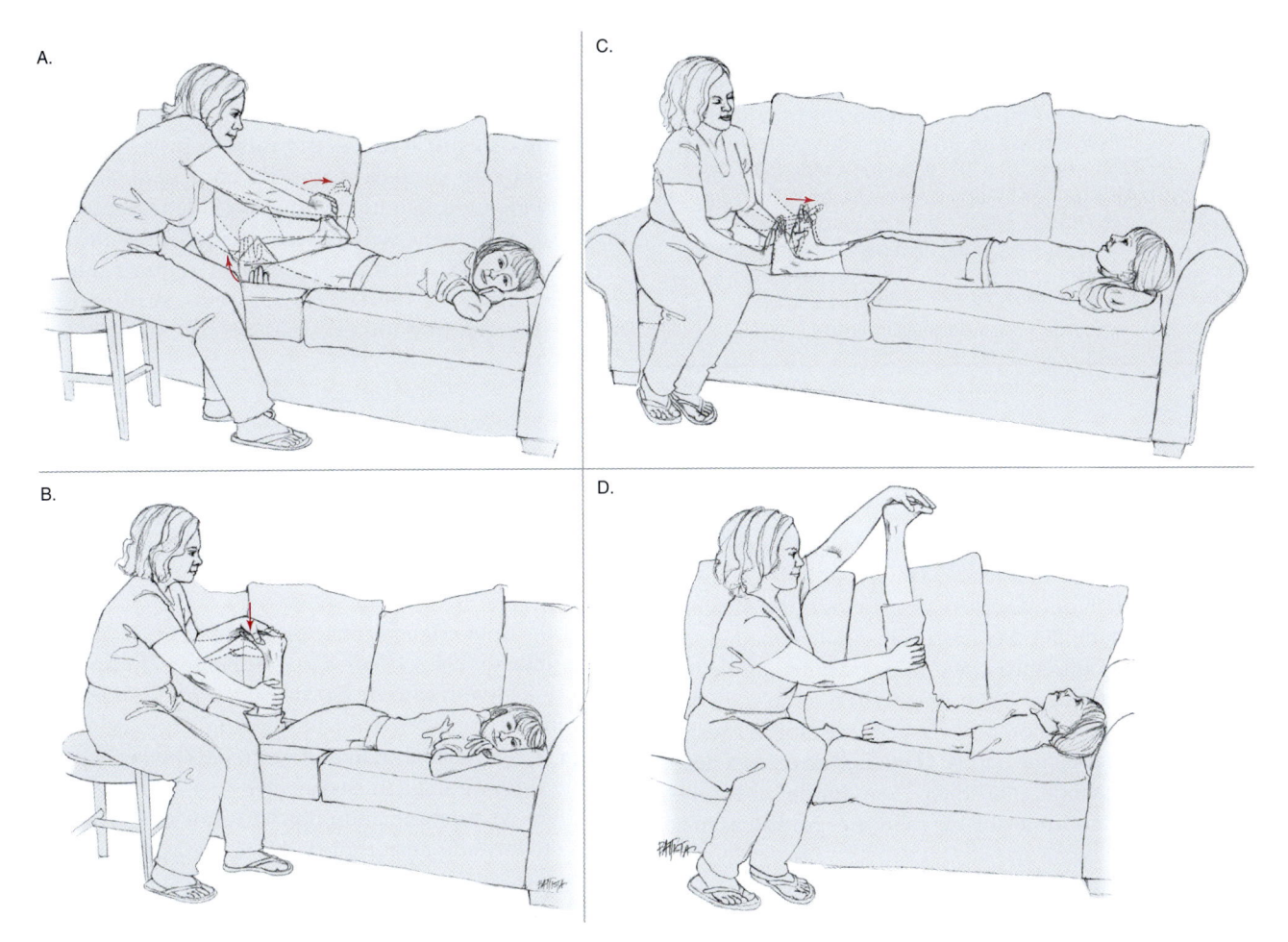

FIGURA 5.8 Programa de alongamento para dores do crescimento. **A**, Alongamento para o músculo quadríceps. **B**, Alongamento para os músculos gastrocnêmio e sóleo. **C**, Alongamento para os músculos gastrocnêmio e sóleo, **D**, Alongamento para os músculos isquiotibiais.

TRATAMENTO POR CONTRASTE

1º passo. Encher dois baldes fundos ou duas banheiras com água; uma das banheiras com água a 43ºC e outra com água a aproximadamente 15,5ºC. Pode ser preciso adicionar cubos de gelo à água da torneira para chegar a essa temperatura.

2º passo. Mergulhar os pés da criança na água quente por 2 minutos.

3º passo. Mergulhar os pés da criança na água fria por 1 minuto.

4º passo. Repetir a aplicação de calor e frio (passos 2 e 3), totalizando 3 trocas.

5º passo. Secar os pés da criança.

SEQÜÊNCIA DE MASSAGEM E ALONGAMENTO PARA AS PERNAS (FIG. 5.8)

1º passo. Seqüência básica de relaxamento.

2º passo. Aplicar óleo ou loção.

3º passo. Deslizamento na região posterior da perna, durante 1 minuto (Fig. 3.21).

4º passo. Arrastamento na região posterior da perna, durante 2 minutos (Fig. 3.22).

5º passo. Amassamento com polegares na região posterior da perna, durante1 minuto (Fig. 3.23).

6º passo. Deslizamento na região posterior da perna, durante1 minuto.

7º passo. Alongamento do músculo quadríceps. Manter por 15 a 20 segundos e repetir 10 vezes.

8º passo. Alongamento dos músculos gastrocnêmio e sóleo, com a criança em decúbito ventral. Manter por 15 a 20 segundos e repetir 10 vezes.

9º passo. Alongamento dos músculos gastrocnêmio e sóleo com a criança em decúbito dorsal. Manter por 15 a 20 segundos e repetir 10 vezes.

10º passo. Alongamento dos músculos isquiotibiais. Manter por 15 a 20 segundos e repetir 10 vezes.

11º passo. Seqüência básica de relaxamento.

DOR DE CABEÇA

Até 2/3 das crianças queixam-se de dores de cabeça intensas o suficiente para a busca de atenção médica em algum momento da infância.[1] Mais de 40% de todas as crianças já tiveram dor de cabeça aos 7 anos e, aos 15 anos, 20% já terão sentido dor de cabeça com alguma freqüência.[2] Nesta seção, discutiremos cinco tipos comuns de dor de cabeça. Você nunca deve tentar diagnosticar a causa da dor de cabeça de uma criança, pois ela pode ter muitas causas, algumas mais graves que outras. O médico da criança deve ser consultado quando uma criança tem dor de cabeça freqüente ou mesmo uma dor de cabeça esporádica, mas intensa.

DOR DE CABEÇA POR DESIDRATAÇÃO

A água compõe 60% do corpo humano e é essencial para seu funcionamento. Ela é necessária para a digestão e absorção de nutrientes nos alimentos; circulação sangüínea; excreção de resíduos; transporte de nutrientes para as células; transporte de resíduos e sais para os rins; construção de tecidos; manutenção da temperatura corporal; proteção das articulações e manutenção da umidade em tecidos corporais como olhos e vias aéreas. Fluidos corporais, como sangue, fluido linfático e líquido cerebroespinal consistem em 80% de água. Os nutricionistas consideram a água um dos seis principais nutrientes; os outros são carboidratos, gordura, proteína, vitaminas e minerais.[1]

A desidratação, a perda de água no tecido corporal, é uma causa comum e muitas vezes não-reconhecida de dor de cabeça em crianças e também pode colaborar para outros tipos de dor de cabeça. A desidratação também pode causar fadiga e irritabilidade diurna nas crianças, além de contribuir para constipação. Uma queda de apenas 2% nos fluidos corporais pode baixar o alerta mental e perturbar a memória recente, causar problemas com matemática básica e dificuldade para manter o foco em uma página de computador ou página impressa. A desidratação mais intensa pode ocorrer quando as crianças têm febre alta, diarréia, vômito freqüente ou se praticam exercícios em alta temperatura. Sinais clínicos importantes de desidratação, incluindo redução na perfusão periférica, ocorrem com a desidratação de 3 a 4% em crianças pequenas e indicam a internação hospitalar para tratamento com fluidos intravenosos.[2]

Quando desidratado, o organismo infantil produz menos saliva e surge a secura na boca, que sinaliza a necessidade de consumo de líquidos. Infelizmente, muitas crianças somente sentem sede quando a desidratação já está avançada. As crianças precisam adquirir o hábito de beber água – e muita, – desde cedo. A quantidade média de água que uma criança precisa em um único dia é:

- 1,5 L de água para a criança média de 3 anos (13,5 kg);
- 1,8 L de água para a criança média de 6 anos (27 kg);
- 1,9 L de água para a criança média de 8 anos (34 kg);
- 2 L de água para a criança média de 12 anos (41 kg).

Abordagem e Objetivos

Ao ver uma criança com dor de cabeça por qualquer razão, incentive-a a beber água ou bebidas hidratantes, como se fosse um caso de dor de cabeça por desidratação. No mínimo, uma criança com qualquer tipo de dor de cabeça se sentirá melhor quando bem hidratada e é provável que a dor diminua imensamente.

O filho da autora quando tinha 10 anos e pesava 41 kg sofria de dores de cabeça intensas causadas por desidratação, associadas com tomar banhos quentes e exercitar-se em clima quente. Se tomasse dois copos cheios d'água, aguardasse 20 minutos e bebesse mais um copo de água, as dores desapareciam.

Massagem e Termoterapia para Dor de Cabeça por Desidratação

BEBER ÁGUA

A criança deve beber um ou dois copos de água o mais rápido possível, dependendo do seu peso. Repetir o processo 20 minutos depois.

SEQÜÊNCIA DE MASSAGEM PARA DOR DE CABEÇA POR CONTRAÇÃO MUSCULAR

(Ver p. 137).

DOR DE CABEÇA POR TENSÃO OCULAR

Uma discussão completa sobre fadiga e tensão muscular foi apresentada anteriormente, neste mesmo capítulo. Para tratar a dor de cabeça por tensão ocular, seguir a seqüência de tratamento com massagem e termoterapia para tensão ocular, na página 131.

ENXAQUECA

Uma enxaqueca é uma dor de cabeça intensa, geralmente limitada a um dos lados do crânio e acompanhada por vertigem, náusea, hipersensibilidade à luz, uma percepção de luzes piscantes ou outros distúrbios visuais. A enxaqueca inicia-se com extrema vasoconstrição dos vasos sangüíneos cerebrais no lado afetado. Durante essa fase de alerta, as crianças podem ter uma sensação de mal-estar, visão turva ou outras sensações que indicam a iminência da enxaqueca. Após 2 a 4 horas, a fase de vasoconstrição termina e a próxima fase da enxaqueca inicia-se. Esta consiste em uma vasodilatação extrema dos vasos sangüíneos do cérebro, o que causa a dor real da enxaqueca. O cérebro é envolvido pelos ossos do crânio e o maior volume sangüíneo em seus casos causa aumento da pressão em suas estruturas. Essa pressão não causa apenas a dor, mas também sintomas neurológicos, que tipicamente duram várias horas. Comparada com a enxaqueca adulta, a enxaqueca pediátrica tem duração menor e está menos propensa a vir acompanhada por aura visual, porém mais propensa a trazer consigo náusea e vômito.[1]

A maior parte dos adultos tem sua primeira enxaqueca na infância. Aproximadamente 4 a 11% das crianças têm enxaqueca,[1,2] e 70 a 80% dessas também têm parentes que sofrem do mesmo problema.[3]

Muitos fatores podem desencadear enxaqueca em crianças suscetíveis. Os fatores desencadeantes não necessariamente causam enxaqueca sempre que ocorrem, e pode ser necessária uma combinação de gatilhos para que um ataque ocorra. Por exemplo, se uma criança está tensa e desidratada, e consome um alimento que atua como fator desencadeante em seu organismo, tal combinação precipita a dor de cabeça. Altos níveis de estresse emocional, incluin-

do estresse imediato, ansiedade e depressão e, especialmente, a raiva reprimida, são gatilhos potentes. Pessoas propensas a enxaquecas parecem ter uma hipersensibilidade generalizada ao estresse emocional, ao qual reagem com seu sistema vascular.[3,4]

Outros tipos de fatores desencadeantes para a enxaqueca em crianças suscetíveis incluem desidratação, mudanças de altitude, fadiga, flutuações nos níveis hormonais relacionadas à menstruação, certos alimentos (provavelmente devido a alergias), ansiedade, baixos níveis de glicose sangüínea e leve traumatismo craniano.[3] Upledger acredita que o desalinhamento dos ossos cranianos também contribui para enxaquecas.[5] Pontos-gatilho nos músculos temporais, occipitais e da região cervical também são conhecidos indutores de enxaqueca.[6,7] Talcott Bates tratou um menino de 9 anos que tinha "intensas dores de cabeça incapacitadoras acompanhadas por náusea, vertigem e vômito". Suas dores foram eliminadas pela terapia para ponto-gatilho no músculo esternocleidomastóideo direito.

As enxaquecas da infância podem ser reduzidas por uma variedade de métodos que não incluem medicamentos, mas relaxamento progressivo, manejo cognitivo, auto-hipnose e relaxamento autogênico. Algumas técnicas têm sido mais eficazes que o medicamento padrão para enxaqueca, indicando que a conexão mente-corpo pode ser usada em bom proveito.[2,9] Na Diamond Headache Clinic, em Chicago, Illinois, os pacientes aprendem diferentes tipos de biofeedback para o controle de enxaquecas, incluindo aumento da temperatura das mãos pela visualização (p. ex., relaxando na praia com as mãos em areia quente) e uso de *feedback* por eletromiografia para reduzir a tensão em diferentes grupos de músculos. O biofeedback também os ajuda a identificar sinais físicos comuns de estresse, como ranger de dentes ou rigidez nos ombros. O diretor da clínica Seymour Diamond, afirma: "Crianças com dor de cabeça são candidatas excelentes para o treinamento com o biofeedback. Elas são mais receptivas para aprender novas técnicas e não aprenderam ainda o comportamento ligado à dor, visto com tanta freqüência em pacientes adultos com dor de cabeça".[3]

Abordagem e Objetivos

Embora alguns terapeutas tenham relatado sucesso no alívio das enxaquecas com massagem profunda nos tecidos ou terapia craniossacral (Nelson C, comunicação pessoal, julho de 2002),[10] quando a enxaqueca começa, a massoterapia nem sempre as aliviam; quanto mais tempo uma enxaqueca dura, menor é a probabilidade de ser aliviada pela massagem. Entretanto, o tratamento clássico com termoterapia para enxaqueca, o escalda-pés, pode ser útil nos primeiros estágios da enxaqueca. Pela imersão dos pés em água quente, os vasos sangüíneos dilatam-se e o sangue deixa as áreas congestionadas. As mãos podem ser mergulhadas em água quente ao mesmo tempo. Uma bolsa de gelo na região posterior do pescoço auxilia com a vasoconstrição dos vasos sangüíneos para o cérebro. O Quadro Ponto de Interesse 5.3, descreve o sucesso de uma paciente com a termoterapia para enxaquecas.

Embora a massagem talvez não alivie enxaqueca, as crianças ainda podem considerá-la relaxante, especialmente a massagem na parte superior do corpo. Por 4 anos, a autora tratou um menino que teve sua primeira enxaqueca aos 10 anos. Alguns tratamentos eficazes para esse menino foram:

1. Um banho muito quente, no qual apenas a parte inferior do corpo do menino era imersa na água.

QUADRO PONTO DE INTERESSE 5.3
A água quente pode dilatar vasos sangüíneos e aliviar enxaquecas

Esta sentença ilustra o funcionamento do efeito secundário da água quente:

Durante anos eu sofri de enxaquecas recorrentes. Eu acho que tentei todos os tipos de remédios e vitaminas existentes no mercado para aliviar a enxaqueca e todos, exceto vitaminas do complexo B, ou não ajudavam em nada ou causavam efeitos colaterais como insônia e problemas estomacais. As vitaminas do complexo B aliviavam a dor o suficiente para eu poder sair da cama, mas eu precisava tomá-las em intervalos de horas, durante o dia inteiro, durante 3 ou 4 dias, apenas para tolerar a dor permanente. Pela necessidade de cuidar da minha filha de 2 anos, uma menina com muita energia, eu decidi que precisava de uma ajuda maior.

Em algum dos muitos livros sobre dor de cabeça que li, eu aprendi que, durante uma enxaqueca, os vasos sangüíneos do crânio dilatam-se e se incham, e que o biofeedback poderia ensinar-me a mover esse excesso de sangue para as minhas mãos, restringindo os vasos sangüíneos do cérebro ao seu tamanho normal e aliviando a dor. Bem, isso era ótimo, mas onde eu poderia aprender o biofeedback? Durante minha busca por um centro de treinamento em biofeedback, fui atacada por outra crise de enxaqueca. Eu estava determinada a continuar funcionando – alimentando minha filha, cuidando de nossas roupas e lavando louça. Enquanto enxaguava os pratos com água muito quente, senti alívio da dor. Eu podia sentir o sangue saindo de minha cabeça como uma maré que baixa gradualmente. Percebi então que estava praticando meu próprio biofeedback ao mergulhar minhas mãos na água quente. Os vasos sangüíneos de minhas mãos estavam se dilatando para permitir que o sangue corresse para aquela área e liberasse o calor. Isso tirava a pressão de dentro do meu crânio. Os pratos estavam limpos e minha dor de cabeça havia desaparecido.

JLT (Califórnia), citada em Bricklin M: Rodale's Encyclopedia of Natural Home Remedies. *Emmaus, PACIENTE: Rodale Press, p 256*

2. Um escalda-pés, combinado com movimentos de massagem para dor de cabeça por tensão. Neste caso, o menino deitava-se na mesa de terapia e seus pés eram banhados enquanto ele recebia massagem.
3. Apenas massagem, usando os movimentos para dor de cabeça por tensão.

Esses tratamentos não eliminaram a enxaqueca, mas diminuíram imensamente o nível de dor do menino e ele os considerava calmantes e reconfortantes.

A massoterapia regular, como parte de um programa de redução do estresse, também pode ajudar crianças suscetíveis a prevenirem o acúmulo de tensão que pode ativar enxaquecas. Um estudo realizado pelo Touch Research Institute incluiu adultos com enxaqueca, que receberam 10 massagens suecas durante 30 minutos, por 5 semanas. Essa massoterapia regular reduziu significativamente o número e intensidade das enxaquecas dos participantes. Esperamos que esses estudos sejam repetidos com crianças.[11]

Massagem e Termoterapia para Enxaqueca

ESCALDA-PÉS E BOLSA DE GELO

1° passo. Garantir que a criança esteja bem hidratada.
2° passo. Mergulhar os pés da criança durante 20 minutos em água quente (43°C), combinando com uma compressa fria na testa e uma bolsa de gelo na parte de trás do pescoço (Fig. 3.52). A criança pode sentar-se em uma cadeira; em um balcão com seus pés em uma pia, se for bem pequena; ou deitar-se em uma mesa de terapia com os joelhos para cima e os pés em uma bacia. A água deve ser mantida em 43°C durante todo o tratamento; à medida que ela esfria, acrescentar mais água quente, com cuidado para não acrescentá-la diretamente nos pés da criança. A compressa fria deve ser trocada a cada 3 minutos.
3° passo. Derramar água fria sobre os pés da criança, secá-los e pedir para ela deitar-se e repousar por pelo menos 20 minutos.

SEQÜÊNCIA DE MASSAGEM PARA ENXAQUECA

Semelhante à seqüência para Dor de Cabeça por Contração Muscular, na página 137.

DORES DE CABEÇA POR CONTRAÇÃO MUSCULAR

Em crianças pequenas, a causa da dor de cabeça é, com freqüência, estresse. O estresse e a tensão podem causar cefaléias até mesmo em crianças de apenas 5 anos de idade; naquelas maiores, a maior parte da dor de cabeça deve-se ao estresse. Espasmos musculares no pescoço e escalpo podem causar essas dores, talvez agravadas por alargamento dos vasos sangüíneos dentro do cérebro.

Cefaléias por tensão podem ocorrer em qualquer parte do crânio, produzem uma sensação de plenitude ou de "nuvens" na cabeça e geralmente chegam lentamente. A dor de cabeça é, com freqüência, o primeiro sintoma de problemas na escola, em casa ou com amigos.[1]

R. Pantell

Uma dor de cabeça por contração muscular (ou dor de cabeça tensional) é causada por contração muscular, espasmo e irritação de pontos-gatilho na face, cabeça, pescoço ou região lombar superior. A tensão nos músculos do pescoço e ombros pode ter muitas causas, como discutido anteriormente neste capítulo, e o estresse emocional pode combinar-se com esta tensão, produzindo dor de cabeça.

Abordagem e Objetivos

Tratamentos com termoterapia podem aumentar a circulação para os músculos do pescoço e cabeça. Ao aliviar a tensão muscular, a massoterapia com freqüência tem sucesso no alívio da dor de cabeça por contração muscular. Ela também pode proporcionar o contato pessoal afetuoso e reconfortante.

Massagem e Termoterapia para Dores de Cabeça por Contração Muscular

Esses tratamentos são especialmente apropriados para ensino aos pais, porque eles geralmente estarão perto da criança quando ela tiver uma dor de cabeça.

APLICAÇÃO DE FRIO NO PESCOÇO OU ESCALPO

Escolha uma:

1. Deixar correr água fria na pia. Colocar a criança na frente da pia sobre um banco, se preciso, deitando-lhe a cabeça dentro da pia. Deixar a água correr pelo escalpo por 3 minutos. Secar os cabelos com toalha. Surgirá dificuldade para convencer a maioria das crianças para tolerarem a água fria; um tratamento mais tolerável é a aplicação de gelo.
2. Colocar uma bolsa de gelo na região posterior do pescoço da criança por 10 minutos.

SEQÜÊNCIA DE MASSAGEM PARA DOR DE CABEÇA POR TENSÃO

Posicionamento:

Esta seqüência pode ser feita com a criança sentada em uma mesa de terapia ou no chão, enquanto o terapeuta se senta de pernas cruzadas junto à cabeça da criança.
1° passo. Seqüência básica de relaxamento (ver p. 68).
2° passo. Aplicar óleo ou loção.
3° passo. Deslizamento nos ombros e no pescoço 10 vezes (Figs. 3.26 e 3.27).
4° passo. Realizar movimentos diagonais no pescoço, 10 vezes (Fig. 3.28).
5° passo. Deslizamento nos ombros e no pescoço, 10 vezes.
6° passo. Amassamento no escalpo, 1 minuto (Fig. 3.29).

7° passo. Fazer amassamento na parte descendente do trapézio (Fig. 3.17). Amassar cada lado por 30 segundos ou mais. Os pontos-gatilho miofasciais nas fibras da parte descendente do trapézio são fontes de dor de cabeça temporal, dor por tensão no pescoço e dor referida para a lateral do pescoço, processo mastóideo, têmporas, occipital e região posterior da órbita. De todos os músculos no corpo, o trapézio é o mais propenso a abrigar pontos-gatilho.[2]
8° passo. Executar movimentos diagonais do pescoço, 10 vezes.
9° passo. Pontos de pressão na base do occipital (Fig. 5.6).
10° passo. Deslizamento no ombro e no pescoço, 10 vezes.
11° passo. Seqüência básica de relaxamento.

DOR DE CABEÇA POR CONGESTÃO DOS SEIOS DA FACE

As dores de cabeça por congestão dos seios da face podem ser agudas ou crônicas. Elas também podem ser causadas por inflamação resultante de alergias ou infecções, que com freqüência desenvolvem-se nos estágios mais tardios de um resfriado.

Abordagem e Objetivos

Massagem e termoterapia podem reduzir a congestão dos seios da face e aumentar a circulação para a face e os seios da face, aliviando a dor e a congestão.

Massagem e Termoterapia para Dor de Cabeça por Congestão dos Seios da Face

TERMOTERAPIA PARA CONGESTÃO DOS SEIOS DA FACE

Veja os tratamentos para congestão dos seios da face descritos na seção sobre resfriado comum neste capítulo. Um escalda-pés pode ser oferecido na mesa de terapia, enquanto a criança recebe massagem.

SEQÜÊNCIA DE MASSAGEM PARA DOR DE CABEÇA POR CONGESTÃO DOS SEIOS DA FACE

Posicionamento:

1° passo. Seqüência básica de relaxamento.
2° passo. Aplique óleo ou loção.
3° passo. Realize movimentos diagonais no pescoço (Fig. 3.28). Repetir 20 vezes.
4° passo. Pontos de pressão na parte descendente do trapézio (Fig. 5.7).
5° passo. Amassamento no escalpo (Fig. 3.29).
6° passo. Execute círculos na testa e olhos (Figs. 3.30 e 3.31).
7° passo. Coloque seus polegares ao longo de cada lado do nariz, nivelados com os olhos; movimente-se lenta e firmemente para baixo, até a ponta do nariz. Repetir 10 vezes.
8° passo. Pontos de pressão em torno dos olhos (Figs. 5.1 e 5.2).

9° passo. Pontos de pressão nas laterais do nariz. Comece pouco abaixo da parte inferior dos olhos. Pressione com os polegares em cada lado do nariz, pouco abaixo da órbita, como se tentasse uni-los. Use pressão de suave a moderada, tanto quanto a criança possa tolerar. Pressione em um segundo ponto no meio do nariz e em um terceiro ponto, na parte de baixo.

10° passo. Executar círculos na testa e olhos. Repetir 10 vezes.

11° passo. Seqüência básica de relaxamento.

> ⚠️ **Se a criança tem infecção dos seios da face (não apenas inflamação) ou febre, a massagem é contra-indicada.**

INSÔNIA

A insônia é um problema comum para as crianças e pode ser um sinal de estresse, ansiedade ou depressão. Contudo, em crianças altamente ativas e com problemas para dormir em geral, a insônia não é necessariamente sinal de estresse, podendo refletir simplesmente um sistema nervoso "ligado" de uma forma diferente. Quando essas crianças estão cansadas demais, a dificuldade para adormecerem aumenta; permitir que permaneçam acordadas até tarde faz com que aumente a dificuldade para relaxar e pegar no sono. Para poderem adormecer, todas as crianças precisam ter horários regulares e ambientes calmos e silenciosos.

ABORDAGEM E OBJETIVOS

A termoterapia e a massagem são reconfortantes, promovem o desenvolvimento e o relaxamento, e são úteis para crianças com problemas para dormir. Rituais na hora de dormir ajudam para que a criança aprenda a acalmar-se gradualmente e, quando ensinadas aos pais, a massagem e a termoterapia podem ser incorporadas nesses rituais. A terapia regular também pode ser parte de um programa de redução do estresse para uma criança com insônia que demonstra tensão, ansiedade ou depressão.

MASSAGEM E TERMOTERAPIA PARA INSÔNIA

BANHOS QUENTES

A criança deve tomar um banho quente (37,5°C) por 20 minutos.

SEQÜÊNCIA DE MASSAGEM PARA INSÔNIA

Posicionamento:

Começar com a criança deitada em decúbito ventral.

1° passo. Seqüência básica de relaxamento (p. 68).

2° passo. Aplicar óleo ou loção.

3° passo. Executar deslizamento nas costas (Fig. 3.2). Repetir 20 vezes.

4° passo. Pedir para a criança virar-se em decúbito dorsal e reaplicar óleo ou loção.

5° passo. Executar deslizamento nos ombros e pescoço (Figs. 3.26 e 3.27). Repetir 10 vezes.

6° passo. Executar movimentos diagonais no pescoço (Fig. 3.28). Repetir 10 vezes.

7° passo. Deslizamento na face (Figs. 3.32 e 3.33). Repetir 10 vezes.

8° passo. Fazer amassamento no escalpo (Fig. 3.29). Repetir por 1 minuto.

9° passo. Pontos de pressão em torno dos olhos (Figs. 5.1 e 5.2).

10° passo. Deslizamento nos ombros e pescoço. Repetir 10 vezes.

11° passo. Seqüência básica de relaxamento.

CÃIBRAS NAS PERNAS

Cãibras musculares são espasmos musculares dolorosos, mas de curta duração. Cãibras nos músculos posteriores da coxa, panturrilhas ou pés podem ser dolorosas. Cãibras noturnas nas pernas estão claramente associadas a pontos-gatilho no músculo gastrocnêmio. Um estudo revelou que 50 a 75% dos adultos e 16% de crianças saudáveis têm essa espécie de cãibra. Muitas pessoas que sofrem de cãibras dolorosas nas pernas podem ter deficiência de cálcio e/ou magnésio. A desidratação e desequilíbrio de eletrólitos também podem contribuir para cãibras nas panturrilhas.[1]

ABORDAGEM E OBJETIVOS

Quando as cãibras ocorrem, alongar o músculo afetado e massageá-lo tão logo a cãibra apresente alívio é um tratamento eficaz de emergência. Para preveni-las, fazer massagens regulares para aumentar a circulação para os músculos das pernas e reduzir a tensão. Ensinar a criança ou seus pais a praticar os alongamentos descritos na seção Dores do Crescimento, diariamente. Dependendo da idade da criança, talvez os pais precisem supervisionar o alongamento. Se massagem e alongamento não resolverem o problema, talvez seja necessário examinar a criança em termos de necessidade de suplementos.

MASSAGEM E TERMOTERAPIA PARA CÃIBRAS DAS PERNAS

IMERSÃO EM ÁGUA QUENTE

Não há tempo para termoterapia quando a criança tem uma cãibra; entretanto, mergulhar a área em água quente e então alongá-la pode ajudar na prevenção de cãibras futuras.

MASSAGEM PARA CÃIBRAS NAS PERNAS

1° passo. Deitar a criança de bruços em uma cama ou no chão. Não há tempo para usar a seqüência básica de relaxamento ou para aplicar loção ou óleo.

2° passo. No caso de cãibra em um tendão ou músculo da panturrilha ou pé, alongar o músculo com cãibra envolvendo o músculo antagonista. Por exemplo, no caso de uma cãibra do gastrocnêmio, pedir para a criança contrair o tibial anterior.

3° passo. Quando a cãibra ceder um pouco, fazer deslizamento e amassamento brevemente no músculo, usando pressão moderada.

4° passo. Quando a cãibra passar, fazer mais alguns movimentos de aquecimento, suavizando gradualmente a pressão.

DOR NA REGIÃO LOMBAR INFERIOR

Crianças podem ter disfunção do sacroilíaco e dor na região lombar inferior; entretanto, quando crianças menores queixam-se de dor na região lombar inferior, ela geralmente é resultado de lesões, como quedas sobre o cóccix.[1] A dor na região lombar inferior não é uma queixa incomum em crianças antes da adolescência.[2] Provavelmente há uma combinação de fatores que leva os adolescentes a sentirem mais dor nessa região que crianças menores, incluindo:

1. Lesões musculoesqueléticas anteriores, resultando em compensações musculares ou em dano à coluna cervical. O dano com freqüência mostra-se apenas depois que a criança passa pelo "estirão" de crescimento da adolescência. Protrusões e degenerações de disco são freqüentes em adolescentes. Usando imagem por ressonância magnética (RM) para avaliar dor e degeneração do disco em adolescentes de 15 anos, os pesquisadores descobriram que 16% daqueles sem dor lombar inferior tinham protrusões de disco, e 26% daqueles com dor lombar inferior tinham o mesmo problema. Em um estudo de acompanhamento, 4 anos depois, RMs de repetição dos mesmos dois grupos de jovens, agora com 19 anos, indicaram taxas maiores de protrusão e degeneração de disco.[3,4]

2. Tensão muscular. Lesões à região lombar inferior, incluindo aquelas por levantamento de pesos e quedas, podem colocar estresse sobre os músculos ao longo da coluna vertebral, o que pode levá-los a espasmos. Atletas adolescentes que competem em alto nível podem ter extrema tensão nos músculos da região lombar inferior. A autora já tratou muitos adolescentes que desenvolveram dor lombar significativa nas costas, depois de iniciarem atividades atléticas cedo na infância e competirem constantemente por muitos anos.

3. Estresse emocional. A região lombar inferior pode tornar-se o alvo para a expressão de conflitos emocionais. A contribuição do estresse a essa área não é suficientemente apreciada.[5] Crianças e adultos podem armazenar tensão emocional nos músculos da região lombar inferior. O psiquiatra David Williams tratou com sucesso um menino de 13 anos com dor lombar inferior intensa, de fundo emocional, ensinando-lhe auto-hipnose. O menino aprendeu a repetir frases como "Emoções reprimidas podem causar tensão" e "Ao relaxar, posso reduzir a tensão e eliminar a dor".[6] Sempre que um paciente pediátrico apresenta-se com dor lombar sem origem em lesão aguda, o estresse pode ser um fator. Informações sobre a contribuição do estresse para a dor lombar inferior podem ser compartilhadas com os pais e seu filho, sem invasão de sua privacidade, quando lhes dizemos que o estresse pode contribuir para essa espécie de dor em algumas crianças.

4. Problemas estruturais ou de postura. Por exemplo, se uma perna é mais curta que a outra, isso pode contribuir para pontos-gatilho e espasmos nos músculos da região lombar inferior.

ABORDAGEM E OBJETIVOS

A termoterapia pode aliviar o espasmo muscular e aumentar a circulação para os músculos da região lombar inferior. Isso melhora imensamente os efeitos benéficos da massagem na região lombar inferior. A massagem com gelo, por exemplo, pode ser eficaz no estágio agudo da dor lombar inferior por esforço excessivo. Ela freqüentemente fará mais, em termos de aliviar o espasmo, que qualquer medicamento. Tratamentos por contraste melhoram a circulação para essa parte das costas. O calor, isoladamente, nunca deve ser usado na fase aguda da lesão à região lombar inferior.

O calor do sal melhora a circulação para os músculos das costas e remove a camada mais superficial de tensão nessa região; as crianças também consideram interessante essa novidade. A técnica pode ser executada no estágio agudo da lesão, porque o calor não é usado na área. A massagem pode liberar a tensão e melhorar a circulação na região lombar inferior.

MASSAGEM E HISTÓRIA PARA A REGIÃO LOMBAR INFERIOR

Escolher uma das atividades abaixo para realizar antes da massagem:

MASSAGEM COM GELO

Usar um copo com gelo (ver p. 91) para massagear a área dolorida e 10 centímetros em volta dela. Continuar massageando com gelo por aproximadamente 8 minutos.

TRATAMENTO POR CONTRASTE

1° passo. Aplicar uma almofada de calor úmido ou bolsa *Hydrocollator* na região lombar inferior por 3 minutos.

2° passo. Aplicar uma bolsa de gelo na região lombar inferior ou fazer massagem com gelo por 1 minuto.

3° passo. Repetir calor e frio duas vezes, totalizando três trocas.

CALOR DO SAL NA REGIÃO LOMBAR INFERIOR (FIGS. 3.53 E 3.54)

Posicionamento:

As costas da criança devem estar descobertas, com as
roupas íntimas movidas para baixo para expor a crista ilíaca;
a fissura glútea é coberta. Para prevenir a entrada de cristais
de sal nas roupas íntimas, colocar uma toalha no cós. Seguir
as orientações para um calor do sal localizado (p. 93).

SEQÜÊNCIA DE MASSAGEM PARA DOR NA REGIÃO LOMBAR INFERIOR

1° passo. Seqüência básica de relaxamento (p. 68).

2° passo. Aplicar óleo ou loção.

3° passo. Deslizamento nas costas (Fig.3.2). Usar pressão
firme, especialmente na área inferior das costas.
Repetir todo o movimento 20 vezes.

4° passo. Fazer amassamento com os polegares na região
lombar inferior (Fig. 3.19) lenta e completamente,
trabalhando tão profundamente quanto possível
sem causar desconforto. Continuar por aproximadamente 2 minutos.

5° passo. Fazer amassamento nos músculos das nádegas,
por cima da roupa íntima, usando pressão média,
desde o sacro até a lateral do quadril. Fazer amassamento de cada nádega por cerca de 1 minuto
(Fig. 3.20).

6° passo. Pontos de pressão ao longo da crista ilíaca, começando lateralmente à coluna cervical (Fig. 5.9). Usar
o polegar pressionando para baixo (na direção dos

pés). Isso fará contato com os grandes músculos das
costas e glúteos que se origina na crista ilíaca posterior. Fazer quatro pontos ao longo da bacia, cada
um deles mais afastado da coluna. Usar o máximo
de pressão que a criança considerar confortável.
Fazer o primeiro até a crista ilíaca posterior e,
depois, cruzar para o lado oposto e fazer o outro.

7° passo. Pontos de pressão no sacro (Fig. 5.10). Se estiver
trabalhando no chão, ajoelhar-se junto à criança,
de frente para a região inferior de suas costas.
Começando no cóccix, pressionar com a parte
plana dos polegares ao longo da lateral das vértebras. Começar com leve pressão e aumentá-la
gradualmente até a criança sentir leve ardência,
mas não dor. Recuar um pouco, depois manter
por 10 segundos. Seguir do cóccix até o sacro e ir
até o nível da cintura, mover-se para cima na largura de um polegar, mais ou menos, a cada vez.

8° passo. Fazer amassamento nas nádegas, como acima.

9° passo. Fazer deslizamento nas costas, 10 vezes.

10° passo. Seqüência básica de relaxamento.

 Qualquer criança com dor intensa ou crônica na região
lombar inferior deve ser examinada por um médico
para descartar quaisquer condições que possam con-
tra-indicar a massagem.

CÓLICAS MENSTRUAIS

As cólicas menstruais são dores semelhantes a cãibras, de
leves a intensas, nas áreas pélvica e abdominal. Elas podem
durar de alguns minutos a alguns dias, pouco antes ou no
início da menstruação. Para algumas meninas, a dor traz
vários dias de incapacitação, por ser suficientemente intensa

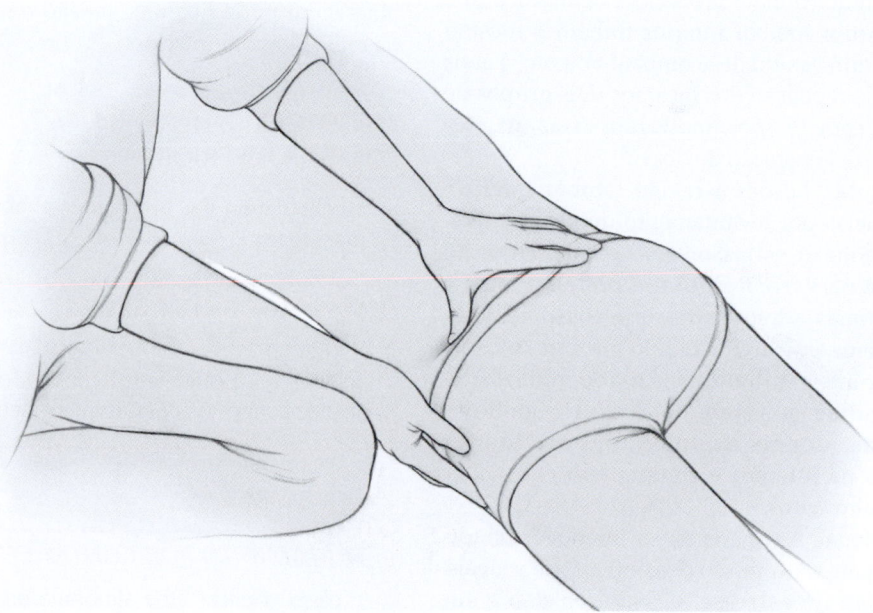

FIGURA 5.9 Pontos de pressão ao longo da crista ilíaca posterior. Esses pontos são úteis na massagem da região lombar inferior.

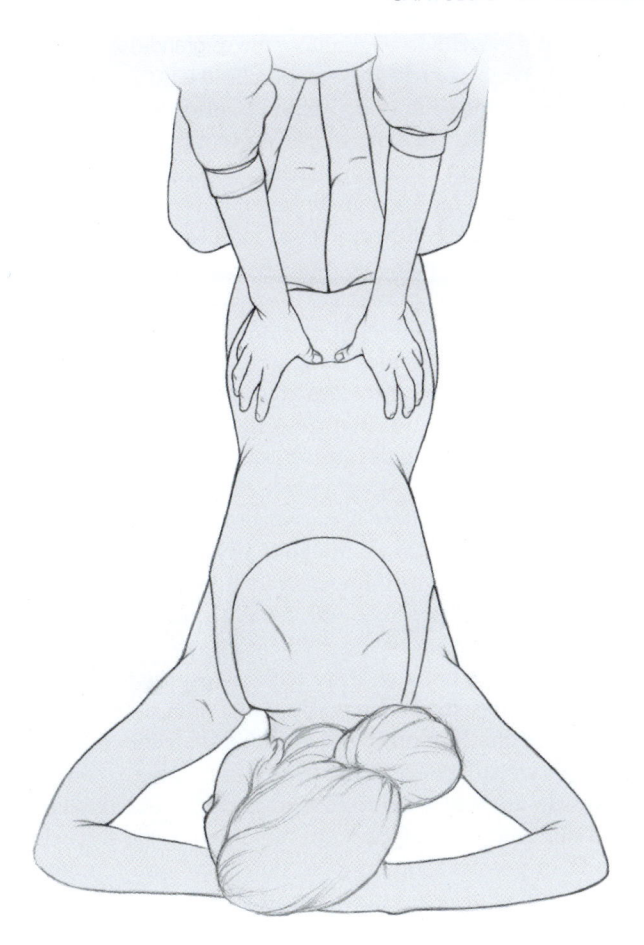

FIGURA 5.10 Pontos de pressão no sacro. Esses pontos são úteis na massagem para dor na região lombar inferior e cólicas menstruais.

para interferir em suas atividades. A dor menstrual, ou dismenorréia, é causada por uma combinação de espasmos musculares uterinos, isquemia, dor referida para as virilhas e dermátomos na região lombar inferior, assim como por trações mecânicas dos ligamentos uterinos. Hereditariedade, estresse, dieta, constipação e muitos outros fatores contribuem para esta condição.

ABORDAGEM E OBJETIVOS

A termoterapia, na forma de banhos de cócoras, pode aliviar a dor das cólicas menstruais, porque aumenta a circulação e relaxa os músculos na área pélvica. Um banho de cócoras é um banho parcial, envolvendo apenas a região pélvica. Tradicionalmente, essa terapia era oferecida em uma banheira especialmente construída, que permitia a submersão das pernas e da região pélvica na água, mas uma banheira comum pode ser usada se a menina colocar os pés para fora durante o tratamento. Banhos de cócoras podem ser oferecidos com água quente ou fria, ou como tratamento por contraste de calor seguido por frio. Um banho quente de cócoras, seguido por uma aplicação de água fria, como fricção com frio na área, estimula a circulação, embora não tanto quanto um banho quente seguido por um banho frio (contudo, pode ser difícil, se não impossível, persuadir uma

adolescente a mergulhar a região pélvica em água fria após um banho quente). Tratamentos por contraste para a região pélvica também podem melhorar a circulação e aliviar a dor.

A massagem pode ser uma terapia excelente de emergência para o alívio de cólicas menstruais para adolescentes; a seqüência de massagem para cólicas menstruais dada abaixo pode oferecer alívio por alguns minutos ou mesmo horas. A massagem regular também pode ser eficaz para a redução de sintomas menstruais. Em um estudo do Touch Research Institute, mulheres adultas que recebiam uma massagem sueca por 30 minutos, duas vezes por semana, durante 5 semanas, tinham menos dor menstrual, menos retenção hídrica e acentuada melhora no humor.[1]

MASSAGEM E TRATAMENTOS TERMOTERÁPICOS PARA CÓLICAS MENSTRUAIS

BANHO QUENTE DE CÓCORAS COM FRICÇÃO A FRIO

Banho quente de cócoras: faça com que a menina tome um banho quente de 15 minutos com os pés para fora da água. A água deve estar a mais ou menos 40,5°C, dependendo da tolerância individual. Quando a menina sair da banheira, friccione a região inferior de seu abdome rapidamente com um pano ou uma luva felpuda torcido em água gelada. Este tratamento pode ser feito pela menina ou por sua mãe em casa, antes de virem à massoterapia ou em seu local de tratamento, se houver uma banheira disponível.

TRATAMENTO POR CONTRASTE PARA A REGIÃO PÉLVICA

1° passo. Aplicar uma almofada de calor úmido ou bolsa *Hydrocollator* na região inferior do abdome por 3 minutos.

2° passo. Aplicar uma bolsa de gelo na região inferior do abdome por 1 minuto ou friccionar a região inferior do abdome rapidamente com um pano ou luva felpuda torcida em água gelada.

3° passo. Repetir aplicações de calor e frio (passos 1 e 2) duas vezes, totalizando três trocas.

SEQÜÊNCIA DE MASSAGEM PARA CÓLICAS MENSTRUAIS

Posicionamento: colocar-se ao lado direito da menina, oposto a sua cintura.

1° passo. Seqüência básica de relaxamento.

2° passo. Aplicar óleo ou loção.

3° passo. Deslizamento abdominal (Fig. 3.36). Usar pressão suave. Repetir 20 vezes.

4° passo. Pontos de pressão no osso púbico (Fig. 5.11). Começar no centro do osso púbico. Usando o dedo médio de sua mão direita, pressionar diretamente sobre o alto do osso. Ir apenas até o ponto de ardência (não de dor), recuar um ponto e manter por 10 segundos. Depois, mover para fora aproximadamente 1 centímetro, até encontrar um ponto sensível, e manter por 10 segundos. Tomar cuidado, esses pontos podem ser extremamente sensíveis durante a menstruação. Mover-se para fora mais 1 centímetro e manter, depois repetir para um total de quatro pontos. Cruzar para o outro lado, ao lado no osso esquerdo do quadril, e repetir, usando o dedo médio de sua mão esquerda.

5º passo. Deslizamento abdominal. Repetir 20 vezes.

6º passo. Pontos de pressão no sacro (Fig. 5.10).

7º passo. Seqüência básica de relaxamento.

FRAQUEZA MUSCULAR

A fraqueza muscular pode ser uma condição temporária, causada por fadiga, doenças sem gravidade, baixos níveis de glicose sangüínea, desidratação ou estresse emocional. Ela também pode ser uma condição crônica, na qual a criança não possui força muscular e resistência para realizar as atividades normais da vida diária. A fraqueza muscular crônica é uma característica de diferentes deficiências, incluindo distrofia muscular, lesão à coluna cervical, poliomielite, acidente vascular cerebral e certos tipos de paralisia cerebral. Nesta seção, discutiremos o tipo crônico de fraqueza muscular causada por esses problemas. Um problema que surge da fraqueza muscular é a tensão crônica que pode desenvolver-se nos músculos da criança quando são colocados constantemente sob esforço excessivo para mover ou substituir músculos mais fracos.

ABORDAGEM E OBJETIVOS

A massagem e a termoterapia podem ser benéficas para crianças com fraqueza muscular. Por exemplo, a exposição ao frio pode estimular a ação dos músculos extensores. A mão ou o pé com fraqueza, ou paralisia, pode ser imerso em água fria e exercitado enquanto a força dos músculos é estimulada. Uma contração será percebida no momento da imersão, mesmo se fraca ou inibida por espasticidade. A primeira contração será a mais forte, e as contrações sucessivas, que ocorrem cada vez que a parte do corpo é imersa em água fria, serão mais fracas. Entretanto, os extensores serão estimuladores e os flexores serão inibidos por cerca de 20 minutos após o tratamento.[1] Este é o momento mais propício para as crianças praticarem exercícios de reforço. A massagem após a termoterapia e sessão de exercícios podem garantir que os músculos da criança não sejam excessivamente forçados por contrações vigorosas demais. Exercícios de reforço recomendados pelo fisioterapeuta também podem ser incorporados em um tratamento de massagem, desde que a sessão seja agradável e não imponha extremo esforço à criança. Alternar massagem e visualizações com reforço muscular relaxa e revigora a criança. Além disso, a variedade mantém seu interesse. Tente tornar a sessão tão divertida quanto possível e dê reforço positivo até mesmo para pequenos avanços.

O dr. Meir Schneider criou técnicas especiais de massagem para o desenvolvimento do tônus muscular (ver seção sobre Distrofia Muscular). Ele recomenda fazer com que as crianças visualizem-se fazendo um movimento, como um modo de ampliar o reforço. É importante evitar pedidos para que as crianças façam um movimento que seria claramente impossível, optando-se por pedir que tentem um que conseguem fazer, mas com grande esforço. Faça com que imaginem o movimento como mais fluido, mais fácil ou mais leve do que costuma ser.[2] Exercitar-se na água pode ajudar para que as crianças desenvolvam força muscular sem combaterem a gravidade. Isso pode ser combinado com técnicas de massagem Watsu.[3]

A massagem de corpo inteiro é recomendada para crianças com qualquer tipo de fraqueza muscular crônica, para a redução da tensão crônica que pode ter-se desenvolvido enquanto tentavam compensar deficiências em sua capacidade para movimentarem-se.

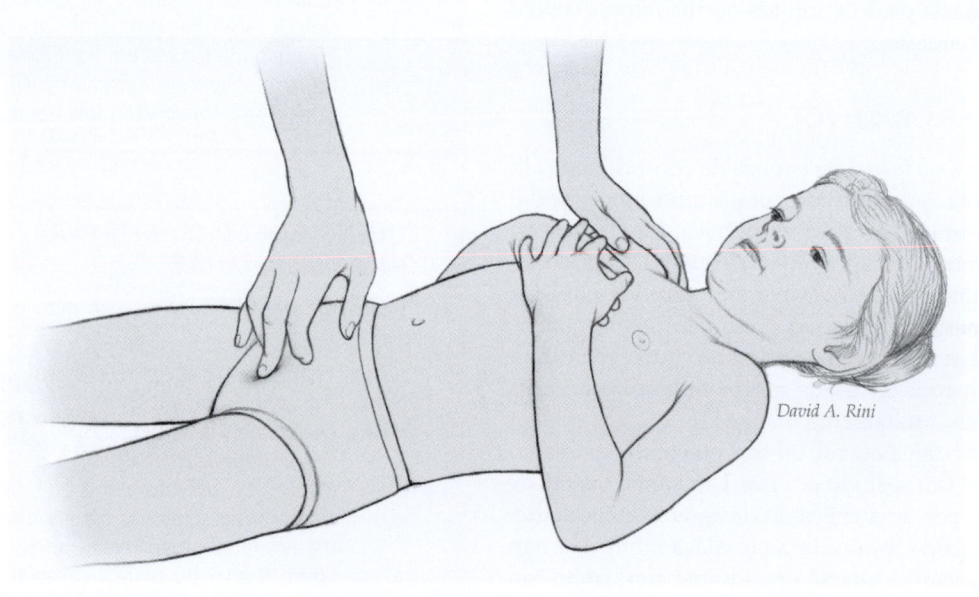

David A. Rini

FIGURA 5.11 Pontos de pressão sobre o osso púbico. Esses pontos são úteis na massagem para cólicas menstruais.

IMERSÃO E EXERCÍCIO EM ÁGUA FRIA

1° passo. Começar com uma grande tigela ou balde de água (temperatura de 1,5 a 4,5°C). serão necessários cubos de gelo para atingir esta temperatura. Assegurar que a criança está confortavelmente aquecida antes de começar a imersão em água fria.

2° passo. Mergulhar determinada parte do corpo por 3 segundos.

3° passo. Retirar essa parte da água e fazer com que a criança execute contrações isométricas ou contrações contra resistência por 30 segundos. Se ela cansar-se demais, parar os exercícios e executá-los apenas após a próxima imersão em água fria.

4° passo. Repetir os passos 2 e 3 de duas a cinco vezes.

MASSAGEM

Usar massagem sueca para a parte do corpo com técnicas descritas no capítulo 3, e concluir com muita percussão, que pode ser mais estimulante para o tônus muscular. Se a criança não estiver cansada, é possível executar mais exercícios de fortalecimento neste momento. O efeito estimulante da água fria durará de 10 a 20 minutos.

TENSÃO NO PESCOÇO E NOS OMBROS

A tensão nos músculos do pescoço e dos ombros é comum em crianças e em adultos, e provavelmente é a queixa mais comum pela qual os adultos buscam a massoterapia. Uma vez que a tensão crônica no pescoço e nos ombros é um problema tão comum, esta seção aborda suas causas em detalhes mais profundos do que ocorreu com muitos dos desconfortos descritos neste capítulo. Embora a massagem seja eficaz como tratamento no curto prazo para a tensão crônica no pescoço e nos ombros, a verdadeira solução para problema pode envolver o encaminhamento da criança a um especialista, como psicoterapeuta, dentista ou optometrista. Os pais sentirão prazer por aprenderem o que pode estar causando o desconforto do filho. Causas comuns de tensão no pescoço e ombros incluem:

- Má posição no útero. Isso pode ativar pontos-gatilho nos músculos do pescoço e dos ombros, e causar problemas como torcicolo, que resulta do giro da cabeça da criança para um lado por um período extenso (ver Torcicolo, neste cap., p. 147).
- Trauma de parto. Isto pode causar tensão nos músculos e ossos do pescoço e da região superior da coluna cervical (ver Cap. 4).
- Quedas e acidentes com veículos motores. Esses dois tipos de lesões são os mais comuns em crianças e podem estabelecer padrões de tensão no pescoço e nos ombros. Cair de cabeça ou batê-la ao mergulhar em água rasa, por exemplo, pode ativar pontos-gatilho nos músculos cervicais posteriores.[1]

- Má oclusão dos dentes e mandíbulas (encaixe inapropriado dos dentes superiores e inferiores). Nos Estados Unidos, 50% das crianças dos 8 aos 11 anos têm incisivos bem alinhados; o restante apresenta graus variados de desalinhamento e apinhamento, e 14% têm graves problemas de oclusão. Essa porcentagem aumenta durante a adolescência até a idade adulta, quando 34% têm incisivos bem alinhados.[2] A má oclusão pode ter muitas causas. Lesões à mandíbula ou aos dentes podem causar má oclusão e metade de todas as crianças apresenta uma lesão traumática em seus dentes de leite ou permanentes na época em que terminam o ensino médio. O massoterapeuta e dentista craniossacral, Clint Nelson, acredita que grande porcentagem de problemas de oclusão é conseqüência de mau alinhamento dos ossos cranianos (Nelson C, comunicação pessoal, julho de 2002). O mau alinhamento dos dentes faz com que as crianças exercitem um esforço muscular adicional para a mastigação e pode alterar a forma de engolir, levando-as a apertar e roçar os dentes uns contra os outros, como resposta a condições estressantes.[2] A má oclusão pode sobrecarregar os músculos da mastigação, como os pterigóides, temporais e masseteres, perpetuando os pontos-gatilho.[1] Quando estão cronicamente hipercontraídos, os masseteres cansam-se; isso contribui para uma postura de cabeça inclinada para frente, levando a tensão na parte descendente do trapézio, esternocleidomastóideo, levantador do ângulo da escápula, escalenos e peitoral maior. Para a tensão no pescoço e nos ombros causada por problemas com a mordida, a massagem será uma solução eficaz a curto prazo, mas a solução a longo prazo pode ser o tratamento da má oclusão por um dentista (Nelson C, comunicação pessoal, julho de 2002).
- Tensão nos olhos causada por longos períodos de leitura, trabalho no computador ou outras tarefas que exigem a visão para perto, ou esforço para enxergar devido a problemas de visão, causam compensações em muitos dos músculos do pescoço e ombros. Alguns dos músculos afetados podem ser o esternocleidomastóideo, occipital, suboccipital ou eretor da coluna (ver a seção sobre Tensão Ocular, p. 128).
- Fraca ergonomia ao trabalhar em um computador ou jogar vídeo-games. A criança média passa pelo menos algumas horas por dia sentada na frente de uma tela de computador. A postura da cabeça para frente por um longo tempo causa tensão nos músculos trapézio em sua parte descendente, escalenos, esternocleidomastóideo, cervicais superior e peitoral. Uma posição com a cabeça voltada para um dos lados e projetada para frente pode ativar pontos-gatilho no músculo esplênio cervical; posicionar-se em frente ao computador com a cabeça e o pescoço voltados para o teclado pode ativar pontos-gatilho no levantador do ângulo da escápula.[1]
- Compensações para desequilíbrio da postura em outras partes do corpo. A tensão crônica no pescoço e nos ombros pode ser o resultado da tentativa de man-

ter boa postura quando há um problema estrutural. Por exemplo, quando uma perna é menor que a outra, a pelve inclina-se para o lado da perna mais curta e os ombros também seguem a mesma inclinação. Assim, para manter os olhos em um nível plano, a criança deve inclinar a cabeça para o lado, e isso pode ativar pontos-gatilho nos músculos esternocleidomastóideo, escalenos, levantador do ângulo da escápula e parte descendente do trapézio.[1]

- Estresse emocional. A tensão profunda nos músculos de toda a parte superior do tronco pode ser causada por estresse emocional, especialmente por ansiedade. Quando a criança está sob estresse, pontos-gatilhos podem ser agravados pelas outras causas mencionadas acima.

TRATAMENTO POR CONTRASTE

1° passo. Deitar a criança em decúbito ventral e colocar uma garrafa de água quente, almofada de calor úmido ou bolsa *Hydrocollator* na região lombar superior e pescoço por 5 a 10 minutos.

2° passo. Virar a criança. Colocar uma bolsa de gelo sob a parte posterior do pescoço da criança por 1 minuto. Garantir que o resto do corpo da criança está aquecido; a bolsa de gelo não deve causar resfriamento excessivo.

ABORDAGEM E OBJETIVOS

A massagem e a termoterapia são excelentes tratamentos de curto prazo para tensão crônica do pescoço e dos ombros, pois relaxam os músculos da cabeça e pescoço, e aumentam a circulação no local. Eles também são excelentes para tensão aguda do pescoço e ombros resultante de esforços físicos, como exercícios realizados com má postura.

MASSAGEM E TERMOTERAPIA PARA TENSÃO DO PESCOÇO E OMBROS

APLICAÇÃO DE CALOR ÚMIDO

Com a criança em decúbito ventral, coloque uma garrafa de água quente, almofada de calor úmido ou bolsa *Hydrocollator* na região lombar superior e pescoço por 5 a 10 minutos.

SEQÜÊNCIA DE MASSAGEM PARA TENSÃO NO PESCOÇO E OMBROS

1° passo. Seqüência básica de relaxamento.
2° passo. Aplicar óleo ou loção.
3° passo. Deslizamento nos ombros e no pescoço (Figs. 3.26 e 3.27). Repetir 20 vezes.
4° passo. Movimentos diagonais no pescoço (Fig. 3.28). Repetir 20 vezes.

5° passo. Deslizamento nos ombros e no pescoço. Repetir três vezes.
6° passo. Amassamento no escalpo (Fig. 3.29).
7° passo. Deslizamento nos ombros e no pescoço. Repetir três vezes.
8° passo. Amassamento na parte descendente do trapézio (Fig. 3.17). Executar por 1 minuto.
9° passo. Pontos de pressão na parte descendente do trapézio (Fig. 5.7).
10° passo. Pontos de pressão na região occipital (Fig. 5.6).
11° passo. Deslizamento nos ombros e pescoço. Repetir três vezes.
12° passo. Seqüência básica de relaxamento.

INFLAMAÇÃO NA GARGANTA

Inflamação na garganta é uma das queixas mais comuns na infância. Ardência e irritação freqüentes e recorrentes são especialmente comuns entre os 5 e os 10 anos de idade (não existem evidências de que a remoção das amídalas ajuda a diminuir o problema).[1] A irritação na garganta pode ser causada por qualquer coisa que irrite as membranas mucosas sensíveis na parte posterior da garganta e boca, incluindo vírus, bactérias, alergias, respiração pela boca, ar excessivamente seco e abuso da voz. Noventa por cento dos problemas de irritação de garganta na infância são causados por vírus que, obviamente, não podem ser tratados com antibióticos e devem seguir seu curso.

ABORDAGEM E OBJETIVOS

A massagem é contra-indicada no estágio agudo de qualquer problema de inflamação na garganta causada por bactéria ou vírus. Entretanto, os pais podem executar os seguintes tratamentos quando o filho recupera-se de um problema de garganta causado por estafilococo. Tratamentos por massagem e termoterapia podem não apenas aliviar o desconforto e dor da irritação na garganta nos estágios subagudos da infecção viral ou bacteriana, pelo aumento da circulação sangüínea e melhora da drenagem linfática, mas também podem acelerar a recuperação. As crianças com freqüência sentem um alívio imediato e profundo da dor na garganta. A massagem e a termoterapia também são úteis para ardência simples da garganta não causada por uma infecção e para tensão e estresse nos os músculos da região anterior da garganta.

MASSAGEM E TERMOTERAPIA PARA IRRITAÇÃO NA GARGANTA

Escolher um tratamento de termoterapia para a criança antes da massagem:

TERMOTERAPIA

1. Gargarejo usando solução salina morna (1/2 colher de chá de sal para 1 xícara de água morna) por 5 a 10 minutos, quatro vezes por dia. Este é um tratamento eficaz para crianças;

entretanto, crianças menores podem não ser capazes de gargarejar sem engasgarem-se com a água.

2. Beber muita água para manter a garganta úmida.
3. Tratamento por contraste.

1° passo. Deitar a criança em decúbito dorsal. Dobrar um pano, no formato de uma faixa estreita, e mergulhar em uma tigela de água a 43,5°C. Torcer o pano e o colocar sobre a garganta da criança. Uma pequena almofada de calor úmido também pode ser usada. Deixar a aplicação de calor na garganta por 3 minutos. Se o pano esfriar-se, trocar por outro após 2 minutos.

2° passo. Dobrar outro pano em uma faixa estreita e o mergulhar em uma tigela de água muito fria (adicionar cubos de gelo à água para torná-la tão fria quanto possível). Torcer o pano e cobrir a garganta. Deixar a aplicação de frio por 1 minuto.

3° passo. Repetir calor e frio (1° e 2° passos) duas vezes, totalizando três trocas.

SEQÜÊNCIA DE MASSAGEM PARA IRRITAÇÃO NA GARGANTA

Posicionamento: deitar a criança em decúbito dorsal, com um travesseiro sob sua cabeça.

1° passo. Seqüência básica de relaxamento.
2° passo. Toque passivo nos ombros ou garganta.
3° passo. Deslizamento superficial no esternocleidomastóideo.
4° passo. Pontos de pressão no músculo esternocleidomastóideo (Fig. 5.5).
5° passo. Seqüência básica de relaxamento.

Se a irritação na garganta é intensa, persiste por mais de 2 dias, é acompanhada ou seguida por febre, dor de cabeça ou erupção cutânea, náusea ou vômito, o médico da criança deve ser consultado sem demora. Esses podem ser sintomas de infecção por estreptococo, uma séria doença bacteriana para a qual o médico geralmente prescreve antibióticos. Se não tratada, essa infecção pode levar a graves complicações, incluindo febre reumática. Ela também é altamente contagiosa.

DORES APÓS A REALIZAÇÃO DE EXERCÍCIOS

A dor muscular geralmente é sentida de 24 a 36 horas após exercícios pesados. Trabalhar os músculos com muito empenho resulta em lacerações microscópicas na fibra muscular, edema local e envio de mensagens de dor nos nervos dos músculos para o cérebro.

ABORDAGEM E OBJETIVOS

Quando uma criança sente dor muscular após exercícios vigorosos, movimentos suaves, banhos com sais de Epsom e massagem aumentam a circulação para o mús-

culo, aliviam o edema e a dor e ajudam a reparar os músculos. É importante ter cuidado ao massagear a área dolorida, de modo que a massagem não se torne desagradável ou estressante para a criança.

MASSAGEM E TERMOTERAPIA PARA DOR APÓS A REALIZAÇÃO DE EXERCÍCIOS

Escolher um tratamento de termoterapia para realizar antes da massagem:

TERMOTERAPIA

1. Massagem com gelo. Utilizar uma xícara com gelo (ver p. 91) para massagear a área dolorida, em 10 centímetros em torno dela. Não comprimir demais. Continuar a massagem com gelo por cerca de 8 minutos.

2. Banho com sais de Epsom. Para um adulto, use 1 xícara de sais de Epsom em uma banheira com água morna. Medir a quantidade de sal de acordo com o tamanho da criança. Por exemplo, medir uma xícara de sal para um adulto de 68 kg, 1/2 xícara para uma criança de 34 kg e 1/3 de xícara para uma criança de 22 a 23 kg. A temperatura deve ser de 37,5 a 40,5°C – o que for confortavelmente quente para a criança. A criança deve permanecer na banheira por 20 minutos, no mínimo.

MASSAGEM PARA DOR APÓS A REALIZAÇÃO DE EXERCÍCIOS

Executar deslizamento e amassamento com os polegares na área dolorida por 10 minutos. Se a área estiver sensível, começar com pressão leve e aumentar gradualmente, de acordo com a tolerância da criança.

DOR DE ESTÔMAGO POR TENSÃO

Quando falamos de dor abdominal recorrente, estamos nos referindo a picos sucessivos de dor abdominal para a qual não há uma explicação óbvia. Entre 10 e 20% de todas as crianças queixam-se desses problemas recorrentes. A causa mais comum de dor abdominal em adultos e crianças é o estresse. É natural reagirmos ao ambiente em que vivemos. Um dia ruim, a perda de um bichinho de estimação ou uma discussão com um amigo, por exemplo, criam estresse em todos nós. É um erro comum pensar que as emoções das crianças não são tão complexas ou que elas não são tão sensíveis quanto os adultos. As crianças podem irritar-se, sentir ansiedade ou depressão, exatamente como os adultos.[1]

A dor abdominal recorrente é uma das queixas somáticas mais comuns entre crianças, embora uma causa orgânica específica seja descoberta em apenas 5 a 10% dessas crianças.[2]

Em algumas, as dores recorrentes podem ser ligadas a fatores familiares. Por exemplo, dois estudos de crianças de 3 anos de idade revelaram uma ligação entre dores de estômago na criança, depressão materna, problemas de saúde da mãe e problemas conjugais entre os pais. Ataques de raiva e um alto nível de medo também estavam associados a dores de barriga recorrentes.[3,4]

Um estudo admitiu crianças de 6 a 16 anos de idade em uma clínica de gastroenterologia pediátrica para avaliação da dor abdominal. Todas as crianças haviam tido pelo menos três episódios de dor abdominal em um período de 3 meses, suficientemente graves para interferir com suas atividades. Os investigadores descobriram que essas crianças tendiam a ser mais ansiosas e a internalizar suas emoções mais que crianças médias da mesma idade. Além disso, uma alta porcentagem das crianças havia vivenciado a morte de um parente ou amigo, pouco antes do início da dor. As crianças desse estudo conseguiram lidar melhor com sua dor quando entenderam sua conexão com o estresse emocional.[2]

ABORDAGEM E OBJETIVOS

A massoterapia pode oferecer alívio imediato para algumas dores de estômago por tensão, e a massagem regular pode liberar a tensão crônica e o estresse emocional associado, ensinando a criança a relaxar. A massoterapia pode ser especialmente importante no tratamento da dor abdominal relacionada ao estresse, porque de um terço a metade das crianças que têm esse tipo de dor continuam com o problema na idade adulta.[2] Dar-lhes as ferramentas para lidarem com a tendência para armazenar o estresse no abdome pode ajudá-los para o resto da vida.

MASSAGEM E TERMOTERAPIA PARA DOR DE ESTÔMAGO POR TENSÃO

APLICAÇÃO DE CALOR ÚMIDO

Colocar uma garrafa de água quente, bolsa de calor úmido ou bolsa *Hydrocollator* sobre o estômago por 10 minutos.

SEQÜÊNCIA DE MASSAGEM PARA DOR DE BARRIGA POR TENSÃO

1° passo. Seqüência básica de relaxamento (ver p. 70).
2° passo. Aplicar óleo ou loção.
3° passo. Deslizamento abdominal (Fig. 3.36).
4° passo. Suavizador abdominal. Começar com a palma de uma das mãos sobre a parte superior do abdome, pouco abaixo das costelas. Não pressionar sobre o processo xifóide. Deslizar até a parte de baixo do abdome, usando pressão gentil e uniforme com a palma sobre toda a área. Repetir com a outra mão. Continuar alternando as mãos em um ritmo lento e constante. Faça 20 vezes.
5° passo. Deslizamento abdominal, 20 vezes.
6° passo. Suavizador abdominal, 20 vezes.
7° passo. Deslizamento abdominal, 20 vezes.
8° passo. Seqüência básica de relaxamento.

 Existem muitas causas para a dor abdominal. Se uma criança está sofrendo de dor abdominal recorrente, o médico da família deve ser consultado para descartar qualquer patologia.

PÉS CANSADOS

Esta seção apresenta um tratamento simples para fadiga muscular nos pés, mas não para condições causadas por mau alinhamento, calçados mal feitos ou qualquer tipo de problema patológico de saúde. Ela é mais apropriada para crianças que correram ou andaram grandes distâncias ou competiram em jogos que envolvem muita corrida, como basquete ou futebol.

ABORDAGEM E OBJETIVOS

Atletas que correm em competições usam, com freqüência, a termoterapia para o alívio da fadiga muscular e para a recuperação dos músculos. Infelizmente, nenhum estudo foi realizado sobre o efeito da termoterapia nos músculos dos pés; entretanto, os músculos das pernas, muitos dos quais apresentam inserções nos pés, já foram estudados. Um estudo revelou que banhos frios aumentavam imensamente o fortalecimento dos músculos das pernas. Os sujeitos recebiam banhos nas pernas (12°C) por 30 minutos. Cada sujeito foi testado para resistência nas pernas 11 vezes, durante os 30 minutos, bem como a cada 20 minutos por 3 horas após o tratamento, enquanto relaxava. Seus músculos das pernas apresentaram aumento na resistência durante o banho frio e depois, por até 6 horas. Os investigadores consideraram que a maior resistência era resultado do aumento no fluxo sangüíneo para os músculos profundos, causado pela restrição do fluxo sangüíneo periférico durante o tratamento.[1]

A massagem pode trazer grande alívio para os pés doloridos ou cansados pela realização de exercícios vigorosos. Se um atleta jovem descansa e depois volta ao campo, a massagem pode ter efeito revigorante, pela melhora da circulação e alívio da tensão muscular. Um estudo realizado pela University of North Carolina, nos Estados Unidos, descobriu que uma massagem de 10 minutos nos pés após levantamento vigoroso de peso com as pernas tinha mais sucesso para a redução da fadiga muscular que apenas sentar-se e repousar.[2] A massagem nos pés é relaxante, melhora a circulação e alonga músculos contraídos, especialmente aqueles do arco do pé. Uma vez que tensão e fadiga nos músculos das pernas, em geral, estão ligados à condição dos pés, a massagem nas pernas também ajuda a aliviar a fadiga nos músculos dos pés. A massagem nas regiões anterior e posterior das pernas pode ser feita facilmente em conjunto com a seqüência para os pés. Consulte a seção sobre massagem na parte frontal e posterior das pernas, discutida no capítulo 3.

MASSAGEM E TERMOTERAPIA PARA PÉS CANSADOS

TRATAMENTO POR CONTRASTE

1° passo. Encher dois baldes fundos ou banheiras, uma com água quente e outra com água fria (colocar alguns cubos de gelo).

2° passo. Mergulhar os pés da criança na água quente por 3 minutos.

3° passo. Mergulhar os dois pés da criança na água fria por 1 minuto.

4° passo. Repetir os passos 2 e 3.

5° passo. Repetir os passos 2 e 3.

6° passo. Secar os pés da criança.

SEQÜÊNCIA DE MASSAGEM PARA PÉS CANSADOS

Posicionamento:

Posicionar-se como se para massagear a parte frontal da perna. Começar com o pé direito.

1° passo. Seqüência básica de relaxamento (ver p. 70).

2° passo. Aplicar óleo ou loção.

3° passo. Fricção no pé (Fig. 3.47). Repetir por 30 segundos ou mais.

4° passo. Amassamento com os polegares no alto do pé (Fig. 3.48). Amassamento com os polegares por pelo menos 1 minuto.

5° passo. Fricção no pé, 30 segundos.

6° passo. Alongamento da sola do pé. Segurar por baixo do calcanhar com a mão direita e prender os dedos com a mão esquerda. Dobrá-los para trás, de forma firme, porém, gentil. Manter por 10 segundos.

7° passo. Fricção com as articulações dos dedos na sola. Fechar a mão direita de forma que o punho fique frouxo. Segurar pelo dorso do pé com a mão esquerda. Friccionar rapidamente para cima e para baixo a sola, do calcanhar ao dedão, usando pressão firme. Continuar por 15 segundos.

8° passo. Girar o tornozelo (Fig. 3.13F). Segurar o calcanhar com a mão esquerda. Usando a parte alta da mão direita contra o calcanhar, girar lentamente o pé, fazendo um amplo círculo. Incentivar a criança a relaxar e tente não ajudar a fazer os círculos. Fazer 10 círculos lentos, inverter a direção e fazer mais 10.

9° passo. Fricção com as articulações dos dedos na sola, 15 segundos.

10° passo. Fricção no pé, 30 segundos.

11° passo. Alongar e fazer movimentos em cada dedo do pé (Fig. 3.49).

12° passo. Fricção no pé, 30 segundos ou mais.

13° passo. Seqüência básica de relaxamento.

14° passo. Mudar para o pé esquerdo e repetir, usando as mãos opostas.

TORCICOLO

Torcicolo significa *pescoço torcido*. Nesta condição, há uma flexão lateral exagerada da cabeça da criança para um

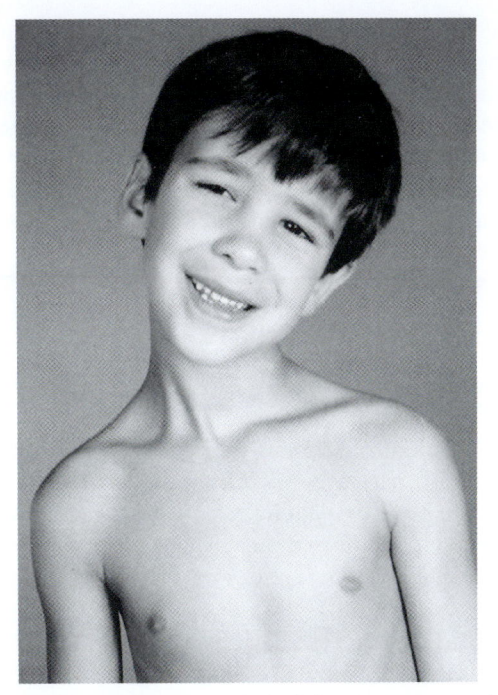

FIGURA 5.12 Um menino com torcicolo. Reimpresso com permissão de Morrissy R: *Lovell and Winter's Pediatric Orthopaedics*. Vol. 2. Baltimore, MD: Lippincott Williams & Wilkins, 2001 p 810.

lado, e uma rotação da cabeça para o lado oposto (Fig. 5.12). A causa mais comum de torcicolo é o encurtamento fibroso do músculo esternocleidomastóideo, que pode ser causado por diversos fatores diferentes, incluindo giro da cabeça para um lado no útero durante os estágios finais da gravidez, trauma de parto, dificuldades visuais que levam a criança a girar a cabeça, condições inflamatórias dos tecidos do pescoço, como faringite ou celulite, e muito raramente, má formação dos ossos occipital ou cervical.[1]

É importante que o torcicolo seja tratado precocemente, por duas razões. Em primeiro lugar, ele é perturbador para a criança e pode retardar a aprendizagem de novas habilidades, como engatinhar e andar. Além disso, as crianças podem sentir desconforto e dor referida a partir de pontos-gatilho neste músculo, que persistirão na idade adulta se não forem tratados. Pontos-gatilho em outros músculos do pescoço podem desenvolver-se, como nos escalenos, trapézio, levantador do ângulo da escápula e posteriores do pescoço.[2] Adultos com torcicolo não corrigido têm mobilidade muito restrita na coluna cervical.

Quando uma criança nasce com torcicolo, a terapia para o músculo esternocleidomastóideo encurtado é, com freqüência, prescrita para os pais realizarem em casa. Ela consiste em flexão e rotação da cabeça, suaves, mas persistentes, para alongamento do músculo. Três ou quatro vezes diariamente, o pai ou terapeuta faz 10 a 20 repetições, mantendo brevemente, a cada vez, na amplitude máxima. A fisioterapia pode envolver o ensino para que a criança pratique exercícios que alonguem o músculo, como rolagem para o lado ipsilateral e realização de atividades na linha mediana, em diferentes posições. Os pais aprendem a carregar o bebê voltado para fora, para incentivá-lo a posicionar a cabeça e pescoço na linha média, e a voltar-se para seu berço para que alongue o esternocleidomastóideo envolvido, ao olhar para objetos interessantes.[3] Se desse alongamento suave não obtiver sucesso, as crianças com torcicolo podem ser submetidas a cirurgia para liberar o músculo, com fisioterapia e colocação de tala no pós-operatório. Isso geralmente é feito entre 1 e 4 anos de idade.[4,5]

ABORDAGEM E OBJETIVOS

O torcicolo, relacionado a espasmo muscular e pontos-gatilho, pode ser abordado com massagem, e pode ser um excelente adjunto da terapia para a criança com torcicolo – e até mesmo para o bebê. Durante toda a massagem, os alvos são o pescoço e os ombros, porque uma mudança no comprimento do músculo esternocleidomastóideo pode ter afetado também muitos outros músculos.

SEQÜÊNCIA DE MASSAGEM PARA TORCICOLO

1° passo. Usar o tratamento para tensão no pescoço e ombros discutido neste capítulo.

2° passo. Deslizamento superficial no esternocleidomastóideo (3° passo, Massagem no Esternocleidomastóideo, p. 128).

3° passo. Pontos de pressão no músculo esternocleidomastóideo.

4° passo. Deslizamento nos ombros e pescoço. Repetir 10 vezes.

5° passo. Seqüência básica de relaxamento.

6° passo. Alongamento do músculo esternocleidomastóideo, como prescrito pelo médico da criança. Uma vez que esta terapia pode ser difícil de executar de uma só vez com uma criança pequena, você pode ensinar os pais a fazerem parte ou toda a seqüência de massagem e alongamento, diariamente, trazendo a criança ao seu consultório para uma massagem semanal.

! Uma vez que o torcicolo pode ter outras causas além do encurtamento no músculo esternocleidomastóideo, consulte o médico da criança a fim de obter aprovação para tratar o torcicolo.

QUESTÕES PARA REVISÃO

1. Escolha três desconfortos comuns da infância e explique suas causas. Explique como o tratamento específico com massagem e termoterapia pode funcionar em conjunto para o tratamento de cada desconforto.

2. Explique as causas e manifestações de cinco tipos diferentes de dor de cabeça. Qual é a diferença, em termos de tratamento com massagem e termoterapia, para cada um?

3. Discuta as causas comuns de tensão no pescoço e ombros. A massagem pode ser um tratamento sintomático para tensão no pescoço e nos ombros, ou pode ajudar no manejo de sua causa? Explique.

4. Cite três desconfortos discutidos neste capítulo nos quais o estresse pode ser um fator importante de contribuição e explique por quê. Cite três nos quais o estresse nada tem a ver com a condição e explique por quê.

5. Discuta as lições para toda a vida que as crianças podem aprender, usando a massagem e a termoterapia para o tratamento de aspectos emocionais e físicos dos desconfortos apresentados no capítulo 5, usando técnicas simples e holísticas, antes de experimentarem o tratamento com medicamentos.

REFERÊNCIAS BIBLIOGRÁFICAS

Introdução

1. Sanell L: *Fundamentals of Pediatric Orthopedics*. Philadelphia, PA: Lippincott, Raven, 1998, p 68
2. Mikkelson M, et al: Psychiatric symptoms in preadolescents with musculoskeletal pain and fibromyalgia. *Pediatrics,* 100:116, 1997

Constipação

1. Sinclair M, Weller A: Don't let the well run dry: The importance of water to the child's health. Exceptional Parent Magazine, May: 4, 2001

Depressão

1. Depression in Children and Adolescents. National Institute of Mental Health. Disponível em: http://www.nimh.nih.gov/publicat/depchildresfact.cfm. Acessado em janeiro de 2003.
2. Fassler D: *Help Me, I'm Sad — Recognizing, Treating, and Preventing Childhood and Adolescent Depression.* New York: Viking, 1994, p 23, 44-49
3. Goodman E, Capitman J: Depressive symptoms and cigarette smoking among teens. *Pediatrics,* 106:748-755, 2000.
4. Dumont L: *Surviving Adolescence,* p 6
5. Guthrie E: *The Trouble With Perfect: How Parents Can Avoid the Overachievement Trap and Still Raise Successful Children.* New York: Broadway Books, 2002, p 93
6. Olness K, Kohen D: *Hypnosis and Hypnotherapy With Children.* New York, NY: Guilford, 1996, p 256
7. Platania A, et al: Relaxation therapy reduces anxiety in child/adolescent psychiatry patients. *Acta Paedopsychiatrica,* 55:115-120, 1992
8. Field T, et al: Massage therapy reduces anxiety in child adolescent psychiatric patients. *Journal of the American Academy of Adolescent Psychiatry,* 131:125-131, 1992
9. Field T, et al: Alleviating posttraumatic stress in children following Hurricane Andrew. *Journal of Applied Developmental Psychology,* 17:37-50, 1996
10. Field T, et al: Massage and relaxation therapies' effects on depressed adolescent mothers. *Adolescence,* 31:903. 911, 1996.

11. Zibart R: Acupressure study may pinpoint kids' needs. *Sage Magazine*, September: 11, 2000
12. Pauly M: A child's second chance. *Natural Health*, May-June, 1998, p 70
13. Upledger J, Vredevoogd J: *Craniospinal Therapy*. Seattle, WA: Eastland Press, 19083, p 120

Dor de Ouvido

1. Schmidt M: *Childhood Ear Infections: What Every Parent Should Know About Prevention, Home Care, and Alternative Treatment*. Berkeley, CA: North Atlantic Books, 1996, p 11, 151
2. Thrash A: *Home Remedies—Massage, Hydrotherapy, Charcoal and Other Simple Treatments*. Seale, AL: Thrash Publications, 1981, p 110
3. Austin P. Thrash A: *More Natural Remedies*. Sunfield, MI: Family Health Publications, 1985, p 83

Fadiga e Tensão Ocular

1. Eliot L: *What's Going On in There? How the Brain and the Mind Develop in the First Five Years of Life*. New York, NY: Bantam Books, 2001, p 212
2. Berne S: *Creating Your Personal Vision — A Mind-Body Guide for Better Eyesight*. Santa Fe, NM: Color Stone Press, 1994, p 42, 58, 137
3. Goodrich J: *Help Your Child to Perfect Eyesight Without Glasses*. Berkeley, CA: Celestial Arts, 1999, p 33, 158, 176
4. Neinstein L: *Adolescent Health Care: A Practical Guide*. Ed. 3. Baltimore, MD: Lippincott Williams & Wilkins, 1996, p. 129.
5. Kavener R: *Your Child's Vision: A Parent's Guide to Seeing, Growing, and Developing*. New York, NY: Simon and Schuster, 1985, p. 102, 188, 202.
6. Dobson J: *Baby Beautiful — The Handbook of Baby Head Shaping*. Carson City, NV: Heirs Press, 1994, p. 137.
7. Upledger J, Vredevoogd J: *Craniosacral Therapy*. Seattle, WA: Eastland Press, 1983, p 210, 269
8. Williams D, Singh M: Hypnosis as a facilitating therapeutic adjunct in child psychiatry. *Journal of the American Academy of Child Psychiatry*. 15:332, 1976
9. Rada R, et al: Visual Conversion Reaction in Children. I. Diagnosis. *Psychosomatics*, 10:23.28, 1969. II. (Followup) *Psychosomatics*, 14:271-276, 1973
10. Lieberman J: *Take Off Your Glasses and See*. New York, NY: Three Rivers Press, 1995, p 61
11. Lieberman J: *Light, Medicine of the Future*. Santa Fe, NM: Bear and Co, 1991, p 81-83, 145
12. Grossman M: *Greater Vision*. Los Angeles, CA: Keats Publishing, 2001
13. Hanson P: *The Joy of Stress*. Kansas City, MO: Andrews, McNeel and Parker, 1986, p 65
14. Moses A: Heavy Computer Use May Strain Eyes. *Reuters Health Newsletter*, March 18, 2002
15. Feldenkrais M: *The Master Moves*. Cupertirio, CA: Meta Publications, 1984, p 93
16. Simons D, Travell J: *Myofascial Pain and Dysfunction: The Triggerpoint Manual*. Vol. 1, ed. 2. Baltimore, MD: Lippincott Williams & Wilkins, 1999, p 316, 421, 456, 476
17. Gallup C, Schneider M: That person in the wheelchair needs your touch. *Massage Magazine*, 64:36, 1996
18. Burg F, et al: *Gellis and Kagan's Current Pediatric Therapy*. Philadelphia, PA: W.B. Saunders, 1999, p 945
19. Schneider M, Grossman M: National Association of Vision Improvement Instructors Conference, Forest Grove, OR, October, 2001
20. Rodin F: Heat and cold in the therapy of the eyes. *Archives of Ophthalmology*, 32:296-300, 1944

Dores do Crescimento

1. Sanell L: *Fundamentals of Pediatric Orthopedics*. Philadelphia, PA: Lippincott, Raven, 1998, p 117
2. Baxter M, Dulberg C: Growing pains in childhood — A proposal for treatment. *Journal of Pediatric Orthopedics*, Philadelphia, PA: 8:402, 1988
3. Bates T, Grunwaldt E: Myofascial pain in childhood. *Journal of Pediatrics*, 53:198-209, 1958

Introdução à Dor de Cabeça

1. Pantell R: *Taking Care of Your Child: A Parent's Guide to Medical Care*. Reading, MA: Perseus, 2002, p 304
2. Stafstrom C, et al: The usefulness of children's drawings in the diagnosis of headache. *Pediatrics*, 109:460, 2002

Dor de Cabeça por Desidratação

1. M, Weller A: Don't let the well run dry: The importance of water to the child's health. *Exceptional Parent Magazine*, May 2001, p 66
2. Vellas B, Albarede J, Carry P: *Hydration in Aging*. New York, NY: Springer Publishing, 1998, p 50

Dor de Cabeça por Tensão

1. Stafstrom C, et al: The usefulness of children's drawings in the diagnosis of headache. *Pediatrics*, 109:460-461, 2002
2. Richter I, et al: Cognitive and relaxation treatment of pediatric migraine. *Pain*, 25:195.203, 1986
3. Diamond 5: *Conquering your Migraine — the Essential Guide for Understanding and Treating Migraines for All Sufferers and Their Families*. New York, NY: Fireside, 2001, p 55-56, 138
4. Lynch J: *The Language of the Heart: The Body's Response to Human Dialogue*. New York, NY: Basic Books, 1986, p 214-220
5. J, Vredevoogd J: *Craniospinal Therapy*. Seattle, WA: Eastland Press, 1983, p 110
6. Cheek D: Maladjustment patterns apparently related to imprinting at birth. *American Journal of Clinical Hypnosis*, 18:390, 1975
7. Simons D, Travell JG: *Myofascial Pain and Dysfunction: The Triggerpoint Manual*. Vol. 1, ed. 2 Baltimore, MD: Lippincott Williams & Wilkins, 1999, p 117
8. Bates T, Crundwalt E: Myofascial pain in childhood. *Journal of Pediatrics*, 2, 1952
9. Olness K, Kohen D: *Hypnosis and Hypnotherapy in Children*. New York, NY: Guilford Press, 1996, p 243.245
10. Mime H: *The Heart of Listening*. Berkley, CA: North Atlantic Books, 1995, p 393
11. Hernandez-Rief M, et al: Migraine headaches are reduced by massage therapy. *International Journal of Neuroscience*, 96:1-11, 1998

Dor de Cabeça por Contração Muscular

1. Pantell R: *Taking Care of Your Child: A Parent's Guide to Medical Care.* Reading, MA: Perseus, 2002, p 304
2. Simons D, Travell JG: *Myofascial Pain and Dysfunction: The Triggerpoint Manual.* Vol. 1, ed. 2 Baltimore, MD: Lippincott Williams & Wilkins, 1999, p 184

Cãibras nas Pernas

1. Simons D, Travell JG: *Myofascial Pain and Dysfunction: The Triggerpoint Manual.* Vol. 1, Ed. 2. Baltimore, MD: Lippincott Williams & Wilkins, 1999, p 407

Dor na Região Lombar Inferior

1. Mierau DR, Cassidy JD: Sacroiliac joint dysfunction and low back pain in school aged children. *Journal of Manipulative and Physiological Therapeutics,* 7:81-84, 1984
2. Pantell R: *Taking Care of Your Child: A Parents Guide to Medical Care.* Reading, MA: Perseus, 2002, p 96
3. Tortii MO, et al: Low-back pain and disc degeneration in children: A case-control MR imaging study. Departament of Diagnostic Radiology, University of Turku, Finland. *Radiology,* 180:503.507, 1991
4. Kintalo ER: Development of degenerative changes in the lumbar intervertebral disc: Results of a prospective MR imaging study in adolescents with and without low-back pain. Departament of Diagnostic Radiology, University of Turku, Finland. *Radiology,* 196:529-533, 1995
5. Sarno J: *Healing Back Pain — The Mind-Body Connection.* New York, NY: Warner Books, 1991
6. Williams D, Singh M: Hypnosis as a therapeutic adjunct. In: Noshpitz JD, ed. *Basic Handbook of Child Psychiatry.* Vol. 3. New York, NY: Basic Books, 1979

Cólicas Menstruais

1. Hernandez-Reif M, et al: Premenstrual syndrome symptoms are relieved by massage therapy. *Journal of Psychosomatic Obstetrics and Gynecology,* 21:9-15, 2000

Fraqueza Muscular

1. Thrash A: *Home Remedies—Massage, Hydrotherapy, Charcoal and Other Simple Treatments.* Seale, AL: Thrash Publications, 1981, p 32
2. Schneider M, Gallup C: That person in the wheelchair needs your touch. *Massage Magazine,* November/December: 28, 1996
3. Campion M: *Hydrotherapy in Pediatrics.* Rockville, MD: Aspen Systems, 1985, p 200

Tensão no Pescoço e Ombros

1. Simons D, Travell JG: *Myofascial Pain and Dysfunction: The Triggerpoint Manual.* Vol. 1, ed. 2. Baltimore, MD: Lippincott Williams & Wilkins, 1999, p 179, 186, 315, 383, 436, 453, 494
2. Fields H: *Contemporary Orthodontics.* St. Louis, MO: Mosby, 2000, p 10

Irritação na Garganta

1. Pantell R: *Taking Care of Your Child: A Parent's Guide to Medical Care.* Reading, MA: Perseus, 2002, p 204

Dor de Barriga por Tensão

1. Pantell R: *Taking Care of Your Child: A Parent's Guide to Medical Care.* Reading, MA: Perseus, 2002, p 356
2. Wasserman P, et al: Psychogenic basis for abdominal pain in children and adolescents. *Journal of the American Academy of Child and Adolescent Psychiatry,* 27:179, 183, 1988
3. Stevenson J, et al: Research note: Recurrent headaches and stomachaches in preschool children. *Journal of Child Psychology and Psychiatry,* 29, 1988, p 897-900
4. Zuckerman S, et al: Stomachaches and headaches in a community sample of preschool children. *Pediatrics,* 79:677-682, 1987

Pés Cansados

1. *Physical Therapy Review,* 39:598-599, 1959
2. The recuperative effects of sports massage as compared to passive rest. *Massage Therapy Journal,* 29:57-66, 1990

Torcicolo

1. Sanell L: *Fundamentals of Pediatric Orthopedics.* Philadelphia, PA: Lippincott, Raven, 1998, p 22
2. Simons D, Travell JG: *Myofascial Pain and Dysfunction: The Triggerpoint Manual.* Vol. 1, Ed. 2. Baltimore, MD: Lippincott Williams & Wilkins, 1999, p 311
3. Long T, Toscano K: *Handbook of Pediatric Physical Therapy.* Baltimore, MD: Lippincott Williams & Wilkins, 2002, p 49
4. Burg F, et al: *Gellis and Kagan's Current Pediatric Therapy.* Philadelphia, PA: W.B. Saunders, 1999, p 945
5. Morrissy R: *Lovell and Winter's Pediatric Orthopaedics.* Vol. 2. Baltimore, MD: Lippincott Williams & Wilkins 2001, p 805

MASSOTERAPIA E TERMOTERAPIA PARA CRIANÇAS COM DEFICIÊNCIAS

6

Encolhi-me de medo ao pensar que outro profissional me tocaria. Desde minha infância, um exército de médicos, terapeutas e enfermeiros havia me cutucado, examinado e perfurado, tudo em nome da terapia. A maioria das mãos dos profissionais me causou pressão, dor e queixa. Ser tocado significava que eu estava doente, que era diferente e vulnerável. Lembro-me de mãos frias e impessoais em hospitais e consultórios médicos. A elas sempre faltou o calor reconfortante do toque da minha mãe. O toque deles era mais um tormento que um tratamento. Depois de ouvir minhas reclamações crônicas sobre cãibras nas pernas e dores no pescoço, um amigo me recomendou a massagem. Meus medos vieram à tona imediatamente quando a massoterapeuta chegou à minha porta: endureci, antecipando seu toque. Quando ela delicadamente repousou suas mãos em minhas costas, meus olhos se encheram de lágrimas. Seu toque era afetuoso, calmo e sensível. Cada movimento era marcado por aceitação e compreensão. Meu corpo nunca havia sentido tamanho senso de estima e harmonia espiritual. Para mim isso era como um pedido anatômico de desculpas pelas décadas de dificuldades físicas pelas quais eu havia passado. Meu corpo já não estava só e abandonado. Eu havia encontrado um refúgio de proteção e renovação. E, naquelas mãos, descobri a arte curativa do toque.[1]

Steve Mikita, Assistente da Procuradoria Geral,
Estado de Utah, portador de distrofia muscular

PONTOS-CHAVE

Após a leitura deste capítulo, o aluno poderá:

1. Explicar o valor geral da massagem para crianças com necessidades especiais.
2. Distinguir defeito congênito de deficiência adquirida.
3. Descrever problemas comuns enfrentados por crianças com necessidades especiais.
4. Discutir a origem e o histórico de cada necessidade especial abordada neste capítulo.
5. Descrever como os efeitos específicos da massagem podem ser moldados para abranger as necessidades de crianças com cada deficiência.
6. Explicar quando a termoterapia pode ser apropriada.
7. Discutir os efeitos da massagem sobre diferentes sistemas corporais para várias necessidades especiais.

Cerca de 9 a 15% das crianças americanas têm algum tipo de deficiência ou necessidade especial. Antes de ir adiante, é melhor definirmos deficiência. Deficiência é *um prejuízo físico ou mental que limita consideravelmente uma ou mais das principais atividades de vida de um indivíduo*. Segundo essa definição, prejuízos ortopédicos, de fala, visuais e auditivos; retardo mental; paralisia cerebral; distrofia muscular; deficiências de aprendizagem; prejuízos causados por lesões, como lesão medular; e doenças crônicas, como HIV/AIDS, são todos deficiências. Uma deficiência pode se apresentar no nascimento, ou pode ser adquirida mais tarde (ver Quadro Ponto de Interesse 6.1). Várias deficiências, ou necessidades especiais, serão reunidas neste capítulo, não necessariamente por serem semelhantes, mas por imporem limitações e desafios semelhantes à criança. Para funcionarem com o mínimo de restrições, muitas crianças precisam de assistência especial. Por exemplo, uma criança que sofra de Transtorno de Déficit de Atenção e Hiperatividade pode precisar de ajuda extra nos estudos; uma criança que caminhe com dificuldade como resultado de dor crônica pode precisar de elevadores e analgésicos; e uma criança que sofra de síndrome de

QUADRO PONTO DE INTERESSE 6.1
Deficiências presentes no nascimento (defeitos congênitos) X deficiências adquiridas

Defeitos congênitos são imperfeições no corpo, malformações e disfunções, ou a ausência de algo, geralmente presente no nascimento. Cerca de 5% das crianças nascem com defeitos congênitos, e metade deles são malformações congênitas, como palato fendido. Alterações sutis na estrutura cerebral e atrasos moderados de desenvolvimento podem ser detectados durante a infância ou podem tornar-se evidentes somente quando a criança começa a freqüentar a escola. Durante a gravidez, defeitos congênitos podem ser causados por fatores ambientais, como radiação; desnutrição; determinados medicamentos; algumas infecções, como rubéola; uso de drogas pela mãe; doenças crônicas, como diabetes; ou a exposição da mãe a substâncias químicas tóxicas, como alguns solventes, pesticidas e metais pesados, como chumbo ou mercúrio.[2,3] Defeitos congênitos também podem ser causados por fatores genéticos. Em mais da metade dos casos de crianças com defeitos congênitos, a causa é desconhecida.

As deficiências adquiridas são as que não estão presentes no nascimento, mas são causadas mais tarde por ferimentos ou pela exposição a um agente infeccioso, como amputações, queimaduras, danos cerebrais por ferimentos na cabeça, artrite reumatóide juvenil e poliomielite. Algumas deficiências podem ter bases tanto genéticas quanto ambientais. O Transtorno de Déficit de Atenção é herdado geneticamente em muitos casos; no entanto, pode também ser causado pela exposição a altos níveis de chumbo ou por traumatismo craniano. A depressão tende a ser genética, mas o grau de estresse experimentado durante a infância ditará se a criança sofrerá ou não de depressão crônica.

Referências Bibliográficas

1. Batshaw, M. *Children with Disabilities.* Baltimore, MD: Paul Brooks Pub., 1997, p 11
2. Batshaw, M. *Children with Disabilities.* Baltimore, MD: Paul Brooks Pub., 1997
3. Steingraber, S. *Having Faith: An Ecologist's Journey to Motherhood.* Cambridge, MA: Perseus Publishing, 2001

Down pode precisar de ajuda para seus problemas visuais e auditivos. A massagem não substitui estas formas essenciais de assistência. Apesar de a massagem auxiliar nos objetivos da fisioterapia – enquanto a criança está ganhando mais mobilidade ou um nível maior de estímulo –, ela pode, ao mesmo tempo, fazer com que a criança se sinta protegida e confortada. A massagem pode fazer uma diferença, significante e única, na melhora da qualidade de vida de uma criança.

PROBLEMAS COMUNS EM CRIANÇAS COM DEFICIÊNCIAS

Muitos problemas discutidos aqui são comuns a todas as crianças com deficiências; no entanto, as deficiências abordadas neste capítulo são tão diferentes umas das outras que nem todos os problemas se aplicam a todas as crianças. Há também uma breve discussão sobre a aplicabilidade da massagem para cada problema.

SUB-ESTIMULAÇÃO

A subestimulação é comum em muitas deficiências. Por exemplo, se os distúrbios auditivos de uma criança são identificados cedo e tratados de acordo, através de aparelhos auditivos, fonoaudiologia, treinamento em linguagem de sinais e escolas especiais, ela pode se desenvolver normalmente. Se não receberem o tratamento de que precisam, elas podem ter um desenvolvimento mais lento, porque além de não terem o estímulo sonoro, também não têm o estímulo da interação social. A massagem pode ser benéfica para crianças surdas, fornecendo um outro modo de estímulo sensorial, além de auxiliá-las no desenvolvimento de uma maior consciência corporal, criando uma conexão com um corpo que elas não escutam. Um programa piloto criado pelo New York State Education Department descobriu que 17 crianças que eram tanto cegas quanto surdas tiveram uma melhora de 69% nas habilidades de linguagem após 3 meses de massagem (Guyer E., comunicação pessoal, janeiro de 1990).

A falta de estímulo visual também pode afetar o desenvolvimento da criança. Por exemplo, crianças com problemas graves de visão podem ter seu desenvolvimento físico mais lento porque não têm motivação para estender o braço, engatinhar ou andar. Elas precisam de estímulo extra, principalmente o do toque e do som, para alcançar o mesmo grau de desenvolvimento de crianças com a visão perfeita.[1] Vários estudos sobre crianças cegas mostram que o estímulo tátil as encoraja a explorar em nível visual (no caso de cegueira parcial) e tátil (Guyer E., comunicação pessoal, janeiro de 1990).

Crianças que experimentam mobilidade limitada, como no caso de fraqueza muscular, dor crônica, paralisia cerebral, também podem ser destituídas de estímulo na pele, nervos, articulações, músculos e proprioceptores, resultando em uma menor consciência corporal. A falta de movimento geralmente resulta em má circulação, principalmente nas pernas. Sem exercício, certos músculos atrofiam, ao passo em que outros músculos podem ser usados em excesso. Quando as articulações não se movem em sua amplitude normal de movimento, contraturas podem se desenvolver. Com o tempo, ossos que não sustentam peso nenhum podem perder a calcificação. Além disso, músculos abdominais hipotônicos podem causar constipação. As crianças podem ficar mais rígidas e mais limitadas para se moverem livremente. A massagem pode fornecer o estímulo extra para os tecidos de crianças que tenham movimentos

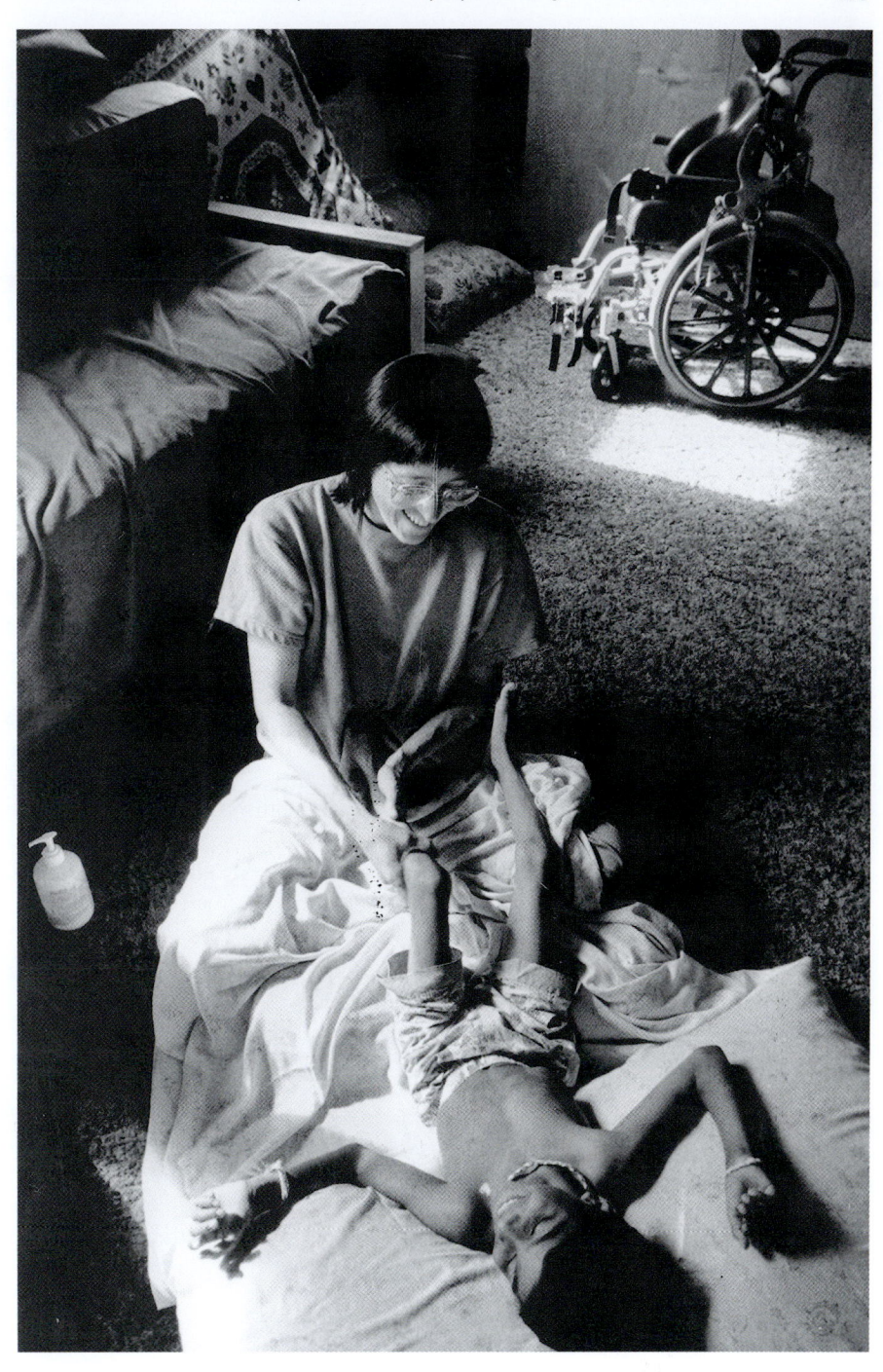

FIGURA 6.1 Massagem em uma criança com paralisia cerebral. Reimpresso com permissão de Wind, J. Massage Therapist Soothes Disabled. *Corvallis Gazette-Times,* Corvallis, OR, July 9, 1991.

limitados. Durante a massagem, as crianças podem se beneficiar do fato de estarem em posições que não lembravam serem possíveis, e estirar ou estimular tecidos que não foram provocados por muito tempo. Músculos, articulações, vasos sangüíneos, nervos e outros tecidos receberão informações extras e maior atividade.

Por fim, como muitos indivíduos não compreendem a deficiência e têm medo de tocar em crianças com necessidades especiais, muitas delas serão privadas de estimulação tátil. Crianças com movimentos limitados têm menos oportunidades de se expor a tipos diferentes de sensações de toque, e por isso precisam de mais estímulo tátil do que uma criança normal.

ISOLAMENTO SOCIAL

Algumas pessoas não percebem que crianças com deficiência auditiva têm dificuldades de ouvir e as tratam como se sofressem de retardo mental. Crianças com deficiência auditiva podem ser mais lentas no aprendizado em relação a outras, ter dificuldades em situações sociais e na escola, e sentirem-se sós e esquecidas. A deficiência auditiva pode causar solidão e dificuldades, resultando em estresse no longo prazo.[2] Bebês com deficiência visual que são deixados sozinhos tendem a se desligar e ignorar pessoas e sons à sua volta. Se crianças têm dificuldade em brincar e interagir com outras, seu desenvolvimento social também pode ser atrasado. Após passar um período no hospital, uma criança com deficiência visual geralmente demonstrará tristeza ao ser segurada no colo e será resistente ao abraço. Se for permitido à criança continuar neste isolamento, o desenvolvimento pode ser afetado e a criança se manterá naquele nível.[3] Crianças com deficiências físicas crônicas podem ter problemas semelhantes, tais como isolamento social e dificuldade em se relacionar com seus pares.[4]

Segundo os autores de *Can't the Child See?: A Guide for Parents and Professionals About Young Children Who Are Visually Impaired*, os pais podem demonstrar amor aos seus filhos com deficiência visual com muito colo, abraço, palmadinhas, carinho, ninando o bebê ou simplesmente curtindo o carinho". O nome da criança deve ser bastante usado para que ela o aprenda. Os pais devem segurar a criança em posição ereta e falar com a boca contra uma das bochechas, para que ela sinta a respiração de quem fala... Os pais não devem se preocupar em mimar o bebê com muito amor. Sempre que ele estiver acordado, os pais devem carregá-lo pelos cômodos da casa enquanto cuidam da rotina da família, e conversar e tocar a criança com afagos, abraços e beijos, para que ela saiba que estão ali". Depois que crianças cegas são hospitalizadas, é de vital importância que os pais as abracem bastante.[3]

A massagem é uma maneira positiva e prazerosa de fornecer contato social e dar atenção personalizada às crianças com necessidades especiais. Meir Schneider, massoterapeuta e educador, nasceu com catarata e desde o nascimento tem graves deficiências visuais. Quando criança, sua avó o massageava com freqüência, e ele se lembra de que a massagem dava-lhe uma sensação de verdadeiro apoio e um forte senso de auto-estima (Schneider, M., comunicação pessoal, maio de 1989).

DISCRIMINAÇÃO SOCIAL

A postura das pessoas com relação a um indivíduo em cadeira de rodas pode ser bem irritante e angustiante. Fazer compras em um sábado pode se transformar em um pesadelo. As pessoas param e me encaram, ou me olham de um jeito esquisito. As pessoas nunca falam comigo, mas sim com quem está empurrando minha cadeira. Pensam que como eu não posso andar, também não posso falar. Não sei por que pensam assim, mas pensam e é muito irritante. Eu gostaria de ser tratada normalmente, como todo mundo, e uma das minhas ambições é ser capaz de atravessar a rua sem uma pessoa se virar para me olhar.[5]

Heather Jones, 13 anos de idade

Muitas crianças com necessidades especiais enfrentam constantemente o desconforto e a incerteza de lidar com pessoas que têm medo de sua deficiência. A simples presença de uma pessoa deficiente força muitos indivíduos a perceber que eles também podem ser vulneráveis à deficiência, à feiúra e até mesmo à morte, o que para eles é apavorante e ameaçador. Além disso, muitas pessoas que não são deficientes não sabem ao certo qual é o tipo de comportamento apropriado. Existem normas sociais bem claras para sermos gentis e cuidadosos com uma pessoa deficiente; no entanto, também há normas ditando que pessoas deficientes devem ser tratadas como todas as outras para evitar a condescendência. Mesmo não sendo de propósito, crianças deficientes geralmente são tratadas de maneira diferente, o que é desconfortável para elas. A citação acima mostra como crianças em cadeira de rodas são profundamente afetadas por pessoas não-deficientes que demonstram estranheza, desconforto e tensão diante delas. Experimentos conduzidos na Stanford University demonstram que se uma pessoa deficiente citar sua deficiência quando conhece uma pessoa não-deficiente, essa se sente mais confortável e menos desajeitada. Basta que a criança em uma cadeira de rodas use a palavra "cadeira de rodas" no início de uma conversa para que a tensão e o desconforto da pessoa não-deficiente sejam provavelmente reduzidos, fazendo com que trate a criança deficiente de maneira normal.[6] Infelizmente, nessa situação cabe à criança deficiente lidar com essa falta de jeito.

PERDA DA IMAGEM CORPORAL POSITIVA

Outro perigo de muitas doenças e deficiências é a perda de uma imagem corporal saudável e normal. Muitas ataduras, procedimentos dolorosos e invasivos, imobilizadores, ou o gesso podem reduzir as percepções táteis, cinestésicas e visuais que as crianças usam para definir os limites do corpo. Sem intervenções assistenciais criadas para fornecer a elas a resposta perceptiva apropriada, elas podem perder a consciência de que seus corpos são completos e fortes.[7] Evy McDonald, enfermeira, chegou a odiar seu corpo após uma infância marcada pela poliomielite que a deixou com uma perna fina e disforme, levando-a a uma "obsessão implacável" com seu peso. Já adulta, McDonald decidiu corrigir a "negatividade habitual e arraigada" com relação a seu corpo, mas precisou de muitos meses de esforço diário para distinguir aspectos aceitáveis de seu corpo, repetindo-os para si mesma muitas vezes antes de aceitar seu corpo como era.[8]

A massoterapia regular pode ajudar a suprir a necessidade de cuidado e toque apropriado. Ela também oferece o tão necessário estímulo sensorial, que informa o cérebro sobre a posição do corpo no espaço, sua tensão muscular, seus movimentos, e sua relação com outras pessoas e objetos no ambiente. Tal informação adicional ajuda a desenvolver uma imagem corporal saudável. Pessoas com necessidades especiais geralmente dizem que se sentem melhor em relação a seus corpos após a massoterapia. Helen Rowe, instrutora de massagem para bebês que já trabalhou com várias crianças com necessidades especiais, descobriu que a massagem pode ajudar a formar uma imagem corporal mais positiva. Rowe trabalhou com uma garota que sofria de espinha bífida e tendia a negar toda a parte inferior de seu corpo; a massagem a encorajou a ter uma consciência de completude corporal.[9] Para outro exemplo, veja o desenho do menino cuja imagem corporal melhorou após receber acupressão (Cap. 1).

ABUSO FÍSICO OU SEXUAL

Crianças com necessidades especiais têm duas a três vezes mais chances de sofrerem abuso físico ou sexual do que crianças sem deficiências, porque: (1) crianças com problemas de comunicação podem ser incapazes de compreender e verbalizar episódios de abuso; (2) o estresse é maior para pais e profissionais de saúde que cuidam dessas crianças, pois elas precisam de muito mais cuidados que uma criança normal e podem agir de maneira agressiva, ter ataques de raiva e ser desobedientes, o que é cansativo tanto para a criança como para os profissionais de saúde; e (3) crianças em escolas especiais e em instalações com cuidados residenciais de enfermagem estão significantemente mais sujeitas ao abuso sexual que as que freqüentam a escola normal porque estes locais, nos quais as crianças não têm a proteção do ambiente natural de sua casa, geralmente atraem pedófilos. Entre os perpetradores, podemos incluir professores, monitores de dormitórios, religiosos, assistentes de classe, babás, responsáveis e outros.

DEPRESSÃO

O estresse crônico em crianças que enfrentam alguns ou todos os problemas discutidos acima pode levar à depressão. Outros fatores de estresse podem incluir desconforto e dor, dietas especiais, procedimentos médicos desagradáveis e medicamentos, os quais podem fazer a criança se sentir diferente em um período em que, para a maioria das crianças, ser igual é a força propulsora de suas vidas. Para mais informações sobre depressão, ver o capítulo 5, página 125.

DESIDRATAÇÃO CRÔNICA

Crianças com alguns tipos de necessidades especiais podem correr riscos ainda maiores de desidratação do que crianças não-deficientes. Elas podem não ser capazes de pedir água ou buscá-la sozinhas; podem não querer beber por dificuldade de engolir ou urinar; talvez não sejam capazes de identificar cognitivamente mensagens de sede; ou talvez precisem de mais líquidos devido à constipação ou aos medicamentos. Diuréticos, laxantes formadores de bolo, cloridrato de metilfenidato (Ritalina) e alguns medicamentos que afetam os movimentos intestinais ou que são usados para tratar convulsões podem levar à desidratação. Crianças cronicamente desidratadas podem também sofrer de cansaço e irritação crônicos. Muitos problemas de saúde pioram com a desidratação. Sinais de desidratação que você deve observar ao massagear uma criança que sofre de desidratação crônica são: irritabilidade, letargia e choro sem lágrimas. Duas atitudes simples que você pode tomar neste caso são alertar os pais para a importância de uma hidratação adequada e oferecer água à criança antes, durante e depois das sessões de massagem. Se os pais suspeitarem de que seus filhos não estão ingerindo líquido o suficiente, devem consultar o pediatra.[14]

CONTRATURAS

Cerca de 50% das crianças deficientes desenvolvem **contraturas**, principalmente as que possuem paralisia, sentem graves dores nas articulações, permanecem na cama por muito tempo, ou sofrem de espasticidade grave.[15] Quando braço ou perna fica dobrado por muito tempo, o tecido ao redor das articulações encurta-se e o membro não pode ser esticado totalmente. Essa flexão persistente da articulação é chamada de "contratura". Se um membro fica esticado por muito tempo e não dobra, a extensão persistente da articulação também é chamada de contratura. Qualquer membro ou articulação que não se move regularmente em sua plena extensão de movimento pode desenvolver uma contratura. Fibras musculares contraídas cronicamente acabam por atrofiar, sendo substituídas por tecido conjuntivo espesso e rígido.

PRINCÍPIOS GERAIS DE MASSAGEM PARA CRIANÇAS COM DEFICIÊNCIAS

Os princípios gerais para a massagem para crianças com deficiências incluem:

1. Saber as causas, sintomas e contra-indicações da massagem para cada problema apresentado neste capítulo. Lembre-se de que você está tratando pessoas jovens, não patologias. As crianças não são definidas por suas deficiências ou pelos desafios específicos que representam; esta é apenas uma parte de quem elas são. Enxergar cada criança como um indivíduo faz parte de ser totalmente presente e atencioso; a conexão mente-corpo em cada criança é acessada mais rapidamente quando você age dessa forma.

2. Apesar da possibilidade de a massoterapia não afetar o problema primário, o terapeuta geralmente pode ajudar com os efeitos secundários. Por exemplo, a paralisia cerebral é um problema profundo no cérebro. Apesar de a massagem ter um impacto no cérebro – particularmente a massagem nos primeiros 2 anos de vida, quando o cérebro cresce a um passo fenomenal – as técnicas de massagem apresentadas neste livro não tratam disfunções cerebrais. Mas isto não significa que a massagem não tenha valor neste caso. Uma

criança com paralisia cerebral, por exemplo, pode desenvolver contraturas, escolioses, limitações de movimento e falta de estímulo por estar em uma cadeira de rodas. Tratar estes problemas melhora significativamente a qualidade de vida da criança. Trabalhar com a criança durante os anos de formação, quando a imagem corporal, os hábitos de se relacionar com outros e as formas de lidar com o estresse ainda estão sendo aprendidos, garante que os efeitos da massagem não serão somente temporários. Algumas lições que a massagem ensina às crianças serão benéficas por toda a vida. A seguir, um exemplo de massagem para tratar um sintoma secundário e não a doença primária: Eric Dalrymple nasceu prematuro aos cinco meses e meio. Pesava aproximadamente 800 g e media 32 cm. No hospital, teve problemas pulmonares e gástricos. Suas deficiências de longo prazo incluíam **hidrocefalia, paralisia cerebral espástica quadriplégica e deficiência visual**. Eric tinha 15 anos quando começou a receber massoterapia. Sua mãe, Denise, acredita que a massoterapia teve um efeito profundo na vida de seu filho. "Por causa de seus problemas médicos, Eric passou a maior parte dos primeiros anos de sua vida no hospital, com um respirador na boca. Como o respirador entrava em sua boca pelo lado esquerdo, sua cabeça estava sempre virada para aquele lado. Quando o respirador foi retirado e conseguiu respirar sozinho de novo, Eric continuou mantendo a cabeça virada para a esquerda. Essa posição aumentava sua dificuldade de respirar. Com a massoterapia, Eric aprendeu a relaxar o pescoço. No começo, eu podia colocar sua cabeça em posição ereta ou para a direita. Com o tempo e a continuidade da massoterapia, ele começou a virar a cabeça sozinho. Sua respiração tornou-se mais fácil. Suas idas freqüentes ao pronto-socorro por conta das dificuldades respiratórias tornaram-se coisa do passado. Com a melhora na respiração, Eric aprendeu a falar. Todos sabem o que ele quer e precisa agora. Falar permite que ele interaja com a família, os professores e outros alunos da escola. Sua personalidade desabrochou. Se sua cabeça permanecesse presa naquela posição, não sei o que teria acontecido".[1]

3. Entre em contato com o médico ou fisioterapeuta da criança antes de começar a fazer massagem em uma criança deficiente. Ambos são excelentes recursos para compreender as necessidades específicas da criança, assim como as contra-indicações para a massagem. Trabalhe com o fisioterapeuta da criança, se possível, e considere ambos como parte da equipe de tratamento da criança. Por exemplo, a eficácia de qualquer tipo de massagem será menor se a criança estiver sob o efeito de medicamentos pesados, mas a medicação não deve ser interrompida, a menos que sob aprovação do médico da criança.

4. Se uma doença não é discutida neste livro, não deixe de conversar com o médico do paciente antes da massagem. Devido a limitações de espaço, algumas deficiências pediátricas comuns que respondem de maneira positiva à massagem não foram incluídas aqui.

5. Nunca force a massagem em uma criança, principalmente se ela já passou por muitos procedimentos médicos sobre os quais não tinha controle. Comece com uma pequena massagem, use técnicas de relaxamento sempre que possível e dê bastante reforço positivo. Algumas crianças podem precisar brincar na sala de terapia antes, ou até mesmo ver o pai ou a mãe receberem massagem para se sentirem confortáveis. Ver o capítulo sobre defesa tátil para sugestões adicionais. Mais que tudo, você deve estar preparado para conhecer crianças em seu período de desenvolvimento e deixar suas respostas guiarem a terapia. Pode levar um tempo, mas aos poucos as crianças aprendem a responder à massagem e a apreciá-la. Sessões curtas, porém freqüentes, podem ser melhores do que poucas sessões mais longas.

6. As técnicas da massagem sueca abordadas no capítulo 3 funcionam bem em crianças com necessidades especiais, e outras terapias bem-sucedidas serão apontadas em cada seção. Porém, tenha cuidado e evite causar dor por pressão excessiva ou movimentos que sejam muito vigorosos em qualquer terapia desenvolvida com as mãos. Seja especialmente delicado nas áreas sensíveis, como áreas magras ou nas quais tenha havido cirurgia, dor ou trauma. Se as crianças receberam prescrição de exercícios, como para amplitude de movimento, eles podem ser incorporados à sessão de massagem. A amplitude de movimento geralmente aumenta de maneira substancial após a massagem.

7. Também é muito bom para as crianças quando os pais aprendem a massageá-las (ver Anexo A). As técnicas de massagem sueca apresentadas no capítulo 3 podem ser usadas com o auxílio de folhetos; no entanto, os profissionais também podem querer ensinar outras modalidades de trabalho corporal. Outras pessoas que participam dos cuidados de uma criança, inclusive irmãos e profissionais de saúde, também podem aprender técnicas de massagem. A massoterapia também pode ser tremendamente benéfica para os pais, não só para aliviar o estresse, mas também para ajudá-los a compreender como a massagem é benéfica para seus filhos.

8. Fatores psicológicos podem ser cruciais para a compreensão da doença de uma criança e resposta ao tratamento. Estresse de qualquer tipo (inclusive dor física, separação dos pais ou família, negligência ou abuso) pode fazer mal à saúde física e emocional da criança. Altos níveis de estresse exacerbam ou até mesmo dão início a muitas doenças. A resposta de uma criança a terapias de redução de estresse, como

hipnose médica, prática de relaxamento e biofeed-back, indica que a conexão mente-corpo tem mais influência do que geralmente reconhecemos. Exemplos destas terapias são incluídos no capítulo 6. A massagem pode oferecer muito mais ajuda na esfera da mente-corpo do que fisioterapias que envolvem dispositivos elétricos ou repetição mecânica. Por meio do toque, o massoterapeuta ajuda as crianças, não só tratando os sintomas, mas a pessoa como um todo.

9. Tratar cada criança como um indivíduo. Mesmo crianças diferentes que têm a mesma doença podem ter problemas bem diferentes. Por exemplo, três crianças com danos na medula espinhal podem precisar de terapia para estímulo sensorial; porém, uma delas pode ter um problema maior de constipação; a outra, precisar de ajuda para prevenir escaras; e a terceira, sofrer de dores ou restrições significantes. É importante ouvir os pais e a criança com atenção.

10. Geralmente é melhor tratar as crianças com duas massagens curtas por semana ao invés de uma mais longa. É importante não cansar o sistema nervoso delas.

11. Qualquer terapeuta que trabalhe com crianças muito doentes deve ter consciência de que é uma experiência que exige muito emocionalmente. É importante se relacionar com outros profissionais de saúde e monitorar e tratar seu próprio estresse.

12. Tratamentos não-medicinais que ajudam crianças foram incluídos em "Tratamentos Complementares". Como as crianças são indivíduos, esses tratamentos podem não funcionar para todas as crianças com uma determinada doença.

ABUSO FÍSICO E SEXUAL

Meus irmãos e eu apanhávamos pelos motivos mais diversos: não querer comer o feijão da sopa, não limpar nossos quartos direito, não lavar as mãos direito, não fazer silêncio na igreja. O instrumento preferido da minha mãe, uma raquete de madeira, infligia uma dor grande que logo passava. Meu pai usava o cinto, um instrumento mais fino e flexível que causava marcas e contusões que duravam semanas. Nenhum dos dois nunca me tocou de outra maneira. Não tenho lembrança de ser beijada, abraçada, embalada nos braços de minha mãe, ou mesmo de receber tapinhas na cabeça. Ainda assim, durante minha infância, eu achava que isto era normal, que todas as crianças eram criadas assim.

Só percebi que o que eu suportei se encaixava na definição de abuso infantil quando estudei violência doméstica em uma aula de sociologia na faculdade. De repente várias coisas começaram a fazer sentido, dos meus episódios de depressão e baixa auto-estima, até meu desconforto com o toque e meus relacionamentos com homens. Na adolescência, evitava namorar, me enterrando nos livros. Aos 21 anos, querendo desespe-

radamente ser "normal", comecei a namorar, mas os únicos relacionamentos que tive foram abusivos. Eu afastava os rapazes mais gentis, conscientemente, porque a idéia de ser beijada ou acariciada de uma maneira carinhosa era muito assustadora. No trabalho, fui promovida por minha natureza calma, analítica, e não era aparência – eu estava tão ausente de meu corpo que não tinha nenhuma dificuldade de trabalhar 50 horas por semana. Na verdade, eu era incapaz de relaxar. Abusar de mim mesma parecia normal. Evitava até mesmo tomar banhos quentes porque quando criança a água quente fazia minhas marcas e contusões doerem.

Uma reportagem na televisão sobre depressão finalmente me fez perceber que precisava de psicoterapia. Fiz psicoterapia por muitos anos, e ela me ajudou a aceitar minha infância e até mesmo perdoar e amar meus pais de verdade. Mas o insulto tinha sido recebido pelos meus ossos, músculos e pele; meu corpo, ainda tão rígido e cauteloso, ainda guardando suas próprias memórias de privação e dor e sua própria consciência de perda, também precisava de cura. Felizmente, conheci uma massoterapeuta experiente que também é guiada por um forte senso de intuição. No início, eu agüentava minhas massagens em silêncio, me desligava ocupando minha mente com coisas que eu tinha de fazer, preocupações, etc. Mas lenta e delicadamente ela começou a me desafiar, me perguntando "como você sente este toque?" conforme trabalhava em áreas diferentes. Aquilo me forçou a ficar sempre presente e, com o tempo, me ensinou a aceitar meu corpo em outras circunstâncias. Foi um processo longo, é claro, mas eu sabia que estava no caminho certo quando um dia fui pega de surpresa por uma chuva de verão e senti as gotas de chuva tamborilando na minha pele nua. O toque gentil, carinhoso da chuva era novo, algo que nunca havia experimentado antes (Anônima, comunicação pessoal, abril de 2003).

A cada ano nos Estados Unidos, há pelo menos um milhão de casos confirmados de abuso físico e sexual infantil.[1] O abuso físico infantil é definido como *um padrão de disciplina e punição física aplicado por um indivíduo mais forte em uma pessoa com menos de 18 anos de idade, geralmente resultando em ferimentos, como marcas, contusões, vergões ou fraturas*. O abuso sexual infantil é definido como *qualquer padrão de contato sexual forçado feito com uma criança por um indivíduo mais forte*.

Em crianças de idade inferior a 2 anos, 10% de todos os ferimentos resultam de abuso por parte de adultos, assim como 25% de todas as fraturas em crianças menores de 3 anos, 10% dos ferimentos por queimadura em crianças e a maioria dos traumatismos cranianos infantis. Estima-se que 22% das crianças com deficiências de aprendizado as adquirem como resultado de abuso e negligência.[2-4] Os benefícios desse tipo de toque para as crianças são de tremendo interesse para o terapeuta que trabalha com as mãos. O toque abusivo não é somente a causa de um grande sofrimento durante a infância, como também representa uma fonte permanente de defesa tátil e tensão em clientes adultos.

Quando sofrem traumas graves, como passar por um desastre natural, testemunhar um ato de violência, ser molestado ou apanhar, as crianças tendem a ter certas respostas características ao trauma. As principais reações incluem hiperexcitação, constrição, dissociação e sentimento de desamparo. As crianças também podem reagir com hipervigilância, extrema sensibilidade à luz e ao som, hiperatividade, respostas de temor exageradas, pesadelos, mudanças abruptas de humor, capacidade reduzida de lidar com o estresse e insônia.[4-6] As crianças podem não conseguir se livrar dessas reações; o estresse com certeza pode ter efeitos por toda a vida. Não faz parte do escopo deste livro detalhar os tipos de trauma que podem acontecer com uma criança; nosso foco aqui está no abuso que acontece através do toque. Para mais informações sobre esse assunto, confira a sugestão de leitura no final do capítulo.

As crianças podem ser traumatizadas de maneiras que não envolvem o toque, como assistir a imagens assustadoras na televisão ou no cinema, testemunhar atos de violência, ou passarem por um desastre natural ou sofrerem um acidente. O abuso físico e sexual, no entanto, se distingue de outras formas de trauma pelo elemento toque e, quando o dano é transmitido por meio das mãos de um adulto forte, os efeitos são muito mais complexos e profundos. Um efeito particularmente negativo é que as crianças podem desenvolver o medo do toque, em geral ou em partes específicas de seu corpo.

DEFESA TÁTIL CAUSADA POR TOQUE DOLOROSO

Exemplos de defesa tátil causada por toque doloroso incluem:

- Bebês nascidos a termo que experimentaram repetidas perfurações no calcanhar para coletar sangue podem associar a simples limpeza da pele com dor. Em um estudo, bebês de mães diabéticas passaram por 10 perfurações no calcanhar para exames de sangue em suas primeiras 24 horas. A cada vez, seus calcanhares eram limpos com álcool e perfurados. Quando o dorso de suas mãos, que nunca haviam sido limpas ou perfuradas, eram limpas com álcool antes da retirada de amostras de sangue, os bebês começavam a fazer caretas, mover seus corpos e chorar, mesmo sem nenhum outro procedimento ter sido feito. Nas primeiras 24 horas, eles já estavam condicionados a um certo tipo de toque que significava dor. Também tinham uma resposta mais intensa à dor causada pela coleta de sangue do que bebês que não haviam passado pela perfuração do calcanhar.[7] Outro estudo comparou bebês que foram circuncidados logo após o nascimento sem anestesia com bebês que receberam anestesia local antes da circuncisão. Quando tomavam vacinas aos 4 meses,

as crianças que não receberam anestesia sentiam mais dor e choravam mais que os bebês que foram anestesiados.[8]

- Thom Hartmann, psicólogo, foi diretor de uma clínica de tratamento residencial para crianças com graves distúrbios emocionais em New Hampshire. Em uma sexta-feira à tarde, Sally, uma garota de 10 anos de idade, foi admitida para passar o final de semana em caráter de emergência. Nada se sabia sobre o histórico da menina, somente que ela não poderia ir para casa ficar com os pais. Sally foi encaminhada para a casa de Linda, profissional de saúde infantil, cujas instalações contavam com um leito vazio. Na noite daquela sexta-feira, Linda levou-a para o quarto das meninas e disse: "Este é o seu quarto, e aquela é sua cama com sua camisola. Prepare-se para dormir que eu volto em 10 minutos". Quando ela voltou, Sally havia vestido a camisola e estava deitada de bruços em sua cama. Linda sentou-se ao seu lado na cama. Chegou perto da garota para aplicar uma suave massagem nas costas e estava prestes a dizer algumas palavras de encorajamento quando suas mãos tocaram de leve o ombro da menina; Sally então pulou sobre ela, berrando, arranhando, mordendo e gritando que ia matar Linda, arranhando o rosto de Linda com suas unhas. Linda agarrou os punhos de Sally e a segurou de maneira que ela não conseguiria machucar nenhuma das duas, enquanto a menina continuava esbravejando e gritando. Linda começou a acalmar a menina, dizendo: "Está tudo bem, você está protegida aqui, vai dar tudo certo". Após 4 ou 5 minutos, tempo bastante longo para a duração de tal comportamento, a menina por fim parou e deitou em silêncio na cama, ofegante. Quando sentiu segurança para se sentar, Linda soltou-lhe os punhos. Ela olhou para a menina e percebeu que durante aquela luta, a camisola de Sally tinha subido até o meio de suas costas. Para seu horror, Linda viu que as costas da menina estavam cobertas de queimaduras de cigarro, tanto antigas como recentes.[9]

Há uma forte correlação entre o abuso físico e sexual na infância e problemas de saúde na idade adulta. Adultos que sofreram abuso sexual ou físico na infância têm maior propensão à hipervigilância; a reagir com exagero ao estresse; à depressão e ansiedade; à dor crônica (inclusive dor pélvica crônica e síndrome do cólon irritável), ao uso de drogas; e a disfunções sexuais.[10,15] Vítimas de abuso sexual também tendem a ser sexualmente ativas mais cedo. O histórico de abuso sexual na infância aumenta duas vezes e meia as chances de uma mulher contrair AIDS, pois ela está mais propensa a ter múltiplos parceiros sexuais.[16] O toque ofensivo e inapropriado pode levar a criança a abusar de outras pessoas.[4,17,18] Sofrer abuso ou negligência na infância também aumenta a probabilidade de prisão por crime violento em 38%. Distúrbios na capacidade para aceitar o toque podem afetar profundamente os relacionamentos interpessoais, principalmente os que envolvem intimidade, porque geralmente existe a incapacidade de se confiar nos outros. Conseqüentemente, é improvável que crianças que sofrem abuso recebam o toque sadio de que precisam. A psicoterapia tem um valor limitado para elas, mesmo quando se tornam adultas, porque carregam os efeitos do abuso em seus corpos e em suas mentes.

ABORDAGEM E OBJETIVOS

Muitos dos problemas táteis encontrados nas sessões de massagem em adultos podem ter origem no abuso infantil. O autor trabalhou com um cliente adulto que não tolerava percussão em suas costas; ele se lembrava do abuso físico praticado por seus irmãos, que o socavam nas costas. Outra cliente adulta não tolerava massagem em seu couro cabeludo pois, quando criança, sua avó trançava seu cabelo tão apertado que ela chorava; mesmo o puxão mais leve em seu cabelo era intolerável. Outro não gostava de toque em uma grande área em volta de suas axilas, porque quando criança recebeu cócegas até perder o fôlego. Uma amiga da autora, que fazia aulas de exercícios corporais Hakomi, deitou-se completamente vestida na mesa de tratamento. Quando o instrutor colocou gentilmente a palma da mão na área inferior de seu abdome, isso desencadeou suas primeiras lembranças do incesto que sofreu quando criança, mais de 30 anos antes. Qualquer terapeuta que use as mãos pode inadvertidamente desencadear lembranças e provocar a defesa tátil durante uma sessão de massagem. O reconhecimento do abuso e os efeitos tanto sobre o cliente quanto sobre o terapeuta durante as sessões de massagem levaram à criação do Toque para o Trauma, um treinamento especial para massoterapeutas. Os terapeutas aprendem a reconhecer e ajudar vítimas de abuso no contexto da massoterapia. Eles aprendem a respeitar os limites do cliente com relação ao toque e a ajudá-los a aceitar o

---

QUADRO PONTO DE INTERESSE 6.2
Ajudando na cura de crianças que sofreram abuso físico ou sexual

A tese de doutorado em psicologia de Ruth Rice tratou do estímulo sensório-motor de bebês prematuros. Chamada de Técnica de Estímulo Sensório-Motor de Rice, a técnica consiste em movimentos para o corpo inteiro e em estímulo vestibular. É extremamente delicada e não invasiva e pode ser usada em bebês hospitalizados, mesmo muito pequenos ou doentes. A dra. Rice trabalhou com um bebê de 7 meses que havia sido retirado de casa por causa de abuso físico. Ele tinha tanto medo do toque que tremia e suava quando alguém o tocava. Usando sua técnica delicada, a dra. Rice o massageou durante 10 minutos por dia, todos os dias, durante uma semana. Naquela época, houve uma diferença significativa na resposta desse bebê ao toque: ele parou de tremer e suar quando era tocado e, ao invés disso, conseguia relaxar (Rice R., comunicação pessoal, fevereiro de 1985). Um estudo do Touch Research Institute (TRI) sobre abuso físico e sexual em crianças que moravam em um abrigo investigou o efeito da massagem. As crianças recebiam massagem sueca por 15 minutos uma vez por dia, durante um mês; como resultado, as crianças demonstraram menos medo do toque, mostraram-se mais sociáveis e conseguiram dormir melhor.[2] Outro estudo do TRI mostra que a massagem reduziu o medo do toque, a ansiedade, depressão e os níveis de cortisol em adultos que sofreram abuso sexual.[3]

No México, a autora tratou de Raquelita, uma menina de 13 anos que sofria de poliomielite, em uma aula sobre massagem para crianças deficientes. Quando Raquelita foi trazida à sala de terapia e percebeu que receberia algum tipo de tratamento com as mãos, começou a chorar. Ela disse que toda fisioterapia que recebeu na vida tinha sido dolorosa. Disseram-lhe que ninguém iria tocá-la sem sua permissão, exceto sua mãe. A mãe apren-

deu alguns movimentos simples de massagem sueca e a massageou duas vezes em uma tarde. Raquelita ficou feliz quando foi embora ao final da sessão e deu permissão para alunos da classe massagearem-na. No último dia do curso, ela deitou-se na mesa de tratamento e sorriu quando sua mãe e três terapeutas a massagearam ao mesmo tempo.

Suzie Klein é massoterapeuta, terapeuta recreacional e mãe adotiva de crianças com necessidades especiais. Treinada no programa de Toque para o Trauma, ela faz um "trabalho de recuperação do toque" com crianças. Ela dá às crianças um ambiente seguro para receber e aceitar o toque sadio. As crianças são encorajadas a explorar seu ambiente de massagem e têm muitas escolhas, inclusive se vão tirar a roupa ou não, iluminação na sala e quanto toque ou massagem querem receber, se é que desejam receber. A ênfase de Klein está sobre o toque delicado, não ameaçador; ao invés de massagear a criança, ela pode usar toques relaxantes da terapia com polaridade; massagem de pontos de pressão; e o peso tranqüilizante de bolsas quentes, cheias de arroz. Aos poucos, crianças que sofreram abuso aprendem a confiar em seu toque (Klein S., comunicação pessoal, março de 1999).

Referências Bibliográficas

1. Rice R: Neurophysiological development in premature infants following stimulation. *Journal of Developmental Psychology,* 13: 1977, p 69-76
2. Field T: Massage therapy for infants and children. *Developmental and Behavioral Pediatrics,* 16:108, 1995
3. Field T, Hernandez-Reif M, Hart S, et al: Massage therapy reduced aversion to touch and decreased anxiety, depression, and cortisol levels. *Journal of Bodywork and Movement Therapies,* 1:65-69, 1997

toque sem forçá-lo.[19] Terapeutas que usam as mãos também criaram formas de cuidar dos efeitos do toque abusivo (ver Quadro Ponto de Interesse 6.2).

PRINCÍPIOS GERAIS PARA MASSAGEAR CRIANÇAS QUE SOFRERAM ABUSO FÍSICO OU SEXUAL

Ao trabalhar com crianças que sofreram abuso, o objetivo não é praticar uma técnica de massagem, mas fornecer um ambiente seguro para receber toque sadio e cuidadoso. A técnica deve vir em segundo plano.

1. Os pais devem sempre acompanhar as crianças para apoiá-las e ajudar o terapeuta a chegar ao tratamento apropriado.
2. Deve-se tomar cuidado para respeitar os limites da criança e lhes dar o direito de dizer não aos toques indesejados.
3. Ofereça opções, como:
   a. será que gostariam que você lhes escovasse os cabelos, em vez de fazer massagem no couro cabeludo?[2-7]
   b. será que preferem deitar na mesa de massagem ou se sentar em uma cadeira?
   c. preferem receber massagem ou somente se deitar embaixo de um cobertor, com uma bolsa quente no tórax ou embaixo do pescoço?
4. Qualquer terapeuta pode inadvertidamente fazer algo que desencadeie uma associação com abuso; por exemplo, uma mulher passou por uma experiência de abuso na infância que incluía ter seus braços amarrados acima da cabeça. Como resultado, ela não só evitava levantar seus braços acima da cabeça para lavar os cabelos ou pendurar cortinas, como não tolerava ter os braços levantados acima da cabeça durante sessões de massagem.[20]
5. Evite áreas em que as crianças não desejam ser tocadas. Uma criança que sofreu abuso sexual pode temer o toque em muitas partes do corpo, mas principalmente na pélvis, nas nádegas, coxas, ou abdome. Só faça massagem na criança sem roupa após algumas sessões com roupa.
6. Use toques suaves e não cause dor.
7. Peça sempre um feedback da criança; observe sinais de estresse, como aumento dos batimentos cardíacos, da tensão muscular, mudança no padrão respiratório, suor ou ansiedade.

MASSAGEM PARA TRATAR CRIANÇAS QUE SOFRERAM ABUSO FÍSICO OU SEXUAL

Na primeira sessão da criança, faça uma massagem rápida no pai ou na mãe enquanto ela brinca. Pergunte então se ela gostaria que você fizesse massagem nela. Se ela não quiser, pergunte se gostaria que o pai ou a mãe fizessem a massagem. Se ela concordar, deixe-a escolher onde vai receber a massagem e qual peça de roupa vai tirar. Deixe que ela pegue os instrumentos de massagem ou bolsas quentes que gostaria que fossem usadas. Mostre ao pai ou à mãe alguns movimentos básicos (ver o Anexo A). O toque passivo e outras técnicas estáticas, como terapia da polaridade, Jin Shin Do, Reiki, ou terapia craniossacral, podem ter mais efeito no início. Técnicas de massagem sueca podem ser muito imprevisíveis; como suas mãos mudam constantemente de posição, a criança não vai saber exatamente para onde suas mãos vão em seguida. Se ela não quiser massagem de jeito nenhum, tente atrair o interesse por bolsas quentes ou brinquedos de massagem que ela pode usar sozinha, e continue massageando o pai ou a mãe. Pode ser que a primeira sessão se resuma somente a isso.

SEQÜÊNCIA DE MASSAGEM PARA A CRIANÇA QUE ACEITA O TOQUE

Posicionamento:

Coloque a criança deitada de costas e completamente vestida na mesa. Cubra-a e lhe dê uma bolsa quente. Uma garrafa de água quente no tórax pode ser um peso reconfortante e, se a criança estiver de costas, ela também pode colocar as mãos na garrafa.

1º passo. Comece com a seqüência básica de relaxamento e toque passivo no rosto (Fig. 3.1). Deixe as mãos paradas por pelo menos 2 minutos. Pode ser que a primeira sessão se resuma somente a isso. Se a criança sair da mesa depois de 5 minutos, não tente detê-la, e volte a massagear o pai ou a mãe.

2º passo. Se a criança se mostrar confortável, peça permissão para massagear-lhe a cabeça e o pescoço, as mãos ou os pés. Estas áreas geralmente são mais seguras e apresentam menos resistência. Use os movimentos da massagem sueca descritos no capítulo 3, mas não a percussão. Continue a observar a criança com atenção e peça feedback. Conforme a confiança for aumentando, com o tempo, a criança poderá permitir mais massagem. Por exemplo, depois de uma sessão somente com a cabeça, o pescoço, as mãos e os pés, talvez você possa massagear as costas, na próxima sessão. Aos poucos, todos os movimentos de uma massagem de corpo inteiro podem ser aceitos e apreciados.

SÍNDROME DA IMUNODEFICIÊNCIA ADQUIRIDA (AIDS)

A Síndrome da Imunodeficiência Adquirida (AIDS) é uma infecção causada pelo vírus HIV. O vírus infecta e destrói as células T-*helper*, cujo trabalho é matar células invasoras de bactérias e fungos. Quando um número suficiente de células-T é destruído, a criança desenvolve a imunodeficiência, causando uma diminuição na capacidade de combater infecções, extrema perda de peso e problemas no sistema nervoso central. Apesar dos grandes avanços no tratamento, a AIDS ainda é considerada uma doença terminal. A cada ano, mil novos casos de AIDS são relatados em crianças menores de 13 anos, nos Estados Unidos. A infecção por HIV é a sétima principal causa de morte em crianças de idades entre 1 e 4 anos.[1] 90% das crianças americanas com HIV adquirem o vírus da mãe no útero, durante o nascimento ou na amamentação. Os outros 10% adquirem o vírus por produtos sangüíneos contaminados, abuso ou atividade sexual e transfusão de sangue.[2] Dos que adquirem o HIV das mães, 25% têm sérios sintomas relacionados a infecção no primeiro ano de vida e morrem entre os 2 e os 4 anos de idade. Os outros não apresentam nenhum sintoma nos primeiros 5 anos de vida e sobrevivem pelo menos até os 9 anos.

Os sintomas físicos mais comuns em crianças com HIV/AIDS são fadiga crônica; diarréia recorrente; perda acentuada de peso; insônia; infecções virais e fúngicas, que causam dor na boca e nos dentes; e o desenvolvimento de sérias infecções, como pneumonia, septicemia e meningite. Estas crianças também estão mais propensas a ter câncer, principalmente linfoma, e podem desenvolver doenças do coração, dos pulmões, rins, ou outros órgãos. O HIV também pode ter efeitos sutis sobre a cognição e o neurodesenvolvimento, e, portanto, essas crianças podem ter maior incidência de Transtorno de Déficit de Atenção e deficiências de aprendizado. Crianças com HIV também podem sofrer de depressão, ansiedade e reações de ajuste, que podem estar relacionadas com a reação da criança à fadiga e à dor de uma doença crônica, com aspectos neurológicos da doença, ou mal-estar em geral pelas reações adversas dos medicamentos. Crianças com essa doença geralmente têm altos níveis de estresse: apenas 38% das crianças com AIDS moram com seus pais, e podem sofrer de outros tipos maiores de estresse, como hospitalização por longos períodos ou negligência. Infelizmente, isto suprime o sistema imunológico. Um estudo com crianças soropositivas mostrou que aquelas que tiveram um maior número de eventos negativos em suas vidas também tinham sistemas imunológicos mais suprimidos.[2]

ABORDAGEM E OBJETIVOS

Kathleen Weber, enfermeira pediátrica, massoterapeuta e coordenadora de projeto para exames clínicos pediátricos de AIDS no Children's Memorial Hospital de Chicago, em Illinois, descobriu que a massagem pode ajudar crianças com AIDS a aliviar a insônia, reduzir dores musculares e cãibras comuns à doença, além de manter uma boa circulação em todo o corpo. Como muitas pessoas têm medo de contrair a doença, muitas crianças com AIDS não recebem o toque de que precisam; a massagem delicada e suave pode ajudar bastante a suprir tal carência. A massagem também pode estimular a digestão e o apetite da criança e ajudá-la a respirar com mais facilidade. Acima de tudo, a massagem alivia a tensão e o estresse que podem ser causados pela defesa de regiões específicas do corpo traumatizadas por procedimentos médicos invasivos ou dor física (Weber K., enfermeira e massoterapeuta, comunicação pessoal, abril de 1992).

Pesquisadores do Touch Research Institute conduziram três estudos com crianças com HIV/AIDS. Em dois estudos separados com bebês expostos ao HIV, os bebês que recebiam massagem tinham aumento de peso e redução de estresse muito mais significante do que os bebês do grupo de controle, que não recebiam massagem. Infelizmente, os bebês que não recebiam massagem pioravam, mostrando sinais de atraso e falha no desenvolvimento.[3] Um terceiro estudo investigou o efeito da massagem em adolescentes soropositivos, com idades entre 13 e 19, aos quais foram administrados medicamentos semelhantes. Os jovens do grupo de controle passaram por 20 minutos de relaxamento muscular progressivo, duas vezes por semana, durante 12 semanas. Os adolescentes do grupo da massoterapia receberam 20 minutos de massagem, sentados, duas vezes por semana durante 12 semanas. A técnica incluía amassamento, pressão, movimentos longos, pressão com os dedos ao longo da coluna e massagem com as mãos. Os jovens do grupo da massoterapia relataram que se sentiam menos estressados que os do grupo do relaxamento, e mostraram melhora na função imunológica, o que não ocorreu no grupo do relaxamento.[4]

MASSAGEM PARA CRIANÇAS COM HIV/AIDS

A seqüência básica de relaxamento descrita no capítulo 3 pode ser usada com bastante freqüência; lembre sempre a criança para relaxar. Tenha sensibilidade para saber do que a criança precisa e sempre peça feedback. No início, pergunte à criança se ela sente dor em alguma parte do corpo, por causa de agulhas ou outros procedimentos médicos dolorosos, e tome cuidado para não tocar essas áreas. Movimentos delicados podem ser mais apropriados que a massagem vigorosa. Às vezes, técnicas de energia, como a terapia da polaridade, o Reiki, ou a terapia craniossacral, podem ter mais efeito. Pousar as mãos em uma área tensa, fazendo com que se aqueça com o calor das suas mãos, pode ser tranqüilizante. Se a criança estiver doente, massageie somente as mãos e os pés e faça movimentos delicados na testa. Batidinhas de leve no tórax e na parte superior das costas (Fig. 3.9) podem ajudar a criança a expelir muco e relaxar o tórax. A massagem delicada e completa do abdome, incluindo massagem com o polegar sobre o estômago (Fig. 5.4), pode ajudar a estimular o apetite.

1. Como mesmo as doenças comuns da infância podem ser fatais para crianças com AIDS, você deve ter certeza de que está bem de saúde e de que não vai expô-las a doenças.

2. Não massageie tumores, edemas não-diagnosticados, nem pele com feridas abertas. Mantenha uma distância de pelo menos 5 centímetros de qualquer erupção cutânea, a menos que a criança esteja vestida; neste caso, movimentos delicados, pressão sobre pontos, ou exercícios de amplitude

de movimento podem ser usados. Certos terapeutas recomendam manter distância das axilas e virilha onde há grandes concentrações de nodos linfáticos; converse com o médico da criança sobre isso.

3. Lave suas mãos antes e após a massagem. Luvas devem ser usadas sempre que a pele da criança ou das mãos do terapeuta não estiver lisa e intacta. Lesões de pele com secreções ou sangramento são contra-indicações absolutas para a massagem de uma área específica. Pergunte ao médico da criança se você deve usar ou não luvas durante toda a massagem.

ASMA

A asma, um distúrbio alérgico combinado a estresse emocional, é uma doença crônica dos pulmões. Crianças com asma tipicamente sofrem de hipersensibilidade, inflamação e obstrução aguda ocasional das vias aéreas.[1,2] É a doença crônica mais comum nas crianças e a maior causa de hospitalização infantil. A asma pediátrica atualmente atinge proporções de epidemia nos Estados Unidos, afetando 5 milhões de crianças. Em 1980, 3,6% das crianças sofriam de asma, comparado a 7,5% em 1995 e 9% em 2001. A ocorrência de asma aguda em crianças aumentou 100% na última década. A incidência de asma entre crianças negras é significantemente maior do que entre crianças brancas, e as taxas de hospitalização chegam a ser 21 vezes maior em áreas pobres do que em comunidades abastadas.[3] Robert Ivker, otorrinolaringologista e autor de Asthma Survival, acredita que quatro fatores principais contribuem para a epidemia de asma pediátrica: poluição do ar, disfunção imunológica, alergias e estresse.[2]

Quando as crianças têm asma, geralmente há um histórico de alergia na família, ou um dos pais possui a doença. Elas podem ter também outras respostas alérgicas, como alergia a pólen. Alérgenos comuns que provocam crise são pêlos ou caspa de animais; mofo; ácaros; fungos; e produtos químicos, como vapores de tinta, fumaça de escapamento de carro e fumaça de cigarro. Nas cidades, partículas de urina e fezes de ratos e partículas de baratas mortas transportadas pelo ar são os principais poluentes internos que desencadeiam a asma pediátrica. Exercício vigoroso repentino, infecção viral (principalmente infecções torácicas), ou mudanças abruptas de temperatura e umidade podem provocar uma crise de asma, principalmente quando a criança passa por estresse emocional. Durante a crise, os músculos que cobrem os brônquios se contraem, estreitando as vias aéreas. A passagem do ar é contraída na expiração; o esforço para expirar produz o assobio característico da asma. As mucosas formam edemas e muco é secretado em grandes quantidades (Fig. 6.2).

Os sintomas da asma pediátrica podem variar; uma criança pode ter menos broncoespasmo, e mais inflamação

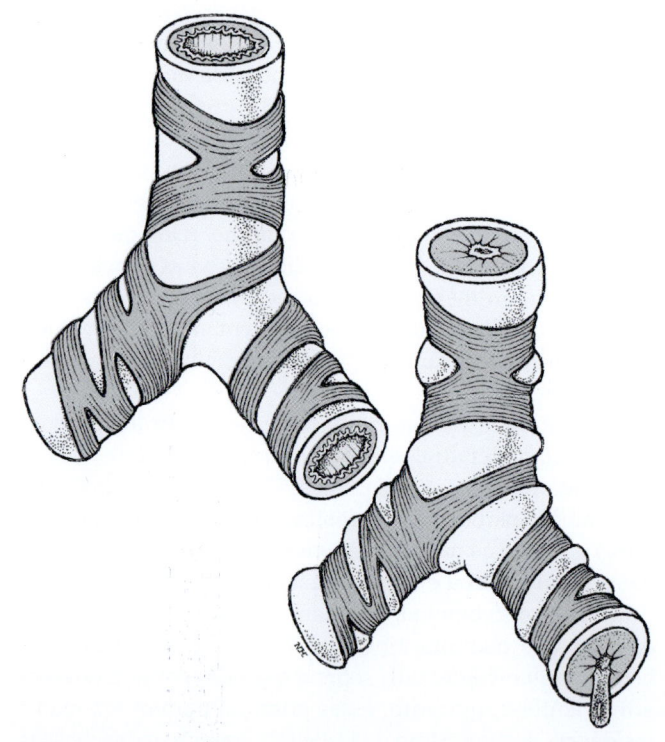

FIGURA 6.2 Alterações no bronquíolo durante uma crise de asma. Note a constrição dos músculos ao redor dos bronquíolos, que os deixa mais estreitos, e também a maior secreção de muco. Reimpresso com permissão de Hardy NO: Westpoint, CT.

e edema das vias aéreas, enquanto em outra pode ocorrer o contrário. As crises podem durar minutos, horas ou até mesmo dias. Durante este período, a redução de oxigênio causa medo ou pânico. Geralmente a criança precisa se sentar e inclinar o tronco para frente, o que ajuda os músculos auxiliares do tórax a expandir e contrair. Os lábios e a face podem ficar pálidos ou azulados pela falta de oxigênio se a crise for grave. A falta de oxigênio é uma situação de vida ou morte, e o pânico pode piorar a crise; quanto mais assustada a criança ficar, mais os brônquios se contraem. O estresse das crises de asma geralmente causa extrema tensão nos músculos respiratórios. Anos de dificuldade para respirar podem fazer a criança sofrer de grave tensão nos músculos das costas e da caixa torácica, mobilidade reduzida na caixa torácica e coluna e, possivelmente, acentuação das curvaturas da coluna.[4]

O tratamento padrão para a asma inclui evitar alérgenos; uma dose diária de inalação de esteróides; e um broncodilatador de emergência, que pode ser usado durante a crise. No longo prazo, estes medicamentos não eliminam a causa da asma; porém, a inalação de corticosteróides realmente repara os danos inflamatórios no tecido bronquial sem reações adversas sistêmicas. Os corticosteróides orais e intravenosos, no entanto, atrapalham o equilíbrio endócrino e prejudicam o crescimento, a aparência, e as funções musculares e nervosas da criança.[1]

Vários estudos mostram que o estresse pode ter uma importante influência no desenvolvimento da asma e em seu curso clínico. Em um estudo, cada criança inscrita tinha pai ou mãe com asma. Os pesquisadores descobriram que dificuldades dos pais, como depressão da mãe, problemas com cuidados com o bebê e apoio inadequado do cônjuge estavam significantemente relacionados ao desenvolvimento da asma no início da infância.[5] Outro estudo mostra que o risco de uma criança ter crises de asma aumenta de maneira significante nas semanas posteriores a eventos negativos significativos ou estresse.[6] Um outro estudo demonstra ainda que crianças de famílias que passavam por intensos níveis de estresse tinham três a quatro vezes mais chances de desenvolver asma. Quanto mais cedo a experiência de estresse acontecia, inclusive no útero, maior o risco de desenvolver asma.[2] Um quarto estudo descobriu que crianças hospitalizadas por causa da asma, e que mais tarde morreram em uma crise de asma fora do hospital, provavelmente sofriam de problemas psicológicos, como depressão, distúrbios familiares, ou dificuldade de lidar com a separação ou a perda.[7] Robert Ivker identificou vários fatores como possíveis fontes de estresse emocional que podem agravar a asma em crianças com essa doença, inclusive tristeza causada pela perda física ou emocional de um dos pais; falta de intimidade, principalmente a falta de afeto físico entre a criança asmática e os pais; e a falta de intimidade entre o pai e a mãe da criança. Ivker acredita que estes fatores emocionais deveriam ser abordados e integrados como parte do tratamento de asma que vai além de gerenciar sintomas.[2]

INTERVENÇÕES MENTE-CORPO EFICAZES NO TRATAMENTO DA ASMA

1. A hipnose médica pode influenciar o andamento dos episódios agudos ao reduzir a ansiedade e aliviar o assobio característico da asma. Por exemplo, um garoto de 6 anos de idade com sibilo ativo e taxa respiratória de 36 melhorou consideravelmente com a hipnose médica e, em questão de minutos, não apresentava assobio e a taxa respiratória havia caído para apenas 16.[2] Mesmo crianças bem novas podem usar a hipnose para reduzir a freqüência dos episódios agudos e o número de hospitalizações e de visitas ao pronto-socorro. Quando aprendem a controlar os sintomas, as crianças não só aprendem a interromper os episódios agudos, mas também melhoram a respiração, o que reduz a medicação.[8,9]

2. A prática de relaxamento, como exercícios de *biofeedback* e relaxamento, tem tido muito sucesso na redução de crises de asma, diminuindo a gravidade e freqüência das crises agudas bem como a necessidade de medicar a criança.[10,14]

3. O toque pode ter um efeito imediato na respiração de uma criança. Brian Athorp é terapeuta respiratório há 30 anos e massoterapeuta há 10. Quando trabalhava com terapia da respiração, ficou tão impressionado com o poder terapêutico das mãos que essa foi a inspiração que precisava para estudar massoterapia. Por exemplo, durante uma simples avaliação torácica, antes de prescrever medicamentos a um indivíduo em crise aguda de asma, as mãos do terapeuta respiratório são delicadamente colocadas nas laterais das costelas do paciente. Às vezes, Athorp notava uma melhora imediata e considerável no estado emocional e respiratório do paciente; o simples fato de colocar suas mãos sobre a pessoa de maneira cuidadosa poderia ajudar o paciente a ficar menos ansioso e reduzir a gravidade da crise (Athorp B., comunicação pessoal, julho de 2002).

Diane Charmley observou que no ambiente de um hospital a asma de uma criança piora com a ansiedade. Enfermeira de pediatria e massoterapeuta, ela descobriu que o **toque terapêutico** era uma maneira eficaz de diminuir os sintomas da asma; em pé atrás das crianças, conversando com elas e ajudando-as a identificar seus sentimentos. O toque terapêutico as apoiava e diminuía sua ansiedade enquanto elas identificavam seus sentimentos. Com o terapeuta em pé atrás dela, sem ninguém olhando em seu rosto, a criança conseguia expressar seus sentimentos com mais liberdade (Charmley D., enfermeira, comunicação pessoal, outubro de 2002)

ABORDAGEM E OBJETIVOS

A massoterapia pode atingir dois objetivos: reduzir os sintomas de uma crise aguda de asma e reduzir a freqüência e gravidade das crises de asma com o tempo. Athorp acredita que técnicas de massagem aplicadas de maneira eficaz podem aliviar os sintomas da criança durante uma crise de asma, reduzindo o uso de broncodilatadores e outras drogas. Se uma criança pode ser acalmada com a massagem e retirada de seu isolamento causado pelo pânico, ela precisará de menos medicamentos para a crise de asma e menos sedativos ou ansiolíticos. "A massagem pode trazer conforto e serenidade para um mundo de dor e caos... aliviando as reações adversas do que pode ser o tratamento de emergência frio e impessoal no ambiente hospitalar". (Athorp B., comunicação pessoal, julho de 2002).

O dr. Cesário Hossri, psicólogo clínico e professor da Universidade Estadual de Santos, Brasil, conseguiu eliminar as crises de asma na maioria das crianças com as quais trabalhava, usando a massagem durante a crise para aliviar o espasmo muscular (mais comum nos músculos entre as costelas e nos músculos das costas, ombros e diafragma), ajudar a dilatar os bronquíolos e encorajar a respiração. Quando o desconforto respiratório é reduzido e a respiração nasal é restaurada, Hossri usa a hipnose para sugerir relaxamento corporal e sensação de tranqüilidade.[15]

A massagem também pode ajudar crianças com asma pelo simples fato de reduzir seus níveis de estresse. Um estudo do Touch Research Institute revelou que quando os pais aplicavam massagem sueca diariamente em seus filhos com asma durante um mês, as crianças apresentavam menos crises de asma e eram menos ansiosas. As crianças também tinham melhor função pulmonar, determinada por medições diárias de picos de fluxo de ar. Os pais aplicavam massagem simples para relaxamento, sem abordar padrões de tensão específicos em seus filhos.[16]

Um objetivo de longo prazo da massoterapia para crianças com asma é ajudá-las a tomar consciência de como asma as afeta fisicamente e dar a elas ferramentas para respirar com mais facilidade, antes de elas desenvolverem um alto nível de tensão muscular. Durante uma crise de asma, a criança pode achar mais fácil respirar com os braços em volta do tronco. No entanto, apesar de estabilizar as paredes do tórax, esta posição tensiona todo o corpo. Como resultado, a criança pode apresentar tensão nos músculos intercostais e do tórax, no trapézio, e nos músculos esternocleidomastóideo e escalenos. Massoterapeutas que trabalham com adultos portadores de problemas respiratórios encontram muita tensão nos músculos da costela e das costas, e mesmo assim os adultos não têm consciência de como o estresse está relacionado à respiração. Um estudo piloto sobre massagem em adultos que apresentavam asma crônica mostrou que, apesar de terem asma há muitos anos, a maioria deles não percebia que o estresse tinha um papel importante na doença. Após 12 semanas de sessões de massagem em posição sentada, eles relataram menor tensão no tórax, menos assobio e fadiga, e uma capacidade maior de lidar com o estresse.[17] Pamela Klimowitch e Patrick Malone, massoterapeutas que trabalham com adultos com problemas respiratórios, observaram profunda tensão no tórax, no diafragma e nos músculos das costas de adultos com dificuldade crônica de respiração. Após a massagem, estes adultos respiram melhor e apresentam menos tensão no tórax.[18,19]

MASSAGEM E TERMOTERAPIA PARA CRISES DE ASMA

Durante uma crise, observe a criança atentamente e tenha sempre à mão o seu broncodilatador ou outro medicamento, caso o quadro piore. A maioria dos indivíduos com asma não consegue se deitar durante uma crise sem comprometer ainda mais a capacidade de respiração. Eles geralmente precisam ficar sentados ou reclinados em um ângulo de mais de 45 graus.

BEBER LÍQUIDOS QUENTES

Dê líquidos quentes no início de uma crise, como sopa ou chá verde ou preto. Qualquer líquido quente pode diminuir a gravidade de uma crise de asma ou rapidamente aliviá-la porque os líquidos quentes tranqüilizam os brônquios. A cafeína presente no chá verde ou preto pode interromper os sintomas iniciais em alguns indivíduos antes que a crise se agrave. A cafeína abre as vias aéreas de maneira semelhante aos inaladores usados por asmáticos. Segundo Eric Schenkel, doutor em Medicina, alergologista e imonologista clínico, "mesmo durante uma crise, bebidas quentes podem aliviá-la dentro de 5 a 60 minutos. Durante o dia em que acontece a crise, eu recomendo a ingestão de seis a oito copos de água quente ou outra bebida, mesmo depois que a crise termina".[20,21]

INALAÇÃO DE VAPOR

Os sintomas de determinadas crianças diminuem se elas estiverem em uma sala quente e úmida (temperatura entre 21 e 26°C). Os pais devem levar a criança para o banheiro, ligar o chuveiro e deixar a água cair, enchendo o ambiente de vapor. Se isto ajudar a criança a respirar melhor, os pais devem ficar com ela no banheiro o tempo que for necessário. Cuide para que a criança esteja agasalhada e não se resfrie ao sair do banheiro.

APLICAÇÃO DE CALOR ÚMIDO

Aplique uma compressa quente desde a região posterior do pescoço até a cintura. Deixe a criança deitada sobre a compressa por 30 minutos. Se a criança não conseguir ficar de costas, deixe-a sentar de frente para uma mesa, coloque um travesseiro na mesa e peça que ela coloque as mãos no travesseiro e a cabeça sobre as mãos. Coloque a compressa nas suas costas quando ela estiver nesta posição. Cubra as suas costas com um cobertor ou lençol.

COMPRESSA AQUECIDA SOBRE O TÓRAX

1° passo. Coloque uma compressa ou bolsa de água quente sobre o tórax da criança por 10 minutos.
2° passo. Faça uma compressa, mergulhando uma toalha em água fria, torça-a, e cubra-a com outra toalha ou outro material isolante.
3° passo. Aplique a compressa quente em volta do tórax da criança.
4° passo. Deixe por 1 hora ou mais.

SEQÜÊNCIA DE MASSAGEM PARA CRISES DE ASMA

As sugestões apresentadas aqui são de um artigo clássico do dr. Cesário Hossri.[15] Não espere até a criança estar em meio a uma crise de asma para só então fazer a massagem. Aprenda pelo menos alguns movimentos de massagem (Cap. 3), principalmente para o tórax, a barriga e as costas. Faça esses movimentos com a criança e enfatize o aprendizado do relaxamento. Ao massagear o tórax, faça movimentos com as pontas dos dedos entre cada costela, começando no esterno e circulando até as costas. Isto ajudará a relaxar os músculos intercostais. Use deslizamento abdominal (p. 82) e delineie as costelas inferiores com a mão enquanto faz círculos na metade superior do abdome. Não pressione o processo xifóide. Pratique a seqüência de massagem descrita aqui algumas vezes antes de usá-la durante uma crise de asma. Tenha sempre à mão o broncodilatador da criança ou outro medicamento caso a massagem não elimine a crise.

1° passo. Coloque a criança deitada de barriga para baixo. Se não for possível, coloque dois ou três travesseiros grandes em uma mesa, coloque-a sentada em uma cadeira de frente para a mesa, com as mãos no travesseiro e a cabeça sobre as mãos. Assim, as costas ficam expostas.

2° passo. Massageie próximo à coluna, desde a região inferior das costas até a região occipital. Coloque suas mãos em um dos lados da coluna, começando pela região mais inferior. Com as pontas dos dedos médio e anular, pressione delicadamente e deslize os dedos para cima e para baixo no tecido próximo a cada vértebra 10 vezes, SOMENTE NA EXPIRAÇÃO. Faça mais nas áreas que estiverem duras. Então vibre os dedos na mesma área brevemente, SOMENTE NA EXPIRAÇÃO. Trabalhe a coluna até em cima, uma vértebra por vez.

3° passo. Tapotagem (Fig. 3.9). Bata delicadamente nas costas entre as escápulas. Mantenha o movimento por 30 segundos.

4° passo. Faça amassamento com os polegares entre as escápulas (Fig. 3.18). Repetir por 1 minuto.

5° passo. Faça amassamento com os polegares dos dois lados do pescoço, próximo às vértebras. Repetir por 1 minuto.

6° passo. Deslizamento abdominal (Fig. 3.36). Coloque a criança deitada de costas. Se ela não conseguir ficar nessa posição, coloque quantos travesseiros forem necessários em suas costas para que se sinta confortável. Massageie todo o abdome, usando pressão leve. Use mais pressão quando a criança expirar. Repetir 10 vezes.

7° passo. Fricção peitoral (Fig. 3.35). Repetir 10 vezes.

8° passo. Seqüência básica de relaxamento, enfatizando o relaxamento dos pés, do estômago e do tórax.

MASSAGEM E TERMOTERAPIA PARA CRIANÇAS COM ASMA CRÔNICA

APLICAÇÃO DE CALOR ÚMIDO

Aplicação de calor úmido. Aplique compressas quentes no tórax para aquecer e soltar a fáscia muscular anterior e os músculos anteriores do tórax antes do tratamento, e na parte superior das costas para aquecer e soltar a musculatura posterior. Uma maneira ideal de integrar o calor úmido é massagear outra parte do corpo da criança por 10 minutos, enquanto ela está de costas e as compressas estão aquecendo tanto o tórax quanto a parte superior das costas.

TRATAMENTO POR CONTRASTE PARA O TÓRAX

(Fig. 3.55; ver orientações no Cap. 5).

SEQÜÊNCIA DE MASSAGEM

1° passo. Seqüência básica de relaxamento com foco na respiração relaxada. Incluir sugestões para relaxar o tórax, a parte superior das costas e o abdome, como "Sinta seu tórax relaxar e expandir", "Sinta sua barriga ficar leve e quentinha", "Sinta os músculos entre suas escápulas relaxarem", "Deixe suas costas afundarem no colchão devagar", "Sinta como suas costelas se movem com suavidade e facilidade". É importante ensinar a criança a respirar com o abdome. Colocar a criança deitada de costas, pedir que ela coloque as mãos no abdome e se concentre em como suas mãos sobem e descem durante a respiração. Perguntar o quanto ela consegue aumentar o movimento de suas mãos respirando profundamente com o abdome (a respiração ainda deve ser relaxada). O terapeuta também pode colocar a criança sentada, pedir que coloque uma mão no abdome e a outra na parte inferior das costas, e aumentar a distância entre suas mãos, respirando com o abdome. Outra maneira de encorajar a respiração profunda e relaxada é a criança imaginar o ar passando pelos pulmões e pélvis quando ela inala – sentindo o tórax e a pélvis expandirem – e, quando exala, deixar o tórax e a pélvis voltarem ao seu tamanho original. Repetir de 10 a 20 vezes.

2° passo. Deslizamento nas costas (Fig. 3.2). Repetir 10 vezes.

3° passo. Massagear a parte descendente do trapézio (Fig. 3.17). Repetir por 30 segundos de cada lado.

4° passo. Fazer amassamento com os polegares entre as escápulas (Fig. 3.18). Repetir por 1 minuto.

5° passo. Fazer amassamento com os polegares na parte inferior das costas (Fig. 3.19). Repetir por 1 minuto.

6° passo. Deslizamento nos ombros e no pescoço (Fig. 3.26 e 3.27). Repetir 10 vezes.

7° passo. Deslizamento no tórax e no abdome (Fig. 3.34). Repetir por 1 minuto.

8° passo. Fricção peitoral (Fig. 3.35). Repetir por 30 segundos.

9° passo. Arrastamento entre as costelas. Começar no esterno e chegue até as laterais do tórax, com um dedo entre cada costela. Não pressionar o processo xifóide. Este movimento relaxa os músculos intercostais; no entanto, a região pode ser sensível a cócegas, então vá devagar e deixe a criança se acostumar com a sensação. Trabalhar de baixo para cima na caixa torácica. Evitar o tecido das mamas em meninas.

10° passo. Deslizamento do tórax e do abdome, três vezes.

11° passo. Exercícios passivos de amplitude de movimento para o pescoço e articulações dos ombros (Figs. 3.11 e 3.12).

12° passo. Seqüência básica de relaxamento com foco na respiração relaxada.

TRATAMENTOS COMPLEMENTARES

1. A acupuntura pode aliviar crises agudas.
2. Terapias de movimento, como as técnicas Feldenkrais e Alexander, podem melhorar a respiração, liberando

a tensão e melhorando a mobilidade dos músculos respiratórios da criança.

3. Terapias de manipulação podem melhorar a mobilidade da caixa torácica e da coluna.

TRANSTORNO DE DÉFICIT DE ATENÇÃO E HIPERATIVIDADE

O Transtorno de Déficit de Atenção (TDA) é o transtorno de neurodesenvolvimento mais comum na infância, afetando de 3 a 5% das crianças em idade escolar e pelo menos quatro vezes mais meninos que meninas. O TDA é um termo generalizado que inclui uma ampla variedade de crianças que podem, na verdade, ter perfis e problemas neurológicos diferentes. O TDA é caracterizado por curto intervalo de atenção, impulsividade e distratibilidade. As crianças demonstram baixa tolerância à frustração, falta de motivação para qualquer coisa a não ser as atividades mais estimulantes e tendência a ficarem entediadas com facilidade. É difícil para elas reconhecerem as conseqüências futuras de seu comportamento e aprender com seus erros. Muitas têm dificuldade de ler as nuances do comportamento social e controlar seus impulsos, o que causa problemas sociais. Das crianças que sofrem de TDA, cerca de 25% têm alguma deficiência de aprendizado. Crianças com TDA também correm mais risco de sofrer de depressão e ansiedade. Certas crianças que sofrem de TDA são também hiperativas; o que é chamado de Transtorno de Déficit de Atenção e Hiperatividade (TDAH). A hiperatividade é uma inquietação generalizada ou um grau excessivo de movimentação; a criança está constantemente em movimento. O TDA pode ter efeitos sérios e por toda a vida no funcionamento de um indivíduo (ver Quadro Ponto de Interesse 6.3). Apesar das dificuldades, algumas crianças com TDAH são altamente bem-sucedidas nas áreas às quais dedicam sua motivação, energia e entusiasmo.[1]

O TDAH pode ser herdado; no entanto, outros fatores que sabidamente afetam o desenvolvimento do cérebro podem predispor a criança a este transtorno, incluindo infecções cerebrais, traumatismo craniano, uso de álcool ou cocaína pela mãe, transtornos do metabolismo, nascimento prematuro ou baixo peso no nascimento, e exposição a altos níveis de chumbo e mercúrio no útero ou após o nascimento (uma em cada 12 mulheres em idade fértil tem altos níveis de mercúrio no sangue, que podem interferir no desenvolvimento cerebral do feto). Complicações no parto e na infância também podem estar relacionadas.[2-4] John Upledger, osteopata, acredita que um problema estrutural envolvendo o desalinhamento dos ossos cranianos pode ser um importante fator para uma parcela importante das crianças que sofrem de TDAH. Ele acredita que o traumatismo craniano, incluindo aquele que ocorre no nascimento, pode causar este desalinhamento.[5]

O tratamento padrão do TDA inclui programas escolares apropriados, modificação de comportamento, terapia e

QUADRO PONTO DE INTERESSE 6.3
O TDA é sério

O diagnóstico e o tratamento do TDA pode ser controverso, dado o alto número de crianças diagnosticadas e o fato de muitas delas receberem medicação psicoestimulante. Pais e profissionais temem que crianças que têm outros problemas estejam sendo diagnosticadas com TDA; por exemplo, uma criança que é desatenta na sala de aula pode ter problemas auditivos, deficiência de aprendizado ou outro problema que não o TDA. Apesar dessas preocupações legítimas, é errado pensar que o TDA seja um transtorno menor. As conseqüências do TDA não tratado são: 52% dos portadores terão problemas com abuso de drogas e/ou álcool quando adultos; 43% dos garotos agressivos e cuja hiperatividade não é tratada terão sido presos por um crime, aos 16 anos; 35% dos portadores não terminam o Ensino Médio. Um estudo com novos prisioneiros de uma das maiores penitenciárias da Califórnia mostrou que 75% deles tinham um histórico de TDA ou de deficiências de aprendizado na infância.

Referência Bibliográfica

1. Amen, D.: *ADD: A Guide for Primary Care Physicians.* Fairfield, CA: The Amen Clinic for Behavioral Medicine, 1999, p 51

medicação. Em 2002, cerca de 4 milhões de crianças americanas, em sua maioria meninos, estavam medicadas com metilfenidato (Ritalina).[6] Medicamentos psicoestimulantes, como Ritalina e Cylert, estimulam as partes do cérebro associadas à atenção, excitação e inibição, mas o efeito extende-se somente pelo período durante o qual a droga está presente no sistema da criança. Essas drogas não tratam a disfunção neurológica. Reações adversas podem incluir perda de apetite, insônia e nervosismo. Elizabeth Guthrie, psiquiatra infantil, diz que, ao prescrever uma droga para uma criança ou adolescente, preocupa-se não somente com as possíveis reações adversas, mas também com o desconhecido. "O que dizer sobre as mudanças sutis que têm impacto no desenvolvimento da personalidade da criança? São todas para melhor? Sabemos quais são?"[7], indaga Guthrie.

Há uma preocupação, na comunidade médica e entre os pais, de que a Ritalina esteja sendo prescrita em excesso. Crianças com problemas como falta de atenção associada a deficiência de aprendizado ou auditiva, ou crianças simplesmente muito ativas e alertas, podem estar medicadas com Ritalina de maneira imprópria.[6,8]

Os pais que procuram terapias adicionais para seus filhos já tentaram abordagens nutricionais, tratamentos para alergias a alimentos, terapia craniossacral, *neurofeedback* e terapias neurodesenvolvimentais. Cada tratamento parece ser eficaz para algumas crianças, mas não para todas, o que provavelmente reflete o fato de que o TDA é um termo geral que abrange uma grande variedade de doenças. A compreensão médica sobre o TDA ainda está evoluindo, e tomografias cerebrais e outras tecnologias em breve poderão alterar a maneira como este transtorno é percebido. O psiquiatra Daniel Amen, por exemplo, afirma que há seis tipos básicos de TDA, cada um deles com um tratamento diferente.[9]

Pais de crianças com TDA também podem experimentar um alto nível de estresse, levados à exaustão por conta de anos correndo atrás de uma criança hiperativa; de escutar reclamações de vizinhos, professores e colegas sobre o comportamento da criança; das várias tentativas com diferentes formas de terapia e de incessante preocupação com o filho. Mesmo pais com bastante habilidade para cuidar de seus filhos podem se cansar das constantes exigências representadas por uma criança com TDA.

ABORDAGEM E OBJETIVOS

O TDA é estressante para as crianças, que geralmente precisam se esforçar bastante nos estudos e recebem atenção negativa na escola, em situações sociais e em casa. Certas terapias não tratam a causa do TDA, mas ajudam a criança a lidar com o estresse. A hipnose médica, apesar de não ser o principal tratamento para problemas de atenção, pode ajudar a criança a ser menos ansiosa, dormir melhor e a desenvolver estratégias para controlar explosões emocionais. A prática de relaxamento com aparelhos de biofeedback também é eficaz no controle dos sintomas de TDA e hiperatividade.[10] A massoterapia pode se inserir nesta categoria; mesmo não tratando a causa do TDA, ajuda a reduzir o estresse e acalma. Em um estudo, garotos adolescentes com TDA receberam sessões de 15 minutos de massagem sueca nas costas e no pescoço. As massagens foram feitas todos os dias depois da escola, durante 10 dias de aula consecutivos. No final do estudo, os garotos apresentavam menos inquietação, disseram estar mais felizes e eram capazes de permanecer em uma tarefa por mais tempo em sala de aula.[11] A acupressão ajudou algumas crianças a reduzir ou eliminar a medicação.[12] O livro *High-Tech Touch* (Academic Therapy Publications, 1987) fala sobre crianças hiperativas tratadas com a massagem por acupressão. Uma garota de 9 anos não só tornou-se mais calma e equilibrada, como também passou a seguir orientações mais complexas e apresentou melhora na coordenação motora fina e grossa. A medicação (Ritalina) foi retirada após três sessões de massagem. Um garoto de 17 anos com problemas crônicos de comportamento mostrou-se resistente à massagem em um primeiro momento e não demonstrou progresso em muitos meses; com o tempo, porém, tornou-se mais relaxado, apresentou melhora na capacidade de concentração e maior interesse em seu ambiente. Outras crianças apresentaram ataques de choro e gritos com menos freqüência e menor intensidade.[13] Um garoto hiperativo fazia alguns minutos de terapia de polaridade com seu terapeuta sempre que seu comportamento tornava-se descontrolado; depois adormecia por uma hora ou duas e acordava relaxado e capaz de interagir normal-mente com os outros.[14] Outras formas de toque têm sido usadas para tratar crianças hiperativas. Uma abordagem desenvolvida por Jean Ayres trata crianças hiperativas e com fobia de serem tocadas, por meio da introdução gradual do toque. Por exemplo, uma técnica que incorpora os efeitos calmantes de pressão intensa, calor e movimentos lentos é enrolar a criança de maneira aconchegante em um cobertor e rolar lentamente uma bola por suas costas, mas com firmeza, por cerca de 3 minutos.

MASSOTERAPIA PARA O TDA

Pelo uso das técnicas descritas neste livro, a massoterapia ajudará na redução dos níveis de tensão e fará com que as crianças saibam o que é realmente um estado de relaxamento. Ensiná-las a gerenciar seus níveis de tensão é tão importante quanto o benefício físico da massagem. A massagem deve ser usada primeiro para fazer a criança relaxar e, depois, para ensiná-la os exercícios de relaxamento. O massoterapeuta precisa de muita perspicácia para fazer com que a criança fique relativamente quieta durante as primeiras sessões. No início, pode ser melhor uma massagem curta, em vez da massagem para o corpo inteiro. Também pode ser preciso seguir a criança pela sala para aplicar a massagem, em vez de esperar que ela fique quieta. Começar com a massagem nas costas descrita no capítulo 3, mas preparar-se para usar movimentos em outras partes do corpo, se a criança ficar andando pra lá e pra cá. Ela não deve ser contida. Se os movimentos nas costas forem bem aceitos, tentar seguir a seqüência completa descrita no capítulo 3.

Assegurar que não haja distrações no consultório, como bagunça ou barulho. Se há alguma música que a criança considera relaxante, pedir ao pai ou à mãe para trazê-la. Alguns brinquedos simples podem mantê-la ocupada. Também podem ser ensinados aos pais um ou dois movimentos de massagem e a seqüência básica de relaxamento, que podem ser usados na hora de dormir, quando é mais provável que as crianças fiquem quietas. Se eles praticarem um pouquinho todos os dias, ajudarão no aprendizado do relaxamento. Curtas repetições podem ensinar a criança a relaxar. Com o tempo, portadores de TDA/TDAH podem aprender a relaxar e aproveitar todos os movimentos da massagem de corpo inteiro.

AUTISMO

Para sentir prazer com o toque físico, eu precisava sempre iniciá-lo e, no mínimo, precisava ter escolha... Quando as pessoas não me tocavam, eu nunca pensava nisso como negligência. Pelo contrário, para mim significava amor e compreensão.[1]

Donna Williams, autista adulta

O autismo é um transtorno bioquímico cerebral ou disfunção do sistema nervoso central, possivelmente causado por uma anormalidade neuroquímica ou problema meta-

QUADRO PONTO DE INTERESSE 6.4
Autismo e estímulo sensorial

Três aspectos da decodificação sensorial tendem a ser particularmente anormais entre autistas. O registro de informações sensoriais, controlado parcialmente pelo tronco cerebral, é crônico e, por vezes, dramaticamente defectivo; estímulos visuais comuns, como luzes brilhantes ou objetos que se movem às vezes parecem passar despercebidos, ao passo que objetos aparentemente triviais - um fio solto em um casaco, uma migalha de pão em um tapete estampado - recebem total atenção.

A habilidade de controlar o estímulo sensorial também parece ser defeituosa, fazendo com que muitos autistas não consigam se concentrar em uma conversa dentro de um restaurante cheio, por exemplo, mas escutem cada voz dentro do ambiente ao mesmo tempo, em uma algaravia confusa e muito alta. Similarmente, uma mão no ombro ou antebraço pode parecer uma camisa-de-força; a leve acidez de uma uva pode ter gosto de veneno; um objeto desconhecido – uma cadeira, uma boneca ou bola – parece invadir o quarto, um ambiente de outro modo seguro, e aprisionar a pessoa.

A capacidade para integrar as informações recebidas pelos sentidos e dar sentido a elas parece, também, comprometida. A incapacidade para usar os sentidos para localizar um corpo no espaço pode resultar em uma sensação que, para pessoas sem autismo, só pode ser imaginada como uma constante tontura, tornando difícil planejar e organizar uma série de movimentos musculares que culminam, por exemplo, com uma colher na boca aberta, ou que resultam em laços bem dados em um sapato – com os sentidos servindo como elementos de perturbação, nestes casos e em dezenas de outros parecidos.[1]

Russell Martin

Referência Bibliográfica

1. Martin R: *Out of Silence: A Journey into Autism.* New York, NY: Henry Holt, 1994

atenção, fobias, rápidas mudanças de humor e hiperatividade. É comum que autistas sejam insensíveis ou hipersensíveis a dor, calor, barulho, odores ou toque. Muitos são tão hipersensíveis ao toque que o evitam completamente. Comportamentos repetitivos, como bater as mãos, morder-se ou balançar para e frente e para trás são comuns. Muitos anos atrás, Nik Waal, psiquiatra, observou que crianças autistas tendem a ter os ombros enrijecidos, a mandíbula e a boca apertadas e a respiração curta.[3]

Os profissionais de saúde muitas vezes também têm dificuldade para distinguir entre os problemas de saúde de uma criança autista e um comportamento simplesmente incomum. Um garoto autista de 5 anos, por exemplo, não conseguia dormir regularmente desde os dois anos de idade; tinha diarréia crônica, gritava sem parar e com freqüência se deitava no sofá esfregando a mão na barriga. Inúmeros pediatras tentaram sem sucesso encontrar uma base orgânica para sua diarréia, e os psiquiatras disseram a seus pais que os gritos, os problemas com o sono e esfregar a barriga eram comportamentos autistas. Quando a família do garoto procurou tratamento com gastrenterologistas em outro país, descobriu-se que a diarréia era o excedente de uma constipação persistente. Uma radiografia mostrou massa fecal do tamanho de um pequeno melão. Após tratamento com laxantes, a agonia física do garoto e os gritos terminaram, e ele parou de esfregar a barriga; seus problemas de sono também acabaram.[4]

Crianças autistas são estressantes para a família, porque seus comportamentos são difíceis, precisam de muita supervisão e não oferecem retorno emocional às famílias, por conta de seu transtorno social. Os pais podem sentir-se isolados e precisam de muito apoio prático e emocional.

O tratamento deve concentrar-se em promover o desenvolvimento e ensinar a reduzir a rigidez e os maneirismos típicos. O tratamento padrão consiste em modificação comportamental, ensino de habilidades sociais e de comunicação, fonoterapia e terapia para a linguagem, medicação e apoio familiar.[5] Novas abordagens são promissoras, inclusive abordagens bioquímicas, como o uso de suplementos e dietas especiais, além de terapias para melhorar o processamento sensorial, como a abordagem *HANDLE*.[6,7]

ABORDAGEM E OBJETIVOS

Contrariando a crença popular, crianças autistas podem aprender a relaxar, apesar de ser necessário um treinamento repetitivo. Em 1963, um centro para o desenvolvimento infantil criou um grupo para crianças autistas. O grupo era formado por quatro autistas; três meninos de 5, 6 e 9 anos e uma menina de 6. Essas crianças demonstravam padrões de extremo isolamento durante toda a vida, não falavam e tinham problemas para se alimentar; apenas uma delas sabia usar o banheiro sozinha. Em casa, eram totalmente arredias ou incontrolavelmente violentas, e tinham explosões de raiva freqüentes e prolongadas. Após dois anos de aplicação de técnicas de modificação de com-

bólico (ver Quadro Ponto de Interesse 6.4). Cerca de uma em cada 1.000 crianças sofre de autismo; no entanto, desde o final da década de 1980 a prevalência tem aumentado – e já pode ter chegado a um caso entre 500 crianças.[2] Para cada menina autista, há três ou quatro meninos com a doença. Crianças autistas tipicamente têm pouca capacidade para processar sinais sociais, informações emocionais e linguagem, ou seja, não conseguem compreender os sentimentos alheios. Cerca de 1/3 das crianças autistas têm algum tipo de disfunção visual, metade delas não apresenta capacidade verbal ou têm o discurso gravemente prejudicado, e 75% sofrem de retardo mental. Essas crianças geralmente têm problemas para dormir, curto alcance da portamento, as crianças aprenderam alguma comunicação oral e se tornaram capazes de interagir com os outros. A equipe conseguira reduzir a duração e a intensidade dos ataques de raiva por meio de contenção física moderada e repetição de regras; mas as crianças ainda eram tensas e voláteis. Neste ponto, a prática de relaxamento tornou-se parte da rotina diária. Em cada sessão, dizia-se para as crianças "Muito bem, agora é hora de relaxar". As luzes eram apagadas e as crianças guardavam seus brinquedos e relaxavam em uma esteira. Pedia-se então que imaginassem estar em suas camas, "gostosas e confortáveis", respirassem com calma, se acomodassem e relaxassem. A equipe manipulava gentilmente os braços, pernas e pescoços das crianças, sempre lembrando que elas deveriam relaxar. Qualquer resposta que se aproximasse de comportamento tranqüilo era imediatamente elogiada. As sessões de relaxamento aconteceram durante todos os dias letivos, durante 8 meses. Na primeira sessão, após 2 minutos uma das crianças levantou-se e saiu andando; mas à medida que se sentiam mais confortáveis, as sessões estenderam-se e chegaram a 12 minutos. As crianças aprenderam a ficar quietas e a relaxar, sentindo claro prazer com as sessões e praticando espontaneamente o relaxamento, no grupo e em casa. Suas explosões violentas também praticamente desapareceram.[8] Durante a massagem em crianças autistas, treiná-las na seqüência básica de relaxamento também pode ajudá-las a aprender a relaxar.

Há uma linha tênue entre quebrar a barreira de isolamento de uma criança autista e tratá-la em excesso. Donna Williams acredita que é importante persistir, mesmo quando a criança parece rejeitar o toque ou outro estímulo. Ela diz: "Devo, contra meus próprios sentimentos, sugerir uma abordagem bem persistente, sensível, embora impessoal, para ensinar à criança que 'o mundo' não abrirá mão [dela]; que irá requisitá-la incessantemente. Do contrário, 'o mundo' continuará fechado". A massagem acostuma as crianças ao toque, ajuda a relaxar e aumenta a consciência corporal. Ela pode, também, ajudá-las a dormir melhor e reduzir comportamentos auto-estimulantes, como morder a mão ou bater na cabeça. Segundo a psicóloga Marian Meyed, por tentativa e erro, os pais de alguns autistas percebem que essas crianças são física e psicologicamente mais tensas que os outros filhos e que precisam ajudá-las a relaxar para que possam dormir. Apesar de a maioria das crianças autistas não gostar de colo na hora de dormir, outros tipos de contato físico, como tapinhas, massagem no corpo, ou ficar sentado ou se deitar na cama ao lado da criança também podem dar bons resultados.[9]

Nik Waal, psiquiatra, usou massagem em um menino autista e descobriu que esta reduzia sua tensão muscular e melhorava sua respiração e ajuste emocional. Waal colocou o garoto em seu colo e começou a fazer movimentos delicados de massagem para acalmá-lo. Em seguida, aplicou pressão um pouco mais forte nas áreas que apresentavam mais tensão.[3] Dois estudos do Touch Research Institute investigaram os efeitos da massagem em crianças autistas. No primeiro estudo, cada criança recebeu 15 minutos de terapia de toque por dia, 2 dias por semana, por 4 semanas. As crianças permaneciam vestidas, porém descalças, e seus corpos eram manipulados usando pressão moderada e movimentos de amassamento. Quando examinadas ao final do estudo, a aversão ao toque, os comportamentos típicos e a desatenção haviam diminuído.[10] O segundo estudo comparou dois grupos de crianças autistas; um grupo recebeu 15 minutos de massagem antes de dormir, todas as noites durante um mês, enquanto o outro escutou histórias. As crianças no grupo da massagem mostraram menos problemas para dormir em casa, redução do comportamento estereotipado e maior atenção na escola.[11]

Vários professores de educação especial usaram acupressão em crianças autistas e descobriram que elas se mostravam mais sociáveis e receptivas.[12] O osteopata John Upledger obteve muito sucesso tratando crianças autistas com a terapia craniossacral.[13] Ao dar aulas de massagem para pais de crianças deficientes, a autora descobriu que muitos dos movimentos simples da massagem sueca em uma massagem de corpo inteiro devem ser modificados para crianças autistas. Ajustar o ambiente ou período do dia pode fazê-las aceitar melhor a massagem. Os pais geralmente sabem quando seus filhos serão mais receptivos à massagem e quais movimentos serão mais aceitos. Eles podem fazer a massagem na hora de dormir, se os seus filhos não param quietos para uma massagem durante o dia. Larry Burns-Vidlak, massoterapeuta e pai de três crianças autistas, combina luta ou brincadeiras com a massagem. Rolando na cama ou em uma cama elástica, ele faz as crianças colocarem os braços em volta de seu pescoço enquanto massageia suas costas (Burns-Vidlak L, comunicação pessoal, abril de 1989).

MASSAGEM PARA CRIANÇAS AUTISTAS

Antes de começar a primeira sessão de massagem com uma criança autista, converse bastante com os pais para saber o que é pouco ou demais, em termos de estímulo tátil para a criança. Depois, a duração da massagem deve ser medida por aquilo que a criança tolera. Peça aos pais para fazerem breves massagens nos filhos pelo menos duas vezes por dia durante uma semana, antes de levá-los para a sessão; assim eles se sentirão mais confortáveis com a idéia da massagem.

Movimentos da massagem sueca são ideais e geralmente seguros. A criança pode sentir-se menos defensiva nas mãos e nos pés, tornando-os adequados para a massagem, no começo. A criança não deve despir-se, a menos que se sinta confortável com a idéia, o que pode acontecer somente após algumas sessões. Se ela só consegue tolerar uma massagem rápida, pode recebê-la por alguns minutos, e então o pai ou a mãe podem ser massageados, e depois a criança de novo. Mostrar-lhe como fazer os movimentos em seu próprio corpo pode aumentar sua aceitação.

Experimentar com a pressão; por exemplo, tentar movimentos leves com crianças que tendem a rejeitar o toque e mais pressão para crianças que cometem auto-agressão (ver comportamento auto-agressivo na seção *Atraso de Desenvolvimento*). Usar o que funciona melhor para a criança. Massagem lenta e delicada nos punhos, cotovelos, ombros, tornozelo, joelho e articulações dos quadris são calmantes. Os pais devem aprender movimentos de massagem para aplicar nos filhos na hora de dormir ou na banheira, onde podem usar a espuma do sabonete em vez do óleo de massagem.

DOENÇA CATASTRÓFICA

Doenças catastróficas são aquelas em que as crianças ficam gravemente doentes, seja por um problema de saúde adquirido, como AIDS ou câncer, ou por uma doença hereditária, como fibrose cística. A doença catastrófica é um grande estresse e um grande desafio para as crianças, incluindo desconforto físico ou dor, imobilização prolongada e perda da sensação de integridade física, causada pela deficiência. Programas médicos, como restrições de dieta, limitação de atividades, efeitos colaterais de medicação e procedimentos médicos invasivos ou dolorosos podem causar estresse adicional. Insônia, ansiedade e depressão são manifestações comuns de estresse. Os familiares também ficam sob enorme pressão, pois precisam ficar em vigilância constante ao mesmo tempo em que experimentam medo, impotência, culpa e raiva.

Em doenças crônicas, como a fibrose cística, as crianças podem ser hospitalizadas repetidas vezes, durante os períodos em que estão muito doentes para ficarem em casa. Se o tratamento fracassa e a doença se torna terminal, elas podem retornar ao hospital ou ficar em casa sob cuidados médicos.

ABORDAGEM E OBJETIVOS

A massagem sueca delicada e individualizada pode abordar as necessidades de crianças gravemente doentes. Ela pode ajudar com os desconfortos específicos de cada doença, bem como com o grande estresse e desconforto mencionados acima. Field et al. estudaram os efeitos da massagem em 20 crianças com leucemia linfoblástica aguda. Elas receberam 15 minutos de massagem de corpo inteiro de seus pais, todos os dias durante 30 dias. Quando comparadas com um grupo padrão de controle, estavam menos ansiosas e deprimidas e sua contagem de glóbulos brancos havia aumentado significativamente.[1] Hernandez-Reif et al. encontraram que após 30 dias de massagem sueca na cama, feita pelos pais, as crianças que sofriam de fibrose cística estavam menos ansiosas, seu humor havia melhorado e sua respiração estava mais tranqüila, de acordo com medições de pico de fluxo de ar.[2] Achados semelhantes aconteceram quando a massagem foi aplicada em adolescentes com AIDS (ver seção sobre AIDS).

Lyse Lussier, massoterapeuta, já tratou de crianças com doenças graves (Cap. 3) e acredita que a massagem pode aliviar o sofrimento físico como dor, náusea e o desconforto de estar imobilizado, além do sofrimento psicológico, como ansiedade, falta de estímulo, insônia e sensação de isolamento.

A massoterapeuta e ex-assistente social, Helen Campbell, trabalhou com muitas crianças com doenças graves, muitas em estágios terminais, e ensinou famílias a lhes aplicar massagens. Ela descobriu que, além dos benefícios para a criança, a massagem também ajuda muito a família. Ter algo concreto e positivo para fazer alivia o sentimento de impotência e permite que a família expresse seu amor com algo além de palavras. A massagem pode reduzir a probabilidade de os pais se isolarem um do outro e sofrerem sozinhos. Campbell também ensinou crianças a massagearem irmãos que estavam morrendo e percebeu que elas se sentiam incluídas no grupo de cuidadores e tinham a oportunidade de transmitir seu amor e carinho (Campbell H., comunicação pessoal, janeiro de 1989).

É necessário obter a permissão do pediatra antes de aplicar massagem em uma criança com doença grave. Geralmente é viável, mesmo se houver cortes cirúrgicos, tubos, fios, ventiladores ou outros itens a evitar. Helen Campbell trabalhou com uma menina com anemia aplástica avançada, o que impedia a massagem. Em vez disso, a menina recebia colo, o que era reconfortante para ela. Deve-se sempre obter permissão também das próprias crianças, pois elas já experimentam muitos procedimentos médicos sobre os quais não têm controle. Antes da primeira massagem, a família poderia dizer: "Uma massagem nas costas pode ajudá-lo a dormir melhor. Que tal experimentar?".

PONTOS ESPECÍFICOS

- Identificar todas as áreas que devem ser evitadas, principalmente as que receberam injeção intravenosa, ou feridas, curativos, cateteres e quaisquer áreas doloridas. Não importa quanto do corpo da criança esteja canceroso, ou quantos dispositivos médicos precisem ser evitados, geralmente há pelo menos uma área do corpo que não é afetada pelo câncer e onde o terapeuta pode aplicar um toque reconfortante.
- O alívio do edema é temporário, porém confortável. A criança geralmente se sente aliviada por horas, com mais facilidade de movimento, temperatura local mais normal, e se sente mais ativa por conta do estímulo. O membro deve ser elevado, e a massagem aplicada da extremidade para o centro (na direção do coração) com deslizamento sueco delicado e repetido. A parte proximal do membro deve ser trabalhada primeiro, para abrir os vasos linfáticos para a drenagem do edema.
- Crianças com câncer podem ter problemas de pele por causa da medicação, quimioterapia ou radioterapia. Áreas problemáticas não devem ser massageadas a menos que haja uma razão específica; deve-se obter a permissão do médico.

- Não se deve fazer massagem sobre uma incisão ou ao seu redor nas primeiras 6 semanas após a cirurgia, é importante que o pediatra da criança seja consultado após este período (ver Tecido Cicatricial, Cap. 4).
- Perguntar se as crianças se sentem enrijecidas ou com o corpo dolorido por ficarem na cama. Elas devem trocar de posição, e exercícios de amplitude de movimento para aliviar os efeitos da imobilização podem ser realizados. Dessa forma, aumenta o movimento das articulações e melhora a circulação, oferecendo-lhes uma experiência tridimensional de seus corpos.
- A constipação pode ser tratada com as técnicas descritas no capítulo 5; fazendo movimentos delicados.

MASSAGEM PARA CRIANÇAS COM DOENÇAS CATASTRÓFICAS

Posicionamento: certificar-se de que a criança está bem posicionada, com travesseiros adicionais, se necessário. Se a criança não conseguir falar, iniciar com uma massagem leve, observando se há sinais não-verbais de desconforto, como tensão no rosto ou mudanças na respiração.

Usar os movimentos suecos básicos de deslizamento, pressionar, amassar e arrastar descritos no capítulo 3, mas com muita delicadeza. Não realizar amassamento muscular vigoroso, nem percussão. Os movimentos devem ser longos, uniformes e lentos, e não curtos, rápidos e agitados. Para crianças muito magras, aplicar movimentos muito leves da cabeça em direção aos pés. Mãos e pés podem receber massagem mais profunda, mas mesmo assim delicada. Massagem na cabeça, no pescoço e nos ombros pode ajudar a aliviar dores de cabeça. Movimentos suaves na testa podem aliviar a tensão. Se possível, ajudar as crianças a respirar com mais facilidade usando a seqüência básica de relaxamento. Técnicas de manipulação de energia, como terapia da polaridade, Reiki e terapia craniossacral também podem ser apropriadas por usarem muito pouca ou nenhuma pressão. As sessões longas não devem ser cansativas para as crianças; mesmo alguns minutos de massagem podem ser eficientes, além de provavelmente serem os melhores minutos do dia para elas. Se elas só quiserem alguns minutos de massagem, massagear outros membros da família também. Ensinar os familiares a massagearem a criança.

Nunca é demais lembrar que as crianças não podem ser expostas a germes. Caso o massoterapeuta esteja doente, ou mesmo se suspeitar que está contraindo uma gripe ou outras doenças menores, não deve manter contato com nenhuma criança com doença grave.

TERAPIA COMPLEMENTAR

A hipnose médica tem obtido bons resultados com crianças menores de 4 anos de idade no tratamento da dor de suas doenças; redução da ansiedade e dor causada por procedimentos invasivos (como punção lombar e aspiração da medula óssea); e alívio da depressão, insônia, dificuldades comportamentais e medo da morte. A hipnose para manejo da dor ajuda a reduzir o uso de analgésicos. A auto-hipnose também é ensinada às crianças, e aquelas que a praticam com regularidade obtêm alívio mais consistente da dor.[3]

PARALISIA CEREBRAL

Mathew, 4 anos, sofria de paralisia cerebral e era cego e tetraplégico. Sua mãe me disse que não achava possível se aproximar mais do filho. No entanto, após aprender a massageá-lo, ela disse, com lágrimas nos olhos: "É como se ele conseguisse me abraçar, de tanto que a massagem o relaxa. Quando eu faço massagem à noite, ele consegue dormir com os braços esticados, e não flexionados como sempre ficaram. Quando não tenho tempo de fazer uma massagem completa, massageio seus braços, mãos e pernas que estão sempre bem tensos. Ele segura o polegar dentro da mão fechada, mas desde que comecei a massagear sua mão, ela se torna a cada dia mais relaxada".[1]

Cerca de uma a cada 300 crianças nasce com ou desenvolve paralisia cerebral, uma deficiência de desenvolvimento que surge quando as regiões do cérebro que controlam o movimento são danificadas antes ou durante o parto, ou durante a primeira infância. Este dano pode resultar de certas infecções durante a gravidez, incompatibilidade de Rh, sangramento no cérebro e falta de oxigênio ou trauma durante o nascimento. Depois do parto, a prematuridade e infecções, como a meningite, são fatores causadores. O dano pode ocorrer simultaneamente a outras áreas do cérebro; no entanto, pelo menos 25% das crianças com paralisia cerebral sofrem de transtornos epilépticos; pelo menos 30% têm deficiências visuais, auditivas, da fala e linguagem; e cerca de 50% sofrem de retardo mental.

Crianças com paralisia cerebral têm prejuízo nos movimentos voluntários. O resultado disto varia, dependendo da gravidade do dano cerebral, de sua localização e da extensão do dano para outras áreas do cérebro. Há três tipos principais de paralisia cerebral:

- Paralisia cerebral convulsiva, o tipo mais comum, na qual os músculos voluntários são rijos e contraídos.
- Paralisia cerebral atetóide. Os músculos fazem movimentos involuntários de torção ou enrijecimento.
- Paralisia cerebral atáxica. A criança tem pouco equilíbrio, dificuldade de usar as mãos e dificuldade para começar a sentar ou ficar em pé.

Hemiplegia, diplegia e tetraplegia descrevem o quanto do corpo da criança é afetado pela paralisia cerebral (Fig. 6.4). Além de terem musculatura espástica, as crianças geralmente ficam imobilizadas em uma posição retesada.

O tratamento médico convencional geralmente envolve vários tipos de terapia. A fisioterapia visa aumentar as ati-

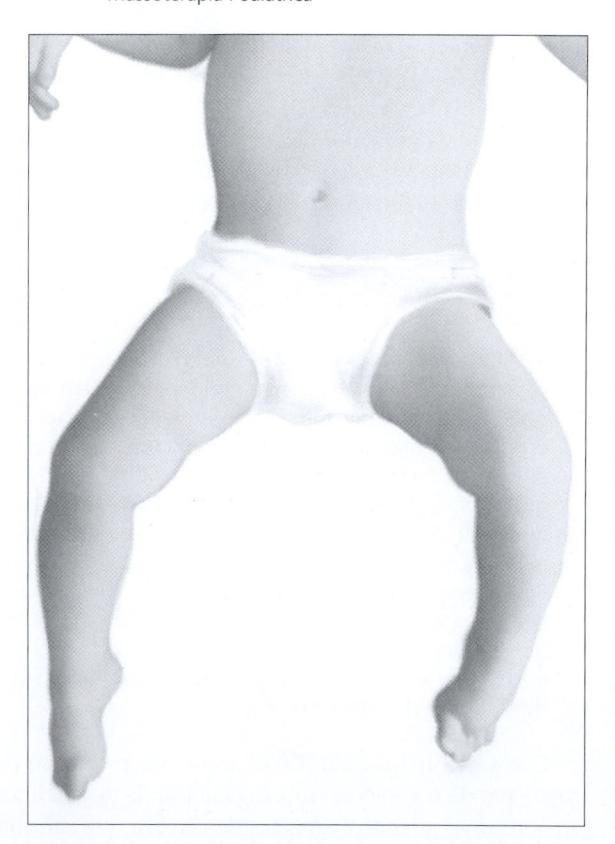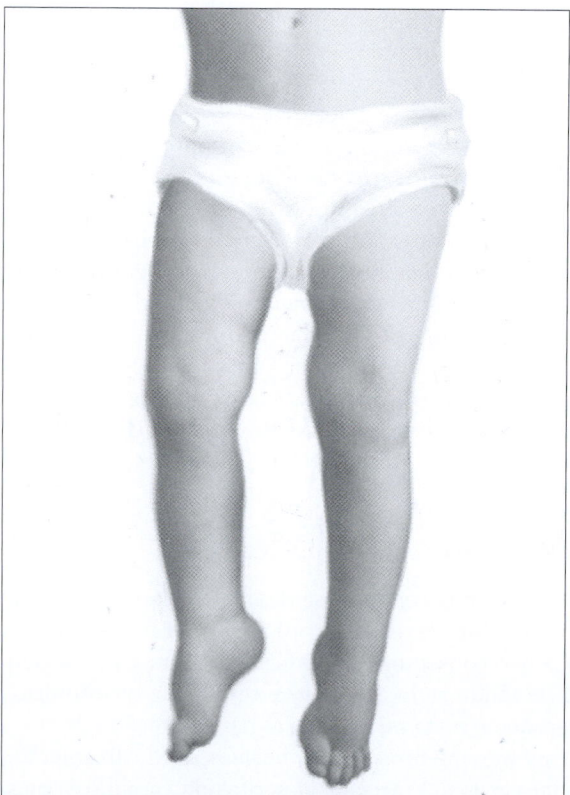

FIGURA 6.3 Bebê com paralisia cerebral; **A**, Antes, e **B**, Após 10 sessões de Rolfing. Reimpresso com permissão de Robert Toporek.

vidades motoras grossas e movimentos funcionais e reduzir o tônus. A terapia ocupacional ajuda a criança com as atividades motoras finas e atividades da rotina diária. O tratamento ortopédico pode incluir cirurgia, aparelho ortodôntico, muletas ou gesso, dependendo do tipo e da gravidade da paralisia cerebral.

A massagem oferece inúmeros benefícios para as crianças com paralisia cerebral (ver Estudo de Caso 6.1). Seja seu estado clínico moderado ou grave, a massagem regular pode melhorar de maneira significativa a qualidade de vida no dia-a-dia. Como ocorre com todas as crianças deficientes, estímulo, relaxamento, maior aceitação ao toque, sono mais profundo e melhor imagem corporal são benefícios típicos. A massagem sueca ajuda as crianças que sofrem de paralisia cerebral das seguintes maneiras:

- Alivia a constipação, que pode ser causada por músculos abdominais hipotônicos ou hipertônicos (ver Tratamento para Constipação, p. 124).
- Como a espasticidade é um problema comum para quem sofre de paralisia cerebral, há o perigo constante de contraturas. A massagem ajuda a normalizar o tônus muscular, pode prevenir contraturas e evita que contraturas já existentes piorem (Fig. 6.5).
- Encoraja a respiração profunda.
- Crianças com paralisia cerebral convulsiva aprendem a relaxar durante os tratamentos para acalmar conscientemente os espasmos musculares.

- Ao colocar seus corpos em posições diferentes durante a terapia, aliviando a tensão muscular e movimentando as articulações de formas não-habituais, a massagem pode aumentar a amplitude de movimento da criança.
- Oclusões defeituosas são comuns, resultantes de movimentos não coordenados dos músculos da mandíbula, dos lábios e da língua.[2] A massagem pode estimular o tônus e/ou aliviar a tensão nos músculos faciais e ajudar a diminuir a hipersensibilidade ao redor da boca.

Pesquisadores do Touch Research Institute compararam dois grupos de crianças com paralisia cerebral. O grupo da massagem recebeu 30 minutos de massagem, duas vezes por semana durante 12 semanas; o grupo-controle ouviu histórias durante o mesmo período. Ao final do estudo, as crianças que receberam massagem tiveram a espasticidade reduzida, apresentaram tônus muscular menos rijo nos membros superiores e melhoraram as funções motoras grossas e finas.[4] Outras formas de massagem e exercício corporal também podem ser eficazes para a paralisia cerebral.[5] Técnicas miofasciais, como o Rolfing, podem reduzir as restrições e melhorar o alinhamento (Fig. 6.3). A massagem regular de acupressão ajuda muitas crianças com paralisia cerebral a avançarem em suas habilidades sensório-motoras e a melhorarem o relaxamento e comportamento.[6] A massagem sueca tem sido combinada com sucesso à acupressão, à

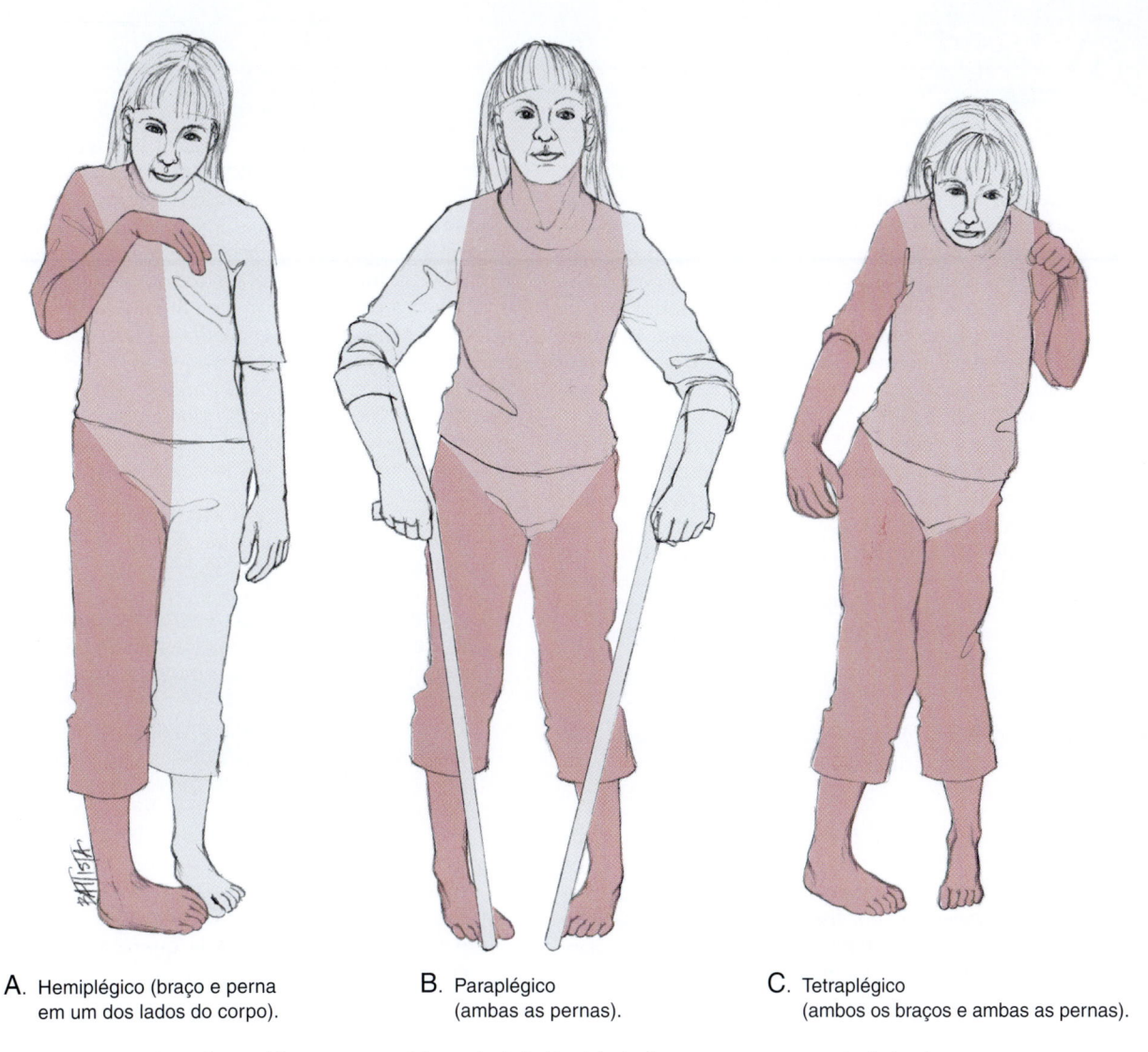

A. Hemiplégico (braço e perna em um dos lados do corpo).

B. Paraplégico (ambas as pernas).

C. Tetraplégico (ambos os braços e ambas as pernas).

FIGURA 6.4 Padrões de envolvimento na paralisia cerebral. **A**, Hemiplegia (braço e perna em um dos lados do corpo); **B**, Paraplegia (ambas as pernas); e **C**, Tetraplegia (ambos os braços e ambas as pernas).

terapia de ponto-gatilho (Horden L., massoterapeuta, comunicação pessoal, abril de 1991) e à massagem tailandesa.[7] A terapia craniossacral tem ajudado crianças com paralisia cerebral na melhora das habilidades motoras, no aumento da amplitude de movimento em todas as articulações e na diminuição da espasticidade.[8]

MASSAGEM PARA PARALISIA CEREBRAL

Como muitas crianças com paralisia cerebral são hipersensíveis à luz ou ao som, começar com a iluminação do dia ou com pouca iluminação, e música relaxante ou sem música. O ambiente deve estar calmo e silencioso. Principiar com as técnicas de massagem básicas descritas no capítulo 3. Em geral, recomenda-se uma massagem de corpo inteiro uma vez por semana e 15 minutos de massagem diária em áreas problemáticas. Se o terapeuta ensinar aos pais como fazer a massagem diária, a massagem de corpo inteiro poderá ser feita no consultório.

Massagem de pontos de pressão, para tensão no pescoço e ombros, por exemplo, também pode ser eficaz (ver Figs. 5.6 e 5.7). O bom posicionamento é importante; conversar com o fisioterapeuta. As pernas e as costas são boas áreas para começar. Freqüentemente, os pés podem ser hipersensíveis ao toque e a massagem pode causar o enrijecimento reflexo da perna. Se isto acontecer, aplicar primeiro pressão lenta e profunda na parte de cima do pé, e se a criança aceitar este movimento sem tensão, fazer o mesmo na sola do pé.

A massagem facial pode ser de grande valor, principalmente se as crianças apresentam tensão profunda ao redor da boca ou têm problemas para alimentar-se. Usar as técnicas de massagem facial descritas no capítulo 3 e permanecer por mais tempo no rosto. A massagem intra-oral pode ser utilizada no caso de tensão profunda no interior da boca, mas realizá-la somente após treinamento para aplicar esta técnica.

Em uma área sensível ao toque, começar com apenas um ou dois movimentos, até perceber maior aceitação da massa-

ESTUDO DE CASO 6.1

TINA

Histórico

Tina tem 5 anos e sofre de paralisia cerebral atáxica. Seu desenvolvimento foi normal até os 2 anos de idade, quando então a menina contraiu uma infecção acompanhada de febre muito alta. Há um ano e meio ela está internada em uma instituição para crianças com deficiências. A pessoa encarregada de seus cuidados na clínica é uma senhora gentil, maternal e idosa. Ela tem cuidado bem de Tina, mas é ocupada demais para passar muito tempo com a menina; assim, a menina passa muito tempo sozinha em um berço.

Tina consegue sentar-se, mas não pode rolar ou engatinhar. Ela abre e fecha a boca e retorce os braços constantemente. Seu rosto não demonstra expressão alguma. Em geral, seu tônus muscular é reduzido, mas seus músculos da articulação esquerda do quadril, adutor direito do quadril, da panturrilha e da região lombar superior, pescoço e mandíbula são muito tensos. Ela não consegue deitar-se reta de bruços, e permanece apoiada nos cotovelos.

Impressão

Paralisia cerebral flácida/atáxica, acompanhada por tédio e escassez de estímulos.

Tratamento

O tratamento inicial de Tina foi uma massagem sueca de corpo inteiro. Ela não demonstrou sinais de hipersensibilidade ou defesa tátil. Da segunda à décima sessão, a menina foi massageada em todo o corpo. As áreas com maior tensão receberam atenção especial e as áreas hipotônicas receberam mais movimentos estimulantes, como percussão. Tina recebeu massagem todos os dias, durante 2 semanas. Durante o período em que recebeu as massagens, ela não apenas interagiu com a autora, mas também teve contato com as outras pessoas na sala de terapia – pacientes, observadores e outras pessoas novas. Fora do berço, onde se acostumara a passar a maior parte do dia e da noite, ela recebeu bem mais estímulo que o habitual.

Resposta

Durante sua terceira sessão, Tina rolou o corpo pela primeira vez, desde sua doença. Ela também conseguiu deitar-se de bruços, com o corpo plano sobre a cama, pela primeira vez. Após a quarta massagem, ela animou-se e sorriu pela primeira vez. Tina recebeu amassamento profundo nas mãos, o que pareceu agradá-la. Ela chegou a parar de retorcer as mãos por alguns minutos. Após a quinta sessão, ela rolou o corpo duas vezes. Ao ser pega no colo e colocada em decúbito ventral, Tina colocou-se em posição de engatinhar e permaneceu levantada por alguns segundos, pela primeira vez desde o início de sua doença. Ela então rolou três vezes, enquanto sua "avó" trocava suas fraldas e parou de retorcer as mãos. A cada sessão, a menina parecia mais animada e comunicativa e, na décima sessão, ela parecia uma criança diferente. Tina também demonstrou uma melhora intensa em sua capacidade para mover-se após um número relativamente pequeno de tratamentos. Nem todas as crianças com paralisia cerebral mostrariam uma melhora tão rápida. Tina teve a vantagem de 2 anos de desenvolvimento cerebral normal, antes de contrair a paralisia cerebral, em vez de adquiri-la ao nascer.

Um fisioterapeuta convidado recomendou fisioterapia para a conquista desses objetivos específicos:

1. Exercícios para reforço e estiramento das laterais do seu tronco e músculos laterais do pescoço, para permitir que ela girasse o tronco e rolasse de forma consistente.
2. Exercícios para o reforço dos músculos dos braços, para que pudesse engatinhar.
3. Exercícios para alongar os músculos gastrocnêmios, de modo a que esses não interferissem quando ela estivesse aprendendo a andar. Tina esticava habitualmente o dedo do pé e os músculos mostravam rigidez e encurtamento.
4. Exercícios para alongar os músculos do pescoço e dos ombros, para ajudá-la quando aprendesse a engatinhar.

A autora recomendou que Tina continuasse recebendo massagem em combinação com a fisioterapia, porque ela precisaria continuar liberando a tensão nos grupos musculares rígidos e recebendo o estímulo físico e social da massagem. Os exercícios para o reforço dos músculos podiam ser cansativos e, alternando alguns minutos de exercícios com alguns minutos de massagem, os objetivos para seus exercícios foram atendidos, sem estresse ou desconforto físico indevidos.

Questões para Discussão

1. Que tecidos foram afetados pela paralisia cerebral de Tina?
2. Que sintomas estavam presentes?
3. Que novos aspectos da vida cotidiana de Tina poderiam estar relacionados ao seu progresso durante o período em que recebeu massagem?

gem pela criança. À medida que a amplitude de movimentos aumenta após a massagem, pode ser adequado fazer exercícios passivos da amplitude de movimentos. Uma excelente gama de movimentos, prescrita pela fisioterapeuta Deborah Bowes, é a seguinte: enquanto o terapeuta movimenta o braço para girar o ombro, levar a mão da criança junto, para que ela toque seu próprio corpo, primeiro a face, depois peito, braços, pernas e novamente o rosto. Usar a mão da criança para tocá-la durante esses exercícios ajuda na movimentação de articulações e aumenta a consciência da criança em relação a uma ligação entre as diferentes partes do corpo (Bowes D., comunicação pessoal, junho de 1990).

PREVENÇÃO E MANEJO PRECOCE DE CONTRATURAS

Com freqüência, é possível prevenir contraturas por (1) posicionamento e (2) exercícios para a amplitude de movimento.

POSICIONAMENTO

Se uma criança demonstra propensão para desenvolver contraturas ou já começou a desenvolvê-las, tentar posicioná-la para alongar as articulações afetadas. Buscar formas de fazer isso durante atividades cotidianas, como deitar, sentar, ser levada no colo, brincar, estudar, tomar banho e se movimentar para quaisquer tarefas.

Durante uma doença grave (como pólio aguda), ou lesão recente à coluna vertebral, as contraturas podem desenvolver-se rapidamente. Assim, posições precoces de prevenção são muito importantes:

CORRETO

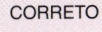
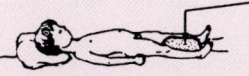

Deitar e dormir esticado ajuda a prevenir contraturas.

Colocar um travesseiro entre as pernas para manter os joelhos separados.

CORRETO

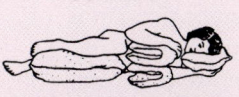

Usar também travesseiros para deitar de lado, a fim de manter uma boa posição.

ERRADO

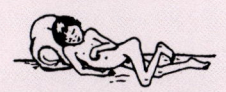

Deitar-se e dormir com as pernas torcidas ou dobradas causa contraturas.

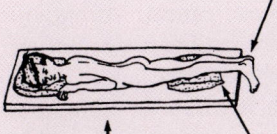

Uma prancha para os pés ajuda a prevenir contraturas dos tornozelos.

Permitir que os pés fiquem pendurados na borda da cama ajuda a prevenir contraturas dos tornozelos.

Um travesseiro aqui ajuda a alongar os joelhos.

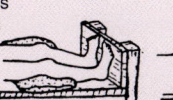

Um apoio para os pés ajuda a prevenir cotraturas.

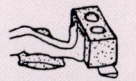

O apoio para os pés pode ser inclinado um pouco para frente, de modo que a criança possa alongar os pés, pressionando-os contra ele (certificar-se de forrar o apoio com pano macio).

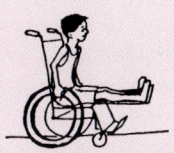

Apoiar os pés em ângulos retos.

Se contraturas nos joelhos podem desenvolver-se, mantê-los retos o máximo possível.

Separador de pernas, se preciso.

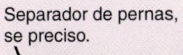
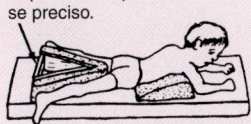

Uma criança que passa a maior parte do tempo sentada, deve passar parte do dia deitada ou de pé (em um andador, se preciso). Isso ajuda a prevenir contraturas dos quadris e joelhos.

ERRADO

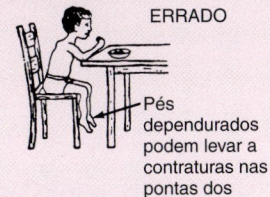

Pés dependurados podem levar a contraturas nas pontas dos dedos.

MELHOR

Apoios para os pés

Descobrir maneiras de ajudar para que a criança permaneça em posições que previnem contraturas.

EXCELENTE

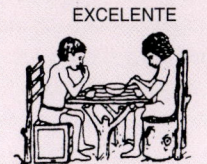

Móveis projetados para crianças.

Para uma criança com espasticidade cujas pernas pressionam uma contra a outra ou se cruzam, buscar maneiras de sentá-la, deitá-la ou carregá-la com as pernas separadas. Aqui estão alguns exemplos.

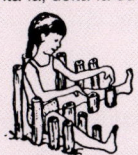
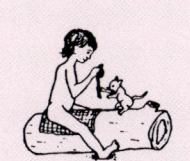
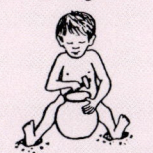
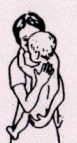

FIGURA 6.5 Prevenção e manejo precoce de contraturas. Reimpresso com permissão de Werner D: *Disabled Village Children*. Palo Alto, CA: Hesperian Foundation, 1987, p 196-198.

A CRIANÇA HIPOTÔNICA

O movimento voluntário ativo e a consciência corporal melhoram após a massagem. Usar movimentos mais fortes e mais rápidos. Experimentar diferentes níveis de pressão para ver qual é mais eficaz, bem como técnicas de massagem de pontos de pressão descritas no capítulo 3. A termoterapia pode ser combinada à massagem para estimular a contração muscular (ver Fraqueza Muscular, Cap. 5). Mudar a textura da superfície onde as crianças se deitam também pode estimular o tônus muscular. Um estudo piloto com crianças hipotônicas, algumas com a síndrome de Down, mostra que o simples ato de deitar de barriga para baixo em superfícies de texturas diferentes produz uma melhora moderada do tônus muscular. Superfícies com mais textura, como tapetes de banheiro felpudos ou de veludo, ou ainda capachos duros de borracha cobertos com lençóis de algodão, melhoram o tônus muscular mais que uma superfície neutra, como vinil liso sem cobertura.[9] A criança só deve realizar exercícios que desenvolvem tônus muscular após a massagem.

A CRIANÇA HIPERTÔNICA

A massagem ajudará a reduzir o tônus. Usar movimentos lentos e harmônicos. Experimentar diferentes níveis de pressão para ver qual é mais relaxante. Observar bem a criança; se houver aumento aparente de espasticidade, não usar mais o movimento que a causou. Se qualquer movimento, ou se o posicionamento da criança durante o movimento causar espasmos, experimentar maneiras diferentes, até encontrar uma que reduza a tensão muscular. A massagem facial pode ser muito útil; consultar o terapeuta ocupacional ou o fonoaudiólogo da criança para preparar um programa específico.

Se a criança tem um distúrbio convulsivo, observar sinais de convulsões de *petit mal* ou contrações nos músculos dos olhos que podem levar a um ataque maior. Consultar o médico ou terapeuta caso ataques de epilepsia aconteçam durante as sessões de massagem; o relaxamento profundo pode ajudar a reduzi-los. Coisas que geralmente desencadeiam ataques epilépticos (como barulhos altos ou urinar) podem não fazê-lo quando a criança estiver profundamente relaxada. A massoterapeuta Kathy Knowles trabalhou com uma criança que sofria ataques sistemáticos de epilepsia durante a massagem. Quando seu paciente aprendeu a relaxar e respirar com facilidade enquanto ela massageava áreas tensas, os ataques de epilepsia durante as sessões de massagem terminaram (Knowles K., comunicação pessoal, junho de 1989).

> ⚠️ Uma pessoa com paralisia flácida pode se machucar se uma articulação for movida ou forçada além da amplitude de movimento existente. Os músculos podem ser distendidos e as articulações deslocadas sem o indivíduo perceber. Se a espasticidade muscular ocorrer durante a amplitude de movimento passivo, o movimento deve ser interrompido temporariamente, mas continuar aplicando pressão lenta e delicada no local até os músculos relaxarem, e então o massoterapeuta pode prosseguir com o movimento.[10]

TERAPIAS COMPLEMENTARES

1. A terapia aquática, na piscina, é excelente para o alívio de espasticidade/espasmo muscular, alongamento de áreas tensas, aumento da amplitude de movimentos e para ensinar crianças com paralisia cerebral a relaxarem, incentivando respiração mais profunda e maior consciência corporal.[11]
2. O *Yoga para Crianças Especiais* é um programa de Hatha Yoga adaptado pela instrutora de yoga Sonia Sumar para crianças deficientes. Um fisioterapeuta documentou mudanças positivas em um garoto que fez yoga por 4 meses além da fisioterapia regular. Houve redução no tônus muscular de seus membros superiores; aumento na amplitude de movimentos de seus tendões das pernas, adutores dos quadris e músculos da articulação dos quadris; e um relaxamento geral de seu sistema nervoso central. A tendência do garoto de estender seu corpo inteiro de uma vez, prender a respiração durante o esforço para se movimentar e estender a mandíbula reduziu de maneira considerável. Ele também demonstrou maior capacidade de concentração, menos tendência à distração, maior contato ocular, respiração mais lenta e profunda e maior capacidade de relaxar os músculos.[12]
3. O controle motor fino deficiente em crianças com paralisia cerebral tem sido tratado com sucesso com a prática de relaxamento por meio do biofeedback.[13]
4. Crianças com paralisia cerebral têm conseguido melhoras importantes nas habilidades motoras fina e grossa com o método Feldenkrais.[14,15]
5. A terapia de neurodesenvolvimento *HANDLE* também ajuda crianças com paralisia cerebral a realizarem avanços importantes.[16]

DOR CRÔNICA

Esta seção descreve brevemente três doenças que causam dor crônica em crianças e o uso da massoterapia para ajudar a aliviar o estresse e a dor. Ao invés de discutir todos os problemas que causam dor crônica em crianças, o objetivo desta seção é ajudar a entender o potencial da massagem para lidar com doenças que causam dor em geral. Doenças que causam dor crônica devem ser tratadas com a massoterapia somente após uma conversa com o médico da criança.

HEMOFILIA

A hemofilia é uma falha no sistema de coagulação do sangue, é herdada e ocorre somente em homens. Como o sangue é deficiente de uma proteína essencial na coagulação, o corpo não é capaz de produzir coagulação no local do ferimento. O menino tem uma tendência permanente a sofrer hemorragias espontâneas e traumáticas. A hemofilia pode ser leve, moderada ou grave, dependendo da quantidade de proteína coagulante que o corpo produz. A maioria dos garotos sofre de hemofilia grave. Os que sofrem de hemofilia leve possuem níveis de coagulação entre 5 e 50% do fator normal. Eles não sangram nas articulações, mas procedimentos cirúrgicos ou dentários podem causar sangramento intenso. Na hemofilia grave, os meninos não têm o fator coagulante. O sangramento em seus músculos e articulações pode ocorrer espontaneamente, e qualquer tipo de trauma ou procedimento cirúrgico pode ser perigoso. Ossos fraturados devem ser imediatamente imobilizados para que os tecidos ao redor do osso não comecem a sangrar.

Atualmente, hemofílicos recebem doses regulares de fator coagulante. Com as injeções, eles agora podem evitar muitos sangramentos e efeitos adversos antes que ocorram. No entanto, ainda há muitas dificuldades nesta doença. Limitações físicas, mobilidade limitada e hospitalizações são estressantes e incômodas. A dor também está sempre presente. Sangramentos nas articulações são dolorosos; o sangue acumula na membrana sinovial e a distende, causando fortes dores. Os meninos também sentem rigidez e inchaço, recusando-se a movimentar as articulações por causa da dor, geralmente mantendo-as flexionadas, resultando em atrofia muscular e contraturas. Até mesmo crianças em idade pré-escolar podem apresentar contraturas se a hemofilia for grave. Conforme uma articulação se torna menos flexível, os garotos começam a se mover de maneira diferente e compensações musculares podem ocorrer em outras partes do corpo. O sangramento repetido em uma articulação causa sinovite, artrite e degeneração.[1]

A maioria dos meninos hemofílicos experimentou o toque de maneira negativa, desde muito cedo. Como até mesmo pequenos ferimentos causam sangramentos, os pais podem ter tido medo de tocá-los e causar um sangramento, o que resultou em privação do toque e falta de intimidade. Os meninos podem se sentir "intocáveis". Além disso, experiências médicas dolorosas, como injeções (intravenosas ou intramusculares) de fator coagulante, perfurações no calcanhar e cateteres subcutâneos *"Port-A-Cath"* podem levá-los a entender o toque como uma experiência negativa. Muitos homens hemofílicos dizem que nunca tiveram em suas vidas um dia sequer sem dor.

ARTRITE REUMATÓIDE JUVENIL

A Artrite Reumatóide Juvenil (ARJ) é definida como a *presença de artrite por um período de seis semanas ou mais em uma criança de menos de 16 anos de idade.* Suspeita-se que esta doença que causa inflamação crônica das articulações e dor seja uma disfunção do sistema imunológico. Algumas crianças são mais afetadas que outras, mas todos os que sofrem de ARJ têm dor crônica. As articulações mais comumente afetadas são dos joelhos, quadris, tornozelos, punhos, dedos e coluna cervical. Elas podem ficar inchadas

e doloridas, dificultando os movimentos. Contraturas também podem acontecer se as crianças não moverem suas articulações em sua máxima amplitude de movimento todos os dias. O tratamento médico padrão para a artrite reumatóide juvenil consiste em medicamentos antiinflamatórios, exercícios suaves e dispositivos como tala para as mãos.[2]

A dor crônica e a perda da liberdade de movimento invariavelmente levam a algum grau de depressão tanto nas crianças como nas famílias. A incerteza sobre o futuro, sentir-se diferente de outras crianças e depender de profissionais de saúde e da família podem tornar este um grande desafio para a criança.[3]

FIBROMIALGIA

A fibromialgia é a síndrome da dor crônica e extensiva nos músculos esqueléticos. A doença ocorre em cerca de uma em 10 mil crianças americanas, 90% delas são adolescentes.[4] Um estudo com 338 crianças em idade escolar descobriu que 6% delas, algumas com apenas 10 anos de idade, atendiam aos critérios do American College of Rheumatology para fibromialgia (ver a seguir).[5] Médicos especializados no diagnóstico da fibromialgia já identificaram seu desenvolvimento em bebês. [6]

Dois sintomas definem a fibromialgia. O primeiro é uma dor muito difundida que dura pelo menos 3 meses e se parece com o incômodo da gripe. O segundo sintoma é uma dor forte quando pontos específicos são pressionados, inclusive dor nos dois lados do corpo e acima e abaixo da cintura, e pontos doloridos quando tocados em pelo menos 11 a 18 locais específicos (ver Fig. 6.6). Estes pontos doloridos ao toque não são pontos-gatilho e não refletem dor como um ponto-gatilho. Crianças com fibromialgia sofrem de dor crônica nos músculos e articulações, e também apresentam rigidez corporal, dormem mal e sofrem de cansaço crônico. Tendem também a ter mais dores de cabeça, inchaço das mãos e dos pés, rigidez na miofáscia, dormência e formigamento nos braços e nas pernas e sensibilidade ao frio. A fibromialgia pode afetar o funcionamento de uma criança de maneira tão grave quanto a artrite reumatóide juvenil.

Devin Starlanyl, médico e pesquisador sobre fibromialgia e que sofre da doença, acredita que ela seja uma doença sistêmica, não-degenerativa, não-inflamatória e não-progressiva dos neurotransmissores cerebrais.[6] Ela pode ser hereditária, pois 40% das pessoas que sofrem da doença têm um parente próximo com sintomas semelhantes. A fibromialgia verdadeira em uma criança começa com um ferimento ou sintomas semelhantes aos da gripe. Eventos traumáticos na infância também podem predispor a criança à fibromialgia; em um estudo, 47% dos adultos com a doença haviam sofrido abuso físico ou sexual quando crianças.[7] Crianças também podem facilmente entrar em depressão quando precisam lidar com o desconforto físico constante e as restrições em suas atividades, causados por uma doença invisível e mal compreendida. Crianças com dores generalizadas têm muito mais chances de desenvolver problemas

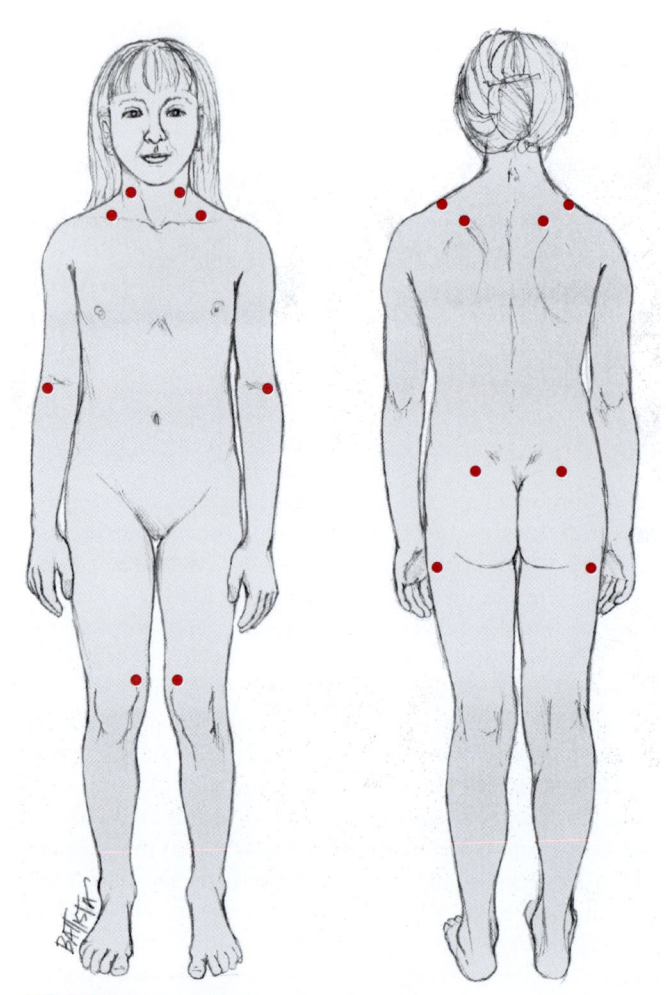

FIGURA 6.6 Os pontos sensíveis da fibromialgia.

mente a redução da dor, também já foram observados em adultos.[10] O massoterapeuta Renee Weaver é especialista em trabalhar com hemofílicos. Quando recebiam massagem em um acampamento de verão, garotos hemofílicos dormiam melhor e precisavam de menos medicação para a dor (Weaver R., massoterapeuta, comunicação pessoal, agosto de 2002).

A massagem ajuda as crianças que sofrem de artrite reumatóide a liberar a tensão emocional, a dor e a rigidez e auxilia na prevenção de contraturas. Por isso ela está um passo à frente dos relaxantes musculares, que relaxam os músculos do corpo inteiro e causam sonolência.[11] Um estudo do Touch Research Institute mostra que crianças com artrite reumatóide com idades entre 5 e 14 anos obtiveram alívio para a dor por meio da massagem, tanto no curto quanto no longo prazo. Os pais aplicaram em seus filhos 15 minutos de massagem sueca todos os dias durante 30 dias. No final do estudo, as crianças apresentavam menos dor e rigidez pela manhã, estavam menos ansiosas e tinham níveis mais baixos de hormônio do estresse, o cortisol.[12] O alívio da dor mais substancial que a autora observou em uma criança com esta doença foi em um garoto de 4 anos cujos pais aprenderam massagem, compraram uma banheira e passaram a massageá-lo e a aplicar exercícios de amplitude de movimento dentro da banheira.

A massoterapia também pode ser extremamente eficaz para a fibromialgia. Já se sabe que ela alivia a dor musculoesquelética e a rigidez em crianças e adolescentes.[9] Um estudo do Touch Research Institute descobriu que adultos com fibromialgia que receberam duas massagens por semana durante cinco semanas sentiram melhora significante em seu estado. Eles passaram a dormir melhor e sentiam menos dor, fadiga, ansiedade e depressão; além disso, os níveis de cortisol no sangue foram reduzidos. As sessões consistiam de 30 minutos de massagem sueca na cabeça, pescoço, ombros, costas, braços, pernas e pés.[13] Infelizmente, nenhuma pesquisa como esta foi feita ainda com crianças.

MASSAGEM E TERMOTERAPIA PARA CRIANÇAS QUE SOFREM DE DOR CRÔNICA

APLICAÇÕES DE CALOR ÚMIDO

1. Compressas quentes, como uma compressa elétrica ou bolsa de água quente, ajudam a relaxar os músculos e acalmar a área antes da massagem.
2. Banhos quentes com sais de Epsom, por 20 minutos, relaxam os músculos antes da massagem. Para um adulto, a medida é uma xícara de sais para uma banheira de água quente. Ajustar a quantidade de sais ao tamanho da criança; por exemplo, use uma xícara para um adulto de 70 quilogramas, 1/3 xícara para uma criança de 35 quilogramas e 1/3 de xícara para uma criança de aproximadamente 20 quilogramas. A temperatura deve estar entre 37 e 40°C, o que for mais confortável para a criança.

emocionais e comportamentais.[8]

O tratamento médico convencional para a fibromialgia em crianças engloba fisioterapia regular (inclusive alongamento e condicionamento), relaxantes musculares e/ou esteróides e apoio emocional. Um novo tratamento inclui a prescrição do medicamento guaifenesina para corrigir um defeito de metabolismo.[8] Geralmente, as crianças são encorajadas a fazer exercícios, mas podem sofrer um ataque repentino de dor, se fizerem em excesso. A natação em piscina aquecida mantém os músculos condicionados sem causar fadiga.

As crianças devem ser tratadas cedo e de maneira consistente para evitar que a dor se torne um problema maior.[8,9] O prognóstico é melhor que o dos adultos: Se a terapia é seguida de maneira rigorosa, 80% dos jovens obtêm melhora substancial dentro de dois ou três anos.[9] Sem tratamento, a criança pode ter fibromialgia por toda a vida.

ABORDAGEM E OBJETIVOS

A massoterapia pode ajudar garotos hemofílicos a se acostumar ao toque positivo e protetor, reduzir a dor, o estresse e a tensão e aumentar a amplitude de movimento e a nutrição de suas articulações. É possível que tenham menos sangramentos espontâneos. Estes efeitos, principal-

MASSAGEM

1° passo. Comece com as técnicas básicas da massagem sueca, descritas no capítulo 3, tratando o músculo ou os grupos de músculos que estejam causando ou piorando os problemas para dormir. Por exemplo, uma coisa que interfere no sono das crianças são áreas doloridas que as despertam durante a noite, quando se mexem na cama. Tratar estas áreas que causam muita dor ou grande restrição de movimento.

2° passo. Começar com uma pressão bem leve. Se a criança sentir que a pressão mais forte é melhor, o terapeuta pode aumentar aos poucos. A progressão de pouca para mais pressão pode levar muitas sessões. As crianças não devem nunca sentir dor durante a massagem, e pode ser que nunca tolerem a pressão mais forte. O excesso de massagem também pode resultar em dor e fadiga. As crianças não devem voltar para uma próxima sessão de massagem se estiverem sentindo dores resultantes da sessão anterior.

3° passo. O terapeuta deve tomar muito cuidado para não aplicar pressão demais. É possível também complementar as técnicas deste livro com técnicas de pressão mais leve, como técnicas energéticas ou a terapia craniossacral.

CONTRATURAS

A contratura é a falta de amplitude de movimento completa, ativa ou passiva, por causa da limitação da articulação, do músculo, ou do tecido mole. As contraturas podem se desenvolver sempre que as articulações não são movimentadas regularmente dentro de sua amplitude de movimento. Para crianças que estejam imobilizadas, é de vital importância que o terapeuta preste atenção à amplitude de movimento das articulações.

ABORDAGEM E OBJETIVOS

Para evitar contraturas, é importante colocar regularmente as crianças em posições que alonguem as articulações afetadas. Após massagear uma área, alongar a parte afetada e fazer exercícios para a amplitude completa de movimento. A massagem feita antes aquece a área para que o massoteraputa consiga alongar mais o tecido mole e mover muito mais a articulação. O movimento deve ser feito com delicadeza, dentro da tolerância da criança. Alongar demais causa dor, ferimentos e formação de cicatrizes. A criança deve sentir muito prazer ao perceber a liberação de uma área antes enrijecida!

MASSAGEM E TERMOTERAPIA PARA CONTRATURAS

TERMOTERAPIA: APLICAÇÃO DE CALOR ÚMIDO

Antes da massagem, aplicar uma bolsa de água quente, uma bolsa *Hydrocollator* ou toalhas molhadas em água quente e torcidas ao redor da articulação. Deixe por 15 minutos.

SEQÜÊNCIA DE MASSAGEM E ALONGAMENTO

Além de gesso, talas ou equipamento especial para alongar contraturas, pode-se fazer alongamento uniforme, delicado e firme.

1° passo. Fazer deslizamento no membro inteiro por 2 minutos.

2° passo. Executar exercícios de amplitude de movimento, mesmo se pouco ou nenhum movimento for sentido na articulação, por 2 minutos.

3° passo. Segurar o membro em uma posição alongada e manter por 30 segundos.

4° passo. Alongar um pouco mais a articulação e novamente segurar o membro em uma posição alongada por 30 segundos.

5° passo. Continuar aumentando o alongamento desta forma, durante 5 a 10 minutos. Repetir várias vezes ao dia. Não alongar demais. É normal o alongamento incomodar um pouco, mas não deve ser muito dolorido.[1]

Para os efeitos da espasticidade prolongada, a posição alongada deve ser mantida por pelo menos 4 a cada 24 horas.[2]

ATRASO DO DESENVOLVIMENTO

O atraso do desenvolvimento é definido como *lentidão no desenvolvimento mental ou neurológico da criança*. Conforme as crianças crescem, marcos como sentar, caminhar e falar, geralmente ocorrem em uma ordem típica. Com o atraso do desenvolvimento, estes marcos podem ser atingidos muito mais tarde ou nunca ocorrerem; as crianças aprendem mais devagar que outras da mesma idade. Por exemplo, como os processos que controlam o movimento dos olhos, seu alinhamento, a acuidade e percepção visual podem amadurecer mais lentamente ou de maneira anormal, mais da metade das crianças com atraso de desenvolvimento sofrem de distúrbios oculares importantes.[1] Crianças com atraso significativo em todas as áreas do desenvolvimento geralmente recebem diagnóstico de retardo mental. Distúrbios emocionais, comportamentais e psiquiátricos também são três a quatro vezes mais comuns em pessoas com atraso de desenvolvimento do que na população em geral.[2] A principal causa do atraso do desenvolvimento é a síndrome alcoólica fetal, seguida por paralisia cerebral, síndrome de Down e espinha bífida. Mães alcoólatras têm de 30 a 40% de chance de terem um filho com a síndrome alcoólica fetal.[1] Outras causas conhecidas de atraso do desenvolvimento são danos cerebrais durante ou após o parto, **meningite** na primeira infância, lesões no crânio e desnutrição da mãe. A prematuridade é um fator de risco importante para o atraso de desenvolvimento (ver Quadro Ponto de Interesse 6.5). Muitas vezes, no entanto, a causa do atraso no desenvolvimento é desconhecida.

ABORDAGEM E OBJETIVOS

Peggy Jones Farlow é patologista da fala/linguagem e massoterapeuta, e tem 20 anos de experiência profissional com crianças que sofrem de atraso do desenvolvimento. Ela ensina pais e outros responsáveis por crianças a oferecerem uma rotina de 10 minutos de movimentos de acupressão e

QUADRO PONTO DE INTERESSE 6.5
Prematuridade e atraso do desenvolvimento

Bebês prematuros são aqueles que nascem antes de 37 semanas de gestação ou pesam menos de 2,5 kg ao nascerem. Uma vez que seus corpos não estão plenamente desenvolvidos ao nascerem, eles podem enfrentar importantes desafios, incluindo icterícia; dano cerebral devido a hemorragia; problemas com o sistema digestivo, rins ou pulmões; incapacidade para controlar a perda de calor e maior suscetibilidade aos efeitos do estresse e infecções.[1] No longo prazo, crianças prematuras têm maior incidência de atraso do desenvolvimento, paralisia cerebral, hidrocefalia, cegueira, surdez ou distúrbios convulsivos. Mesmo sem esses problemas neurológicos óbvios, ainda podem ocorrer anormalidades sutis. Crianças nascidas prematuramente também estão mais propensas a ter TDAH, escores mais baixos em testes cognitivos e a serem inscritas em aulas de educação especial. Elas também estão mais propensas a problemas de comportamento e distúrbios psiquiátricos. Não é possível separar o dano no cérebro da criança devido ao seu desenvolvimento precário ao nascer dos efeitos negativos do estresse precoce tão comuns em bebês prematuros, como doença, separação materna por longos períodos, e múltiplos procedimentos dolorosos. Sabe-se que ambos são prejudiciais para o cérebro.[2,3] Apenas recentemente reconheceu-se que muitos bebês com dano cerebral precisam de acompanhamento durante a vida inteira. Embora possa haver pouco déficit aos 2 anos de idade, os problemas podem surgir depois. Estudos piloto mostram que assim como um crescimento compensatório pode ocorrer na estrutura física do corpo, a intervenção precoce, com terapias educacionais e outras, que auxiliam o desenvolvimento do sistema nervoso, podem ter um valor considerável.[1]

Uma análise de 19 estudos dos efeitos do estímulo tátil/cinestésico em bebês prematuros, realizada em 1987, mostrou que 72% dos bebês que recebiam alguma forma de estimulação tátil também obtinham benefícios positivos, como maior ganho de peso, desenvolvimento motor mais maduro, sinais de menos sofrimento ou melhor sono.[4] Desde então, outros estudos comprovaram esses resultados, incluindo estudos realizados no Touch Research Institute, que demonstram os benefícios para bebês prematuros com dificuldades adicionais da exposição à cocaína ou ao vírus de HIV no útero.[5-7] Em geral, os bebês recebiam movimentos gentis de massagem da cabeça aos pés, nos dois lados do corpo. Não era feita qualquer tentativa para massagear os músculos a fim de liberar a tensão ou eliminar nós.

Ao massagear uma criança que nasceu prematura, as técnicas de massagem discutidas no capítulo 3 podem ser úteis. Se a criança nunca recebeu massagem antes, é preciso muita atenção para perceber áreas de defesa tátil, que devem ser evitadas até a criança sentir menos medo de ser massageada. Estimulação e relaxamento são benefícios importantes da massagem sueca, mas a massagem profunda provavelmente não é indicada. Massagem regular no corpo inteiro é importante para o desenvolvimento neurológico e social da criança durante toda a infância.

Referências Bibliográficas

1. Nathanielsz P: *Life in the Womb—The Origins of Health and Disease.* Ithaca, NY: Promethean Press, 1999, p 211, 212
2. Bhutta AL, et al: Cognitive and behavioral outcomes of school-aged children who were born preterm: A meta-analysis. *Journal of the American Medical Association,* 288:728-737, 2002
3. Porter FL, et al: Long-term effects of pain in infants. *Journal of Developmental Behavioral Pediatrics,* 20:253-261, 1999
4. Ottenbacher KJ, et al: The effectiveness of tactile stimulation as a form of early intervention: A quantitative evaluation. *Journal of Developmental Behavioral Pediatrics,* 8:68-76, 1987
5. Acolet D, et al: Changes in plasma cortisol and catecholamine concentrations in response to massage in preterm infants. *Archive of Diseases of the Child,* 68:29-31, 1993
6. Hayes J: TAC-TIC therapy: A nonpharmocologic stroking intervention for premature infants. *Complementary Therapies in Nursing and Midwifery,* 4:25-27, 1998
7. Field T: *Touch Therapy.* London, England: Churchill Livingston, 2000, p 3-21

massagem sueca, combinada com palavras e sons específicos (ver Quadro Ponto de Interesse 6.6). Farlow observou aumentos significativos em intercâmbios de linguagem, fala e vocalização, à medida que as crianças respondem ao prazer e diversão de uma rotina de massagem. Como benefício adicional, os pais relataram que seus filhos relaxam com mais facilidade e apresentaram melhoras com problemas como constipação, hiperatividade, insônia e aceitação do toque.[3]

Pamela Marshalla-Rosenwinkle, também fonoaudióloga e patologista da fala, usa a massagem como parte da terapia sensório-motora para ajudar crianças com atraso do desenvolvimento a terem sensibilidade oral-tátil normal, para melhorar movimentos da língua e mandíbula para facilitar a alimentação e fala, e para tratar a salivação excessiva e retração do lábio (Rosenwinkle P., comunicação pessoal, dezembro de 1993).[4] Um uso simples, mas ainda assim sofisticado

da massagem é parte do *Yoga para a Criança Especial,* uma abordagem de Sonia Sumar. Sumar incorporou a massagem em seu programa de yoga para crianças com deficiências do desenvolvimento para reduzir constipação, relaxar e estimular a circulação nos músculos após exercícios de reforço e também para ajudar as crianças a se deitarem calmamente, durante o período de relaxamento.[5]

Os autores de *Aromatherapy and Massage for People with Learning Disabilities* (Hands-On Press, 1991) defendem movimentos simples de massagem como uma ajuda para que as pessoas com múltiplas deficiências sintam-se reconfortadas, apoiadas e reconhecidas por outras pessoas, assim como para aumentar a consciência corporal. Indivíduos com deficiências múltiplas e graves podem passar por vários estágios, antes de poderem aceitar essa massagem. Os estágios tipicamente progridem de uma resistência inicial ao toque até sua

QUADRO PONTO DE INTERESSE 6.6
Acupressão e massagem sueca para crianças com atraso do desenvolvimento

Kathy Knowles, massoterapeuta, trabalhou por 10 anos no Pearl Buck Center, em Eugene, no estado norte-americano de Oregon. Por muitos anos, esta instituição manteve um programa de tratamento por acupressão para adultos e crianças com graves deficiências do desenvolvimento. O trabalho da senhora Knowles era principalmente com adolescentes com retardo mental profundo; alguns tinham deficiências adicionais, como paralisia cerebral ou autismo. Os adolescentes tendiam a ter fraco desenvolvimento da fala, atraso nas habilidades motoras e de cuidados consigo mesmos e problemas comportamentais. Muitos haviam experienciado outros estresses, como privação ou abuso. Como regra, eles não eram tocados e temiam o toque. A senhora Knowles fazia uma ou duas sessões de massagem por semana com cada criança. Ela geralmente usada acupressão, com alguma massagem sueca semelhante às técnicas descritas no capítulo 3. As crianças com as quais trabalhava demonstraram grande melhora em quatro áreas: (1) Elas demonstraram maior disposição em serem tocadas. Algumas, que antes fugiam da massagem, começaram a solicitá-la. Isso indica um aumento na confiança em outras pessoas, o que era especialmente importante para as crianças que haviam sofrido privações e abuso. (2) Elas relaxaram muito, o que lhes causava bem-estar e ajudava a reduzir o comportamento social impróprio. Algumas, que antes não conseguiam deitar-se quietas durante as primeiras sessões, já podiam fazer isso após semanas ou meses de tratamento. Uma adolescente mais avançada aprendeu a relaxar conscientemente as costas, para cessar os espasmos musculares. (3) Eles adquiriram maior consciência corporal, o que contribuiu para uma imagem corporal mais definida e positiva. (4) Os adolescentes tornaram-se gradativamente mais conscientes e presentes no relacionamento com outros, mostrando menos queixas, capacidade para fazer contato ocular e maior disposição para a comunicação (Knowles K., comunicação pessoal, junho de 1989 e setembro de 2002).

tolerância e cooperação passiva, culminando com o desfrute efetivo da massagem. Os autores mencionam a história de uma menina de 8 anos, cega, com espasticidade intensa e retardo mental profundo. A massagem foi escolhida com o intuito de aumentar sua consciência corporal e resposta ao toque; além disso, os autores desejavam oferecer-lhe mais oportunidades para a comunicação não-verbal em estreita proximidade com outros e aprendizagem sensorial. Inicialmente, a menina recebeu apenas massagem nas costas por 20 minutos em cada sessão, que então progrediu para incluir todo o corpo. Inicialmente, a menina dormia durante a massagem, o que foi interpretado como resistência ou simplesmente como um ajuste a novas e intensas sensações de relaxamento. Gradualmente, ela começou a permanecer mais tempo desperta, a vocalizar mais e a mostrar sinais de prazer,

movendo o corpo. Logo, começou também a demonstrar expectativa, depois que cheirava o óleo de massagem, emitindo sons de arrulho e gorgolejos, no início da sessão.[6]

Um estudo realizado em 1985 pelo Departamento de Educação do Estado de Michigan (Estados Unidos) investigou a possibilidade de a massagem reduzir o comportamento auto-abusivo em adolescentes e adultos jovens com grave prejuízo mental. O auto-abuso, como bater repetitivo de cabeça, morder as próprias mãos e bater no próprio corpo, não havia respondido às abordagens convencionais. Durante 16 semanas, cada pessoa recebeu dois ou três tratamentos de 45 minutos por semana, realizado por um massoterapeuta. Embora não tivesse sucesso com todos, a massagem foi útil em muitos casos; os benefícios observados foram a redução do comportamento agitado e auto-abusivo, alívio da insônia crônica e aparência mais relaxada.[7] De acordo com três relatos de caso individuais por psiquiatras e terapeutas ocupacionais, a massagem ou uma combinação de massagem e estímulo vestibular (como balanço do corpo) tem tido grande sucesso na redução do comportamento auto-abusivo em casos difíceis, nos quais nenhuma outra abordagem teve sucesso.[8-10]

A massagem é uma rica fonte não apenas de relaxamento, mas também de estímulo. Investigadores do Touch Research Institute examinaram o efeito da massagem em dois grupos de crianças pequenas com síndrome de Down. Um grupo recebeu massagens de 30 minutos, duas vezes por semana, durante 2 meses, enquanto o outro grupo escutava histórias. As crianças do grupo de massagem melhoraram em termos do funcionamento motor fino e grosso e tiveram a hipotonicidade reduzida, o que não ocorreu com as crianças do outro grupo.[11] A autora observou um aumento importante no tônus muscular após o começo da massagem em diversas crianças com síndrome de Down. Exercícios para aumentar sua força muscular serão mais eficazes se a massagem for oferecida primeiro.

Como resultado do consumo inadequado de fluidos e fibras, contrações musculares descoordenadas e fraco controle do esfíncter anal, a constipação é um problema de longa duração para a maioria das crianças com graves deficiências do desenvolvimento. As fezes podem ser retidas por longos períodos e tornarem-se progressivamente mais duras e imóveis. Com a oferta de massagem regular com movimentos para a constipação discutidos no capítulo 5, isso pode ser substancialmente aliviado.

MASSAGEM PARA CRIANÇAS COM ATRASO DO DESENVOLVIMENTO

O objetivo básico a longo prazo para crianças com atraso do desenvolvimento é aceitar e sentir prazer com uma massagem de corpo inteiro (Cap. 3). Talvez isso seja possível apenas depois de um período de massagens mais curtas. Comece massageando as mãos e pés e observe a criança com atenção. Se houver sinal de resistência ou estimulação excessiva, tente massagear-lhe as costas. Se a massagem nas costas for bem aceita, avance para o resto do corpo. A cabeça e o abdome freqüentemente são protegidos; assim, evite trabalhar nessas áreas, a menos que as crianças estejam habituadas a receber massagem, e depois você poderá usar os tratamentos para tensão no pescoço e constipação, discutidos no capítulo 5. Tipos variados de movimentos para estimulação sensorial (Cap. 3) devem ser usados quando as crianças conseguem tolerá-los. As formas adicionais de estímulo sensorial apresentadas na seção sobre defesa tátil (ver p. 189) podem ser usadas, mas siga sempre as indicações das crianças e não force a massagem.

 Consulte o médico e o fisioterapeuta da criança antes de massagear o pescoço de qualquer criança com síndrome de Down. Dessas, 15% terão instabilidade atlantoaxial e o flexionamento da cabeça para frente pode contribuir para subluxação ou lesão à coluna vertebral.

EXPOSIÇÃO FETAL A DROGAS OU ÁLCOOL

A cocaína é uma grande ameaça para os bebês no útero. Uma ameaça bem pior que bater em uma criança pequena com a palma de sua mão, em um ataque de raiva... Elas foram espancadas e maltratadas com tanta certeza quanto se os pais tivessem usado uma vara para agredi-las após o nascimento.[1]

Peter Nathanielsz, obstetra

Meu filho é adotado. Ele nasceu já afetado por drogas e sofreu abusos durante seus primeiros 5 anos de vida. Ele mordia, cuspia, chutava e batia com freqüência. Seus ataques de raiva eram enormes e longos. Eu usava seu cobertor para enrolá-lo em algumas dessas ocasiões, quando então o abraçava apertado e o mantinha em segurança. Tínhamos uma rotina de 60 minutos na hora de dormir. Eu me sentava perto dele e lia historinhas, friccionava com firmeza as suas costas e cantava... Quando ficou maior e iniciei a massagem, ele vinha ao meu "escritório" (sala de consultas da casa) e me deixava massageá-lo um pouco... Quando obtive minha licença, marcamos consultas reais em meu consultório definitivo. Ele determinava o andamento da massagem, o que seria massageado e a duração, quanta roupa deveria despir e a loção que usaríamos. Meu filho se virava várias vezes na mesa, enquanto decidia sobre os movimentos que desejava. Hoje, está com 14 anos e ainda pede para receber massagem. Essa é uma parte importante de nossas vidas.

Suzie Klein, massoterapeuta (Klein S., comunicação pessoal, setembro de 2002)

Nos Estados Unidos, 11% das crianças nascem de mães que usam drogas ilícitas; 10% usam maconha, 1% usa cocaína e 0,5% usa opiáceos.[2] É impossível estimar o número de bebês afetados por uma substância isoladamente, porque o abuso materno de substâncias com freqüência inclui múltiplas drogas, álcool e nicotina. Por exemplo, mulheres que estão tentando reduzir os sintomas de abstinência após o uso de cocaína com freqüência consomem álcool, maconha, opiáceos, tranqüilizantes ou barbitúricos.[2] Essas mulheres também estão menos propensas a nutrir seus bebês com o consumo de uma dieta apropriada.

Bebês com uma história de abuso materno de substância enfrentam muitos desafios. Eles não apenas têm problemas físicos causados pela droga, mas também precisam passar pela abstinência da droga. O padrão da retirada da droga varia, de acordo com o tipo de droga abusada, quantidade e duração de uso pela mãe, assim como de acordo com a última vez em que a droga foi consumida.[2] A cocaína causa fluxo sangüíneo reduzido para a placenta, predispondo o feto a lesão cerebral e redução do crescimento antes do parto. Bebês afetados pela cocaína com freqüência são extremamente irritáveis e hipertônicos (rígidos), e refluxo esofágico e dor intensa por gases são comuns, em virtude do sistema digestivo fraco ou subdesenvolvido. Eles respondem fracamente a tentativas de confortá-los e têm dificuldade para receber estímulos táteis. Uma vez que algo tão simples como uma troca de fraldas pode causar choro inconsolável, a equipe de enfermagem do hospital pode deixá-los sozinhos, por temer irritá-los; entretanto, isso os priva do apego necessário para o desenvolvimento adequado.

Pode ser extremamente difícil para os pais, especialmente para aqueles que se recuperam do uso da droga ou ainda a usam ativamente, apegar-se a um bebê irritável, tenso e difícil de acalmar, e isso pode privá-lo ainda mais do toque amoroso que precisa para desenvolver-se. Quase um terço das crianças cujas mães usaram cocaína, opiáceos, heroína ou metadona são removidos de seus pais e colocados em lares substitutos.[2] À medida que essas crianças afetadas pelas drogas crescem, aumenta o risco para atrasos do desenvolvimento, deficiências de aprendizagem, hiperatividade, déficits auditivos e prejuízos visuais.

Cinco a dez por cento das gestantes norte-americanas consomem álcool suficiente para colocar seus filhos em risco de ter síndrome alcoólica fetal (SAF), o dano resultante da exposição repetida ao álcool no útero. De cada 1.000 crianças norte-americanas, uma ou duas nascem com SAF a cada ano.[2] Bebês com SAF são inquietos, irritáveis, têm baixo tônus muscular (incluindo fraca sucção) e podem ter tremores e padrões de sono anormais. A maioria tem sérios problemas para amamentar-se e cresce lentamente, mesmo quando recebe nutrição apropriada.[2] Ao nascerem, sua amplitude total de movimento nas articulações é restrita, especialmente nas mãos e pés e, ocasionalmente, eles têm contraturas. A hipersensibilidade das mãos e pés é comum. Essas crianças podem ter problemas motores e convulsões, defeitos cardíacos e anormalidades craniofaciais, como lábio superior muito fino, ausência de sulco sob o nariz e olhos pequenos (Fig. 6.7). Elas estão em risco para anormalidades do sistema nervoso central, como hiperatividade e atrasos do desenvolvimento, assim como dificuldades de linguagem; a maioria terá leve retardo mental. A SAF é a principal causa de retardo mental nos Estados Unidos.

Uma vez que são tão irritáveis, essas crianças, como aquelas expostas a drogas no útero, podem ser privadas do toque afetuoso que precisam para desenvolver-se normal-

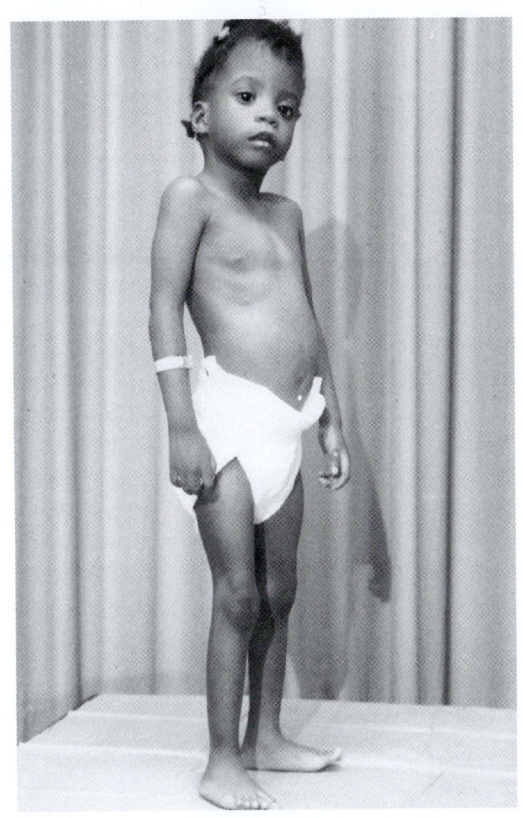

FIGURA 6.7 Menina de três anos com síndrome alcoólica fetal, apresenta aspectos faciais característicos e é pequena para sua idade. Reimpresso com permissão de Morrissy R: *Lovell and Winter's Pediatric Orthopaedics*. Vol. 1. Baltimore, MD: Lippincott Williams & Wilkins, 2001, p 310

mente. Procedimentos dolorosos ou invasivos também podem causar trauma e defesa tátil.[4] Os bebês também podem desenvolver pontos-gatilho como resultado dos efeitos de drogas em seus sistemas. Por exemplo, o refluxo gastroesofágico pode estar associado com posicionamento anormal da cabeça e pescoço, semelhante a torcicolo, enquanto o bebê reage ao desconforto.[5] À medida que se enrijecem em reação à dor, ele pode ativar pontos-gatilho nos músculos esternocleidomastóides.[6] Sabe-se também que o refluxo gastroesofágico inicia pontos-gatilho nos músculos abdominais.[7]

ABORDAGEM E OBJETIVOS

Em virtude de iniciarem a vida com desafios tão grandes, bebês de mães que abusam de substâncias têm uma enorme necessidade por quaisquer métodos que melhorem seu crescimento e desenvolvimento. Estudos realizados no Touch Research Institute mostram que bebês prematuros expostos antes do parto à cocaína beneficiavam-se de massagens diárias e exercícios passivos. Em um estudo, os bebês receberam três sessões de massagem sueca de 15 minutos e exercícios passivos para os braços e pernas, todos os dias. Após 10 dias, eles haviam ganhado mais peso e tinham um desenvolvimento motor mais avançado, menos complicações pós-natais e menos comportamentos ligados

ao estresse que um grupo de controle de bebês expostos à cocaína, mas que não haviam recebido massagem.[8] Massagem gentil pode, ao longo do tempo, liberar a tensão e incentivar a aceitação do toque.[9]

A massoterapeuta Robin Gregory, que oferece massagens a bebês afetados por drogas em uma unidade neonatal de cuidados intensivos, usa movimentos específicos para as necessidades dessas crianças, que podem incluir suave balanço com as mãos envolvendo cabeça e nádegas dos bebês; rolagem suave e puxões leves das mãos e dos dedos; flexão lenta e extensão dos membros, e movimentos delicados nas pontas dos dedos das mãos e dos pés, dedos dos pés, mãos e dedos das mãos. No começo, toda a sessão de massagem pode consistir em simplesmente aconchegar o corpo do bebê por alguns minutos. Ao primeiro sinal de aflição da criança, o terapeuta deve parar com os movimentos e usar o toque passivo simples. Com freqüência, após duas ou três interações com toque, os bebês expostos a drogas começam a liberar-se e a buscar a interação social. Ocorre aumento de oxigênio para a corrente sangüínea e a batida cardíaca torna-se mais lenta. Os bebês dormem melhor, têm o apetite estimulado e se tornam gradualmente mais interativos, quando massageados.[10]

Os terapeutas ocupacionais Pat Joyce e Cindy Clark usam terapia craniossacral para o tratamento do reflexo gastroesofágico de bebês. Eles defendem que a terapia craniossacral é eficaz, pois muitos casos de refluxo gastroesofágico podem estar relacionados a impingimento sobre o nervo vago, por onde passa pelo forame da jugular e na base do crânio.[11] A massoterapeuta Kathy Knowles usa massagem e **watsu** para incentivar o relaxamento profundo em crianças com SAF, que têm corpos muito tensos, ossos cranianos extremamente mal alinhados e comprometimento do ritmo craniano (Knowles K., comunicação pessoal, setembro de 2002).

A massoterapeuta Suzy Klein trabalhou com crianças com problemas em muitos contextos diferentes; ela também é mãe adotiva de 17 crianças e adotou uma criança com necessidades especiais. Para crianças afetadas por drogas, ela sugere alongamentos suaves, juntamente com massagem, uso de água para a redução do estresse e contato pele-a-pele o quanto for possível. Ela insiste para que os terapeutas não tenham medo de manusear crianças com problemas graves. Para a defesa tátil, ela acredita que movimentos leves podem, na verdade, irritar em vez de acalmar. Toques mais profundos; massagem de ponto de pressão oposta a movimentos de deslizamento; e terapia miofascial, craniossacral e de polaridade, podem ser eficazes. Sacos cheios de sementes de linhaça de diferentes tamanhos podem ser usados como dispositivos calmantes para crianças com defesa tátil. O peso dos sacos é tranqüilizador, quando aquecidos e colocados sobre as costas ou abdome (Klein S., comunicação pessoal, março de 1999). Uma vez que um terço das crianças com dor de estômago causada por estresse continua demonstrando este padrão na idade adulta, ajudar para que as crianças aprendam a liberar a tensão pode ajudar também na prevenção de dores ou problemas abdominais crônicos.[12]

Diferentes formas de estímulos vestibulares são especialmente importantes para bebês e crianças afetados pelas drogas. Drogas e álcool podem interferir com o desenvolvimento vestibular durante a vida fetal e, se as crianças são hospitalizadas, elas podem ter sido privadas de estímulo visual também nesse período. Crianças pequenas normalmente recebem esse estímulo ao serem balançadas, levadas ao colo e colocadas no berço, e também de seus próprios movimentos corporais. Se estão enfermas a ponto de serem hospitalizadas na primeira infância, elas tendem a não obter tal estímulo. Com a aprovação do médico ou fisioterapeuta da criança, estímulos vestibulares como balanços, embalos ou movimentos em um andador podem ser incorporados em uma sessão de massagem.

MASSAGEM PARA A CRIANÇA EXPOSTA A DROGAS

As técnicas básicas discutidas no capítulo 3 certamente beneficiarão os bebês expostos a drogas, à medida que crescem. Banhos mornos freqüentes ajudam na redução do estresse e a massagem pode ser feita em uma banheira, usando espuma de sabonete, em vez de óleo. Uma massagem suave e cuidadosa executada regularmente no corpo inteiro seria o ideal. Atente para o ritmo da criança. É mais eficaz dar massagens freqüentes, por períodos mais curtos (duas massagens de 30 minutos, em vez de uma massagem de uma hora). Faça com que a criança execute a seqüência básica de relaxamento com tanta freqüência quanto possível.

Áreas que sofreram trauma devem receber atenção especial, para evitar que a criança desenvolva hábitos de proteção para o resto da vida. Por exemplo, a proteção em torno de tubos de alimentação, monitores e bisturis aplicados nos pés é comum. Mesmo quando a criança é mais velha e não precisa de um tubo de alimentação, pode haver tensão e restrição em torno da cicatriz. Se ela esteve sob ventilação, pode haver imensa tensão na boca, mandíbula e garganta. Massagem abdominal de acordo com o nível de tolerância da criança ajuda a liberar a tensão causada pela dor do refluxo esofágico ou gases.

HIDROCEFALIA

A hidrocefalia é uma condição na qual uma perturbação no fluxo do líquido cerebroespinal causa um acúmulo nos ventrículos do cérebro. Quando isso ocorre, os ventrículos aumentam de tamanho, resultando em aumento da pressão intracraniana, aumento das dimensões do crânio e compressão e dano subseqüente do tecido nervoso. Muitos sinais e sintomas diferentes podem ocorrer, incluindo convulsões, dores de cabeça, **estrabismo**, dificuldade para engolir e atrofia do cérebro. Cerca de uma em cada 1.000 crianças tem hidrocefalia.

O problema tem várias causas, incluindo infecção materna (como rubéola ou citomegalovírus) na gestação, meningite, traumatismo craniano (incluindo trauma de parto), hemorragia cerebral, tumores ou cistos. Essa condição também está associada com outros defeitos congênitos; a maioria das crianças com espinha bífida (fechamento incompleto da espinha) também tem hidrocefalia.[1]

Para o tratamento, um *shunt* é inserido, desviando o líquido cerebroespinal para a cavidade abdominal da criança. O crânio é perfurado e, pelo pequeno orifício, insere-se um tubo, que desce sob a pele e é conduzido a partir de pequenas incisões no local de inserção ventricular e peritoneal (Fig. 6.8). Infelizmente, os *shunts* podem sofrer bloqueio por tecido cicatricial ou infecções do tecido adjacente; então, ele não é mais funcional e, devido ao recomeço de acúmulo de líquido cerebroespinal, a criança começa a apresentar sintomas de aumento na pressão intracraniana, incluindo dor intensa, letargia, dor de cabeça, vômitos, irritabilidade e problemas visuais. *Shunts* bloqueados precisam ser trocados, mas, infelizmente, sempre que outro tubo é inserido ocorrem danos ou destruição de substância cerebral.

ABORDAGEM E OBJETIVOS

A massagem pode ser uma fonte significativa de conforto para essas crianças (ver Quadro Ponto de Interesse 6.7). A massagem sueca básica (Cap. 3) pode oferecer relaxamento e alívio das dores e sofrimento e proporcionar estímulos necessários quando as atividades das crianças são limitadas ou se há imobilização. Como os Keenes demonstram, outras

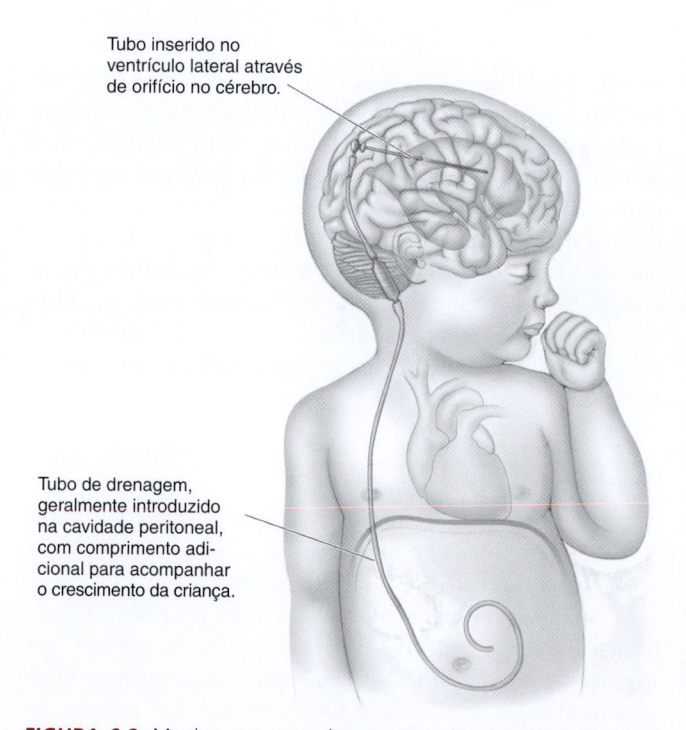

Tubo inserido no ventrículo lateral através de orifício no cérebro.

Tubo de drenagem, geralmente introduzido na cavidade peritoneal, com comprimento adicional para acompanhar o crescimento da criança.

FIGURA 6.8 Menino com um *shunt* ventrículo-peritoneal. O *shunt* remove o líquido cerebroespinal excessivo dos ventrículos e o desvia para o peritônio. Uma válvula unidirecional está presente no tubo, por trás da orelha. Fonte: Bear MF, Connors BW and Parasido MA: *Neuroscience – Exploring the Brain.* 2nd ed. Philadelphia, PA: Lippincott Williams & Wilkins, 2001.

QUADRO PONTO DE INTERESSE 6.7
A história de Tim Keene

Tim Keene, agora com 21 anos, nasceu com hidrocefalia de causa desconhecida. Seu primeiro shunt foi inserido quando ele estava com 6 dias. A infância do menino foi normal e totalmente ativa; ele era excelente esportista e viajava com sua família. Então, em 1997, aos 16 anos, sem qualquer aviso, o shunt apresentou problemas. Tim foi submetido a neurocirurgia de urgência para inserção de novo shunt. A válvula original se deteriorara tanto que simplesmente desmanchou-se na mão do neurocirurgião. O novo shunt apresentou falhas repetidas, como resultado do tecido cicatricial no cérebro de Tim, e o garoto permaneceu internado por 4 meses.

Richard e Diane Keene, seus pais, são massoterapeutas profissionais. Inicialmente, eles usaram massagem sueca e reflexologia para estimulá-lo após a cirurgia e aliviar seu desconforto. Algumas semanas depois, quando as suturas no crânio de Tim curaram-se, eles usaram terapia craniossacral para reduzir o inchaço e melhorar a circulação. Os pais também usaram aromaterapia para melhorar seu humor e ajudá-lo a relaxar. Com a massagem, Tim precisou de menos analgésicos do que o normal em situações assim. Embora tivesse alta hospitalar 4 meses depois, continuou sofrendo de dores de cabeça moderadas diariamente e de ligeira debilidade motora no lado direito do corpo.

Quando a dor de cabeça de Tim está na faixa de 1 a 7, em uma escala de 1 a 10, sua mãe e seu pai o tratam com equilíbrio de energia, reflexologia e acupressão. Qualquer dor maior que 7 provavelmente significa falha do shunt e exige a ida imediata ao hospital. A dor é tão intensa que, segundo Tim, "é como se alguém batesse em sua cabeça com um martelo. A dor e a pressão tornam-se tão insuportáveis que não consigo sequer pensar". Em geral, para a dor de cabeça ele recebe massagem por cerca de 30 minutos. "Às vezes, tenho uma dor de cabeça latejante e minha mãe faz um trabalho de energia em mim, além da reflexologia. Sinto alívio geralmente em 15 a 30 minutos e, às vezes, eu adormeço por horas". Seu pai usa uma técnica específica quando o filho tem dor de cabeça de origem óptica. Ele pressiona para dentro com os dois polegares próximo à ponte do nariz de Tim e mantém a pressão nesse ponto por 2 minutos, no mínimo. Isso retira a pressão e a dor diminui em 5 a 30 minutos.[1]

Em setembro de 2002, Tim já havia passado por 92 revisões do shunt, nos quais foram feitos 22 orifícios em seu crânio. O dano resultante, incluindo tecido cicatricial no crânio e no cérebro, causa-lhe convulsões. Tim e os pais, portanto, passam longos períodos na unidade de cuidados intensivos, porque Tim tem passado por acidentes vasculares cerebrais, paradas cardíacas e outros problemas médicos importantes, como resultado das convulsões. Seus pais continuam realizando as massagens todos os dias. A mãe diz que nem sempre usam as mesmas técnicas e experimentam diferentes tipos de massagem, sem desistir, até encontrarem algo que ofereça conforto ao filho (Keene D., comunicação pessoal, setembro de 2002). Às vezes, por exemplo, eles usam liberação miofascial e leve fricção cruzada para reforço e alívio da tensão nos músculos de Tim. A reflexologia feita nos pés ajuda ele a relaxar. Após 15 a 20 minutos de terapia de ponto-gatilho, o nível cognitivo de Tim melhora, sua fala torna-se mais clara e a dor apresenta imenso alívio. Alternar bolsas quentes e frias em diferentes partes do corpo estimula sua circulação e o ajuda a sentir-se mais vivo.

Referências Bibliográficas

1. George T: With his parents' touch. *Massage Magazine*, January/February:44-48, 2000

---

técnicas de massagem podem ser combinadas com as técnicas básicas descritas no capítulo 3.

MASSAGEM PARA CRIANÇAS COM HIDROCEFALIA

Cada caso de hidrocefalia é diferente do outro. Pode haver graus variados de dor, restrição de atividades e outros desconfortos. Uma história médica traçada deve ser tomada, para descobrir o que mais incomoda a criança.

Posicionamento: as crianças podem deitar-se em qualquer posição preferida; até mesmo em decúbito ventral, com a cabeça voltada para um dos lados, é segura.

Todos os movimentos da técnica de massagem para o corpo inteiro descritos no capítulo 3 podem ser usados e adaptados para os problemas da criança em particular. Observe os alertas a seguir e a massagem será segura.

1. Permaneça pelo menos 10 centímetros afastado do local do ponto onde o tubo sai do crânio.
2. Mova a cabeça lenta e suavemente, de modo a não forçar o tubo quando o pescoço da criança precisar ser movido ou reposicionado.
3. Não use técnicas de massagem para o tecido profundo que coloquem pressão no tubo de drenagem; qualquer coisa que puxe o tubo poderá desconectá-lo!
4. A terapia craniossacral tem sido eficaz para Tim. Entretanto, Diane Keene alerta que ela pode ser perigosa, porque pode afetar o líquido cerebroespinal, e a hidrocefalia é uma perturbação desse líquido. Ela conhece muito bem seu filho e seu ritmo craniano, e não deseja que ninguém que não o conheça muito bem a execute em seu filho. A terapia craniossacral também tem sido útil em outros casos de hidrocefalia, especialmente quando a condição deve-se a pressão imprópria exercida pelo osso occipital.[2] Entretanto, ela deve ser tentada ape-

nas se você recebeu treinamento avançado com um especialista em terapia craniossacral.

DISTROFIA MUSCULAR

Quando me apresentei como voluntário para levar a massagem ao Acampamento para Distrofia Muscular em St. Louis, Missouri, fiquei perplexo pelas respostas dos garotos. Todos queriam subir na mesa de massagem, e a resposta foi incrível. Quando não conseguíamos colocá-los na mesa, eu trabalhava com eles em suas cadeiras de rodas. Além disso, eu lhes perguntava onde queriam a massagem. Todos tinham uma dor diferente e alguns desejavam sentir pontos do corpo que haviam perdido a sensibilidade. Esses meninos desejavam desesperadamente ser tocados.[1]

Terrie Yardley-Nohr, massoterapeuta

A distrofia muscular (DM) é uma doença muscular herdada que afeta cerca de um em cada 3.000 indivíduos do sexo masculino. Uma vez que seus corpos não produzem distropina, uma proteína que estabiliza a membrana muscular durante a contração dos músculos. As fibras musculares deterioram-se gradualmente e são substituídas por gordura e tecido fibroso. Essa deterioração muscular causa perda gradual de força nos músculos. Os músculos da pelve e pernas são afetados primeiro, seguidos por aqueles das extremidades superiores. Os músculos involuntários do coração e diafragma também deterioram-se, levando finalmente à parada respiratória e cardíaca. Muitos meninos precisam usar cadeira de rodas já aos 10 anos, e a escoliose com freqüência desenvolve-se mais ou menos nessa idade. Contraturas são quase inevitáveis e são causadas por um desequilíbrio dos músculos agonistas e antagonistas, má postura resultante da tentativa de estabilizar os membros ao ficar de pé, ou perda da amplitude de movimento, por permanecer sentado em uma cadeira de rodas.

Uma vez que a tensão muscular que normalmente estimula o crescimento ósseo é deficiente, a DM também pode levar à osteoporose. Assim, por terem os músculos fracos, meninos com esta doença estão propensos a graves quedas que podem facilmente fraturar seus ossos porosos. As fraturas são mais comuns nas diáfises do fêmur e úmero superior.[2] Meninos com DM também tendem a ter deficiências de aprendizagem e prejuízos cognitivos.[3]

A terapia médica padrão para a distrofia muscular inclui fisioterapia para atrasar ou prevenir contraturas através de alongamentos passivos diários e tala e exercícios para maximizar a força muscular. Exercícios na piscina incentivam a energia e resistência, sem o estresse de combater a gravidade, e melhoram a respiração. A cirurgia ortopédica pode ser usada para liberar o tecido encurtado, alongar tendões contraídos ou transferir tensões para diferentes pontos do corpo. Corticosteróides são prescritos com freqüência. Uma vez que os meninos e suas famílias enfrentam a crescente incapacitação e a morte iminente, a depressão é comum e a psicoterapia é sugerida. Apesar da terapia médica, o prognóstico atual para meninos com distrofia muscular é o de insuficiência respiratória levando à morte antes da idade adulta.[3]

ABORDAGEM E OBJETIVOS

As técnicas de massagem descritas no capítulo 3, combinadas com uma rotina de exercícios de fortalecimento e alongamento passivo, podem ajudar a prevenir ou adiar o início de contraturas, manter o tecido conjuntivo firme e aumentar imensamente o conforto (Fig. 6.9). Quando a massagem é introduzida em uma rotina regular, o alongamento e fortalecimento podem ser menos entediantes e mais prazerosos. Uma vez que meninos com distrofia muscular têm altos níveis de estresse, a massagem é especialmente apropriada para relaxamento. A seqüência de relaxamento progressivo descrita no capítulo 3 é excelente para relaxamento e fortalecimento dos músculos.

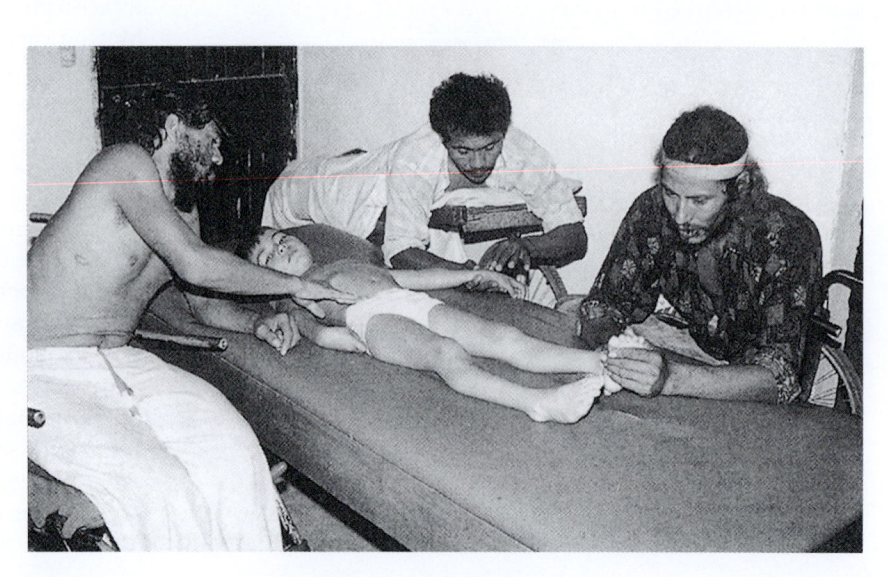

FIGURA 6.9 Massagem para um menino com distrofia muscular. Reimpresso com permissão de Werner, D.: *Nothing About Us Without Us.* Palo alto, CA: HealthWrights, 1998, p 270

QUADRO PONTO DE INTERESSE 6.8
Massagem para um menino com distrofia muscular

Em 1991, a autora mostrou um vídeo das técnicas de Meir Schneider para a distrofia muscular à equipe e pacientes de uma clínica para crianças com deficiências em Ajoya, no México. A equipe clínica, sem qualquer instrução, iniciou o tratamento intensivo com Angel, um menino de 6 anos com distrofia muscular (DM) que visitava a clínica com sua mãe. Três homens jovens com lesões na coluna vertebral, sem treinamento como massoterapeutas, exceto por terem recebido massoterapia da autora, formaram o núcleo daqueles que trataram o menino. Angel era inseguro, ansioso, não cooperativo e tinha medo de qualquer pessoa, exceto sua mãe; um fisioterapeuta que esteve na clínica como convidado o havia considerado impossível de tratar. O menino recebeu um programa intensivo de sessões diárias de massagem, seguidas por exercícios para aumentar sua força muscular. Os exercícios eram divertidos e visavam incentivar o uso total dos músculos sem cansaço. Angel foi tratado por várias horas, diariamente, durante 2 semanas. Nesse período, sua marcha melhorou visivelmente e ele fez ganhos em sua capacidade para levantar e mover diferentes partes do seu corpo. Ele também mudou, passando de um menino medroso e choroso para outro, muito mais alegre. Sua mãe ficou tão satisfeita com os resultados que continuou massageando e fazendo exercícios com o filho em casa e, quando o menino voltou à clínica três meses depois, sua capacidade para caminhar havia melhorado ainda mais.[1]

Referência Bibliográfica

1. Werner D: *Nothing About Us Without Us – Innovative Technology By, For, and With Disabled Persons.* Palo Alto, CA: HealthWrights, 1998, p 109-111, 269-273

2. A termoterapia pode ser combinada com massagem para estimular músculos fracos (ver p. 142).

MASSOTERAPIA PARA DISTROFIA MUSCULAR

1° passo. Use a seqüência básica de relaxamento para incentivar a respiração profunda e relaxada. A seqüência de relaxamento progressivo também pode ser usada, mas se a criança parecer cansada pelas contrações musculares, pare imediatamente.

2° passo. Use movimentos de massagem sueca de corpo inteiro, descritos no capítulo 3. Seja especialmente cuidadoso para não aplicar demasiada pressão. Alguns minutos de exercícios de fortalecimento e alongamento passivo podem ser alternados com alguns minutos de massagem.

■ O tecido em torno das articulações pode estar rígido e fibroso; dedique um tempo extra executando deslizamento e amassamento nessa região, fazendo movimentos em ângulo reto às fibras musculares. Use pressão de leve a média.

■ Ao massagear o peito e o abdome, faça movimentos entre as costelas e ao longo das costelas inferiores (veja a seção sobre asma, p. 162). Não pressione sobre o processo xifóide.

■ É importante massagear os pés e as mãos. Inclua exercícios suaves de amplitude de movimento sobre os tornozelos, dedos dos pés, pulso e dedos, e inclua alongamento passivo, como prescrito pelo fisioterapeuta.

■ Se a constipação é um problema, ver página 124.

O dr. Meir Schneider desenvolveu um programa especial para tratar a DM, que inclui uma forma única de massagem (Quadro Ponto de Interesse 6.8). Consistindo de movimentos circulares suaves com as pontas dos dedos sobre o corpo inteiro e concentrando-se nos músculos mais importantes e afetados, ela visa regenerar o músculo debilitado. A massagem é combinada com movimentos e exercícios de visualização e relaxamento. O dr. Schneider, cuja tese doutoral foi sobre a terapia por movimentos para a distrofia muscular, já ajudou muitos indivíduos afetados a readquirirem a força muscular normal, mas isto não é uma "cura" para a DM – a terapia deve ser contínua.[4,5]

MASSAGEM E TERMOTERAPIA PARA CRIANÇAS COM DISTROFIA MUSCULAR

Termoterapia:

1. Aplicações de calor úmido, como bolsas *Hydrocollator*, podem ser usadas antes da massagem, para melhorar a circulação no tecido e auxiliar no relaxamento.

ESCOLIOSE

Cerca de uma em cada 100 crianças com menos de 8 anos de idade tem escoliose, que é definida como *uma curvatura rotacional e lateral anormal da coluna* (ver Fig. 6.10). Em termos mais simples, a escoliose é não apenas um desvio da coluna para o lado, mas também um giro em espiral das vértebras. Em crianças dos sete aos 16 anos, uma em cada 50 tem escoliose; entretanto, menos de 10% têm curvas suficientemente amplas para exigirem tratamento. Dos casos mais graves que chegam a exigi-lo, a escoliose ocorre em seis meninas para cada menino.[1]

A escoliose tem várias causas. Ela pode ser causada por um defeito congênito dos ossos da coluna, como duas ou mais vértebras fundidas ou uma vértebra faltando, ou com partes mal formadas. Ela também pode desenvolver-se por um distúrbio neurológico ou muscular. Por exemplo, uma criança com paralisia cerebral atetóide que tem espasticidade em apenas um dos lados dos músculos do tronco pode desenvolver escoliose. Ela também pode ser causada pelo modo como as crianças usam seus corpos. Por exemplo, **uma discrepância entre o comprimento das pernas** pode causar uma escoliose funcional, não anatômica.[2] Outras causas de escoliose funcional incluem sentar-se ou ficar de pé habitualmente em uma posição inadequada, inclinação da cabeça para o lado, causada por alguma espécie de disfunção visual, e paralisia dos músculos da

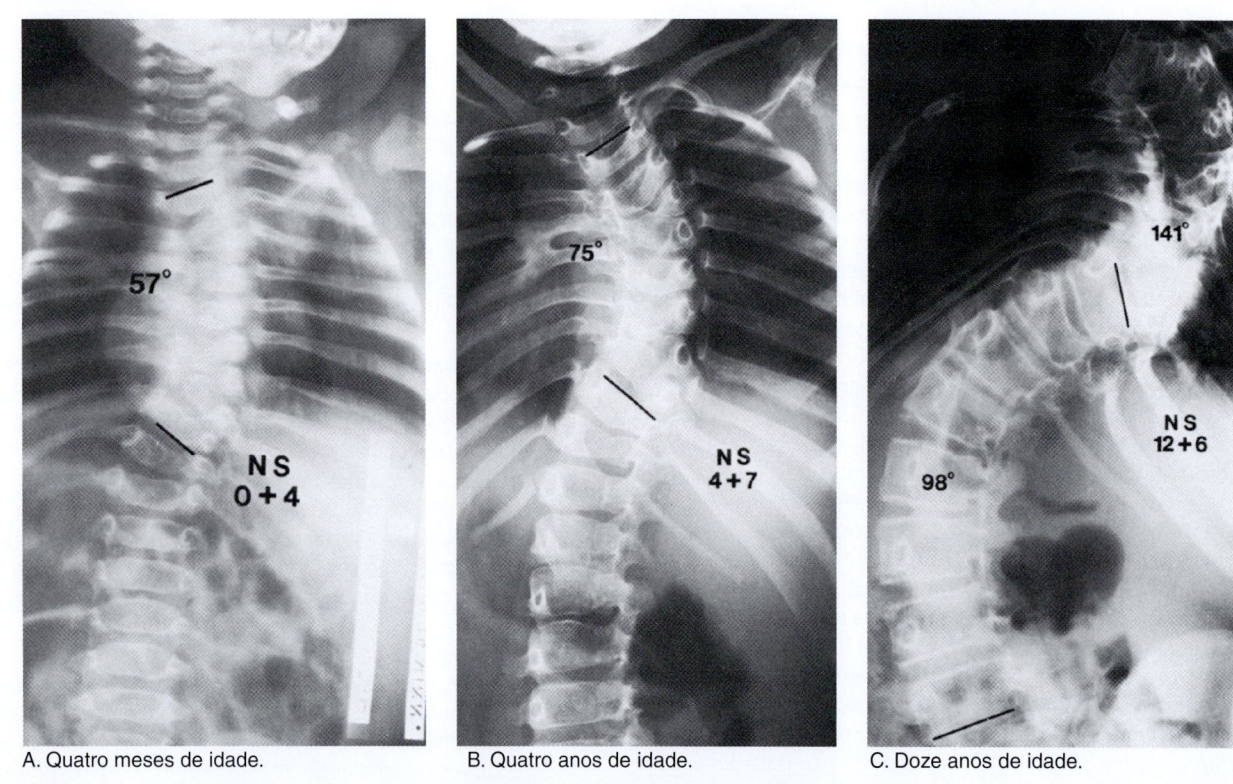

A. Quatro meses de idade.   B. Quatro anos de idade.   C. Doze anos de idade.

FIGURA 6.10 Esqueleto de uma menina com grave deformação por escoliose congênita não tratada. Reimpresso com permissão de Morrissy R: *Lovell and Winter's Pediatric Orthopaedics.* Vol. 1. Baltimore, MD: Lippincott Williams & Wilkins, 2001, p 728

coluna. Durante um ataque de ciática, os músculos no lado dolorido podem contrair-se e causar uma curvatura lateral temporária.[3] Muitas vezes, a causa da escoliose é desconhecida. A escoliose funcional pode tornar-se anatômica; se não tratadas por tempo suficiente, as vértebras acabam por remodelar-se para refletirem os desequilíbrios e moldam permanentemente um padrão de postura. Em muitos casos, a tensão do músculo causa e acompanha a escoliose. Sabe-se, por exemplo, que a escoliose ativa pontos-gatilho nos músculos rombóide e serrátil superior.[2]

A escoliose pode trazer sérias conseqüências. Adultos com escoliose não tratada, dos 40 aos 60 anos, têm uma taxa de mortalidade quase duas vezes maior que grupos de controle sem escoliose; aqueles com curvas torácicas podem ter complicações cardíacas e respiratórias importantes. Adultos também podem ter deformações estéticas notáveis, dores lombares e dificuldade para respirar.[1]

O tratamento médico padrão para este problema consiste em exercícios posturais, como fortalecimento dos músculos dos glúteos e abdome, estiramento dos músculos do tórax e extremidades inferiores, aparelhos ortopédicos e cirurgia para a curvatura muito pronunciada. A fusão das vértebras, que envolve a inserção de hastes que endireitam e fundem as vértebras afetadas, é o procedimento mais comum para a escoliose.

ABORDAGEM E OBJETIVOS

A massagem, isoladamente, não resolve a escoliose. O médico ou fisioterapeuta da criança deve ser consultado sobre a causa. Primeiro é necessário investigar se há algum problema congênito que exige cirurgia ou outra causa subjacente que ainda não foi abordada. Por exemplo, hábitos não adequados de postura podem ser corrigidos, uma perna mais curta pode ser tratada com um calçado mais alto ou uma cadeira de rodas com medidas incorretas pode ser ajustada. Após a causa ser encontrada, a massagem pode ajudar com a tensão e o desequilíbrio muscular crônico.

A tensão muscular excessiva pode ser tratada com movimentos de massagem sueca em todo o corpo (Cap. 3), e com outros tipos de massagem e trabalho corporal. Um tempo extra deve ser passado massageando os músculos das costas, mas, uma vez que a escoliose afeta todo o corpo, todo ele deve ser trabalhado. Dedique muito tempo a exercícios para a amplitude de movimento passivo. Uma massagem para todo o corpo uma vez por semana, juntamente com massagem diária nas costas, seria o ideal. Os pais podem aprender a fazer a massagem diária.

O massoterapeuta e educador Meir Schneider obteve resultados excelentes em termos de redução ou correção da escoliose com um programa que combina massagem e movimentos passivo e ativo. Ele acredita que a massagem é necessária antes de os exercícios poderem ser benéficos, porque muitos músculos dorsais podem estar rígidos demais para permitirem qualquer movimento. O toque delicado é usado para estimular e aquecer músculos debilitados; massagem nos tecidos profundos é recomendada apenas naquelas áreas onde os músculos fortes tornaram-se rígidos.[4]

MASSAGEM PARA CRIANÇAS COM ESCOLIOSE

Posicionamento: as crianças devem ser colocadas em posições incomuns, que estirem seus músculos e coloquem seus ossos em uma relação diferente uns com os outros, durante a massagem. Enquanto estão deitadas em decúbito dorsal na mesa de tratamento, por exemplo, faça com que girem a coluna, virando as duas pernas para um lado e voltando a cabeça e parte superior do tronco para o lado oposto. Isso alonga a área lombar mediana. As posições devem ser sempre confortáveis; utilizar travesseiros ou almofadas para apoiar, se necessário. Os pais podem ajudar a apoiar a criança nessas posições. Outra alternativa seria a criança deitar-se em decúbito ventral sobre um grande travesseiro ou um banco acolchoado que fique no nível de sua cintura, para posicionar-se quase de quatro. Isso permite ao terapeuta mover as articulações dos quadris da criança em rotação interna e externa, de um modo que não ocorreria espontaneamente, e permite maior acesso aos músculos em torno da articulação do quadril e os músculos nas laterais do torso. A criança também pode deitar-se de lado, com um braço sobre a cabeça e voltado para as costas, com os quadris rolados para frente. Movimentos de massagem devem ser modificados para essas diferentes posições. Por exemplo, se a criança está deitada de lado, o deslizamento nas costas, descrito no capítulo 3, precisará ser feito na metade mais alta das costas e, depois, quando a criança rolar para o outro lado, o deslizamento nas costas poderá ser feito no outro lado, que agora será o mais alto.

MASSAGEM PARA O CORPO INTEIRO

O ideal para essa condição é uma massagem de corpo inteiro, com concentração nos músculos das costas. Esses, quando excepcionalmente tensos, devem ser massageados por um tempo maior, com tanta pressão quanto possa ser tolerada. Quaisquer exercícios de alongamento ou fortalecimento prescritos pelo fisioterapeuta da criança também podem ser incorporados na massagem.

DEFESA TÁTIL

Uma coisa que eu não conseguia aprender era como sentir. A mãe de Robyn sempre a abraçava antes de Robyn sair para a escola, e ela insistia em fazer isso comigo também... Assim, eu permanecia como pedra, a cada manhã, aprendendo a tolerar um abraço. Eu disse à mãe da minha amiga que ser abraçada me causava sofrimento e que era como se eu estivesse sendo queimada. Ela insistiu que tal idéia era absurda, mas a sensação não me abandonou. Primeiro, minha cabeça começava a girar e eu tinha a impressão de que iria desmaiar. Eu apenas a abraçava quando a rotina exigia.[1]

Donna Williams, autista

A defesa tátil é definida como o *medo e repúdio à maior parte das sensações de toque*. Existem dois tipos de defesa tátil. O primeiro é causado por experiências negativas com o toque, como o abuso na infância (p. 158). O outro é causado por uma irregularidade no sistema nervoso, vista com freqüência em crianças com deficiências de aprendizagem e outras condições mais graves. Tal irregularidade faz com que certas informações sensoriais suplantem a capacidade de tolerância do indivíduo. Sua causa não é conhecida, embora haja a suspeita de privação de oxigênio durante o parto, que pode danificar as células que processam os estímulos táteis. Outra causa suspeitada diz respeito a toxinas no ambiente, que afetam crianças predispostas geneticamente.[2] Exemplos de defesa tátil incluem:

- Evitar tocar em areia, lama ou pinturas com os dedos, ou pisar com os pés nus em lama, areia ou grama.
- Enrijecer o corpo ao ser levado ao colo e lutar contra ser abraçado, aconchegado, segurado, acariciado ou tocado de modo brincalhão; resistir a ser vestido, a ter os dentes tratados ou a cortar os cabelos.
- Dificuldade para concentrar-se ou para aprender quando ocorre leve distração tátil, que a maior parte das outras crianças poderia tolerar, como um fio solto em uma meia ou uma brisa que sopra nos pêlos da pele.
- Remover roupas com mais freqüência que a maioria das outras crianças, para livrar-se de sensações incômodas causadas pela etiqueta em uma camiseta ou pelas meias nos pés. Inversamente, usar camisetas de mangas compridas ou suéteres mesmo quando está calor.

A defesa tátil pode ter efeitos profundos sobre o desenvolvimento. Essas crianças podem ser incapazes de desenvolver uma boa imagem corporal e consciência espacial; elas podem ter uma tendência para retrair-se do contato interpessoal e da comunicação com outros e podem não desejar usar as mãos para segurar, alimentar-se e explorar o ambiente. Algumas crianças podem reagir com irritação, ansiedade, inquietação, medo ou estresse emocional a sensações corriqueiras de toque. Esta resposta pode limitar seriamente suas atividades; a defesa tátil com freqüência resulta em privação tátil. A tensão ou estresse podem tornar a criança ainda mais defensiva.

O treinamento para o relaxamento pode reduzir eficientemente a defesa tátil em certas crianças. Em um estudo de crianças dos 4 aos 11 anos, o relaxamento progressivo e o treinamento autógeno aumentaram a percepção tátil e reduziram a defesa tátil.[3]

ABORDAGEM E OBJETIVOS

Um massoterapeuta raramente verá uma criança que apresenta apenas defesa tátil, mas pode ver crianças com diferenças neurodesenvolvimentais e com fobia ao toque. Os autores de *Aromatherapy and Massage for People With Learning Disabilities* usam uma abordagem que chamam de "Massagem Multisensorial". O enfoque é usado para aumentar a tolerância ao toque e usa tecidos com diferentes texturas, ferramentas de massagem, água, escovas macias, óleos e loções de massagem e óleos essenciais. Uma massagem no pé pode começar com leve fricção com um pedaço de veludo, depois com uma escova macia e, finalmente, com um material sedoso. Isso pode ser seguido por mergulhar os pés durante alguns minutos em um spa portátil para os pés com óleos essenciais na água, secá-los com toalha macia e, então, massageá-los. Após a massagem, uma loção ou óleo pode ser espalhado e secado com flanela, toalha macia ou outro tecido macio. Todo esse toque certamente não é aceito com facilidade na primeira sessão, e várias delas podem ser necessárias com apenas um tipo de sensação de toque, como o tecido ou apenas a água nos pés, antes que a criança possa aceitar todas essas formas de estímulo tátil nos pés.

A autora ensinou a mãe de uma criança de 2 anos com **síndrome de Behr** (uma condição na qual a criança tem retardo mental, déficits visuais, ataxia e espasticidade) a estimular e massagear as mãos da filha com uma variedade de sensações táteis. As mãos da menina eram tão sensíveis que ela ainda não havia progredido para agarrar objetos. A mãe deixava-a brincar com pequenos objetos de banheira em uma bacia com água morna, e depois em uma bacia com água fria com outros brinquedos. A menininha adorava a água, e se distraía tanto que mal percebia enquanto a mãe lhe massageava uma das mãos de cada vez com espuma de sabonete. Depois, a mãe usou sais de Epsom para friccionar uma mão de cada vez. Gradualmente, à medida que a filha começou a tolerar estímulos mais intensos, suas mãos puderam ser massageadas fora da água, com óleo de loção. Isso era feito diariamente pela mãe. Após duas semanas, sua terapeuta ocupacional relatou que a menina finalmente se tornara capaz de tolerar segurar uma colher e agora poderia aprender a alimentar-se sozinha.

MASSAGEM PARA CRIANÇAS COM DEFESA TÁTIL

Algumas crianças dão a impressão de que jamais poderão tolerar a massagem. O segredo é descobrir um pequeno tipo de estímulo tátil que seja aceitável e, a partir daí, aumentar gradualmente a tolerância da criança. É preciso ter muita paciência. Os pais com freqüência sabem o tipo de estímulo tátil aceitável para seus filhos. O massoterapeuta Larry Burns-Vidlak tem três filhos autistas. Ele começou a brincar de luta-livre com os filhos quando esse era o único tipo de contato físico que eles podiam tolerar (ver Autismo, p. 167). Talvez você precise experimentar cada movimento de massagem que conhece e executá-los

de diferentes maneiras; talvez você precise tentar muitos tipos de estimulação sensorial. Os pais com freqüência conhecem um brinquedo ou jogo que atrai seus filhos, e essa pequena coisa pode servir como ponte para ajudar a criança a aceitar um nível mais intenso de toque.

Em geral, se a criança consegue segurar ou brincar com um objeto, ela se sentirá mais confortável com ele. Por exemplo, deixe a criança rolar uma ferramenta de massagem com textura sobre a perna ou mão de alguém, brincar com um pedaço de pele sintética ou colocar um saco aquecido com sementes de linhaça sobre seu corpo. Técnicas de massagem nas quais suas mãos permanecem paradas, como o toque passivo ou massagem de ponto de pressão, podem ser mais aceitáveis. Técnicas que usam energia, como terapia da polaridade e Reiki, também podem funcionar bem.

Ao realizar os movimentos, avance lenta e tranqüilamente, para tornar suas ações previsíveis. Sempre obedeça o ritmo da criança para não alarmá-la. Explique o que fará a seguir e não a toque de um modo que não a agrada. Outras formas de estimulação sensorial que podem ser incorporadas em uma sessão de massagem incluem:

- Água morna, aplicações de calor, ou lençol aquecido. Você pode torcer panos em água quente e colocá-lo sobre as mãos ou pés. A criança pode ser lavada com água morna após uma massagem. Brinquedos de banheira podem ser colocados em um recipiente de água morna com uma toalha sob ele. Garrafas com água quente, bolsas quentes ou sacos de arroz ou sementes aquecidos em microondas podem ser usados. Toalhas, cobertores ou roupas aquecidas podem persuadir uma criança resistente a deitar-se quietinha. Também é uma ótima sensação ser envolvido em roupas de cama aquecidas após uma massagem.
- Água fria. Você pode torcer panos em água fria e colocá-los sobre as mãos ou pés da criança em um dia quente. A criança também pode ser lavada com água fria após uma massagem. Brinquedos de banheira podem ser colocados em um recipiente com água fria, com uma toalha sob ele.
- Espuma. A espuma pode ser usada para massagear a mão quando uma criança está brincando com algo em uma bacia de água. Os pais podem tentar fazer massagem em uma banheira, usando espuma de sabonete, no lugar de óleo de massagem.
- Sais de Epsom. Uma parte do corpo de cada vez pode ser friccionada com sal. Isso é ótimo para diminuir a sensibilidade tátil nas mãos. Um bom modo de começar com uma criança com mãos sensíveis é fazê-la brincar com brinquedos em uma banheira com água morna ou fria, tirar umas de suas mãos da água, friccionar suavemente o sal e recolocá-la na água. A criança estará com as mãos em água salgada, de modo que ao retirá-las da água elas deverão ser lavadas em água limpa ou friccionadas com óleo ou loção.
- Tecidos com diferentes texturas. Fazer uma luva e acariciar a criança com ela durante a massagem, para

outra sensação tátil. Dar-lhe um pedaço de pele sintética com o qual poderá brincar. Toalhas ásperas ou macias podem ser usadas. A fricção pode ser feita lenta ou rapidamente.

- Escovas com diferentes texturas. Experimentar escovas diferentes. Se cobrir a pele da criança com um lençol, isso facilitará a aceitação do estímulo tátil. Escovas macias para bebês são mais aceitas por algumas crianças.
- Bolas (ver p. 68, Cap. 3). Bolas grandes podem funcionar melhor com algumas crianças, porque são menos específicas. Cubra a criança com um cobertor e role uma bola grande lentamente pelas costas até os pés e de volta até os ombros.
- Sacos de tecido cheios de sementes de linhaça de diferentes tamanhos. Muitas crianças consideram reconfortante o peso desses sacos, quando colocados sobre as costas ou abdome. Eles também podem ser aquecidos no microondas.

PACIENTES EM CADEIRA DE RODAS

Como ocorre com próteses, equipamentos de exercícios ou mesas de massagem, cadeiras de rodas são ferramentas. Elas são uma tremenda ajuda para que crianças incapacitadas possam ser mais independentes e não devem ser vistas como uma forma de aprisionamento pelas crianças e pelo mundo em geral. Sob uma perspectiva músculo-esquelética, entretanto, elas apresentam algumas desvantagens (Fig. 6.11), que incluem:

- Ficar sentado por períodos prolongados leva a uma postura habitualmente encurvada para frente, com constrição do abdome, perda da curva cervical e lombar e aumento na **cifose** torácica. Na posição sentada, muitas articulações estão em constante flexão e as contraturas são mais prováveis, particularmente se há espasticidade ou fraqueza muscular.
- Usar uma cadeira de rodas manual é uma excelente maneira de fazer exercícios físicos e manter os músculos dos braços fortes, mas empurrá-la constantemente, enquanto o tronco é inclinado para frente, pode criar tensão na parte superior do corpo e cifose torácica. Os músculos do peito e região lombar superior podem tornar-se cronicamente tensos. O uso excessivo dos braços pode causar dor nos ombros, braços e mãos.
- Escaras são um perigo sempre presente para cadeirantes, porque seu peso pressiona constantemente para baixo sobre os quadris, nádegas e cóccix (Quadro Ponto de Interesse 6.9). Para prevenir as escaras, as crianças precisam retirar totalmente seu peso das nádegas por 1 minuto inteiro a cada 15 minutos. Quando começam a usar a cadeira de rodas, as crianças precisam de supervisão atenta para se habituarem. Toda a superfície cutânea também deve ser conferida diariamente, para detectar feridas. Tal verificação pode ser feita por um adulto ou, se têm idade suficiente, as crianças podem aprender a fazer isso sozinhas com um espelho.[1]

- Quer a cadeira de rodas seja ou não do tamanho correto originalmente, as crianças crescem, e é crucial que suas cadeiras continuem bem ajustadas, oferecendo apoio adequado e simetria para o tronco e pelve. À medida que as crianças crescem, suas cadeiras de rodas devem ser conferidas constantemente, porque elas podem desenvolver dor lombar, contraturas ou escoliose por cadeiras com dimensões incorretas.
- Ficar sentado na maior parte do tempo reduz a circulação para as pernas e o estímulo sensorial para o resto do corpo. Pequenos cortes podem levar tempo para curar-se e as pernas podem mostrar-se pálidas e frias ao toque.

ABORDAGEM E OBJETIVOS

A termoterapia pode ser útil, em conjunção com a massagem; aplicações de calor úmido podem ser usadas para o relaxamento muscular, calor do sal e tratamentos por contraste para a área inferior das pernas e pés podem ser usados para melhorar imensamente a circulação nas pernas. A imersão em água fria pode estimular a contração muscular. Todos esses tratamentos também são uma fonte excelente de estímulos sensoriais. Tratamentos por contraste para escaras já existentes ou em desenvolvimento podem aumentar temporariamente em 70 a 100% a circulação na área, e a exposição a uma lâmpada de calor ajuda na recuperação de escaras.

A massoterapia pode ser voltada para problemas locais, discutidos abaixo. Entretanto, quando observamos o corpo da criança como um todo, podemos ver que talvez o maior valor de uma sessão de massagem, neste caso, esta no fato de os cadeirantes poderem sentir seus corpos em diferentes configurações, não apenas em uma ou duas posições nas quais geralmente permanecem na cadeira. Isso amplia a experiência corporal e aumenta a imagem corporal. Problemas específicos que podem ser abordados com massagem incluem:

1. A massagem para a parte superior do corpo pode combater a tensão crônica nos músculos peitorais e na região lombar superior se a criança usa uma cadeira manual.
2. A massagem pode aumentar a circulação para as pernas, que com freqüência é muito deficiente, porque os músculos dessa parte do corpo não se contraem.
3. Falta de consciência corporal e contraturas. O uso de movimentação passiva pode ajudar para que a criança reconecte as informações vindas dos proprioceptores das articulações para o cérebro, mova o fluido pelas articulações e previna contraturas, pela combinação de movimentos passivos com estiramento. Os movimentos passivos também são muito importantes para a manutenção dos movimentos nas articulações após uma liberação por cirurgia ou uma lesão.
4. Prevenir escaras. A massagem pode prevenir a formação de escaras, porque o fraco suprimento sangüíneo

Posições saudáveis, confortáveis e funcionais

Em uma cadeira de rodas, ou em uma cadeira sem rodas, **a posição na qual a criança estiver sentada é muito importante.**

A cadeira deve permitir que a maioria das crianças permaneça sentada mais ou menos como demonstrado abaixo.

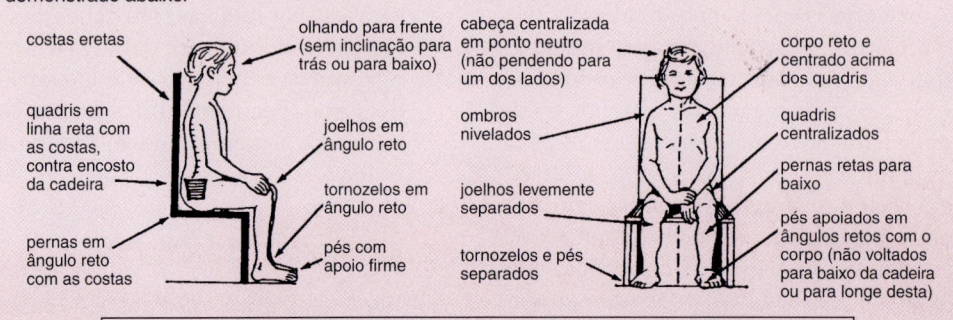

costas eretas

quadris em linha reta com as costas, contra encosto da cadeira

pernas em ângulo reto com as costas

olhando para frente (sem inclinação para trás ou para baixo)

joelhos em ângulo reto

tornozelos em ângulo reto

pés com apoio firme

cabeça centralizada em ponto neutro (não pendendo para um dos lados)

ombros nivelados

joelhos levemente separados

tornozelos e pés separados

corpo reto e centrado acima dos quadris

quadris centralizados

pernas retas para baixo

pés apoiados em ângulos retos com o corpo (não voltados para baixo da cadeira ou para longe desta)

> *CUIDADO:* **o assento deve ser suficientemente amplo para permitir algum movimento livre e suficientemente estreito para dar o apoio necessário.**

Problemas comuns ao sentar-se e soluções possíveis

Problema: **os quadris pendem para trás**

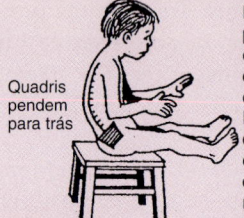

Quadris pendem para trás

Em crianças com paralisia cerebral espástica, os quadris com freqüência enrijecem-se para trás. Isso leva a espasmos que enrijecem a perna em posição reta e causam outros tipos de rigidez muscular, com perda do controle.

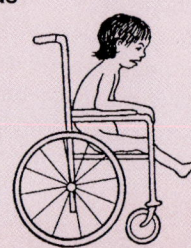

Além disso, crianças com quadris ou costas fracas, em virtude de lesão na *medula,* coluna bífida ou pólio grave, com freqüência sentam-se "emboladas", com os quadris para trás e as costas muito encurvadas. Isso pode levar a uma deformidade permanente.

Uma das causas mais comuns de quadris pendentes para trás é **uma cadeira como esta, grande demais** para a criança.

Outras causas de inclinação para trás e posicionamento deficiente são:

um encosto de cadeira inclinado demais

e encostos de pano que cedem ao peso das costas

Esse tipo de encosto faz com que a criança se incline para trás e os quadris deslizem para frente.

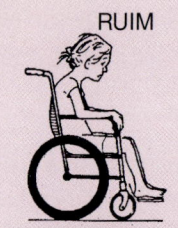

RUIM

Além disso, apoios para os pés posicionados muito para frente, de modo que os joelhos não dobram o suficiente, podem aumentar a *espasticidade,* o que leva os quadris para trás.

Uma boa posição geralmente pode ser obtida com as seguintes medidas:

um encosto **rígido e reto,** em ângulo reto com o assento.

uma **cadeira no tamanho adequado** para a criança, de modo que seus quadris cheguem ao fundo do assento.

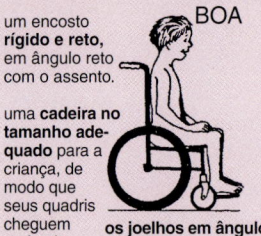

BOA

MELHOR

os joelhos em ângulos retos e pés com firme apoio.

A maioria das crianças, e especialmente as que tendem a cair para frente na cadeira, poderá sentar-se melhor e com mais conforto se toda a cadeira for um pouco inclinada para trás. Entretanto, certifique-se de que a criança mantém ângulos retos nos quadris, joelhos e tornozelos.

FIGURA 6.11 Uma posição saudável, confortável e funcional quando sentado é essencial. Reimpresso com permissão de Werner D: *Disabled Village Children.* Palo Alto, CA: Hesperian Foundation, 1987, p 591.

QUADRO PONTO DE INTERESSE 6.9
Escaras (úlceras de decúbito)

Escaras, ou úlceras de decúbito, são lesões cutâneas resultantes da perda de tecido. Elas surgem quando o peso de um membro ou de todo o corpo coloca pressão sobre os tecidos subjacentes às saliências ósseas, o que corta a circulação para a área. Sem o oxigênio e os nutrientes transportados pelo sangue, a pele e tecido subjacente começam a morrer. Se não tratadas com cuidado, as escaras podem progredir de uma lesão cutânea para úlceras mais profundas, capazes de destruir a epiderme, a derme e a fáscia superficial, além de causar erosão do tecido até o osso. A ferida pode tornar-se infectada por bactérias e, assim, trazer a infecção secundária de um ferimento aberto, causando envenenamento do sangue e até o óbito, se as bactérias penetram na corrente sangüínea. Locais potenciais de escaras incluem os calcanhares, tornozelos, quadris, nádegas, cóccix, cotovelos e ombros.

Pessoas mais propensas a desenvolvê-las incluem crianças doentes, fracas ou incapacitadas, que não conseguem rolar o corpo por si mesmas (os responsáveis por seus cuidados precisam virá-las com freqüência e deitá-las em superfícies macias que reduzem a pressão sobre áreas ósseas) e certas crianças sem sensação em partes do corpo, como aquelas com lesão vertebral ou espinha bífida. Outros fatores que contribuem para o desenvolvimento de escaras são deficiência de proteína ou ferro, carência de vitamina C, incontinência e fraco suprimento sangüíneo local.[1,2]

Referências Bibliográficas

1. Taylor RV, et al: Ascorbic acid supplementation in the treatment of pressure sores. *Lancet*, 2:544-546, 1974
2. Bergstrom N, et al: *Pressure Ulcer Treatment. Clinical Practice Guidelines.* Quick Reference Guide for Clinicians, No. 15. Rockville, MD: Department of Health and Human Services, Public Health Service, Agency for Health Care Policy and Research. AHCPR Publication. No. 95-0653, December 1994, p 7

local contribui para o seu desenvolvimento. A massagem pode melhorar a circulação na área geral onde uma escara começa a desenvolver-se, tratando-a indiretamente.[2,3]

TERMOTERAPIA E MASSAGEM PARA CADEIRANTES

Escolha um tratamento com termoterapia, antes de executar a massagem:

APLICAÇÃO DE CALOR ÚMIDO

Aplicar uma almofada de calor úmido ou uma bolsa *Hydrocollator* em áreas de tensão ou sensibilidade muscular por 3 minutos. Fazer aplicações menos quentes em quaisquer áreas com sensação reduzida e monitorar a pele da criança com atenção maior que a habitual.

TRATAMENTO DE CONTRASTE PARA OS PÉS

Consultar a seção sobre Dores do Crescimento no capítulo 5, mas, se possível, use recipientes mais altos com água, para poder mergulhar os pés e toda a parte inferior das pernas.

IMERSÃO EM ÁGUA FRIA SEGUIDA POR EXERCÍCIOS PARA FRAQUEZA MUSCULAR

Ver Fraqueza Muscular, página 142.

CALOR DO SAL PARA AS PERNAS

Uma aplicação de calor do sal é apresentada nas Figuras 3.53 e 3.54. Consultar o capítulo 3 para orientações.

MASSAGEM

1. Recomenda-se massagem sueca normal com tempo adicional em exercícios para amplitude passiva de movimento para todas as articulações.
2. Seguir as instruções específicas da seção para cada deficiência, como lesão da coluna vertebral ou paralisia cerebral.
3. Durante a massagem, as crianças devem estar fora de suas cadeiras de rodas e em diferentes posições daquelas às quais estão geralmente acostumadas. Movimentos de massagem podem ser adaptados para essas diferentes posições, como deitar de lado, em decúbito ventral, com o tronco ou pernas voltadas para um ou outro lado, ou em giro vertebral parcial. Não deixar a criança em qualquer posição que considere realmente desconfortável, mas incentive-as a uma posição na qual geralmente não se colocam. Apoios extras ou travesseiros podem ser úteis.
4. Se as crianças estão em cadeira de rodas manuais, a parte superior de seus corpos deve ser completamente massageada e os músculos peitorais devem ser alongados. Passe mais tempo em exercícios passivos em toda a amplitude de movimento para as articulações dos ombros. Exercícios de fortalecimento para mover os ombros para trás também podem ser necessários.
5. Se as pernas da criança estão frias, pálidas ou parecer ter má circulação, execute os movimentos básicos de deslizamento para a área frontal e posterior das pernas (ver Figs. 3.21 e 3.49) muito mais vezes que na massagem básica para todo o corpo. Para circulação muito fraca, continue com esses dois movimentos por 5 a 10 minutos.
6. Se as crianças tiveram problemas com escaras no passado, massagem nas nádegas pode ser útil para aumentar a circulação local. Os pais e outros responsáveis pelos cuidados da criança podem aprender a executar amassamento das nádegas por alguns minutos, todos os dias. Isso nunca deve ser feito se já há a formação de escaras.

7. Se as crianças estão em um programa de fisioterapia para exercícios de fortalecimento e alongamento, esses podem ser incorporados em uma sessão. Elas podem receber massagem por alguns minutos, fazer seus exercícios por algum tempo e, ao cansarem-se, podem descansar e receber massagem por alguns minutos e repetir. Isso pode prevenir a fadiga e tornar mais interessantes as sessões. Exercícios de alongamento são benéficos para os músculos que geralmente estão encurtados, enquanto as crianças estão sentadas; esses incluem os flexores dos ombros, cotovelos, quadris, joelhos e tornozelos.

⚠ **Movimentos passivos em um membro paralisado antes de ser massageado e a massagem em um membro paralisado devem ser feitos com muito cuidado, especialmente se a criança tem redução das sensações.**

MASSAGEM E TERMOTERAPIA PARA ESCARAS

TRATAMENTO POR CONTRASTE

1° passo. Cobrir a escara com uma bandagem estéril.

2° passo. Aplicar panos ou toalhas pequenas que foram torcidas em água quente em torno do ferimento coberto. Cobrir as toalhas com uma camada de plástico e com uma toalha por cima, para manter o calor. Deixar no local por 3 minutos. Diversas bolsas quentes pequenas podem ser usadas, em vez de toalhas. Certificar-se de monitorar a pele sob o calor, para prevenir queimaduras.

3° passo. Remover as toalhas e fazer massagem com gelo sobre a mesma área – em torno da escara, não sobre ela – por 1 minuto. Ver página 91.

4° passo. Repetir os passos 2 e 3, para um total de 3 trocas. A pele em torno da escara estará avermelhada, indicando maior fluxo de sangue para a área.

EXPOSIÇÃO AO CALOR

Usar uma lâmpada de 60 watts em uma luminária flexível. A lâmpada deve estar a aproximadamente 0,5 metro de distância da lesão. Deixar a luz sobre a lesão para expô-la ao calor três vezes por dia, durante 15 minutos. Uma vez que a pele deve ser monitorada com atenção para prevenir queimaduras, não deixar a criança sem supervisão.[2]

MASSAGEM

O primeiro sinal de formação de uma escara é a pele avermelhada que se torna amarelada ou pálida quando pressionada com firmeza com o dedo. Neste ponto, o desenvolvimento da escara pode ser evitado pelo tratamento com massagem. Lavar e secar cuidadosamente a área avermelhada. Depois, massagear com delicadeza toda a região, mas não a porção avermelhada. Permanecer pelo

menos 25 centímetros afastado da área avermelhada; a massagem deve ser feita para aumentar o fluxo sangüíneo de toda a região, não somente da escara. Quaisquer técnicas de melhora da circulação, incluindo deslizamento na direção do coração, amassamento suave e deslizamento serão eficazes. Técnicas de drenagem linfática manual também podem ser indicadas.[3]

RESUMO

A massoterapia pode ser aplicada com segurança em crianças com necessidades especiais e situações diferentes. Muitos dos benefícios que as crianças com diferentes deficiências recebem da massagem também salientam os efeitos poderosos que a massagem pode ter sobre diferentes sistemas do corpo. É importante que o terapeuta consulte o médico ou fisioterapeuta da criança e observe as contra-indicações; entretanto, com informações apropriadas você não precisa ter medo de tratar a criança. As informações apresentadas no capítulo 6 dão as ferramentas para tocar crianças com necessidades especiais. A massagem apresenta um potencial imenso para ajudar crianças em termos físico, emocional e mental e para prestar uma importante contribuição para seu bem-estar e qualidade de vida.

QUESTÕES PARA REVISÃO

1. Explique a diferença entre uma deficiência presente ao nascer (defeito congênito) e uma deficiência adquirida. Dê três exemplos de cada.

2. Discorra sobre as causas de alguns problemas comuns enfrentados por crianças com deficiências.

3. Cite os efeitos primários e secundários da paralisia cerebral, hemofilia, parto prematuro e prejuízo visual.

4. Cite três condições discutidas no capítulo 6 nas quais a termoterapia é usada em conjunção com a massoterapia e explique os efeitos que ela produz.

5. Cite uma deficiência na qual o efeito mais importante da massoterapia é a estimulação sensorial, uma na qual o relaxamento mental é o efeito mais importante, uma em que o alívio da dor é o efeito mais importante e uma em que o aumento da circulação nas articulações é o efeito mais importante.

6. Dê quatro exemplos, extraídos do capítulo 6, das razões para uma criança não desejar receber massagem, e discuta como o terapeuta pode tornar a massagem mais aceitável para esse paciente.

7. Explique como técnicas de massagem para o corpo inteiro, descritas no capítulo 6, podem ser ajustadas para atender às necessidades especiais de crianças com diferentes condições. Ofereça exemplos.

REFERÊNCIAS BIBLIOGRÁFICAS

Introdução

1. Mikita S: Voice of the client. *Professional Bodyworker's Journal,* Spring:88, 1998
2. The Risk and Prevention of Maltreatment for Children with Disabilities. Available at: www.nccanch.calib.com. Acessado em maio 2003.

Problemas Comuns em Crianças com Deficiências

1. Simon J, Calhoun J: *A Child's Eyes: A Guide to Pediatric Primary Care.* Gainesville, FL: Triad Publishing, 1998, p 186
2. Batshaw M: *Children With Disabilities.* Baltimore, MD: Paul Brookes Publishing, 1997, p 269
3. Scott E, Jan J, Freeman R: *Can't the Child See? A Guide for Parents and Professionals About Young Children Who Are Visually Impaired.* Ed. 3, Austin, TX: Pro-Ed, 1995, p 36
4. Wallender R, et al: Disability parameters: Chronic strain and adaptation of physically handicapped children and their mothers. *Journal of Pediatric Psychology,* 14:23, 1989
5. Jones H, quoted in Exley H, ed: *What It's Like to Be Me.* Cincinnati, OH: Friendship Press, 1984, p 81
6. Hastorf A, et al: Acknowledgment of handicap as a tactic in social interaction. *Journal of Personality and Social Psychology,* 37:1790-1797, 1979
7. Riddle I: Nursing intervention to promote body image integrity in children. *Nursing Clinics of North America,* 7:655, 1972
8. McDonald E: A healing in the theater of life. *Canadian Holistic Healing Association,* 7:9, 1986
9. Rowe H: Massage the handicapped child. *Tender Loving Care. The Newsletter of the International Association of Infant Massage Instructors,* 4:2, 1988
10. Benedict RB, et al: Reported maltreatment in children with multiple disabilities. *Child Abuse and Neglect, 14:*207, 1990
11. Sullivan PM, et al: Patterns of physical and sexual abuse of communicatively handicapped children. *Annals of Otolaryngology, Rhinology, & Laryngology, 100:*188, 1991
12. Llewellyn A: The abuse of children with disabilities in mainstream schooling. *Developmental Medicine & Child Neurology,* 37:740-743, 1995
13. Sinclair M, Von Weller A: Don't let the well run dry: The importance of water to your child's health. *Exceptional Parent Magazine, May:*66, 2001
14. Werner D: *Disabled Village Children.* Palo Alto, CA: Hesperian, 1988, p 77

Princípios Gerais de Massagem para Crianças com Deficiências

1. Edwards D, Bruce G: For cerebral palsy patients, massage makes life better. *Massage Magazine,* July/August:106, 2001

Abuso Físico e Sexual

1. Burg F, Wald E, Ingelfinger J, Polin R: *Gellis and Kagan's Current Pediatric Therapy.* Philadelphia, PA: W.B. Saunders, 1999, p 406
2. Ogden J: *Skeletal Injury in the Child.* Philadelphia, PA: Lea and Febiger, 1982, p 198

3. Long T, Toscano K: *Handbook of Pediatric Physical Therapy.* Philadelphia, PA: Lippincott Williams & Wilkins, 2002, p 75
4. Karr-Morse R, Wiley M: *Ghosts from the Nursery—Tracing the Roots of Violence.* New York, NY: Atlantic Monthly Press, 1997, p 262
5. Levine P: *Healing the Tiger: The Innate Capacity to Transform Overwhelming Experiences.* Berkeley, CA: North Atlantic Books, 1997, p 11
6. Terr L: *Too Scared to Cry: How Trauma Affects Our Children. . . and Ultimately Us All.* New York, NY: Basic Books, 1990
7. Taddio A, et al: Conditioning and hyperalgesia in newborns exposed to repeated heel lances. *Journal of the American Medical Association,* August 21:857-861, 2002
8. Taddio A, et al: Effect of neonatal circumcision in pain response during subsequent routine vaccination. *Lancet,* 34:599-603, 1997
9. Hartmann T: *Thom Hartmann's Complete Guide to ADD.* Grass Valley, CA: Underwood Books, 1997, p 30
10. Walling M, et al: Abuse history and chronic pain in women: I. Prevalences of sexual abuse and physical abuse. II. A multivariate analysis of abuse and psychological morbidity. *Obstetrics and Gynecology,* 84:193-199, 200-206, 1994
11. Barsky A, et al: Histories of childhood trauma in adult hypochondriacal patients. *American Journal of Psychiatry,* 151:397, 1994
12. Thakkar R, McCanne T: The effect of daily stressors on physical health in women with and without a childhood history of sexual abuse. *Child Abuse and Neglect,* 24:209-222, 2000
13. Kendall-Tackett K: Physiological correlates of childhood abuse: Chronic hyperarousal in PTSD, depression, and irritable bowel syndrome. *Child Abuse and Neglect,* 24:799-809, 2000
14. Finestone H, et al: Chronic pain and health care utilization in women with a history of childhood sexual abuse. *Child Abuse and Neglect,* 4:547-555, 2000
15. Goldberg R, et al: Relationship between traumatic events in childhood and chronic pain. *Disability and Rehabilitation,* 21:23-30, 1999
16. Mines S: Chakra Man: AIDS, bodywork and inspiration. *Massage and Bodywork,* October/November:37, 2000
17. Lewis DO, et al: Toward a theory of the genesis of violence. *Journal of American Academy of Child Psychiatry,* 28:431-436,1989
18. Magid K, McElvey C: *High Risk: Children Without a Conscience.* New York, NY: Bantam Books, 1987
19. Mowen K: Traumatouch therapy, an interdisciplinary approach to trauma. *Massage and Bodywork Magazine,* October/November:27-31, 2001
20. Edwards T: One trauma survivor's experience of massage. *The Journal of Soft Tissue Manipulation,* August/September:4-8, 1994

Síndrome da Imunodeficiência Adquirida

1. Batshaw M: *Children With Disabilities.* Baltimore, MD: Paul Brookes Publishing, 1997, p 166-167
2. Plana LC, et al: Negative life events affect immune status in HIV+ children and adolescents. *Pediatrics,* 106:540-546, 2000
3. Scafadi F: HIV-exposed newborns show inferior orienting and abnormal reflexes on the Brazelton scale. *Journal of Pediatric Psychology,* 22:105-112, 1997

4. Field T: HIV adolescents show improved immune function following massage therapy. *International Journal of Neuroscience*, 106:35-45, 2001

Asma

1. Duncan A: *Your Healthy Child.* New York, NY: J.P. Tarcher, 1990, p 65, 67
2. Ivker R, Nelson T: *Asthma Survival. The Holistic Medical Treatment Program for Asthma.* New York, NY: Putnam, 2001, p 2, 27-38
3. America's Children and the Environment. Available at:www.epa.gov/envirohealth/children/ace_2003.pdf. Accessed April 2003
4. Van Stratten M: *Complete Natural Health Consultant.* Northride, England: Angus and Robertson, 1987, p 119
5. Klinnert MD, et al: Onset and persistence of childhood asthma: Predictors from infancy. *Pediatrics*, 108:E69, 2001
6. Sandberg S, et al: The role of acute and chronic stress in asthma attacks in children. *Lancet*, 6356:1932, 2000
7. Strunk RC: Physiologic and psychological characteristics associated with deaths due to asthma in childhood. *Journal of the American Medical Association*, 254:1193-1198, 1985
8. Olness K: *Hypnosis and Hypnotherapy with Chldren.* New York: Guilford Press, 1996, p 215, 219
9. Spiegel D: *Living Beyond Limits: New Help for Facing Life-Threatening Illness.* New York: Times Books, 1993, p 66
10. Erskine-Milliss M, Schonell P: Relaxation therapy in asthma: A critical review. *Psychosomatic Medicine*, August:365-370, 1981
11. Kotses H, Harver A, Segreto J, et al: Long-term effects of biofeedback-induced facial relaxation on measures of asthma severity in children. *Biofeedback Self Reg*, 16:1-21, 1991
12. Lehrer PM: Emotionally triggered asthma: A review of research literature and some hypotheses for self-regulation therapies. *Applied Psychophysiology Biofeedback*, 23:13-41, 1998
13. Vazquez I, Buceta J: Relaxation therapy in the treatment of bronchial asthma: effects on basal spirometric values. *Psychotherapy and Psychosomatics*, 60:106-12, 1993
14. Schwobel G: Psychosomaticsche therapies des asthma bronchiale. *Anzeim Fortsch*, 24:481-488, 1948
15. Hossri C: The treatment of asthma in children through acupuncture massage. *Journal of American Society of Psychosomatic Dentistry and Medicine*, 23:14-19, 1976
16. Field T, et al: Children with asthma have improved pulmonary functions after massage therapy. *Journal of Pediatrics*, 132:854-858, 1998
17. Malinski M, et al: The effect of massage on improving the quality of life for adult chronic asthma patients. *Journal of Allergy and Immunology Abstracts*, 95(part 2):182, 1995
18. Klimowitch P: Massage for respiratory problems. *Massage Therapy Journal*, Spring:42, 1993
19. Malone P: Comfort and benefits of massage for the emphysema patient. *Massage Therapy Journal*, Spring:39, 1990

20. Schenkel E, quoted in *High Speed Healing. The Fastest, Easiest, and Most Effective Shortcuts to Lasting Relief.* Emmaus, PA: Rodale Press, 1991, p 38
21. Natchetelo M: Ease your asthma. *Natural Health*, November/December:81, 2000

Transtorno de Déficit de Atenção e Hiperatividade

1. Batshaw M: *Children With Disabilities.* Baltimore, MD: Paul Brookes Publishing, 1997, p 450-451
2. Steingraber S: *Having Faith: An Ecologist's Journey to Motherhood.* Cambridge, MA: Perseus Publishing, 2001, p 115, 271
3. America's Children and the Environment. Available at:www.epa.gov/envirohealth/children/ace_2003.pdf. Accessed April 2003
4. Hartsough CS, et al: Medical factors in hyperactive and normal children: Prenatal developmental, and health history findings. *American Journal of Orthopsychiatry*, 55:190-210, 1985
5. Upledger J: Craniosacral therapy and attention deficit disorder. *Massage Today*, August:12, 2001
6. Hill R, Castro E: *Getting Rid of Ritalin: How Neurofeedback Can Successfully Treat Attention Deficit Disorder Without Drugs.* Charlottesville, VA: Hampton Roads Publishing, 2002, p xii, 15
7. Guthrie E: *The Trouble With Perfect: How Parents Can Avoid the Overachievement Trap and Still Raise Successful Children.* New York: Broadway Books, 2002, p 94
8. Safer D: Survey of medication treatment for hyperactive/inattentive students. *Journal of the American Medical Association*, 260:26, 1988
9. Amen D: *Healing ADD From the Inside Out.* Fairfield, CA: Institute for Behavioral Healthcare, 1999
10. Connoly D, et al: Electromyography biofeedback on hyperkinetic children. *Journal of Biofeedback*, 12:24-30, 1974
11. Field T: *Touch Therapy.* London, England: Churchill Livingstone, 2000, p 103
12. Zibart R: Acupressure study may pinpoint kids' needs. *Sage Magazine*, September:11, 2000
13. St. John J: *High-Tech Touch—Acupressure in the Schools.* Novato, CA: Academic Therapy Publications, 1987, p 56-58
14. Gordon R: *Your Healing Hands.* Oakland, CA: Wingbow Press, 1984, p 13
15. Ayres J: *Sensory Integration and the Child.* Los Angeles, CA: Western Pyschological Services, 1981, p 115

Autismo

1. Williams D: *Nobody Nowhere: The Extraordinary Biography of an Autistic.* New York: Doubleday, 1992, p 217
2. Batshaw M: *Children With Disabilities.* Baltimore, MD: Paul Brookes Publishing, 1997, p 436
3. Waal N: A special technique. In: Caplan G, ed. *Emotional Problems of Early Childhood.* New York: Basic Books, 1955, p 431-49

4. Birt L, Lopez M: Don't give up: Matthew's story. *Mothering Magazine,* May/June:53, 2000

5. Batshaw M: *Children With Disabilities.* Baltimore, MD: Paul Brookes Publishing, 1997, p 436

6. Rimland B: Promising approaches. What the experts are finding. *Mothering Magazine,* May/June:51-52, 2000

7. About HANDLE. Available at: www.handle.org. Accessed December 15, 2002

8. Graziano AM, Kean JE: Programmed relaxation and reciprocal inhibition with psychotic children. *Behavior Research and Therapy,* 6:433-437, 1968

9. Meyed M: *Parents and Children in Autism.* Washington, DC: V.H. Winston, 1979

10. Field T: *Touch Therapy.* London, England: Churchill Livingston, 2000, p 97

11. Escalona A, et al: Brief report: Improvements in the behavior of children with autism following massage therapy. *Journal of Autism and Developmental Disorders,* 31:513, 2001

12. St. John J: *High-Tech Touch—Acupressure in the Schools.* Novato, CA: Academic Therapy Publications, 1987, p 57

13. Upledger J, Vredevoogd J: *Craniosacral Therapy,* Seattle, WA: Eastland Press, 1983, p 123

Doença Catastrófica

1. Field T, et al: Leukemia immune changes following massage therapy. *Journal of Bodywork and Movement Therapies,* p 271-274, 2001

2. Hernandez-Reif M, et al: Cystic fibrosis symptoms are reduced with massage therapy intervention. *Journal of Pediatric Psychology,* 24:183-189, 1999

3. Olness K: *Hypnosis and Hypnotherapy with Children.* New York: Guilford Press, 1996, p 294-297

Paralisia Cerebral

1. Farlow P: Touch to teach: Massage helps special needs children. *Massage Magazine,* November/December: 111, 2000

2. Batshaw M: *Children With Disabilities.* Baltimore, MD: Paul Brookes Publishing, 1997, p 511, 653

3. Stewart K: Massage for children with cerebral palsy. *Nursing Times,* 96:50-51, 2000

4. Hernandez-Reif M, et al: Cerebral palsy symptoms in children decreased following massage therapy. *Journal of Early Intervention* (In Review)

5. Edwards D, Bruce G: For cerebral palsy patients, massage makes life better. *Massage Magazine,* July/August:93-109, 2001

6. St. John J: *High-Tech Touch—Acupressure in the Schools.* Novato, CA: Academic Therapy Publications, 1987

7. Johnson V: My healing journey. *Massage Magazine,* July/August:97-101, 2001

8. Upledger J: *Craniospinal Therapy.* Seattle, WA: Eastland Press, 1983, p 116, 262

9. Bourne R: To Omar, with love. *Massage Therapy Journal,* Spring:68-76, 1996

10. Linkous L, Stutts RM: Passive stimulation effects on the muscle tone of hypotonic, developmentally delayed young children. *Perceptual Motor Skills,* 71:951-954, 1990

11. Campion M: *Hydrotherapy in Pediatrics.* Rockville, MD: Aspen Systems, 1985, p 215

12. Sumar S: *Yoga for the Special Child: A Therapeutic Approach for Infants and Children With Down Syndrome, Cerebral Palsy and Learning Disabilities.* Evanston, IL: Special Child Publications, 1998, p 41

13. Volpe R: Feedback facilitated relaxation training in school counseling. *Canadian Counselor,* 9:117, 1975

14. Kramer L: A second chance for Seth: One family battles cerebral palsy. *Family Circle,* March:114-118, 1990

15. Silberbush C: *The Feldenkrais Method With Cerebral Palsy Children.* Berkeley, CA: Advanced Feldenkrais Seminars, 1988

16. Bluestone J, ed: *The Churkendoose Anthology.* Seattle, WA: HANDLE Institute, 2002

Dor Crônica

1. Anderson A, Hotzan T, Masley J: *Physical Therapy in Bleeding Disorders.* New York: National Hemophilia Foundation, 2000, p 9

2. Long T, Toscano K: *Pediatric Physical Therapy,* Baltimore: Lippincott Williams & Wilkins, 2002 p 58

3. Sallfors C: Chronic pain in children suffering from juvenile chronic arthritis. *Developmental Medicine and Child Neurology,* 48:44, 2001 (suppl 89)

4. Wallace D: *Making Sense of Fibromyalgia: A Guide for Patients and Their Families.* Oxford, England: Oxford University Press, 1999, p 110

5. Backstrom G: *When Muscle Pain Won't Go Away.* Dallas, TX: Taylor Publishing, 1995, p 2

6. Starlanyl D: *Fibromyalgia and Chronic Myofascial Pain.* Oakland, CA: New Harbringer Publications, 1996, p 8, 144

7. Goldberg R, et al: Relationship between traumatic events in childhood and chronic pain. *Disability and Rehabilitation,* 21:23-30, 1999

8. Mikkelson Marja, et al: Psychiatric symptoms in preadolescents with musculoskeletal pain and fibromyalgia. *Pediatrics,* 100:113, 114, 1997

9. Calabro J: Fibromyalgia (fibrositis) in children. *The American Journal of Medicine,* 81:57-59, 1986 (suppl 3A)

10. Mowen K: Turning hurt into relief: Touching the hemophilia community. *Massage and Bodywork Magazine,* October/November:31-32, 1999

11. Qaiyumi S, quoted in Hunter TC: Massage therapy—Who kneads it? *Arthritis Today,* March/April:11, 1991

12. Field T, et al: Juvenile rheumatoid arthritis: benefits from massage therapy. *Journal of Pediatric Psychology,* 22:607-617, 1997

13. Sunshine, et al: Fibromyalgia benefits from massage therapy and transcutaneous electrical stimulation. *Journal of Clinical Rheumatology,* 2:18-22, 1996

Contraturas

1. Werner D: *Disabled Village Children.* Palo Alto, CA: Hesperian, 1987, p 77-86

2. Sanell L: *Fundamentals of Pediatric Orthopedics.* Philadelphia, PA: Lippincott Raven, 1998

Atraso do Desenvolvimento

1. Batshaw M: *Children With Disabilities.* Baltimore, MD: Paul Brookes Publishing, 1997, p 146, 215

2. Voelker R: Putting mental retardation and mental illness

on health care professionals' radar screen. *Journal of the American Medical Association*, 288:433, 2002

3. Farlow P: Touch to teach—Massage helps special-needs children. *Massage Magazine*, November/ December:107-116, 2000

4. Marshalla-Rosenwinkle P: Oral-Motor Techniques in Articulation Therapy. Video available from Innovative Concepts, Seattle, WA

5. Sumar S: *Yoga for the Special Child. A Therapeutic Approach for Infants and Children With Down Syndrome, Cerebral Palsy, and Learning Disabilities*. Chicago, IL: Special Yoga Publications, 1998

6. Sanderson H, Harrison J, Price S: *Aromatherapy and Massage for People With Learning Disabilities*. Birmingham, England: Hands-On Press, 1991, p 156

7. The Use of Massage Therapy in the Treatment of Self-Injurious Behavior. Wayne County Intermediate School District, Special Projects Department, Allen Park, MI, 1986

8. Bright T: Reduction of self-injurious behavior using sensory-integrative techniques. *American Journal of Occupational Therapy*, 1981, 35:167-172

9. Wells ME: Reduction of self-injurious behavior of mentally retarded persons using sensory-integrative techniques. *American Journal of Mental Deficiency*, 87:664-666, 1983

10. Dosseter DR: Massage for very self-injurious behavior in a girl with Cornelia de Lange Syndrome. *Developmental Medicine and Child Neurology*, 33:636-640, 1991

11. Hernandez-Reif M, et al: Children with Down syndrome improved in motor function and muscle tone. *Journal of Early Intervention* (In Review)

Exposição Fetal a Drogas ou Álcool

1. Nathanielsz P: *Life in the Womb: The Origin of Health and Disease*. Ithaca, NY: Promethean Press, 1999, p 185

2. Batshaw M: *Children With Disabilities*. Baltimore, MD: Paul Brookes Publishing, 1997, p 109, 143, 146, 150, 153

3. Long T, Toscano K: *Handbook of Pediatric Physical Therapy*. Baltimore, MD: Lippincott Williams & Wilkins, 2002, p 49

4. Taddio A, et al: Conditioning and hyperalgesia in newborns exposed to repeated heel lances. *Journal of the American Medical Association*, August:857-866, 2002

5. Meir R: Torticollis. In: Burg F, et al: *Gellis and Kagan's Current Pediatric Physical Therapy*. Philadelphia, PA: W.B. Saunders, 1999, p 945

6. Simons D, Travell J: *Myofascial Pain and Dysfunction: The Triggerpoint Manual*. Vol. 1, ed. 2. Baltimore, MD: Lippincott Williams & Wilkins, 1999, 319

7. Simons D, Travell JG: *Myofascial Pain and Dysfunction: The Triggerpoint Manual*. Vol. 2. Baltimore, MD: Lippincott Williams &Wilkins, 1999

8. Field T: *Touch Therapy*. London, England: Churchill Livingston, 2000, p 17

9. Weber K: Massage for drug exposed infants. *Massage Therapy Journal*, 30:62, 1991

10. Gregory R: Massage for drug-exposed newborns. *Massage Magazine*, 45:44-54, 1993

11. Joyce P, Clark C: The use of craniosacral therapy to treat gastroesophageal reflux in infants. *Infants and Young Children*, 9:51-57, 1996

12. Wasserman AL, et al: Psychogenic basis for abdominal pain in children and adolescents. *Journal of the American Academy of Child and Adolescent Psychiatry*, 27:179, 1988

Hidrocefalia

1. Batshaw M: *Children With Disabilities*. Baltimore, MD: Paul Brookes Publishing, 1997, p 101, 535

2. Dodson J: *Baby Beautiful: A Handbook of Baby Head Shaping*. Eugene, OR: Heirs Press, 1994, p 193

Distrofia Muscular

1. Schneider M, Gallup C: That person in the wheelchair needs your touch. *Massage Magazine*, 64:26, 1996

2. Ogden J: *Skeletal Injury in the Child*. Philadelphia, PA: Lea and Febiger, 1982, p 187

3. Batshaw M: *Children With Disabilities*. Baltimore, MD: Paul Brookes Publishing, 1997, p 325, 327

4. Schneider M: *Handbook of Self-Healing*. New York: Penguin Putnam, 2004, p 315-329

5. Schneider M, Gallup C: That person in the wheelchair needs your touch. *Massage Magazine*, 64:26-28, 1996

Escoliose

1. Campbell S, Vander Linden D, Palisano R: *Physical Therapy for Children*. W.B. Saunders, 2000, p 263, 271

2. Travell J: *Myofascial Pain and Dysfunction: The Trigger Point Manual*. Vol. 1. Philadelphia, PA: Lippincott Williams & Wilkins, 1983, p 104, 616, 903

3. Pugh M, ed: *Stedman's Medical Dictionary*. 2000, Baltimore, MD: Lippincott Williams & Wilkins, p 1606

4. Schneider M: *Handbook of Self-Healing*. New York: Penguin Putnam, 2004, p 314

Defesa Tátil

1. Williams D: *Nobody Nowhere: The Extraordinary Biography of an Autistic*. New York, NY:Doubleday, 1992, p 72

2. Ayres J: *Sensory Integration and the Child*. Los Angeles, CA: Western Psychological Services, 1981, p 54, 107

3. Anneberg L: A Study of the Different Relaxation Techniques in Tactile Deficient and Tactile Defensive Children. Master's Thesis, University of Kansas, 1973

4. Sanderson H, Harrison J, Price S: *Aromatherapy and Massage for People with Learning Difficulties*. Birmingham, England: Hands-On Publishing, 1991, p 86

Pessoas em Cadeiras de Rodas

1. Werner D: *Disabled Village Children*. Palo Alto, CA: Hesperian Foundation, 1987, p 196-198

2. Parker P, Dietz LR: *Nursing at Home—A Practical Guide to the Care of the Sick and the Invalid in the Home, Plus Self-Help Instructions for the Patient*. New York, NY: Crown Publishers, 1989, p 95

3. Harris R: Manual lymph drainage. *Massage Therapy Journal*, Winter:61-65, 1992

SUGESTÕES DE LEITURA

1. Batshaw M: *Children With Disabilities*. Baltimore, MD: Paul Brookes Publishing, 1997

2. Cautela J, Groden J: *Relaxation: A Comprehensive Manual for Adults, Children, and Children with Special Needs.* Champaign, IL: Research Press, 1978
3. Fuhr M, Drehbohl K: *Pediatric Massage for the Child With Special Needs.* Tucson, AZ: Therapy Skill Builders, 2000
4. Krementz J: *How It Feels to Fight for Your Life.* Boston, MA: Little, Brown, 1989
5. Krementz J: *How It Feels to Live With a Physical Disability.* New York, NY: Simon and Schuster, 1992
6. Levine P: *Healing the Tiger. The Innate Capacity to Transform Overwhelming Experiences.* Berkeley, CA: North Atlantic Books, 1997
7. Terr L: *Too Scared to Cry: How Trauma Affects Our Children... and Ultimately Us All.* New York: Basic Books, 1990
8. Werner D: *Disabled Village Children.* Palo Alto, CA: Hesperian Foundation, 1988

ENSINANDO TÉCNICAS DE MASSAGEM AOS PAIS

Ser pai ou mãe é um desafio e uma oportunidade gigantesca, além de um investimento de longo prazo em termos de tempo, paciência, energia, dinheiro, preocupações e afeto. Para atender às necessidades de um filho, os pais precisam ser enfermeiros, *chefs*, psicólogos, líderes de torcida, motoristas, professores e disciplinadores. Não existem fórmulas fáceis que levem os pais a terem sucesso com todos os seus filhos; estratégias bem sucedidas para um filho pode não funcionar com outro. Estratégias que funcionaram em determinado estágio do desenvolvimento de uma criança podem fracassar totalmente no próximo estágio. Além desses desafios, ser pai ou mãe na América é significativamente mais estressante que em muitos outros países, porque há menos apoio pela grande família. Quando a família nuclear não tem uma rede de apoio à qual recorrer – avós, tias, tios e primos –, uma parcela maior da carga familiar recai sobre a mãe e o pai. Se a criança nasce com algum grande problema ou o desenvolve após o nascimento – por ex., uma deficiência, temperamento difícil ou doença grave –, os pais são confrontados com desafios maiores e carecem ainda mais de recursos internos e externos. É importante que qualquer provedor de atendimento médico que trabalhe com crianças entenda que os pais com freqüência estão sob grande estresse e que eles, além de seus filhos, devem ser tratados com respeito e compreensão.

Os pais adquirem maior controle sobre a situação quando recebem informações médicas e são ouvidos, no que diz respeito aos cuidados de saúde dos seus filhos. Aprender a executar massagem pode ajudá-los a ser mais fortes e eficientes. Exemplos de pais que usaram a massoterapia para ajudar seus filhos aparecem ao longo de todo esse livro, incluindo Rich e Diane Keene e Mary Polk. Eles não apenas mudaram as vidas de seus filhos para melhor, mas tornaram-se também defensores ativos, em vez de passivos, dos direitos de seus filhos.

ORIENTAÇÕES

O profissional deve ensinar os pais a fazerem massagem para que possa ser útil nas seguintes situações:

- *Massagem como primeiros socorros.* Quando uma criança tem qualquer desconforto, aflição ou dor que ocorre freqüentemente, provavelmente os pais são os mais próximos quando isso ocorre, e é improvável que levem a criança a um massoterapeuta nesses momentos. A criança que acorda no meio da noite com dores por gases ou de crescimento, que tem dor de ouvido no começo da noite ou sensibilidade muscular após a prática de esportes, ou que precisa de ajuda para dormir, deve ter um pai ou uma mãe capaz de lhe oferecer auxílio.

- *Necessidade por massagens freqüentes.* As crianças muitas vezes precisam de massagem, o que torna inconveniente a visita a um massoterapeuta ou os custos de fazê-lo. Uma criança com constipação crônica deve receber massagem todos os dias, ou uma criança que está lutando contra uma doença grave pode precisar de uma curta massagem nas costas todas as noites, para poder dormir bem. Uma criança com uma deficiência, como paralisia cerebral, só tem a ganhar se recebe 10 a 15 minutos de massagem por dia por um dos pais, além de tratamentos semanais regulares com um massoterapeuta. Barry, um homem de 50 anos com hemofilia, cresceu em uma época em que a maioria dos indivíduos com essa doença precisava ser imobilizada após um sangramento em uma articulação, e o alongamento não era aconselhável. Seu pai, médico, acreditava que era importante alongar os músculos e os tendões após um sangramento, em vez de imobilizar a articulação. Embora o alongamento doesse e Barry demonstrasse mágoa ao submeter-se, o pai alongava seus músculos e tendões várias vezes por dia. Agora, porém, Barry não tem a artrite grave que afeta a maioria dos homens hemofílicos da sua idade. Ele diz que os outros invejam sua flexibilidade.[1]

- *Melhora no vínculo entre pais e filhos.* A massagem pode melhorar o relacionamento entre pais e filhos ao oferecer um contato físico mais intenso e tempo com qualidade na convivência. Uma professora de educação especial explicou como uma aula de acupressão ajudou seu relacionamento com seu filho: "Meu filho de 13 anos submeteu-se a três sessões de acupressão durante um período de 4 dias. À noite, ligávamos a TV para assistirmos a algo que gostávamos e S. sentava-se na minha frente no sofá, com suas pernas sobre um banquinho. Eu liberava seu pescoço e ombro, além de usar pontos de pressão em outras partes da área superior do seu corpo. Cada sessão durava mais ou menos meia hora. Como resultado, *S.* relaxava imediatamente e continuava profundamente tranqüilo durante toda a sessão. Cada sessão terminava com mãe e filho aconchegados, assistindo a TV. Os resultados me surpreenderam, porque meu filho recusava-se a receber atenção física de mim havia 6 meses, dizendo que estava grande demais para isso. Aparentemente, ele ainda ansiava por esse tipo de afeto, e a acupressão era uma forma aceitável de recebê-la; depois disso, *S.* continuou pedindo sessões de massagem. Outro resultado relacionado foi a melhora da comunicação entre nós. Em certo momento, após a sua segunda sessão, ele me pediu para sentar e conversar comigo, dizendo: 'Precisamos conversar assim de perto com mais freqüência'. As sessões de acupressão ajudaram a aumentar a intimidade em nosso relacionamento".[2]

PRINCÍPIOS

Os massoterapeutas devem ter em mente os seguintes princípios:

- Os pais levam os filhos à massoterapia por amor e preocupação e devem sempre merecer seu respeito por isso.
- Perguntar quanto tempo os pais têm disponível para massagear seus filhos. Se esse tempo for escasso, ajudá-los a encontrar uma forma de incorporar a massagem na rotina familiar normal. É importante não sobrecarregar a família com uma expectativa que são incapazes de atender. Nunca fazer a família sentir-se culpada. Talvez, se eles estão normalmente presentes durante o horário do banho dos filhos, a massagem possa ser feita na banheira, com espuma de sabonete. As crianças também podem receber massagem na hora de dormir, quando os pais geralmente lêem para elas.
- Escutar com atenção o que os pais e as crianças lhe dizem; entretanto, não dar conselhos aos pais. Eles são especialistas sobre os próprios filhos e o massoterapeuta é o especialista em massagem.
- Descobrir o que a família sabe sobre massagem. Muitos pais já utilizam pequenos tratamentos com massagem para ajudar seus filhos. Eles podem ter massageado o duto lacrimal do recém-nascido para desbloqueá-lo, friccionado suas gengivas para aliviar o edema doloroso de um novo dentinho ou esfregado o local de uma injeção, após uma vacina, para prevenir a formação de hematoma. Muitos pais friccionam instintivamente as costas dos filhos para ajudá-los a relaxar ou dormir e os massageiam quando sentem dor à noite, como cãibras nas pernas ou dor de barriga.
- Tornar simples as instruções; não sobrecarregar os pais. Talvez eles só sejam capazes de absorver quatro movimentos em uma sessão. Terminologia anatômica e informações técnicas não são necessárias. As instruções com os quatro movimentos foram formuladas para facilitar a memorização dos pais, para aplicarem em casa. Recordar quatro movimentos simples em casa é melhor que não lembrar direito muitos movimentos adicionais.
- Se possível, dar aos pais uma curta sessão de massagem quando vierem com o filho. Não forçar essa massagem; se quiserem ser massageados por um curto tempo, não é preciso despirem-se ou usar óleo de massagem com eles. Uma massagem simples pode consistir em deslizamento do pescoço e dos ombros, amassamento das palmas ou do escalpo ou uso de uma bola para massagear as costas. Até mesmo 5 minutos de massagem proporciona prazer, isso ajuda os pais a entenderem como é a sensação dos movimentos e pode motivá-los a continuar a massagem com seus filhos.
- Sempre dizer algo honesto e positivo para os pais sobre suas habilidades nos cuidados com os filhos. Muitas vezes, o que pode ser dito é algo simples, mas de muita importância, como a forma com que ajudam a criança a fazer algo, ou como se relacionam com o filho durante a massagem. Recorra aos pontos fortes dos pais.

COMO ENSINAR TÉCNICAS DE MASSAGEM AOS PAIS

Seguindo as etapas abaixo, os massoterapeutas podem ensinar eficientemente os pais a massagearem seus filhos:

1. Utilizar o material sobre os Quatro Movimentos de Massagem como a ferramenta básica de instrução. Dar o material aos pais e explicar que lhes será ensinado quatro movimentos diferentes que podem ser usados em qualquer parte do corpo.
2. Com a criança sobre a mesa de massagem e os pais observando, executar todos os quatro movimentos na mesma parte do corpo. Depois, enquanto os pais experimentam cada movimento, oferecer quaisquer correções necessárias. Por exemplo, se eles desejarem aprender como massagear as costas, demonstrar o aquecimento (por meio do deslizamento), amassamento com os polegares, amassamento e arrastamento em diferentes partes das costas. Depois, observar enquanto executam cada movimento e oferecer sugestões.
3. Demonstrar a seqüência básica de relaxamento.
4. Escrever quaisquer dicas especiais na folha de instruções de Quatro Movimentos de Massagem (por ex., quantas vezes executar certo movimento ou o melhor momento do dia para realizar a massagem).
5. Explicar as contra-indicações na folha de instruções.
6. Discorrer sobre os materiais impressos Solução de Problemas e Triagem para Estresse.
7. Dizer aos pais que você (terapeuta) estará disponível para resolver quaisquer dúvidas.

REFERÊNCIAS BIBLIOGRÁFICAS

1. Finston P: *Parenting Plus – Raising Children With Special Health Needs.* New York: Dutton, 1990, p 98
2. San Benito County Special Teacher Education, quoted in Project PRES Newsletter, Capitola, CA, Winter:6:1986

MOVIMENTOS DE MASSAGEM

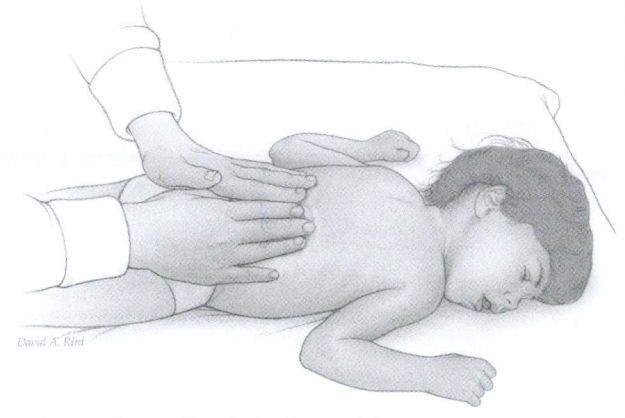

Movimento de aquecimento (deslizamento).

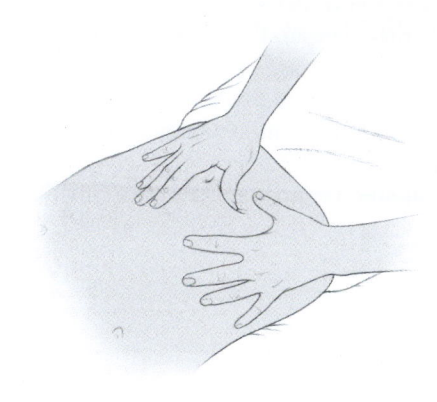

Amassamento com os polegares.

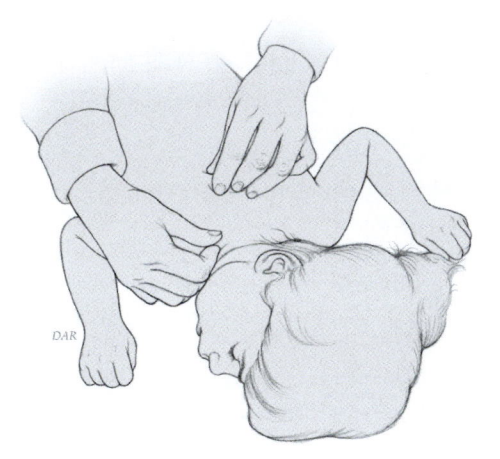

Movimento de amassamento.

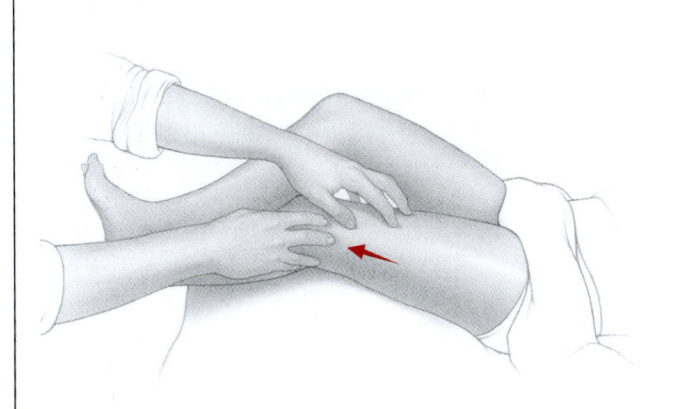

Movimento de arrastamento.

Execute a seqüência básica de relaxamento para ajudar seu filho a relaxar.

Dicas ou instruções especiais:

_____

_____

_____

_____

_____

_____

_____

_____

_____

_____

CUIDADO: Não massageie pele com ferimentos, cortes, queimaduras, bolhas ou erupções infecciosas, como sarna. Não massageie articulações inflamadas, tumores ou quaisquer caroços sem diagnóstico. No caso de lesões, como hematomas intensos, torções na articulação, fraturas ou luxações ósseas ou condições médicas crônicas, consulte o médico do seu filho antes de iniciar a massagem.

SOLUÇÕES DE PROBLEMAS

Quanto mais você massagear a criança, mais fácil será para ela liberar a tensão. Entretanto, todos respondem de forma diferente à massagem a cada dia, dependendo do humor, nível de tensão, necessidade de intimidade, exercícios e outros fatores. Quando a massagem parece não funcionar, qualquer que seja o motivo, a seguir estão algumas idéias para ajudar a criança a relaxar durante uma sessão.

PROBLEMA: MEU FILHO HESITA OU RETRAI-SE QUANDO DETERMINADA REGIÃO É TOCADA

Possíveis soluções:

1. Perguntar à criança o que sente em determinada região. Depois, perguntar se há algum problema massagear ali.
2. Colocar as palmas das mãos de formas suave e lenta na região. Pedir para a criança executar a seqüência básica de relaxamento e, então, tentar massageá-la novamente.
3. Continuar massageando, mas usar pressão bem leve.
4. Passar a massagear uma região em que *é* confortável, como as costas, e retornar à primeira região quando seu filho relaxar.

PROBLEMA: MEU FILHO É EXTREMAMENTE TENSO E NÃO CONSEGUE RELAXAR

Possíveis soluções:

1. Fazer a seqüência básica de relaxamento algumas vezes.
2. Massagear a região em que a criança sente mais conforto (geralmente, as costas).
3. Sugerir um banho morno de 20 minutos. Tentar massageá-la novamente.
4. Conversar com a criança sobre o que está causando a tensão.
5. Dar a ela um livro para ler durante a massagem.
6. Colocar uma música tranqüila para tocar.
7. Envolver a criança em um cobertor ou uma toalha aquecidos ou dar uma bolsa de água quente ou recipiente com água quente.

PROBLEMA: MEU FILHO NÃO CONSEGUE DEITAR-SE QUIETO.

Possíveis soluções:

1. Fazer a seqüência básica de relaxamento algumas vezes.
2. Não deter a criança! Tente fazer apenas um pouco de massagem de cada vez. Fazer menos massagem com maior freqüência significa que é possível fazer mais depois, à medida que aumentar a tolerância para o toque.
3. Escolher um momento em que a criança estiver relaxada, como na hora do cochilo ou na hora de dormir.
4. Usar espuma de sabonete e massagear a parte superior do corpo da criança quando ela estiver na banheira.
5. Seguir a criança e fazer a massagem onde ela estiver brincando.
6. Contar uma história ou cantar; isso pode prender a atenção da criança.

PROBLEMA: MEU FILHO SENTE MUITAS CÓCEGAS

Possíveis soluções:

1. Não insistir nem tentar fazer com que a criança ignore as cócegas. Isso a fará prender a tensão.
2. Experimentar pressão firme com as palmas das mãos. A pressão leve pode aumentar as cócegas.
3. Manter as mãos sobre a região e deixar que a criança sinta o calor delas.
4. Massagear a região sensível a cócegas quando ela estiver quase adormecendo.

PROBLEMA: MEU FILHO SENTE-SE ANSIOSO SE PRECISA DESPIR-SE

Possíveis soluções:

1. Respeitar a privacidade da criança. Usar um lençol ou uma toalha para cobrir o corpo inteiro, exceto para a parte que está sendo massageada.
2. Deixar que ela permaneça vestida. Massagear a cabeça, o pescoço, os ombros, as mãos e os pés.
3. Fazer pontos de pressão sobre a roupa (peça instruções ao seu massoterapeuta).

TRIAGEM PARA O ESTRESSE

Cada pessoa sente o estresse de determinada maneira; entretanto, o estresse em uma criança pode ser detectado de muitas maneiras. Nenhum sintoma isolado é um indicador de estresse ou de perturbação emocional subjacente. Muitos problemas emocionais podem ser refletidos pelos mesmos sintomas. Procure agrupamentos de sintomas que persistem por extensos períodos.

É difícil compilar uma lista de todos os comportamentos de alerta que a criança poderá manifestar. A lista a seguir tenta oferecer uma referência abrangente; é um bom começo.

SINAIS EMOCIONAIS:

- Agitação, excitação.
- Preocupação, inquietação.
- Ataques de choro.
- Esquecimentos, confusões.
- Perda ou lapsos de memória.
- Dificuldade para concentração, desatenção e fácil distração.
- Horas excessivas de sono ou insuficientes, tem pesadelos e sono com interrupções.
- Come demais ou não come o bastante.
- Lancha muitas vezes.
- Depressão, apatia.
- Indiferença diante de esforços e cuidados ou de comentários dos pais.
- Fadiga persistente.
- Queda no aprendizado ou no desempenho escolar.
- Queixas de tonturas ou desorientação.
- Mal-humor, irritação.
- Exigências excessivas.
- Urina ou defeca na cama ou nas roupas, durante o dia.
- Nervosismo.
- Caminha a esmo, não consegue ficar quieta.
- Medo excessivo ou irracional.
- Pânico ou ansiedade.
- Apego ou dependência excessiva em relação ao responsável por seus cuidados.
- Comportamento obsessivo, repetitivo ou ritualístico.
- Tamborila com os dedos, bate repetidamente com os pés, ou com um objeto e apresenta tremores nas pernas.
- Faz caretas ou franze demais a testa.
- Ataques de raiva, birras e demonstrações agressivas.

SINAIS CORPORAIS:

- Desconfortos estomacais como náusea, sensação de queimação
- Azia, acidez estomacal.
- Intestino irritado ou cólicas intestinais.
- Batimentos cardíacos rápidos ou irregulares.
- Mãos pegajosas, frias ou cerradas.
- Tonturas ou desmaios.
- Ondas de calor ou frio.
- Elevação da pressão arterial.
- Falta de ar ou padrão respiratório irregular.
- Sente-se todo "apertado".
- Sensações de formigamento na pele.
- Ferimentos por frio na boca ou lábios.
- Enjôos ou mal-estar sem sintomas observáveis.
- Dentes cerrados e mandíbulas apertadas.
- Dores de cabeça.
- Dores lombares e outras dores musculares.
- Infecções leves.
- Dor corporal generalizada.
- Calafrios.
- Erupções cutâneas ou acne.
- Aumento da asma ou das alergias.
- Constipação ou diarréia.
- Tosse, pigarros freqüentes ou vocalizações.
- Boca ou garganta seca.
- Músculos tensos e rígidos.
- Gagueira ou fala arrastada.
- Incapacidade para permanecer quieto ou em um único lugar.
- Mãos trêmulas.
- Início de problemas de visão.
- Transpiração aumentada.

Quando mais de três ou quatro desses sinais se manifestam no período de uma semana ou em torno disso, há uma grande possibilidade de a criança estar passando por altos níveis de estresse. Problemas emocionais também podem ser parte do quadro.

Adaptado de Martin G: *Help! My Child Isn't Learning.* Colorado Springs, CO: Focus on the Family Publishing, p 41-43

GLOSSÁRIO

Ácido clorídrico: um ácido secretado pelo estômago; parte dos sucos gástricos que auxiliam na digestão de proteínas.

Afeto: estado mental ou resposta emocional.

Ambliopia: também chamada de *olho bobo* ou *olho preguiço-so*. A ambliopia ocorre quando um dos olhos rola na direção oposta à do outro e não há constatação de problemas no equipamento óptico. O olho envia uma imagem com foco deficiente para o cérebro, o que pode causar a perda das células cerebrais ligadas à visão. Uma vez que o cérebro não pode fundir as duas imagens em uma só, ele suprime uma delas. A criança com ambliopia tem má visão, porque as áreas visuais do cérebro não se desenvolveram corretamente antes dos 6 anos.

Anomalia: um desvio da regra geral. Em anatomia, uma anomalia é qualquer diferença anatômica da norma. Por exemplo, vértebras com formatos diferentes do normal são anomalias vertebrais.

Anorexia nervosa: significa, literalmente, "sem desejo". Um distúrbio mental caracterizado por intenso temor de ganhar peso ou engordar; uma perturbação no modo como um indivíduo experiencia o peso, tamanho ou forma do corpo; baixo peso corporal ou peso ameaçador à sobrevivência; negação da seriedade do baixo peso corporal atual; e, em meninas, cessação da menstruação. Pelo menos 25% das pessoas anoréxicas morrem em virtude desse transtorno.

Astigmatismo: as visões de perto e de longe são turvadas como resultado de deformação da córnea ou cristalino.

Ataxia: incapacidade para coordenar a atividade muscular voluntária durante o movimento voluntário.

Atraso do desenvolvimento: atraso ou lentidão no desenvolvimento de uma criança. Um termo freqüentemente usado intercambiavelmente com retardo mental; entretanto, uma criança pode estar atrasada em algumas áreas de seu desenvolvimento sem que o Q.I. seja afetado.

Bulimia: do grego, *fome de um touro*. Um distúrbio crônico caracterizado por episódios repetidos de farras alimentares (o rápido consumo de grandes quantidades de alimento), seguidos por vômitos auto-induzidos. A imagem que o indivíduo tem de si mesmo é indevidamente influenciada pela forma e peso corporais. Apesar da ausência de estudos de resultados da bulimia nervosa, muitos médicos acreditam que se pode demonstrar que bulímicos têm taxa de mortalidade superior à dos anoréxicos.

Catarata: turvação do cristalino do olho, causando visão borrada e, em casos graves, pupilas brancas.

Catatonia: uma síndrome caracterizada por estupor ou perda temporária da sensação e consciência. Encontrada com freqüência na esquizofrenia.

Cifose: curva superdesenvolvida da coluna torácica.

Coréia: movimentos espasmódicos e involuntários dos membros ou músculos faciais, geralmente acompanhados por hipotonia. Causada por uma lesão cerebral de definição desconhecida.

Cortisol: hormônio esteroidal secretado pelo córtex adrenal em resposta a estressores, como temperaturas extremas, raiva ou medo. O cortisol é o hormônio glucocorticóide antiinflamatório mais potente de ocorrência natural.

Cutâneo: relativo à pele.

Danceability: a grosso modo, "dançabilidade". Uma forma de dança baseada na improvisação do contato, que ajuda todas as crianças, com e sem deficiências, a descobrirem o prazer da auto-expressão pelo movimento. Ajuda a romper barreiras entre aqueles com e sem deficiências.

Debridamento: remoção de tecido morto e matéria estranha ao corpo de um ferimento, geralmente com uma escova. O debridamento geralmente é doloroso.

Diplegia: paralisia das partes correspondentes em ambos os lados do corpo.

Discrepância no comprimento das pernas: quando uma perna é mais curta que a outra. O osso da perna pode ser realmente mais curto em termos anatômicos; porém, a criança terá espasmo muscular, maus hábitos de postura ou outros fatores que contribuem para uma discrepância funcional.

Distrofia simpática reflexa: dor persistente e difusa, em geral em uma extremidade e freqüentemente seguindo-se a um ferimento local. A distrofia simpática reflexa está associada, muitas vezes, com limitação ou imobilização das articulações e instabilidade vasomotora. Em casos extremos, ela leva a contraturas das juntas e a osteoporose.

Encoprese: defecação persistente nas roupas ou na cama, sem causa orgânica. Uma criança não é diagnosticada com encoprese até pelo menos 4 anos de idade. A maior parte do treinamento para o uso do toalete somente se completa aos 2 anos e meio, com uma margem de erro.

Endorfina: um hormônio peptídeo opióide que pode alterar a percepção da dor; é considerado um analgésico (substância que alivia a dor) em sua ação.

Estimulação vestibular: estimulação do ouvido interno, geralmente por técnicas como balançar e embalar uma criança.

Estrabismo: o desvio de um dos olhos para o lado, para cima ou para baixo, de modo que os dois olhos são incapazes de olhar simultaneamente a mesma coisa. Também conhecido como *visão cruzada*.

Glândula exócrina: uma glândula que secreta externamente, diretamente ou por meio de um duto. Uma glândula sudorípara é um exemplo de glândula exócrina.

HANDLE: *Holistic Approach to NeuroDevelopment and Learning Efficiency* (Abordagem Holística para o Neurodesenvolvimento e Eficiência da Aprendizagem). Uma abordagem integradora para a identificação e tratamento de distúrbios do desenvolvimento em crianças e adultos que inclui princípios e perspectivas da medicina, reabilitação, psicologia, educação e nutrição. O programa concentra-se nas fraquezas do sistema neurológico da criança que causam problemas de aprendizagem e sociais. O transtorno de déficit de atenção, autismo, lesão craniana, paralisia cerebral, problemas motores, hipersensibilidade, transtorno obsessivo-compulsivo e outros problemas comportamentais podem melhorar se tais deficiências básicas são abordadas. As crianças recebem uma avaliação neurodesenvolvimental abrangente e um programa de exercícios diários para o fortalecimento do sistema nervoso.

Hemiplegia: paralisia em um lado do corpo.

Hidrocefalia: fluido excessivo entre o cérebro e o crânio (ver Hidrocefalia, Cap. 6).

Hipermobilidade: amplitude excessiva de movimentos em uma articulação, geralmente causada por ligamentos soltos ou relaxados em torno da articulação. O diagnóstico de hipermobilidade no corpo inteiro pode ser feito se três dos seguintes sinais estão presentes: (1) oposição do polegar com o aspecto flexor do antebraço; (2) dorsiflexão excessiva do tornozelo e eversão do pé; (3) hiperextensão dos cotovelos ou joelhos em mais de 10 graus; e (4) hiperextensão dos dedos paralelos ao aspecto extensor do antebraço.

Hiperopia: visão turva para perto. Também chamada de *hipermetropia*.

Hipnose médica: hipnose administrada por um médico.

Hipopituitarismo: secreção inadequada de hormônios pituitários, com deficiências no hormônio adrenocorticotrópico (ACTH) e hormônio somatotrófico do crescimento.

Hormônio do crescimento: um hormônio produzido pela glândula pituitária que promove o crescimento corporal e a mobilização de gordura.

Instabilidade atlantoaxial: a frouxidão do ligamento transverso que mantém o processo odontóide da segunda vértebra cervical próxima ao arco anterior da primeira vértebra cervical. Para prevenir subluxação e lesão da coluna, os indivíduos com esse problema devem evitar exercícios que colocam pressão sobre os músculos do pescoço ou qualquer atividade que cause extrema flexão do pescoço para frente.

Isquemia: fluxo sangüíneo ausente em determinada área, geralmente como resultado de constrição ou dano ao suprimento de sangue arterial.

Jin Shin Do: uma síntese da teoria e técnica oriental tradicional de acupressão/acupuntura com a filosofia taoísta e psicologia moderna. O Jin Shin Do libera a tensão muscular e o estresse pela aplicação de pressão gradualmente mais profunda com o dedo para pontos específicos de acupressão no corpo.

Massagem sueca: criada por Per Henrik Ling, da Suécia no século XIX, a massagem sueca é uma combinação de cinco técnicas (deslizamento, amassamento, fricção, percussão e vibração), combinadas com movimentos passivos das articulações.

Má-oclusão: uma condição causada quando os dentes superiores e inferiores não se encaixam adequadamente.

Mecônio: a primeira descarga intestinal do recém-nascido, consistindo em muco, bile e células epiteliais. Se o recém-nascido aspira o mecônio, há a possibilidade de ocorrer pneumonia por aspiração.

Melatonina: um hormônio, produzido pela glândula pineal, ligado aos ciclos de sono e vigília. Em geral, os níveis de melatonina no sangue aumentam 10 vezes pouco antes de dormirmos e atingem um pico por volta do meio-dia.

Meningite: uma inflamação do cérebro e meninges (membranas da coluna cervical), causada freqüentemente por uma infecção bacteriana. A meningite afeta com maior gravidade crianças entre 6 e 12 meses. Ela pode ser fatal; em sobreviventes, ela pode causar paralisia e retardo mental.

Metástase: passar ou invadir; por exemplo, a disseminação de células de um tumor pelos gânglios linfáticos ou células do sangue.

Miopia: visão turva à distância.

Neurofeedback: uma terapia sem drogas para o Transtorno de Déficit de Atenção (TDAH) e epilepsia. Os sensores do eletroencefalograma (EEG) são colocados no crânio da criança e as ondas cerebrais são exibidas em uma tela com formado de jogo interativo. Com a prática, a criança aprende a alterar suas ondas cerebrais, a fim de conquistar pontos no jogo. Com o tempo, o neurofeedback ensina a criança com TDAH a controlar seu nível de atividade e concentração. A criança com epilepsia aprende a reduzir o número de convulsões.

Norepinefina (noradrenalina): um hormônio do estresse que comprime os vasos sangüíneos. Secretado pelas adrenais.

Oclusão: o ato de fechar. Em odontologia, refere-se ao contato entre os dentes superiores e inferiores. Uma oclusão normal ocorre quando os dentes superiores e inferiores em ambos os lados da boca juntam-se ao mesmo tempo. A má-oclusão ocorre quando os dentes juntam-se de forma anormal, como quando dentes de cima e de baixo encontram-se primeiro em um dos lados da boca.

Ossificação: a formação de tecido ósseo (osso) pela substituição de cartilagem por fosfato de cálcio, um sal mineral. O fosfato de cálcio ocupa cerca de 65% da massa óssea e lhe dá resistência. O restante da massa óssea é uma matriz de colágeno, que lhe dá elasticidade.

Osteotomia: do latim *oste,* osso, e *tomia,* incisão. Cortar um osso.

Periodôntico: literalmente, "em torno dos dentes". Geralmente refere-se aos tecidos em torno dos dentes – a gengiva e tecidos ósseos. A doença periodôntica é, com mais freqüência, uma infamação ou infecção da gengiva.

Piloristenose: uma má-formação do músculo do estômago que bloqueia a passagem do alimento do estômago para o intestino delgado. Deve ser tratada cirurgicamente.

Polidipsia: extrema sede.

Poliomielite: *polio,* substância cinzenta; *myelos,* medula; *itis,* inflamação. Causada pelo vírus da pólio, esta inflamação da medula leva à morte ou à dano irreversível das células nervosas.

Ponto-gatilho: uma área irritável em um músculo que, quando estimulada, pode causar espasmo e dor. Pontos-gatilhos geralmente manifestam-se como nódulos palpáveis em faixas tensas de músculo. Em contraste com pontos sem rigidez, que dóem apenas quando tocados, os pontos-gatilho são sensíveis onde tocados, mas a dor também é referida para uma área adjacente do corpo. Pontos-gatilho podem resultar de trauma súbito, tensão repetitiva crônica ou frio prolongado. Infecções agudas e crônicas e fadiga também podem predispor um músculo ao desenvolvimento de um ponto-gatilho.

Proloterapia: uma teria para ligamentos rompidos, na qual é injetado um agente esclerosante no ligamento, que o encurta e o torna mais resistente.

Propriocepção: a noção (percepção) de movimento e posição do corpo, independente das informações visuais. Essa noção ajuda a criança a identificar sua localização no espaço e seu relacionamento com o mundo externo. A propriocepção é formada principalmente a partir de informações que vêm das fibras do sistema sensorial nos tecidos moles e aparato vestibular. Por exemplo, informações provenientes dos tendões nos dizem sobre a posição, comprimento e grau em que as fibras estão sendo alongadas; informações provenientes das cápsulas fibrosas das articulações dão feedback sobre a atividade e posição da articulação.

Quadriplegia: paralisia dos braços e pernas.

Reação conversiva: um mecanismo inconsciente de defesa no qual a ansiedade causada por um conflito inconsciente é convertida e expressada simbolicamente como um sintoma físico; uma emoção é transformada em uma manifestação física. Já foram relatados casos, por exemplo, em que uma criança não consegue caminhar, embora não seja demonstrada qualquer patologia, ou em que uma criança sente dor extrema, sem causa orgânica. Em vez de um distúrbio psiquiátrico maior, uma reação conversiva representa uma forma de linguagem corporal – uma súplica por ajuda sem um método alternativo de comunicar o estresse.

Retardo mental: lentidão ou limitação no desenvolvimento mental. Muitas vezes usado intercambiavelmente com o termo *atraso do desenvolvimento.* Alguns indivíduos com atraso do desenvolvimento têm Q.I.s normais, que apenas podem ser bem definidos quando esses atrasos são tratados.

Retinopatia da prematuridade: dano à retina causado pela administração de oxigênio a bebês prematuros. A criança pode desenvolver catarata, glaucoma, miopia ou estrabismo.

Sinapse: um espaço entre dois neurônios. Os impulsos nervosos são transmitidos de um neurônio para outro por substâncias químicas chamadas neurotransmissores.

Síndrome de Behr: síndrome caracterizada por retardo mental, déficits visuais, ataxia e espasticidade. Embora a causa seja desconhecida, supõe-se que seja genética.

Sinostose: quando dois ossos, não normalmente unidos, crescem juntos.

Tala spica: uma tala feita de camadas que se sobrepõem com padrão em V. Ela cobre duas partes do corpo de tamanhos imensamente diferentes, como cintura e bacia.

Técnica de Feldenkrais: um sistema de terapia do movimento cujo pioneiro foi Moshe Feldenkrais. Baseada em movimentos suaves e executada com foco concentrado, a técnica facilita a execução de movimentos.

Terapia craniossacral: uma terapia suave que aborda distorções no osso e tecido conjuntivo do cérebro, coluna e sacro. A terapia craniossacral equilibra o fluxo do líquido cefalorraquidiano e alivia a restrição dos tecidos em todo o corpo.

Terapia do ponto-gatilho: aplicação de pressão concentrada com o dedo em pontos-gatilho para romper ciclos de espasmo e dor, bem como para relaxamento.

Toque terapêutico: um método de cura no qual o profissional não toca o corpo; as mãos são mantidas acima do corpo, no campo de energia da pessoa. Seu objetivo é liberar quaisquer bloqueios no campo de energia, contribuindo para liberar a tensão, reforçar os poderes de cura da própria pessoa e melhorar a saúde.

Torcicolo: pescoço torcido. A cabeça fica persistentemente flexionada e virada. Geralmente causado por encurtamento fibroso do músculo esternocleidomastóide como resultado de posição uterina anormal; trauma de parto; trauma cervical; inclinação da cabeça causada por estrabismo vertical; más-formações dos ossos occipitais ou cervicais; e condições inflamatórias do tecido do pescoço, como faringite ou celulite. O torcicolo congênito resolve-se em 90% dos casos, presumindo-se que a criança não tenha anormalidades vertebrais. A terapia pode ser prescrita para ser feita pelos pais, com alongamentos suaves do músculo esternocleidomastóide tenso. Se a fisioterapia não tiver sucesso, crianças com torcicolo podem necessitar de cirurgia que libere o músculo esternocleidomastóide, com fisioterapia após a operação e uso de tala.

Tuba auditiva: um tubo que vai do ouvido médio (orelha média) até a garganta. Também chamada de tubo faringotimpânico, porque conecta a cavidade do tímpano à nasofaringe.

Watsu: uma forma de shiatsu executada em uma piscina de água quente. O terapeuta apóia a criança, que flutua na água enquanto o terapeuta executa uma seqüência de movimentos e pressão de Shiatsu.

ÍNDICE REMISSIVO

Os números de páginas seguidos por *t* indicam uma tabela. Os números de páginas em *itálico* indicam uma figura ou uma caixa de texto.